Inglés	Español
Hydrocodone	Hidrocodona
Hydrocortisone	Hidrocortisona
Hydroquinone	Hidroquinona
Hydroxychloroquine	Hidroxicloroquina
Hydroxyurea	Hidroxiurea
Hydroxyzine	Hidroxizina
Hyoscyamine	Hiosciamina
Ibuprofen	Ibuprifeno
Imipramine	Imipramina
Indapamide	Indapamida
Indomethacin	Indometacina
Indoprofen	Indoprofeno
Ipratropium Bromide	Bromuro de ipratropio
Isoniazid	Isoniazida
Isosorbide	Isosorbida
Isotretinoin	Isotretinoína
Isoxsuprine	Isoxsuprina
Ketamina	Ketamina
Ketoconazole	Ketoconazol
Ketoprofen	Ketoprofeno
Ketorolac	Ketorolaco
Labetalol	Labetalol
Lactulose	Lactulosa
Levodopa	Levodopa
Levothyroxine	Levotiroxina
Lidocaine	Lidocaína
Lindane	Lindano
Lisinopril	Lisinoprilo
Lithium Carbonate	Carbonato de litio
Lofepramine	Lofepramina
Loperamide	Loperamida
Lorazepam	Lorazepam
Lormetazepam	Lormetazepam
Lovastatin	Lovastatina
Loxapine	Loxapina
Maprotiline	Maprotilina
Mebendazole	Mebendazol
Meclizine	Meclizina
Meclofenamate	Meclofenamato
Medroxyprogesterone	Medroxiprogesterona
Mefloquine	Mefloquina
Megestrol	Megestrol
Meperidine (Pethidine)	Meperidina / Petidina
Meprobamate	Meprobamato
Metaproterenol	Metaproterenol
Metformin	Metformina
Methadone	Metadona
Methazolamide	Metazolamida
Methenamine	Metenamina
Methimazole	Metimazol
Methocarbamol	Metocarbamol
Methotrexate	Metotrexato
Methyclothiazide	Meticlotiazida
Methyldopa	Metildopa
Methylphenobarbitone	Metilfenobarbital
Methylprednisolone	Metilprednisolona
Methyltestosterone	Metiltestosterona
Metipranolol	Metilpranolol
Metoclopramide	Metoclopramida
Metoprolol	Metoprolol
Metronidazole	Metronidazol
Mexiletine	Mexiletina
Miconazole	Miconazol
Minocycline	Minociclina

Inglés	Español
Minoxidil	Minoxidilo
Mirtazapine	Mirtazapina
Misoprostol	Misoprostol
Moexipril	Moexipril
Mometasone	Mometasona
Morphine	Morfina
Nabumetone	Nabumetona
Nadolol	Nadolol
Naloxone	Naloxona
Naltrexone	Naltrexona
Naproxen	Naproxeno
Nefazodone	Nefazodona
Neomycin	Neomicina
Nicardipine	Nicardipino
Nifedipine	Nifedipino
Nimodipine	Nimodipino
Nitrazepam	Nitrazepam
Nitrendipine	Nitrendipino
Nitrofurantoin	Nitrofurantoína
Nitroglycerin	Nitroglicerina
Nizatidine	Nizatidina
Norethindrone	Noretindrona
Norfloxacin	Norfloxacino
Nortriptyline	Nortriptilina
Nystatin	Nistatina
Ofloxacin	Ofloxacino
Omeprazole	Omeprazol
Orphenadrine	Orfenadrina
Oxaprozin	Oxaprozina
Oxazepam	Oxazepam
Oxybutynin	Oxibutinina
Oxycodone	Oxicodona
Papaverine	Papaverina
Paroxetine	Paroxetina
Pemoline	Pemolina
Penicillin	Penicilina
Pentazocine	Pentazocina
Pentoxifylline	Pentoxifilina
Pergolide	Pergolida
Permethrin	Permetrina
Perphenazine	Perfenazina
Pethidine (Meperidine)	Petidina / Meperidina
Phenazopyridine	Fenazopiridina
Phendimetrazine	Fendimetrazina
Phenobarbital	Fenobarbital
Phentermine	Fentermina
Phenytoin	Fenitoína
Pilocarpine	Pilocarpina
Pindolol	Pindolol
Piroxicam	Piroxicam
Podofilox	Podofilox
Povidone Iodine	Povidona yodada
Prazosin	Prazosina
Prednisolone	Prednisolona
Prednisone	Prednisona
Primidone	Primidona
Probenecid	Probenecid
Procainamide	Procainamida
Prochlorperazine	Proclorperazina
Progesterone	Progesterona
Promethazine	Prometazina
Propafenone	Propafenina
Propantheline Bromide	Bromuro de propantelina
Propoxyphene	Propoxifeno

Inglés	Español
Propanolol	Propanolol
Pseudoephedrine	Pseudoefedrina
Pyridostigmine	Piridostigmina
Quinidine	Quinidina
Quinine	Quinina
Ranitidine	Ranitidina
Reserpine	Reserpina
Rifampin	Rifampina
Rimantadine	Rimantadina
Salsalate	Salsalato
Selegiline	Selegilina
Selenium sulfide	Sulfuro de selenio
Silver Sulfadiazine	Sulfadiazina de plata
Simethicone	Simeticona
Sotalol	Sotalol
Spironolactone	Espironolactona
Sucralfate	Sucralfato
Sulfacetamide	Sulfacetamida
Sulfamethoxazole	Sulfametoxazol
Sulfasalazine	Sulfasalazina
Sulfatrim	Sulfatrim
Sulfazine	Sulfazina
Sulfinpyrazone	Sulfinpirazona
Sulindac	Sulindac
Sulpiride	Sulpirida
Tacrine	Tacrina
Tamoxifen	Tamoxifeno
Temazepam	Temazepam
Terazosin	Terazosina
Terbutaline	Terbutalina
Terconazole	Terconazol
Tetracaine	Tetracaína
Tetracycline	Tetraciclina
Theophylline	Teofilina
Thioridazine	Tiorizadina
Thiothixene	Tiotixeno
Ticlopidine	Ticlopidina
Timolol	Timolol
Tizanidine	Tizanidina
Tobramycin	Tobramicina
Tolazamide	Tolazamida
Tolmetin	Tolmetina
Torsemide	Torsemida
Tramadol	Tramadol
Trazodone	Trazodona
Tretinoin	Tretinoína
Triamcinolone	Triamcinolona
Triamterene	Triamtereno
Triazolam	Triazolam
Trifluoperazine	Trifluoperazina
Trihexyphenidyl	Triexifenidilo
Trimethadione	Trimetadiona
Trimethoprim	Trimetroprima
Trimipramine	Trimipramina
triprolidine	Triprolidina
Tropicamide	Tropicamida
Ursodiol	Ursodiol
Valproic Acid	Ácido valproico
Vancomycin	Vancomicina
Verapamil	Verapamilo
Vincristine	Vincristina
Warfarine	Warfarina
Yohimbine	Yohimbina

ENFERMEDADES Y TRASTORNOS DE LA SALUD

REDACTOR JEFE

DR. NEIL IZENBERG
Director, Nemours Center for Health Media
The Nemours Foundation
Alfred I. duPont Hospital for Children, Wilmington, Del.

CO-DIRECTOR

STEVEN A. DOWSHEN, M.D.
Medical Editor, KidsHealth.org
Nemours Center for Health Media
The Nemours Foundation
Alfred I. duPont Hospital for Children, Wilmington, Del.

EQUIPO DE REDACCIÓN

ELIZABETH BASS
Medical Writer and Editor, Manhasset, N.Y.

HARVEY CASSIDY, M.D.
Mayo Clinic, Jacksonville, Fla.

HOWARD MARKEL, M.D., PH.D
Historical Center for the Health Sciences, Ann Arbor, Mich.

JOSEPH MASCI, M.D.
Elmhurst Hospital, Elmhurst, N.Y.

CONSEJEROS EDITORIALES

Beverly J. Berkin, C.H.E.S.
Joseph Lieber, M.D.
Linda Hawkins, M.S.Ed.
David Sheslow, Ph.D.
Catherine Ginther
Eugenie Seifer
D'Arcy Lyness, Ph.D.
Rhonda Walter, M.D.

ENFERMEDADES Y TRASTORNOS DE LA SALUD

Dr. Neil Izenberg,

Redactor jefe

Publicado en asociación con
Center for Children's Health Media,
The Nemours Foundation

Volumen 2

Elefantiasis – Oxiuriasis

CHARLES SCRIBNER'S SONS

An imprint of Thomson Gale, a part of The Thomson Corporation

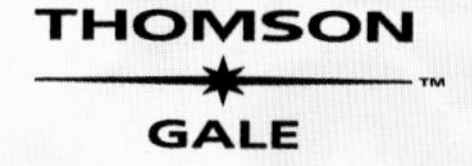

Detroit • New York • San Francisco • San Diego • New Haven, Conn. • Waterville, Maine • London • Munich

La información contenida en *Enfermedades y trastornos de la salud* no se destina a sustituir la atención sanitaria prestada por los médicos ni otros profesionales de la salud. Este libro no contiene recomendaciones sobre diagnóstico, tratamiento o primeros auxilios. El lector deberá obtener asesoramiento profesional para todas sus decisiones en materia del cuidado de la salud.

Charles Scribner's Sons es el sello editorial de The Gale Group, Inc., división de Thomson Learning, Inc.
Charles Scribner's Sons® y Thomson Learning™ son marcas comerciales utilizadas aqui bajo licencia.

Para más información, diríjase a:
Charles Scribner's Sons
12 Lunar Drive
Woodbridge, CT 06525

Library of Congress Cataloging-in-Publication Data

Human diseases and conditions.
Spanish Enfermedades y trastornos de la salud/Neil Izenberg, redactor jefe.
p. cm.
"Publicado en asociación con Center for Children's Health Media, The Nemours Foundation."
Includes bibliographical references and index.
Contents: v. 1. Absceso-Dolor de cabeza – v. 2. Elefantiasis-Oxiuro – v. 3. Paludismo-Zumbido de oidos, Índice.
ISBN 0-684-31273-5 (set : alk. paper) – ISBN 0-684-31274-3 (v.1) – ISBN 0-684-31275-1 (v.2) – ISBN 0-684-31276-X (v.3)
1. Medicine, Popular—Encyclopedias, Juvenile. I. Izenberg, Neil. II. Center for Children's Health Media. III. Title.
RC81.A2H7518 2004
616'.003—dc22
2004041672

Printed in Mexico

10 9 8 7 6 5 4 3 2 1

El personal de editorial y producción

Traductores
Joaquín Segura, Volumen 2 y 3
Elías León Siminiani, Volumen 1
Carlos Seidler, Volumen 3

Redactores
Brad Morgan • Paula Santiago Bentley
Rachel J. Kain • Jason M. Everett • Chris Przybylo

Corrector de pruebas
Dr. Adolfo Cassan

Imágenes y Multimedios
Dean Dauphinais • Lezlie Light • Randy Bassett

Permisos
Shalice Shah-Caldwell

Maquetación
Cynthia Baldwin

Diseño gráfico
Frank Forney

Indices
Janet Perlman, Southwest Indexing

Composición
Evi Seoud

Producción
Wendy Blurton

Director Editorial
John Fitzpatrick

Editor
Frank Menchaca

Sumario

Volumen 1

Prefacio xi
El cuerpo humano: Sistemas que funcionan en coordinación 1
Absceso 17
Acné 21
Afecciones por exposición a radiaciónes 26
Aftas (úlceras bucales) 28
Albinismo 30
Alcoholismo 32
Alergias 39
Amebiasis 44
Amigdalitis estreptocócica 47
Amnesia 49
Anemia 50
Anemia drepanocítica 58
Aneurisma 64
Anquilostomiasis 66
Apendicitis 69
Apnea del sueño 72
Apoplejía 73
Ardor de estómago (Dispepsia) . . 81
Arritmia/Disritmia 84
Artritis 87
Ascariosis 96
Asma 99
Astigmatismo 109
Autismo 110
Babesiosis 117
Botulismo 118
Bronquitis 120
Cálculos biliares 125
Cálculos renales 128
Campilobacteriosis 130
Cáncer 131
Cáncer colorrectal 140
Cancer de estómago 144
Cáncer de mama 147
Cáncer de piel 154
Cáncer de próstata 159
Cáncer de pulmón 163
Cáncer de riñón 169
Cáncer de testículo 172
Cáncer de vejiga 176
Cáncer oral o bucal 180
Cáncer pancreático 183
Cáncer uterino y cáncer del cuello uterino 186
Candidiasis vaginal 190
Carencias nutritivas 192
Caries dental 200
Cataratas 203
Ceguera 205
Choque (Colapso cardiovascular) 210
Ciática 213
Ciclosporiasis y criptosporidiosis 215
Cirrosis hepática 217
Citomegalovirus 222
Coagulación 223
Cólera 224
Colitis 228
Complicaciones del embarazo . . 231
Conjuntivitis 236
Conmoción cerebral 238
Convulsiones 241
Daltonismo 247
Defectos congénitos 248
Dengue 253
Desfase horario 255
Desmayo (síncope) 256
Diabetes 260
Diarrea 271
Difteria 274
Difteria laríngea 278
Dislexia 279
Distensiones y esguinces 284
Distrofia muscular 286
Diverticulitis/diverticulosis 293
Dolor de cabeza 294

Volumen 2

Elefantiasis 301
Embolia 304
Enanismo 306
Encefalitis 309
Endocarditis 312
Endometriosis 315
Enfermedad de Addison 317
Enfermedad de Alzheimer 319
Enfermedad de Chagas 326
Enfermedad de Huntington . . . 329
Enfermedad de Jakob-Creutzfeldt 331
Enfermedad de Lyme 333

Enfermedad de Osgood-Schlatter 340
Enfermedad de Parkinson 341
Enfermedad de Tay-Sachs 345
Enfermedad por arañazo de gato 348
Enfermedades ambientales 350
Enfermedades de la glándula tiroidea 355
Enfermedades de las encías 359
Enfermedades de los riñones . .362
Enfermedades de transmisión sexual (ETS) 366
Enfermedades del corazón 371
Enfermedades del tejido conjuntivo 382
Enfermedades genéticas 386
Enfermedades inflamatorias pélvicas (EIP) 394
Enfermedades intestinales inflamatorias (EII) 397
Enfermedades metabólicas 402
Enfermedades parasitarias 411
Enfermedades relacionadas con el estrés 414
Enfermedades relacionadas con el tabaco 419
Enfisema 425
Enuresis (Mojar la cama) 430
Epilepsia 432
Escarlatina 439
Esclerosis lateral amiotrófica . . .442
Esclerosis múltiple 444
Escoliosis 448
Escorbuto 452
Espina bífida 454
Esquistosomiasis 459
Esquizofrenia 461
Estrabismo 465
Estreñimiento 469
Fenilcetonuria 473
Fibromialgia 475
Fibrosis quística 477
Fiebre 483
Fiebre amarilla 488
Fiebre de Ébola 491
Fiebre de Lassa 492
Fiebre Reumática 493
Fiebre tifoidea 497
Fisura palatina 500
Flebitis 503
Fobias 505
Gangrena 509
Gastroenteritis 511
Giardiasis 512
Glaucoma 515
Gonorrea 517
Gota .521
Gripe 522
Gusanos (Parásitos) 527
Halitosis 529
Hantavirus 530
Hemofilia 532
Hemorragia 538
Hemorragia nasal/Epistaxis 539
Hemorroides 540
Hepatitis 542
Hernia 550
Hernia de disco 552
Herpes 554
Hidrocéfalo o hidrocefalia 557
Hipermetropía 560
Hipertensión 562
Hipertrofia de la prostática 568
Hipo .569
Hipocondría 571
Hipoglucemia 572
Huesos rotos y fracturas 574
Ictericia 579
Incontinencia 582
Infección 583
Infecciones bacterianas 587
Infecciones clamidiales/ Clamidiasis 592
Infecciones de las vías urinarias 595
Infecciones de los oídos 596
Infecciones por hongos (también micosis y enfermedades fúngicas) 601
Infecciones virales 605
Infecundidad 610
Inmunodeficiencia 614
Insomnio 619
Intolerancia a la lactosa 622
Intoxicación alimentaria 624
Intoxicación por el plomo (saturnismo) 627
Intoxicación por monóxido de carbono 632
Juanetes 637
Kuru (Curu) 641
Kwashiorkor (Cuasiorcor) 642
Laringitis 645
Legionelosis 647
Lepra 649
Lesiones relacionadas con el calor 652
Lesiones relacionadas con el frío 657
Leucemia 661
Linfoma 667

Lupus eritematoso 671
Mal de las alturas 677
Mal de los buzos 678
Mareo por movimiento 680
Meningitis 682
Miopiá (o visión corta) 687
Mononucleosis infecciosa 688
Mordeduras de animal 691
Mordeduras y picaduras 694
Muguet 699
Nacimiento prematuro 703
Nefritis 706
Nefrosis/Síndrome nefrótico 708
Neumoconiosis 711
Neumonía 713
Neuroufibromatosis 718
Obesidad 721
Osteomielitis 730
Osteoporosis 732
Oxiuriasis (Enterobiosis) 737

Volumen 3

Paludismo/Malaria 739
Pancreatitis 745
Paperas 747
Parálisis 748
Parálisis cerebral 753
Parálisis facial 756
Pérdida del cabello 760
Peritonitis 764
Peste 765
Pies planos 769
Piojos (Pediculosis) 771
Pleuresía 775
Poliomielitis 776
Pólipos 783
Porfiria 784
Presbicia/Presbiopía 786
Psoriasis 787
Quemaduras 791
Quiste 793
Rabia 795
Raquitismo 798
Resfriado 801
Retraso mental 805
Rickettsiosis maculosa 810
Rubéola 812
Salmonelosis 815
Sarampión 817
Sarna 820
Sida y VIH 823
Sífilis 833
Síndrome de alcoholismo fetal 838
Síndrome de cansancio crónico 842
Síndrome de choque tóxico 845
Síndrome de Cushing 848
Síndrome de Down 850
Síndrome de estrés por repetición 855
Síndrome de Gilles de la Tourette 858
Síndrome de irritabilidad intestinal 862
Síndrome de las articulaciones temporomandibulares (SATM) 864
Síndrome de Marfan 866
Síndrome de muerte súbita del lactante (SMSL) 869
Síndrome de Raynaud 872
Síndrome de Reye 874
Síndrome de Turner 876
Síndrome del túnel carpiano 878
Sinusitis 880
Soplo cardíaco 882
Sordera y pérdida de audición 884
Tenias 891
Tétanos 894
Tifus 897
Tiña 900
Tiña del pie (pie de atleta) 901
Tonsilitis 902
Tos ferina (coqueluche, pertusis) 904
Toxicomanía 906
Toxocariasis 915
Toxoplasmosis 917
Trastorno de estrés postraumático 919
Trastorno de la personalidad múltiple (Trastorno de identidad disociativo) 924
Trastorno fibroquístico de mama 927
Trastorno obsesivo-compulsivo 929
Trastorno por déficit de atención e hiperactividad 931
Trastornos alimentarios 938
Trastornos cutáneos 943
Trastornos de ansiedad 950
Trastornos de la menstruación 953
Trastornos del crecimiento 961
Trastornos del habla 968
Trastornos del sueño 974
Trastornos depresivos 979
Trastornos mentales 988
Traumatismos 992

Sumario

Triquinosis 995
Trombosis.................998
Tuberculosis 1000
Tumor 1006
Tumor cerebral............1008
Úlcera péptica.............1015
Úlceras de decúbito 1019
Uña encarnada 1020
Uretritis inespecífica 1021
Urticaria (ronchas) 1023
Varicela..................1025
Varices 1028
Verrugas 1029
Verrugas genitales..........1031
Vértigo 1032
Viruela 1034
Vitiligo 1038
Yersinia..................1043
Zoonosis 1045
Zóster 1047
Zumbido de oídos
(acúfenos) 1049
Bibliografía 1051
Indice 1053

E

E. coli *Véase* Diarrea; Intoxicación alimentaria

Eccema *Véase* Alergias; Trastornos cutáneos

EII *Véase* Enfermedades intestinales inflamatorias

EIP *Véase* Enfermedades inflamatorias pélvicas

ELA *Véase* Esclerosis lateral amiotrófica

Elefantiasis

La elefantiasis es un trastorno producido principalmente por una parasitosis denominada filariasis, que se debe a un gusano tropical. Cuando los mosquitos infestados por el gusano parasitario Wuchereria bancrofti *lo transmiten al ser humano, el verme bloquea el sistema linfático. Este bloqueo ocasiona hinchazón de las piernas y de otras partes del cuerpo, dándoles aspecto gordo y piel gruesa, como la del elefante. Elefantiasis no es lo mismo que la conocida como "enfermedad del hombre elefante," afección hereditaria con causas y síntomas totalmente distintos.*

PALABRAS CLAVE
para búsquedas en la Internet y otras fuentes de consulta

Enfermedades tropicales

Filariasis

Infestaciones

Mosquitos

Nematodos

Parásitos

Sistema linfático

Wuchereria bancrofti

Los antiguos griegos y romanos conocían ya la elefantiasis. Se trata de una enfermedad tropical y subtropical, que se da en lugares donde se encuentran muchas clases de mosquitos portadores de enfermedades: en América del Sur, Cuba, Puerto Rico, las Antillas, África, Turquía, Asia,

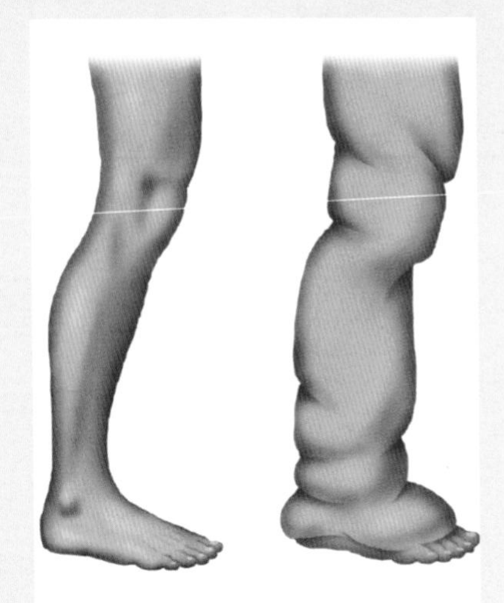

Los gusanos parásitos inoculados a los seres humanos por mosquitos contaminados pueden obstruir el sistema linfático, con lo que se produce la tumefacción característica de la filariasis linfática (elefantiasis).

***vectores** Pequeños animales o insectos portadores de enfermedades que transmiten de un huésped a otro.

***larva** Etapa intermedia en el ciclo vital de los gusanos, comprendida entre el huevo y el adulto.

Australia y muchas islas de Oceanía. Alrededor de 100 millones de seres humanos padecen esta enfermedad.

El mosquito portador

Los insectos transmisores de enfermedades se llaman vectores*. Son varias las especies de mosquito portadoras del *Wuchereria bancrofti*, gusano nematodo causante de la elefantiasis. Cuando un mosquito portador de *Wucheria bancrofti* (puede ser de las especies cúlex, anofeles o aedes) pica a una persona, puede inocularle larvas del gusano. Éstas pasan a los ganglios linfáticos y de allí a todo el sistema linfático.

Edema linfático El sistema linfático está constituido por una compleja red de vasos (tubos) muy finos, del diámetro de una aguja de coser, que se entrecruzan en los tejidos corporales y que recogen un líquido denominado linfa. La linfa es una sustancia líquida de aspecto lechoso, que contiene glóbulos blancos (células blancas de la sangre), proteínas y grasas, y que desempeña una función muy importante en la absorción de grasas intestinales, en la lucha contra las infecciones y en el funcionamiento apropiado del sistema inmunitario. Cumplida su función, la linfa se reintegra a la circulación sanguínea a través de numerosos vasos linfáticos. En diversos puntos, los vasos linfáticos pasan por masas de tejido conocidas con el nombre de ganglios linfáticos o bien terminan en ellas. Si se produce un bloqueo, la linfa puede acumularse en los tejidos y ocasionar una hinchazón llamada edema linfático. En la parte del sistema linfático que sirve para drenar las piernas, por ejemplo, hay pocas conexiones, por lo que las piernas suelen hincharse cuando se acumula en ellas el líquido linfático.

Filariasis linfática Las larvas de los gusanos, introducidas en los vasos linfáticos, evolucionan hasta convertirse en gusanos adultos. Los machos son largos (de 4 a 5 cm) y delgados (una décima de milímetro de diámetro); las hembras son mucho más largas (de 6 a 10 cm) y de mayor diámetro (tres veces mayor que el de los machos). Los adultos se apelotonan en las cercanías de los ganglios linfáticos de la parte inferior del cuerpo. Los huevos (microfilarias) que ponen las hembras adultas, envueltos en una membrana, se transforman en larvas para continuar el ciclo evolutivo. En la mayor parte del mundo, las microfilarias son más activas de noche. Estos gusanos entorpecen la circulación normal de la linfa, lo que da lugar a tumefacciones (hinchazones), engrosamiento de la piel y alteración de su color. Es lo que confiere a las piernas de los afectados por esta enfermedad el aspecto de pata de elefante. Ahora bien, la hinchazón de la elefantiasis no suele producirse hasta que la persona ha sido objeto de repetidas picaduras a lo largo de varios años de exposición a los mosquitos portadores de la enfermedad.

¿Cómo afecta la filariasis al individuo infectado?

Síntomas Además de la tumefacción característica, los que sufren de esta enfermedad presentan a veces accesos de fiebre y dolores de cabeza. Otras veces, las extremidades hinchadas se infectan.

Diagnóstico Las microfilarias se observan en la circulación sanguínea mediante un estudio al microscopio. El médico suele diagnosticar la enfermedad basándose en los síntomas y en el historial clínico, después de excluir otras afecciones con síntomas análogos.

Tratamiento

Los medicamentos no son muy eficaces contra el gusano adulto. A menudo, meses después del tratamiento, siguen apareciendo gusanos adultos.

Prevención Por cuanto la elefantiasis se encuentra principalmente en países pobres, han escaseado notablemente los fondos necesarios para investigar la prevención y cura de esta enfermedad. Los esfuerzos para lograr un tratamiento eficaz y las iniciativas de prevención podrían incluir:

- rociadura con insecticidas de los lugares donde incuban los mosquitos;
- administración de antibióticos para prevenir las infecciones;
- medicamentos para eliminar las microfilarias en la sangre circulante;

EL HOMBRE ELEFANTE

A Joseph "John" Cary Merrick se le conoció como el Hombre Elefante, y sin embargo no padecía de elefantiasis filárica. Nacido en 1862 en Leicester (Inglaterra), Merrick acabó haciendo de atracción humana en un circo. Aunque nació normal, a los 5 años empezó a desarrollársele en forma excesiva la piel de la cara, la cabeza, el tronco y las piernas. Se decía de él que su muñeca medía 25 cm y la mano parecía una aleta de pez.

Durante muchos años los médicos creyeron que Merrick tenía neurofibromatosis, trastorno de origen genético que presenta enormes tumoraciones de la piel y los tejidos corporales. Investigaciones radiográficas recientes sugieren, no obstante, que lo que Merrick tenía era el síndrome proteo, enfermedad rara de la que sólo se conocen 100 casos en la historia de la humanidad.

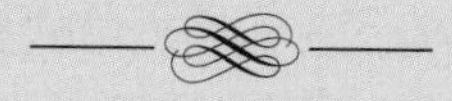

- aplicación de vendajes compresivos para reducir la hinchazón;
- extirpación quirúrgica de los tejidos infectados.

Fuente

World Health Organization, 525 23rd St.
NW, Washington, DC 20037
Telephone (202)974-3000
Facsimile (202)974-3663
Telex 248338
http://www.who.int/

V. tamb.
Afecciones parasitarias
Mordeduras y picaduras
Gusanos

Embolia

Es la obstrucción de un vaso sanguíneo por un coágulo, burbuja, grasa u otra sustancia, que detiene la circulación en el territorio irrigado por ese vaso.

PALABRAS CLAVE
para búsquedas en Internet y otras fuentes de consulta

Coagulación

Sistema circulatorio

El sistema circulatorio del organismo humano es como una enorme red de supercarreteras, carreteras y carreteritas. De importancia vital es que la sangre circule continuamente por todo el cuerpo para poder transportar el oxígeno y otras sustancias a las células y órganos. Pero, al igual que sucede con los accidentes de carretera, los accidentes vasculares pueden obstruir la circulación en el ser humano.

¿Qué es, concretamente, una embolia?

Es la obstrucción de una arteria corporal que disminuye e incluso puede interrumpir totalmente el paso de la sangre a la zona irrigada por dicha arteria. Son muchas las sustancias potencialmente obstructoras. Por lo general, se llama émbolo a un cuerpo circulante pequeño desprendido de otra parte del organismo y que ha sido arrastrado por la corriente sanguínea hasta atascarse en un vaso de diámetro insuficiente para dejarlo pasar libremente.

Los émbolos son peligrosos. Pueden ocasionar la muerte si obstruyen una arteria grande, como la pulmonar (que pasa por los pulmones). Y pueden también producir la muerte de un determinado tejido si interrumpe la circulación a la zona afectada. Los émbolos se conocen a veces por "accidentes en espera de que sucedan."

¿Cómo se producen los émbolos?

Los émbolos más comunes son los originados por coagulación* de la sangre en una arteria o una vena. Si este proceso, conocido por trombosis*, ocurre en las venas, siempre existe la posibilidad de que el coágulo (o trombo) se desprenda y sea transportado por la sangre a la arteria pul-

* **coagulación** Proceso en que la sangre se solidifica y que en condiciones normales tiene como finalidad el taponamiento de un vaso lesionado para evitar la hemorragia.

* **trombosis** Formación o desarrollo anormal de un coágulo o trombo.

monar. Esta es la arteria que lleva la sangre del lado derecho del corazón a los pulmones, en los cuales la sangre circulante cede su dióxido de carbono y se recarga de oxígeno. Cuando un coágulo sanguíneo obstruye la arteria pulmonar, la sangre no se oxigena. Esto da lugar a un cuadro clínico de urgencia, con síntomas parecidos a los de un ataque al corazón (o infarto de miocardio).

Hay otras sustancias que pueden también originar embolias, como por ejemplo:

- Burbujas. Se forman en los buzos sumergidos en aguas marinas cuando ascienden muy rápidamente hacia la superficie, puesto que el nitrógeno comprimido de sus tejidos grasos (adiposos) se libera y pasa a la sangre en forma de burbujas. Esta afección se denomina "mal de los buzos." También pueden formarse burbujas de aire durante la inyección de líquidos o medicamentos en las venas o arterias, siendo ésta una de las razones por las cuales los médicos y las enfermeras expulsan por presión el aire de las agujas antes de introducirlas en los vasos sanguíneos de los pacientes.
- Tumores*. Conforme crecen, los tumores (benignos o malignos) pueden obstruir, por compresión, un vaso sanguíneo; análogamente, un fragmento del tumor puede desprenderse y quedar atrapado en un vaso sanguíneo de otra parte del cuerpo. En ambos casos, se obstruirá la circulación en el vaso de que se trate.
- Grasas. Los tejidos grasos son susceptibles de desprenderse de cualquier parte del cuerpo. Por ejemplo, cuando se produce una lesión grave en, digamos, el hígado, es muy posible que se desprenda un fragmento de tejido praso que sea transportado a otro lugar por el torrente sanguíneo.
- Fragmentos óseos. Una astilla producida al romperse un hueso del brazo o de la pierna puede también obstruir una arteria.

La embolia se da en cualquier parte del cuerpo, pero con mayor frecuencia en la arteria pulmonar. Esto se debe a que la sangre que vuelve al corazón tras haber recorrido todo el cuerpo pasa primero por esa arteria.

Signos y síntomas

Los síntomas de la embolia pulmonar incluyen el dolor de pecho, que se intensifica si la persona afectada respira profundamente; falta de aliento; tos, que a veces obliga a expectorar sangre de los pulmones; mareos, angustia, sudores; respiración acelerada y taquicardia (latidos rápidos).

Estos síntomas son similares a los de un ataque al corazón, y algunos se parecen a los de un ataque de ansiedad. Pero se dan también casos en que la embolia es clínicamente muda (no manifiesta ningún síntoma).

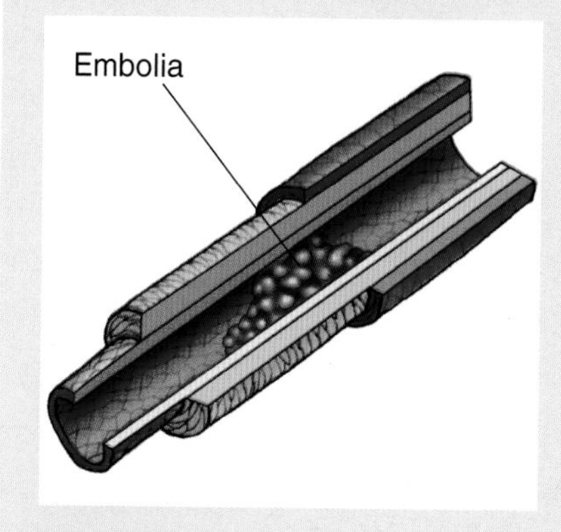

▲ Embolia en una arteria. Un émbolo que obstruya la circulación de la sangre por una arteria puede ocasionar un grave problema.

* **tumor** Crecimiento anormal de un tejido orgánico. Hay tumores malignos (cancerosos) y benignos (bultos de tejido normal)

Diagnóstico y tratamiento

Las embolias son a veces difíciles de diagnosticar. El médico puede encargar una radiografía, una tomografía computada*, o una gammagrafía* de los pulmones, para ver si hay alguna embolia. A veces se le inyecta al paciente un colorante que permite distinguir mejor la embolia con la radiografía normal o la tomografía computada.

La embolia pulmonar afecta anualmente a 500.000 estadounidenses, de los cuales el 10 por ciento mueren dentro de la primera hora del accidente vascular. Con el tratamiento, muchos de los afectados se salvan y llevan vida normal. El médico puede recetarles fármacos que prevengan las embolias y otros que impidan su formación. Los accidentes embólicos se pueden evitar con ejercicio, adelgazamiento en caso necesario y régimen alimenticio apropiado.

* **tomografía computada** También llamado tomografía axial computarizada (TAC) o escáner, es un estudio radiológico que, gracias a un tratamiento informático especial, permite obtener imágenes del interior del cuerpo en secciones o "rodajas".

* **gammagrafía** Técnica diagnóstica basada en la administración de un material radiactivo que emite rayos gamma, que posteriormente son captados por un detector apropiado para generar imágenes del sector del organismo restudiado.

V. tamb.
Coagulación
Flebitis
Mal de los buzos
Trombosis

Fuente

U.S. National Heart, Lung, and Blood Institute, Bldg. 31, Rm. 5A52, 31 Center Drive, MSC 2486, Bethesda, MD 20892
Telephone (301)592-8573
Facsimile (301)592-8563
TTY (240)629-3255
http://www.nhlbi.nih.gov/

Enanismo

Existen diferentes causas de enanismo y otros trastornos del crecimiento que dan por resultado una estatura menor de lo normal.

PALABRAS CLAVE
para búsquedas en Internet y otras fuentes de consulta

Acondroplasia

Endocrinología

Genética

Hormona del crecimiento humano

Aparato locomotor

La vida del enano

Don es un joven enérgico y extrovertido de veintitantos años. Cuando la gente se le queda mirando, nunca pierde la oportunidad de explicar que tiene acondroplasia, trastorno genético que afecta al sistema esquelético y es la causa de su poca estatura.

Don mide 1,30 metros (4 pies y 5 pulgadas). Tiene los brazos y piernas muy cortos, la cabeza grande en proporción con el cuerpo, la frente abultada y la mandíbula salida. Don explica a la gente que el término apropiado para los enfermos de acondroplasia es enano o persona diminuta (aunque él prefiera simplemente Don). Le gusta mostrarles a los niños de su misma estatura que puede conducir el automóvil porque les han puesto unas prolongaciones a los pedales.

Don no se considera impedido, aunque es consciente de que el enanismo es una incapacidad reconocida por la Ley para estadounidenses discapacitados. De pequeño, Don fue objeto de muchas burlas; hoy atribuye su autoestima a la ayuda de su familia y a la de un grupo de apoyo llamado Estadounidenses de Poca Estatura.

¿Qué es el enanismo?

Es un trastorno que hace de la persona afectada un ser extraordinariamente bajo. Muchos tipos de enanismo se deben a un problema genético subyacente. La mutación genética* causante del enanismo puede ser espontánea (cuando los padres no son portadores). En realidad, la mayoría de las personas enanas nacen de padres que tienen una estatura normal. En ocasiones, sin embargo, el enanismo se hereda.

Hay más de 100 causas de enanismo, muchas de las cuales se incluyen en las categorías principales siguientes:

- Mutaciones genéticas; la alteración de ciertos genes es el motivo de trastornos esqueléticos que impiden el desarrollo normal de los huesos, sobre todo el de piernas y brazos, que no se desarrollan como es debido. La acondroplasia, la forma más común de enanismo, afecta a 1 de cada 25 000 personas. La altura media de la gente con acondroplasia es de 1,20 metros (4 pies).
- Los trastornos metabólicos y hormonales, que pueden redundar en estatura baja pero proporcionada, es decir que el individuo afectado sea más bajo de lo normal, aunque conserva la debida proporción entre las partes del cuerpo. Puede deberse a malnutrición, enfermedades de los riñónes o enfermedades en las que el cuerpo no puede absorber bien la comida; pero lo más frecuente es que este trastorno tenga lugar cuando la hipófisis o glándula pituitaria, secretora de hormonas y adosada al cerebro, no segrega suficiente cantidad de hormona del crecimiento.
- Algunos trastornos en ciertos cromosomas también pueden producir la baja estatura. Por ejemplo, la altura media de la mujer adulta con el síndrome de Turner, afección cromosómica causada por una falta total o parcial del cromosoma X, se sitúa entre 1,40 y 1,46 metros (de 4 pies y 6 pulgadas a 4 pies y 8 pulgadas) si no reciben tratamiento. El síndrome de Down afección que aqueja a la persona que tiene tres cromosomas 21 en vez de dos, también da como resultado brazos y piernas más cortos de lo normal.

Signos y síntomas Los indicios más evidentes son la estatura anormalmente baja y las piernas y brazos más cortos de lo normal. Algunos de estos individuos también se ven afectados por otros problemas, entre ellos:

- El desarrollo tardío de la capacidad motora
- El aumento de la susceptibilidad a las infecciones del oído medio

* **mutación genética** Alteración de uno más genes que da lugar a trastornos de divesas clases. Esta mutación puede ser hereditaria o espontánea, es decir, sin que intervenga la herencia.

Diego Rodríguez de Silva Velázquez (1599–1660) pintó este retrato de la familia real española en 1656. La corte real incluye dos damas que padecen enanismo, que están a la espera de alguien. Este cuadro puede verse en la actualidad en el Museo del Prado (Madrid). © *Francis G. Mayer/ Corbis*

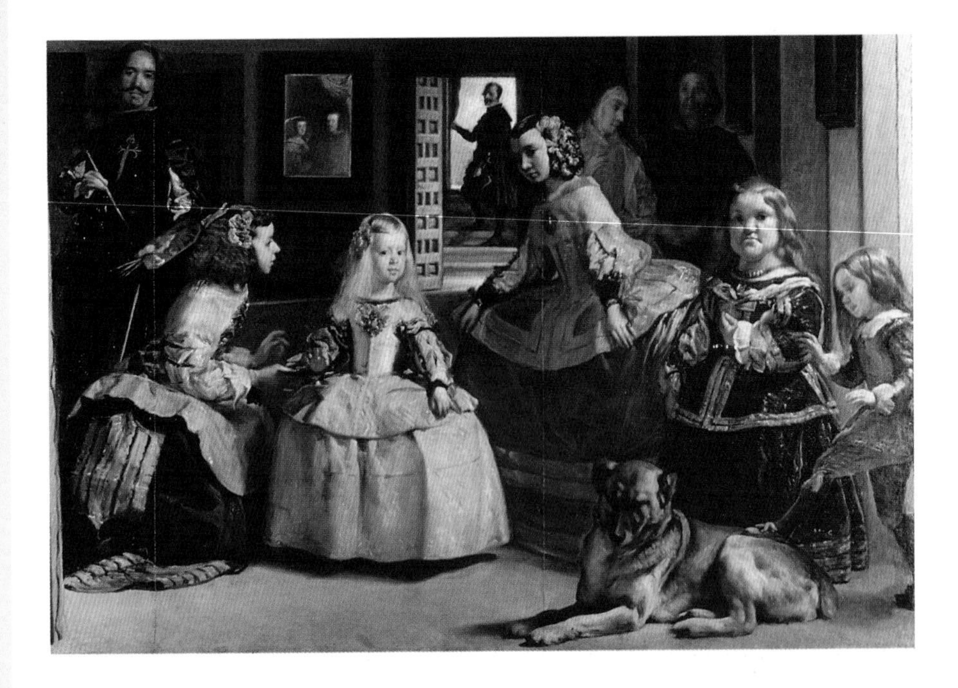

- La presión en el cerebro y en la médula espinal como resultado de problemas nerviosos y de respiración
- La hidrocefalia o exceso de líquido cefalorraquídeo
- El encabalgamiento de los dientes
- Los problemas de peso
- La curvatura de columna vertebral y las piernas arquedas (piernas en O)
- Cansancio, entumecimiento de espalda y muslos, dolor de espalda
- Problemas de las articulaciones

Diagnóstico y tratamiento del enanismo

Diagnóstico Cuando sospechan la existencia de enanismo en un niño en desarrollo (porque presenta un aspecto extraño, un crecimiento anormal, o por el aspecto de los huesos vistos en radiografías), los médicos tratan de averiguar la causa subyacente. Conocen los genes que provocan ciertas formas de enanismo, de modo que las pruebas genéticos les pueden confirmar o hacer que excluyan afecciones específicas. También deben buscarse deficiencias de hormona del crecimiento y cualquier otro tipo de trastorno específico del crecimiento.

Tratamiento El enanismo causado por deficiencia de la hormona del crecimiento se medica administrándole al niño enfermo esa hormona; muchos enfermos que reciben esta hormona crecen bastante más rápido que antes. El crecimiento de las niñas con síndrome de Turner también puede mejorar con esta hormonoterapia. No hay un método de eficacia comprobada para fomentar el crecimiento de personas que sufren otras formas de enanismo.

Cirugía La cirugía sustitutiva de articulaciones también puede mejorar la movilidad de algunos enfermos de enanismo. A veces la gente con acondroplasia opta por un procedimiento quirúrgico experimental que alarga los brazos y las piernas. Consiste en cortar un hueso e insertar una especie de andamiaje o tubo reticulado de modo que una los dos segmentos del hueso, para que el nuevo hueso pueda rellenar los huecos del tubo. Además de ser dolorosa y controvertida, la cirugía destinada a alargar huesos es una práctica poco común: requiere sucesivas operaciones y puede acompañarse de complicaciones, tales como daños a los nervios.

V. tamb.

Carencias nutritivas

Defectos congénitos

Enfermedades de los riñones

Hidrocefalia

Infecciones de los oídos

Obesidad

Síndrome de Down

Síndrome de Turner

Trastornos del crecimiento

Trastornos genéticos

Fuentes

Human Growth Foundation, 997 Glen Cove Ave.,
Glen Head, NY, 11545-1584
Toll-Free (800)451-6434
http://www.hgfound.org/

Little People of America, National Headquarters,
PO Box 65030, Lubbock, TX, 79464
Telephone (806)687-1840
Toll-Free (888)LPA-2001
http://www.lpaonline.org

Encefalitis

La encefalitis es una inflamación del cerebro que puede variar de leve a sumamente grave. Suele ser causada por uno de numerosos virus. A menudo la inflamación afecta también a las meninges (las membranas que rodean al cerebro y a la médula espinal). Estos casos se califican como meningoencefalitis.

PALABRAS CLAVE
para búsquedas en Internet y otras fuentes de consulta

Encefalitis de San Luis (Misuri, EE.UU.)

Encefalitis del Oeste del Nilo

Encefalitis japonesa

Encefalitis por arbovirus

Inflamación

Inmunización

Meningoencefalitis

Los virus y otros microbios rara vez penetran en el cerebro, pero cuando lo logran, pueden ocasionar una inflamación* denominada encefalitis. La mayor parte de los casos de encefalitis son tan leves que no llegan a identificarse. La persona afectada, a menudo un niño, puede manifestar fiebre, dolor de cabeza, náuseas o letargo–que son síntomas parecidos a los de la gripe–que se resuelven por sí solos. Pero en casos más graves, la infección vírica destruye tantas neuronas (células nerviosas) del cerebro que puede dar lugar a convulsiones, dificultades respiratorias, alteraciones de la personalidad y coma*. Cuando llegan las células o glóbulos blancos de

* **inflamación** Reacción del cuerpo a una irritación, infección o herida que a menudo causa hinchazón, dolor, enrojecimiento y calor.

Los mosquitos de la especie cúlex depositan los huevos en el agua, y de ellos salen larvas, como las de la foto. Las larvas maduran y se transforman en mosquitos cúlex, portadores de los virus que producen la encefalitis japonesa y la del Oeste del Nilo © *Kevin and Berry Collins/Visuals Unlimited,*

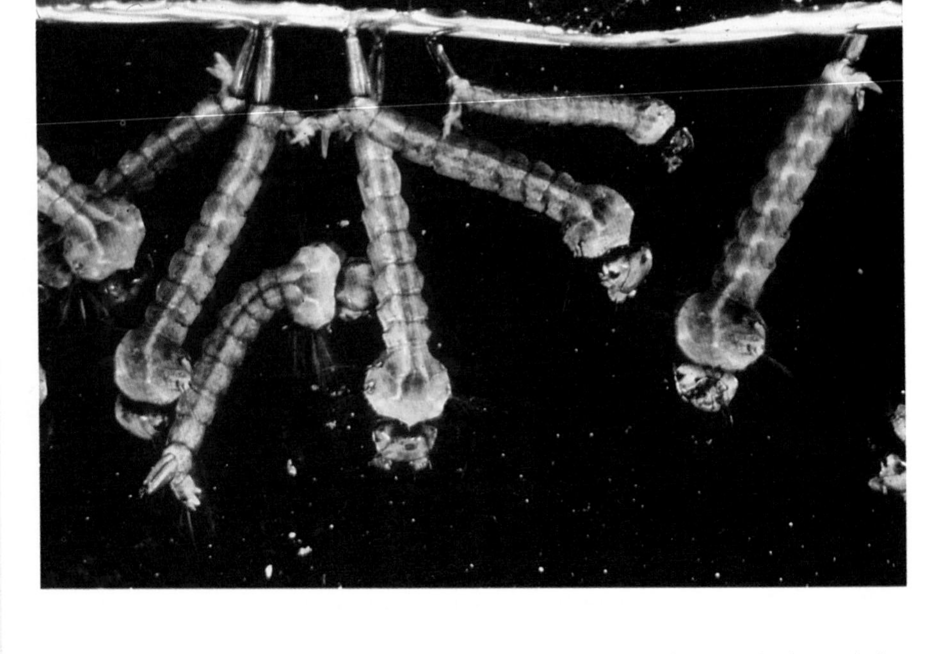

* **coma** Estado de inconsciencia en el que el individuo parece sumido en un sueño muy profundo. No se le puede despertar y no puede moverse, ver, hablar ni oír.

la sangre a combatir el virus, pueden ocasionar hinchazón de las células cerebrales, lo que también podría destruir otras neuronas o precipitar una hemorragia cerebral. El resultado son a veces daños permanentes al cerebro e incluso la muerte.

Alrededor de 20 000 casos de encefalitis se producen anualmente en los Estados Unidos. Pero se sospecha que el número de afectados—principalmente casos benignos—sea mucho mayor. La encefalitis aguda es especialmente frecuente en individuos que tienen debilitado el sistema inmunitario, tales como los enfermos de sida.

¿Cuál es la causa de la encefalitis?

La encefalitis la pueden causar un gran número de virus y unos cuantos gérmenes más. Entre ellos se cuentan el *herpesvirus simplex*, el VIH, el virus de la rabia, el de las paperas, el de la poliomielitis y el citomegalovirus; también la bacteria productora de la enfermedad de Lyme y el parásito causante de la toxoplasmosis. El *herpesvirus simplex* es la causa más comúnmente identificada, pero a menudo es imposible descubrir causa alguna.

Además, diversos arbovirus (propagados por insectos) ocasionan la encefalitis en los caballos y otros animales, y a veces son transmitidos a seres humanos por los mosquitos. En los EE.UU. son muy raros estos casos; se producen en promedio un centenar al año, pero en Asia el problema es mucho más grande.

En ciertos casos, la encefalitis aparece como una reacción a los 5 o 10 días después que el individuo ha sufrido una enfermedad de origen vírico como el sarampión, la varicela o la rubéola. Esta afección se denomina encefalitis postinfecciosa o parainfecciosa.

¿Qué efectos produce la encefalitis?

Síntomas

Los síntomas suelen empezar por fiebre repentina, dolor de cabeza, náuseas, vómito y a veces dolor muscular. Si están afectadas las meninges, a menudo hay rigidez de espalda y de nuca. Otros síntomas posibles son la debilidad muscular y las convulsiones. En casos más graves, el enfermo puede experimentar letargo, irritación o evolución hacia el coma. Estos casos tienen un elevado índice de mortalidad. La encefalitis puede adquirir carácter grave especialmente en la gente de edad avanzada y en los bebés, ya que ambos tienen mayor probabilidad de sufrir lesiones cerebrales permanentes que los adultos.

Diagnóstico

Los síntomas sugerirán al médico el diagnóstico de encefalitis. Por lo general, se valdrá de diversos análisis de sangre para determinar la presencia de infección vírica, así como de una punción lumbar, que consiste en extraer del entorno de la médula espinal una muestra del líquido cefalorraquídeo para su análisis. Puede que el médico ordene también una tomografía computada o una resonancia magnética nuclear en busca de señales de hemorragia o hinchazón. Estos estudios no dan un diagnóstico seguro. Por eso, el diagnóstico se logra a menudo por exclusión de otras posibles causas de los síntomas. En muchos casos, el germen causante de la encefalitis no se puede identificar. En ciertos casos, el médico puede obtener una biopsia cerebral, en la que, mediante una aguja, se extrae un fragmento de tejido cerebral para su examen al microscopio.

Tratamiento

Si se determina que el causante de la encefalitis es el *herpesvirus simplex*, se administra al paciente el antivírico aciclovir. Los antivíricos pueden administrarse también, a título de prueba, en otras clases de enfermos. Para reducir la hinchazón del cerebro, el médico tal vez recete corticoesteroides (medicamentos antiinflamatorios), y para controlar las convulsiones, anticonvulsivantes.

Son muy importantes los cuidados de apoyo del enfermo. Esto significa que hay que cerciorarse de que el enfermo recibe los líquidos adecuados, que se tienen a mano equipos de respiración mecánica en caso de necesitarse, y que se atienda a los comatosos debidamente para evitar las úlceras de decúbito (llagas de tanto estar tendido de espaldas en la cama) u otras infecciones.

Tras recuperarse de una encefalitis, a muchos se les presentarán, durante largo tiempo, problemas que afectarán a la memoria, al habla, o al control muscular. Para ellos, pueden ser útiles en grado variable la fisioterapia, la terapia ocupacional y la logopedia (terapia para mejorar el habla).

Perspectiva internacional

Ciertas clases de encefalitis se deben a los arbovirus, transmitidos de ciertos animales al ser humano por insectos. En los Estados Unidos, estas encefalitis incluyen:

- La encefalitis de San Luis (EE.UU.), producida por un virus de las aves. Es la forma más común de encefalitis, de la que se denuncian por término medio 200 casos al año, principalmente en los estados de Medio Oeste y del Este. De los casos de suficiente gravedad como para ser diagnosticados, del 5 al 15 por ciento resultan mortales, siendo la gente de edad avanzada la que corre mayor peligro.
- La encefalitis de LaCrosse, que fue descubierta en la ardilla común y en la listada, es la causante de un promedio declarado anual de 75 casos, principalmente en los estados del Medio Oeste, en menores de 16 años. Rara vez es mortal.
- La encefalitis equina del Este, que, como su nombre indica, ataca a los caballos. Es la más grave, pudiendo ser mortal en un tercio de los afectados, aunque por lo regular sólo se da en un puñado de casos al año, en estados del Sureste.
- La encefalitis equina del Oeste, que pese a su nombre puede darse en cualquier parte del país, si bien últimamente no se ha informado de ningún caso. Es excepcionalmente mortal, pero a veces produce lesiones cerebrales permanentes en los bebés.

En cambio, en Asia el virus de la encefalitis japonesa es muy común, habiéndose informado de 45 000 casos al año, generalmente en zonas rurales y agrícolas. Es mortal en menos del 10 por ciento de los casos, pero parece

(*continúa*)

plantear un mayor peligro en los niños. Para su prevención se utiliza una vacuna muy difundida en el Japón, China, India, Corea y Tailandia. El virus de la encefalitis japonesa guarda cierto parentesco con el de San Luis, y suele infectar mayormente a los cerdos, patos y aves acuáticas.

Otras formas regionales de encefalitis comprenden:

- La encefalitis equina venezolana, que causa ocasionalmente epidemias en la América Central y del Sur, generalmente de carácter leve.
- La encefalitis rusa de primavera/verano, propagada por garrapatas y con índices de mortalidad hasta del 25 por ciento en algunos brotes. Se dispone de una vacuna en Rusia y en el resto de Europa.
- La encefalitis del Oeste del Nilo, emparentada con la japonesa y la de San Luis, pero menos peligrosa que éstas, se da en África, Asia y Europa. Una cepa del virus similar a la del Oeste del Nilo se detectó por primera vez en el Hemisferio Occidental (en la ciudad de Nueva York), durante el verano de 1999.
- La encefalitis del Valle de Murria, descubierta en Australia y Nueva Guinea, guarda también algún parentesco con la encefalitis de San Luis y la japonesa. Rara vez es mortal.

V. tamb.
Citomegalovirus
Enfermedad de Lyme
Herpes
Infecciones víricas
Paperas
Poliomielitis
Rabia
Rubéola
Sarampión
Sida y VIH
Toxoplasmosis
Varicela
Zoonosis

Medidas preventivas

Con objeto de prevenir las formas de encefalitis causadas por arbovirus (transmitidas por insectos), la sanidad pública rocía las aguas estancas con insecticidas y desagua las ciénagas, todo ello para reducir la población de mosquitos. De producirse un brote de encefalitis, el individuo puede utilizar insecticidas (repelentes de insectos) o mosquiteras. Las encefalitis secundarias a rabia se combate por vacunación de los animalitos domésticos y evitando todo contacto con animales salvajes. Es buena medida preventiva contra la enfermedad de Lyme el protegerse de las garrapatas, como lo es también la vacuna contra esa enfermedad, aunque su eficacia es sólo parcial. Los métodos de prevención de infecciones causadas por el virus de la inmunodeficiencia humana (VIH)—evitar el contacto sexual y no compartir nunca las agujas hipodérmicas—pueden eliminar muchas de las causas de encefalitis.

Fuentes

U.S. Centers for Disease Control and Prevention,
Division of Vector-Borne Infectious Diseases,
P.O. Box 2087, Fort Collins, CO 80522
http://www.cdc.gov/ncidod/dvbid/

World Health Organization, 525 23rd St.
NW, Washington, DC 20037
Telephone (202)974-3000
Facsimile (202)974-3663
Telex 248338
http://www.who.int/

Endocarditis

La endocarditis es una inflamación de la túnica interna del corazón, por lo general ocasionada por infección de una válvula cardíaca o de la propia túnica, denominada endocardio. A los individuos con riesgo de padecer endocarditis, algunas veces se les administran antibióticos para prevenir esta inflamación.

El corazón se compone de cuatro cavidades, cada una de las cuales desempeña una función especial que permite al corazón impulsar la sangre por todo el cuerpo. Las paredes interiores de estas cavidades constituyen el "endocardio" y están revestidas por una túnica de pequeños vasos sanguíneos y de músculo liso. Las válvulas, especie de puertas engoznadas que comunican entre sí las cavidades, se abren y cierran con el latir del corazón para dejar pasar la sangre, pero sólo en un sentido; hacia delante, no hacia atrás.

¿Quién corre el riesgo de padecer endocarditis?

Alrededor del 1 por ciento de los seres humanos tienen defectos en el endocardio o en las válvulas del corazón, presentes desde el nacimiento. Otros pueden adquirirlos como secuelas de enfermedades cardíacas, fiebre reumática*, o uso de drogas intravenosas.* Los defectos pueden incluir diminutas verrugas en el endocardio o una válvula que no se abre o se cierra debidamente. Las bacterias en la sangre circulante a veces anidan en las zonas malformadas y producen infecciones que inflaman el endocardio. Esta afección, peligrosa y a menudo mortal, se conoce por "endocarditis" y afecta anualmente a 4 de cada 100 000 estadounidenses.

¿A qué se debe la endocarditis?

Las bacterias son las causantes de la endocarditis. Están presentes en cantidades normales en diferentes partes del organismo, especialmente en la boca, la garganta, los pulmones y los intestinos. Invaden el cuerpo de muchas maneras, como cuando el paciente padece una infección estreptocócica* o una neumonía*. La mayor parte de las veces, las propias defensas del organismo combaten las infecciones bacterianas, o si no, el médico puede recetar antibióticos para eliminar las bacterias invasoras.

Las personas con corazón normal rara vez corren el riesgo de contraer una endocarditis. Pero cuando las bacterias encuentran una válvula cardíaca o un endocardio malformados, no es extraño que se asienten en ellos y se reproduzcan. Esto puede impedir el funcionamiento normal del corazón, por cuanto las valvas (puertas de las válvulas) inflamadas empiezan a adherirse y a quedar en posición entreabierta, lo que propicia la formación de coágulos sanguíneos. El resto del cuerpo y el cerebro quizá no reciban suficiente oxígeno, con posibilidad de que sobrevenga una insuficiencia cardíaca o una apoplejía*. Las bacterias causantes de la endocarditis suelen entrar en la circulación desde otra parte infectada del cuerpo. A veces, sin embargo, la población bacteriana normal presente en la boca o en los intestinos se desplaza y coloniza el corazón, si está lesionado o no funciona normalmente. Las operaciones quirúrgicas o los procedimientos dentales pueden hacer que esas bacterias se desprendan y entren en la circulación sanguínea, para iniciar el proceso infeccioso en el endocardio.

Síntomas

Los síntomas de la endocarditis, que pueden aparecer bruscamente, incluyen:

- fiebre;
- debilidad extrema;

PALABRAS CLAVE
para búsquedas en Internet y otras fuentes de consulta

Bacteriemia

Inflamación

Sistema cardiovascular

Sistema circulatorio

Terapia antibiótica

* **fiebre reumática** Enfermedad que produce fiebre, dolor de las articulaciones e inflamación. Afecta a muchas partes del organismo. Es de gravedad y duración variables, y puede dar lugar a enfermedades del corazón o de los riñones.

* **drogas intravenosas** Estupefacientes inyectados directamente en una vena.

* **infección estreptocócica** Afección contagiosa causada por una especie de bacterias que se conocen como estreptococos.

* **neumonía** Antes conocida por pulmonía, es una inflamación de los pulmones debida generalmente a bacterias, virus o irritantes químicos.

* **apoplejía** También llamado accidente cerebrovascular, es un trastorno provocado por la interrupción de la irrigación cerebral debido al bloqueo de un vaso sanguíneo (trombosis, embolia) o a su ruptura (hemorragia). Como consecuencia, las células nerviosas del área privada de riego sanguíneo y las partes del cuerpo que éstas controlan dejan de funcionar normalmente.

- falta de aliento;
- escalofríos y sudor excesivo;
- pies, tobillos y articulaciones hinchados;
- pérdida del apetito.

Es muy importante que las personas con riesge de padecer riesgo de endocarditis consulten a su médico si experimentan los citados síntomas.

Diagnóstico Por cuanto los síntomas de la endocarditis son parecidos a los de otras afecciones, no siempre es fácil para el médico diagnosticar esta enfermedad; pero debe sospechar la presencia de endocarditis en una determinada persona si hay antecedentes de infección reciente o si se sabe que el paciente tiene un historial de anomalías cardíacas. El médico también auscultará al paciente en busca de soplos* cardíacos y de latidos rápidos del corazón. Examinará la piel, que puede estar anormalmente pálida, con manchitas rojas en la palma de las manos o la planta de los pies. El análisis de una muestra de sangre podrá identificar el microorganismo causante de la infección.

* **soplo cardíaco** Ruido añadido al latido del corazón, que se debe a turbulencia del flujo sanguíneo al pasar por el corazón.

Tratamiento Se usan antibióticos para combatir la infección bacteriana. Por lo regular es necesario el reposo en cama durante el período de recuperación. Si la infección ha lesionado gravemente una de las válvulas del corazón, tal vez esté indicada una intervención quirúrgica para reemplazarla con una válvula artificial.

Medidas preventivas

La abstención del uso de drogas intravenosas es muy importante por diversas razones, entre ellas el hecho de que la administración intravenosa de la droga comporta riesgo de contraer endocarditis. A las personas con válvulas cardíacas anómalas, suelen recetárseles antibióticos antes de una operación quirúrgica o de un tratamiento dental. Aunque en un estudio reciente no se descubrió ninguna relación obvia entre el trabajo del dentista y la endocarditis, la Asociación Estadounidense de Odontología y la Asociación Estadounidense de Cardiología siguen recomendando que los médicos administren antibióticos a personas con antecedentes conocidos de defectos cardíacos antes de una operación quirúrgica o de un procedimiento dental.

Fuentes

American Heart Association, 7272 Greenville Ave.,
Dallas, TX, 75231-4596
Telephone (301)223-2307
Toll-Free (800)242-8721
http://www.americanheart.org

U.S. National Heart, Lung, and Blood Institute,
Bldg. 31, Rm. 5A52, 31 Center Drive, MSC 2486,
Bethesda, MD 20892
Telephone (301)592-8573
Facsimile (301)592-8563
TTY (240)629-3255
http://www.nhlbi.nih.gov/

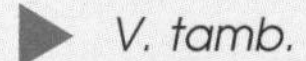
V. tamb.
Drogadicción/Tóxicomanía
Enfermedades del corazón (cardiopatías)
Fiebre reumática

Endometriosis

La endometriosis es una afección crónica en la que fragmentos desprendidos de la membrana que tapiza el interior del útero (endometrio) se implantan en tejidos extrauterinos (fuera del útero).

PALABRAS CLAVE
para búsquedas en Internet y otras fuentes de consulta

Ginecología

¿Qué es la endometriosis?

Es una afección en la que el tejido endometrial crece fuera del útero. El endometrio es la membrana que tapiza las paredes del útero (o matriz), órgano muscular en el que se desarrolla el feto en el curso del embarazo.

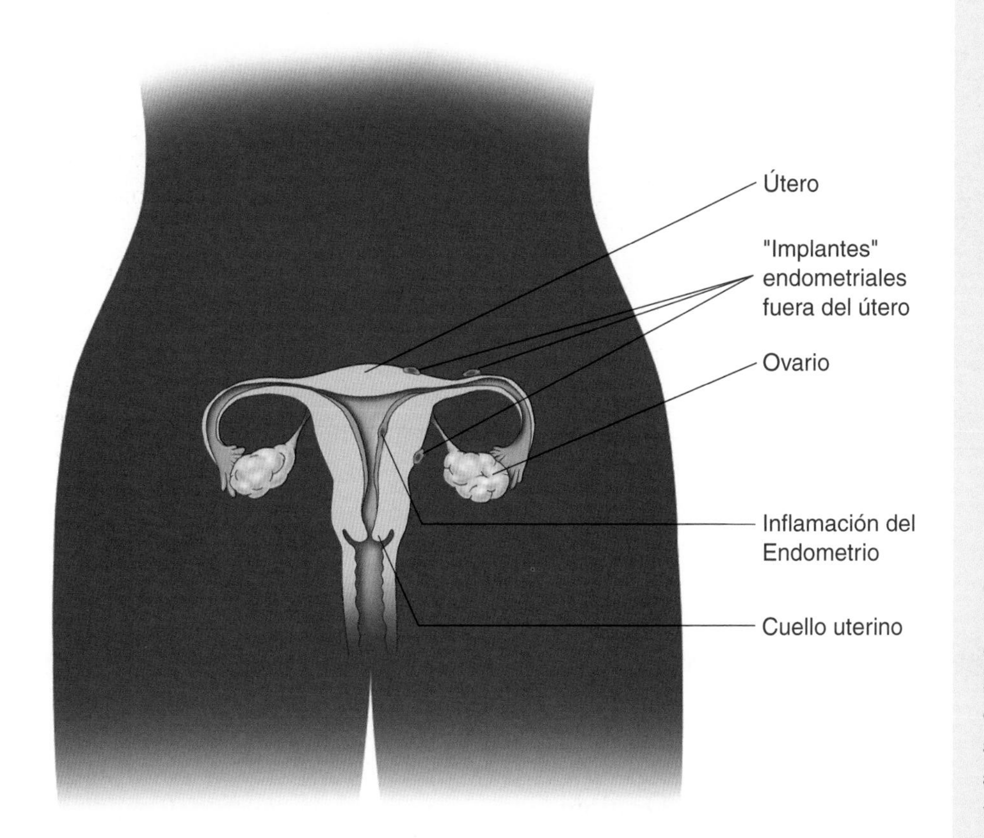

El endometrio es la membrana que tapiza el útero. En las mujeres con endometriosis, algunos fragmentos de tejido endometrial se adhieren a otros órganos situados fuera del útero. Entre los posibles síntomas de la endometriosis figuran los siguientes: sangrado menstrual copioso, dolor abdominal, dolor lumbar, sensibilidad al tacto y dolor en la región pelviana.

* **hormonas** Sustancias químicas producidas por las glándulas de secreción interna que actúan como embajadoras: se elaboran en un lugar del cuerpo y son enviadas a otros sectores del organismo para llevar a cabo funciones de regulación.

Las hormonas y la endometriosis

El ciclo menstrual está regulado por los niveles (concentraciones) variables de hormonas. El estrógeno, la progesterona y las prostaglandinas regulan la acumulación y desprendimiento del tejido endometrial que tapiza el útero. Los cambios en estos niveles hormonales, provocados por la gestación (embarazo) o por los anticonceptivos orales (píldoras de control de la fertilidad) pueden ser útiles para aliviar los síntomas de la endometriosis.

La mayoría de las mujeres que padecen endometriosis pueden tener hijos, y muchas de ellas están asintomáticas (sin síntomas) a lo largo del embarazo. Durante la gestación se altera el equilibrio hormonal que normalmente da origen al ciclo menstrual. En vez de hacer engrosar el endometrio y luego desprenderlo, una diversidad de hormonas cuidan del bienestar del feto durante su desarrollo. En ese caso, los implantes endometriales extrauterinos tal vez se libren de los efectos hormonales que normalmente ocasionan los síntomas de la endrometriosis.

Los anticonceptivos orales (píldoras de control de la natalidad) son combinaciones de hormonas reproductoras que, suministradas diariamente a la paciente, cambian el equilibrio hormonal y previenen el embarazo. Los calambres y la disminución del flujo menstrual pueden ser efectos secundarios o colaterales de los anticonceptivos orales. También el alterar el equilibrio hormonal del cuerpo puede ser eficaz para reducir los síntomas de la endometriosis.

Durante el ciclo menstrual (la regla) que se repite todos los meses, ciertas sustancias químicas denominadas hormonas* hacen que el endometrio se vaya engrosando como preparativo para la gestación del feto. Si el óvulo de la madre no es fecundado, el endometrio se desprende del útero en forma de sangre y tejidos que son expulsados durante la menstruación.

En la mujer afectada de endometriosis, algunas fragmentos del tejido endometrial se implantan en lugares fuera del útero. No se conoce a ciencia cierta el origen de la endometriosis, pero los científicos teorizan que no todas las partes del endometrio son expulsadas al exterior y que acaban implantándose en otras partes de la cavidad pelviana. Estos trozos de tejido extraviados pueden pegarse a otros órganos, servir de adhesivo entre estos o formar tejido cicatricial.

Síntomas y efectos

Los fragmentos de endometrio implantados fuera del útero responden a la acción de las hormonas de la misma forma que el tejido endometrial dentro de él; es decir, crecen, se descomponen y sangran. La sangre liberada por los implantes irrita los tejidos internos y produce dolor. Si bien algunas mujeres que padecen endometriosis no presentan síntomas, otras sí los tienen, y entre ellos se destacan el copioso sangrado (hemorragia) durante la menstruación, dolor abdominal y lumbar, sensibilidad al tacto y dolor en la zona pelviana, diarrea, estreñimiento e incluso sangrado rectal.

La endometriosis afecta principalmente mujer es de edad comprendida entre los 25 y 40 años. Es una de las causas primordiales de la esterilidad (incapacidad para tener hijos), debido a que los implantes de tejido endometrial pueden bloquear las trompas de Falopio o impedir que el óvulo abandone el ovario, lo que haría imposible la concepción. Alrededor del 30 al 40 por ciento de las mujeres con endometriosis tienen dificultad en concebir y, por otra parte, esas mujeres representan del 10 al 15 por ciento de las infecundas.

Diagnóstico

El médico tal vez sospeche que una mujer determinada padece de endometriosis basándose en los síntomas que ella refiere. Para sentar el diagnóstico, el médico realiza un estudio llamado laparoscopia, en la que se introduce un instrumento visor (el laparoscopio) en el abdomen o en la cavidad pelviana a través de una pequeña incisión. Este instrumento permite al médico examinar la cavidad abdominal o la pelviana en busca de fragmentos de endometrio que puedan haberse implantado en superficies distintas de las que normalmente ocuparía.

Tratamiento

La endometriosis es susceptible de tratamiento, pero no de cura. En casos leves, es posible que ni siquiera se necesite el tratamiento. Cuando es necesario, puede resultar complicado. Hay que tener en cuenta la edad de la paciente, su estado general de salud, la gravedad de la afección o si desea o no tener hijos. Se han creado medicamentos hormonales que pueden suprimir el desarrollo del tejido endometrial o provocar la atrofia de los fragmentos desplazados, lo que quizá requiera hasta seis meses de espera. Se pueden recetar analgésicos para aliviar el dolor. También es posible que a veces se tenga que recurrir a la cirugía para extirpar parte del tejido anormal. Las mujeres mayores que no piensan tener más hijos tal vez deban considerar la histerectomía como medio de resolver el problema. Esta intervención quirúrgica consiste en extirpar el útero y, a veces, también otros órganos de la reproducción.

Fuentes

Endometriosis Association, International Headquarters,
8585 N 76th Pl., Milwaukee, WI, 53223
Telephone (414)355-2200
Toll-Free (800)992-3636
http://www.endometriosisassn.org; www.endo-online.org

V. tamb.

Complicaciones del embarazo

Esterilidad

Trastornos menstruales

Enfermedad de Addison

La enfermedad de Addison es un trastorno crónico que sobreviene cuando las cápsulas o glándulas suprarrenales son incapaces de producir ciertas hormonas importantes. Esta enfermedad puede provocar cansancio, hipotensión (baja tensión arterial), inapetencia y oscurecimiento de la piel.

PALABRAS CLAVE
para búsquedas en Internet y otras fuentes de consulta

Aldosterona

Cortisol

Deficiencia de las glándulas suprarrenales

Hipotensión

Sistema endocrino

Sistema metabólico

Mucha gente sabe que el presidente John F. Kennedy (1917-1963) sufrió dolores de espalda la mayor parte de su vida, y que fue asesinado en 1963. Pero sólo después de su muerte se reveló a la opinión pública que también padecía la enfermedad de Addison, dolencia poco común en la que el cuerpo no es capaz de producir ciertas hormonas* que regulan importantes funciones corporales.

* **hormonas** Sustancias químicas producidas por las glándulas de secreción interna que actúan como embajadoras: se elaboran en un lugar del cuerpo y son enviadas a otros sectores del organismo para llevar a cabo funciones de regulación.

¿Qué es la enfermedad de Addison?

Es una afección en la cual las cápsulas suprarrenales no producen la cantidad necesaria de las hormonas cortisol y aldosterona. Estas glándulas son formaciones celulares delgadas y triangulares, a manera de casquetes, del tamaño del pulgar de un adulto, situadas encima de los riñones y que, entre otros elementos bioquímicos, producen las citadas hormonas cortisol y aldosterona. En la enfermedad de Addison, estas cápsulas no producen suficiente cantidad de cortisol ni de aldosterona.

Cortisol y aldosterona El cortisol es necesario para que el organismo pueda combatir situaciones de estrés como las ocasionadas por

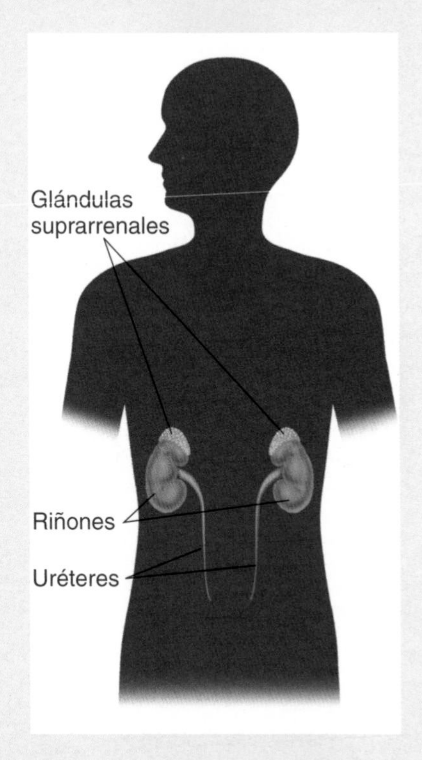

Las cápsulas suprarrenales están localizadas encima mismo de los riñones. En la enfermedad de Addison, estas glándulas no producen suficiente cantidad de las hormonas cortisol y aldosterona.

enfermedades e infecciones. También colabora en el metabolismo de la glucosa, de proteínas, de hidratos de carbono y de otras sustancias alimenticias para producir energía. La aldosterona coadyuva a los riñones a regular la cantidad de sal y agua retenida en el cuerpo. Esta función es importante porque sin suficiente agua y sal en el organismo, la tensión arterial (presión sanguínea) puede desplomarse.

Autodefensa En la enfermedad de Addison, las cápsulas suprarrenales dejan de funcionar debidamente porque el propio sistema inmunitario se vuelve contra el organismo y destruye parte del tejido glandular. El sistema inmunitario genera anticuerpos que combaten a las sustancias extrañas, como los virus, que invaden el cuerpo. En esta enfermedad, los anticuerpos y células del sistema inmunitario destruyen la corteza de las cápsulas suprarrenales, lo que supone que éstas segregan cantidades insuficientes de cortisol y aldosterona. Se desconocen las causas de este fenómeno.

Otras causas La enfermedad también puede ocurrir como consecuencia de ciertos trastornos que afectan el funcionamiento normal de la hipófisis (o glándula pituitaria). Los tuberculosos pueden contraer la enfermedad de Addison si la infección alcanza a las cápsulas suprarrenales y las destruye.

Thomas Addison El médico británico del siglo XIX Thomas Addison fue el primero en relacionar los síntomas de la enfermedad de Addison con las secreciones de las cápsulas suprarrenales. En ese momento era una afección muy común, porque la tuberculosis estaba muy difundida. Afortunadamente, hoy en día es poco común, pues sólo afecta a 1 de cada 10.000 personas.

¿Qué significan esas sensaciones extrañas que uno experimenta?

Las primeras señales de la enfermedad de Addison pueden ser desconcertantes, tanto para el médico como para el paciente. La falta de hormonas suprarrenales en el cuerpo provoca cansancio y debilidad muscular. El enfermo también puede sufrir mareos por hipotensión. El apetito disminuye y, al comer menos, el paciente comienza a adelgazar. Como consecuencia de la alteración de las concentraciones de sal en el cuerpo, puede ser necesario consumir alimentos salados tales como papas fritas.

En ocasiones, el mareo afecta al estómago y provoca el vómito. También pueden aparecer zonas de oscurecimiento en la piel como si se hubiese bronceado al sol. Otros síntomas posibles son depresión o cambios de humor no justificados.

La enfermedad de Addison evoluciona lentamente durante años. A veces los enfermos notan los síntomas, pero no les prestan atención creyendo que son resultado de trabajar demasiado o de no hacer suficiente ejercicio. El 25 por ciento de los enfermos no consultan al médico hasta que un accidente u otra enfermedad agrava súbitamente los síntomas. Sin asistencia médica, la agravación puede ser letal.

Diagnóstico y tratamiento

Los médicos disponen de diversos análisis para determinar las concentraciones en sangre de las hormonas implicadas en la enfermedad de Addison. También pueden servirse de radiografías u otras pruebas diagnósticas para obtener imágenes que revelen si las cápsulas suprarrenales están o no dañadas.

El tratamiento de la enfermedad de Addison consiste en la administración de hormonas que restauren la función del cortisol y de la aldosterona. En la mayoría de las ocasiones, gracias a este tratamiento, los enfermos evitan los síntomas de la enfermedad.

Sin embargo seguirán siendo susceptibles a que los síntomas vuelvan a manifestarse con intensidad en caso de padecer otra afección, por lo que, para la enfermedad de Addison, los médicos recomiendan que el paciente porte una pulsera de identifición médica, por si se enferma súbitamente y no le es posible comunicarse.

Con un tratamiento adecuado, los afectados por la enfermedad de Addison pueden tener una vida tan larga y normal como quienes no la padecen.

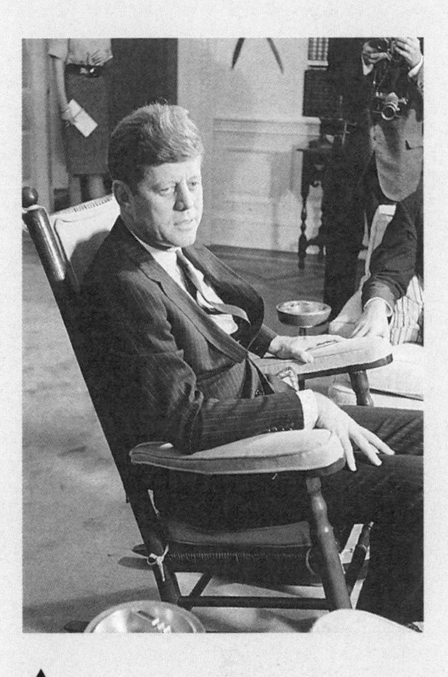

▲

El presidente John F. Kennedy en su mecedora del Despacho Oval de la Casa Blanca, en mayo de 1963. La opinión pública no supo hasta después de su muerte que el presidente Kennedy había sufrido la enfermedad de Addison. © 1998 *Bettmann/Corbis*

Fuentes

National Adrenal Diseases Foundation, 505 Northern Blvd.,
Great Neck, NY, 11021
Telephone (516)487-4992
http://www.medhelp.org/www/nadf.htm

U.S. National Institute of Diabetes and Digestive and Kidney Diseases, Office of Communications and Public Liaison, Bldg. 31, Rm. 9A04, Center Dr., MSC 2560, Bethesda, MD 20892-2560
Telephone (301)435-8115
http://www.niddk.nih.gov/

▶ *V. tamb.*
Dermatosis
Hipertensión
Inmunodeficiencia
Tuberculosis

Enfermedad de Alzheimer

La enfermedad de Alzheimer es un trastorno incurable que afecta principalmente a los ancianos. Destruye gradualmente las células nerviosas del cerebro y anula poco a poco la capacidad de recordar, pensar e incluso ocuparse de sí mismo.

PALABRAS CLAVE
para búsquedas en Internet y otras fuentes de consulta

Demencia

Geriatría

Neurología

El caso de Joe

La abuela de Joe parece hacer cosas muy extrañas. Le cuenta, exactamente con las mismas palabras, historias que ya le contó en su última visita. Se olvida de los nombres de objetos comunes como la televisión o el bastón. Deja el bolso en el horno y a veces se presenta a cenar con el vestido al revés.

Hay ocasiones en que incluso no lo reconoce ni a él ni a la madre. Esto es lo que más miedo le da a Joe.

Al principio la familia pensaba que simplemente se estaba haciendo mayor. La abuela de Joe tiene ya más de 80 años y la madre le ha dicho que la gente de esas edades suele tener problemas para acordarse de las cosas.

Pero el año pasado los olvidos de su abuela empeoraron mucho, así como su comportamiento extraño. Se enfada y desconfía de todos. La familia sabe que estos problemas son algo más grave que una ligera falta de memoria, lo cual le sucede a todo el mundo de vez en cuando.

La abuela de Joe padece la enfermedad de Alzheimer.

Un largo adiós

Justo como dijo la madre de Joe, con la edad las personas tienen problemas para recordar. La enfermedad de Alzheimer parece, en principio, fruto de una falta de memoria cotidiana. Pero este problema se agrava hasta que el enfermo es incapaz, por ejemplo, de recordar cómo atarse los zapatos o en qué año está. Cuando se alcanza ese estado, el enfermo no reconoce a sus seres más queridos e incluso olvida quién es. Llega un momento en que la persona se ve imposibilitada para vivir sin ayuda.

Esta enfermedad se conoce también coloquialmente como "el largo adiós" porque los familiares se sienten como si estuvieran despidiéndose continuamente de esa persona que tanto conocieron, conforme la enfermedad merma más y más sus habilidades mentales.

La enfermedad de Alzheimer es una demencia* que afecta a más de cuatro millones de estadounidenses. Existen más de 70 clases de demencia, trastorno que pueden ser causado por infarto, cerebral múltiple enfermedad de Parkinson, alcoholismo y otras afecciones.

* **demencia** Cualquier estado mental que haga perder la capacidad de pensar, recordar y actuar.

La enfermedad de Alzheimer es la causa más común de demencia. Es muy raro que se dé en gente menor de 65 años, se hace más común con la edad y abunda especialmente entre ancianos de más de 85 años.

El cerebro de una persona que padece la enfermedad de Alzheimer contiene tejidos anormales (placas seniles) o densas agrupaciones de una proteína llamada amiloide y haces anormales de otra proteína denominada tau. Las placas se forman entre las neuronas o células nerviosas del cerebro; los haces, dentro de las células. Estos depósitos impiden el funcionamiento normal del cerebro. Además, en el enfermo disminuye la producción de una sustancia química cerebral llamada acetilcolina, que es un neurotransmisor, lo que significa que facilita el desplazamientos de

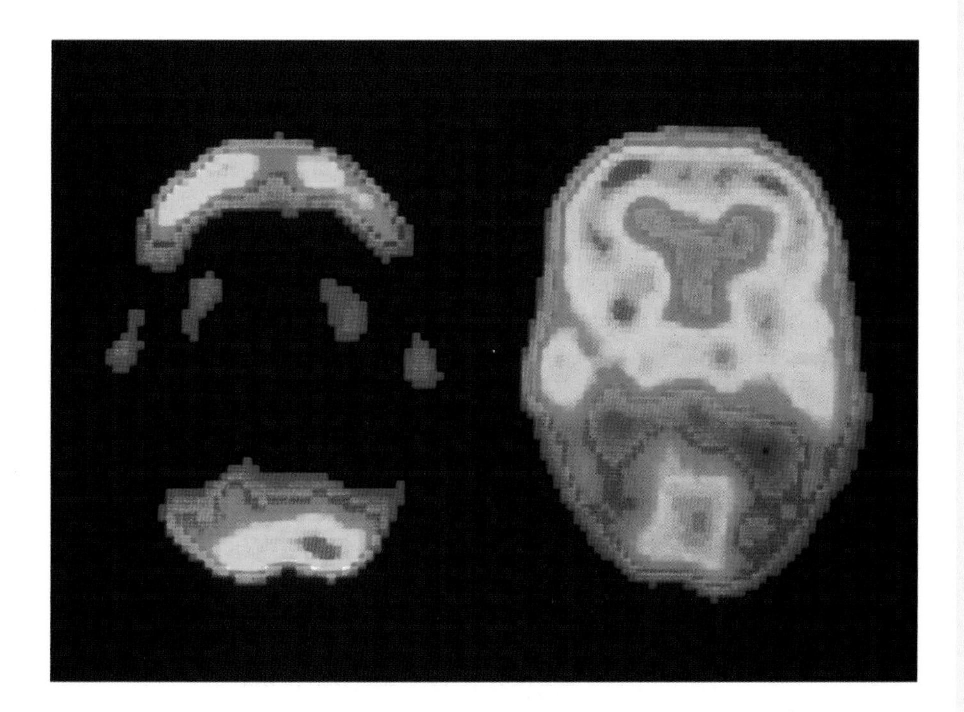

Tomografías por emisión de positrones (TEP) que comparan el cerebro de una persona con Alzheimer (izquierda) con un cerebro sano (derecha). *NIH/Sicence Source, Photo Researchers Inc.*

señales nerviosas de una neurona a otra del cerebro. Por tanto, la menor producción de esta sustancia dificulta la comunicación entre las células cerebrales.

El cerebro también se ve afectado de otra forma. Las células no reciben la energía que necesitan para funcionar debidamente, porque el metabolismo de la glucosa celular (el proceso químico que abastece de energía a la célula) también se reduce. Llega un momento en que mueren grandes cantidades de células cerebrales y se interrumpe la comunicación intercelular. Aunque el médico alemán Alois Alzheimer describió la enfermedad por primera vez en 1960, el conocimiento científico y público de esta enfermedad no se difundió hasta la década de 1980.

Factores causantes

La enfermedad de Alzheimer no es provocada por un factor único sino más bien por un conjunto de factores que se combinan de forma diversa según el enfermo.

Se han identificado al menos tres genes* (denominados APP, presenilina-1 y presenilina-2) que parecen ser los causantes de una variante de la enfermedad, de carácter hereditario, llamada variedad familiar. Casi todo el que tenga uno de estos genes, acaba por contraer la enfermedad. Pero estos tres genes sólo son responsables de un pequeño porcentaje de la totalidad de los casos. Además, la ciencia ha identificado al menos otro gen que parece tener que ver con una variedad más común conocida como Alzheimer esporádico. Este gen se llama APOE y presenta tres formas distintas (APO-E 2, APO-E 3 y APO-E 4). El tipo APO-E 4 aumenta el riesgo de enfermedad de Alzheimer, especialmente en personas de ascendencia europea o japonesa. Pero, a diferencia de los genes de la

* **genes** Sustancias químicas del organismo que determinan los caracteres hereditarios de la persona, como el color de los ojos o el pelo. Se heredan de los padres y forman parte de los cromosomas contenidos en las células del cuerpo.

Drs. Alzheimer y Kraepelin

La enfermedad de Alzheimer recibió su nombre de Alois Alzheimer (1864-1915), médico alemán que estudió las células y tejidos del sistema nervioso central.

Diferentes médicos habían investigado y escrito sobre esta enfermedad, pero hasta 1911 no adquirió su actual denominación. Ése fue el año en que el médico alemán Emi Kraepelin (1856-1926) se refirió a ella como la "enfermedad de Alzheimer" en un artículo.

variedad familiar, el APOE-4 no siempre desencadena la enfermedad. Muchos portadores de este gen no la padecen y viceversa. Este tipo de gen recibe el nombre de gen de riesgo o gen predisponente, porque aumenta el riesgo pero no provoca la enfermedad por sí solo. Se cree que otros factores deberían interactuar con el APOE-4 para que la enfermedad se desencadene y que, probablemente, se necesiten genes adicionales para que tenga lugar el proceso.

Los investigadores de este campo han sugerido que la enfermedad de Alzheimer se produce cuando el proceso de envejecimiento del cerebro es anormal. Las fibras y placas presentes en el cerebro del enfermo pueden encontrarse también en el cerebro de alguien que no presente síntomas de la enfermedad. Parece que, al envejecer, algún factor hace que las células cerebrales mueran y aparezcan haces neurofibrilares y placas seniles. Pero en las personas con la enfermedad de Alzheimer este proceso natural se acelera y da lugar a una acumulación mayor de material dañino en el cerebro.

Los científicos tratan de averiguar por qué estos cambios se producen con tanta celeridad en quien sufre la enfermedad de Alzheimer. Se barajan varias posibilidades:

- Apoplejías menores no detectadas, que interrumpan el riego sanguíneo a partes del cerebro, ocasionan la muerte de células y aceleran la aparición de fibras, haces neurofibrilares y proteínas anormales.
- Las infecciones víricas pueden desencadenar procesos perjudiciales para el cerebro.
- Las heridas en la cabeza, por caída o accidente, pueden causar daños a largo plazo en personas que posean ciertos genes ligados a la enfermedad de Alzheimer.
- Ciertos hábitos (o estilos de vida) como fumar o una nutrición deficiente pueden acelerar el proceso de envejecimiento.

Lo que los científicos sí saben es que la enfermedad de Alzheimer no es parte del proceso natural de envejecimiento. Se trata de una enfermedad acerca de la cual estamos aprendiendo lentamente según progresa la investigación.

"¿Y tú quién eres? ¡Fuera de mi casa!"

El primer síntoma de la enfermedad de Alzheimer suele ser la pérdida de memoria. La abuela no puede acordase dónde puso las llaves. Al abuelo se le olvida sacar al gato. Le puede pasar a cualquiera, dicen ellos.

- Pero poco a poco esa falta de memoria se acrecienta. La persona olvida el camino a la tienda dónde ha hecho compras durante años. Tareas simples como calcular el cambio o utilizar el teléfono comienzan a parecer tan difíciles como diseñar un cohete espacial.

- Los enfermos de Alzheimer se sienten angustiados en esta primera etapa, aunque normalmente aprenden a superar los problemas iniciales. Si el abuelo olvida nombres, puede empezar a llamar todo el mundo "compañero" o "compadre." Si la abuela olvida cómo ir a la iglesia o a casa de una amiga, puede pedirle a su familia o a los vecinos que la lleven. Pero la enfermedad de Alzheimer es una niebla que poco a poco cubre el paisaje. Las aptitudes normales se ven cada vez más mermadas. Al principio el enfermo olvida que el agua está hirviendo en el fogón, pero llegado el momento, puede insistir en que nunca puso el agua a hervir e, incluso, olvidar que el agua hirviendo quema.
- La enfermedad de Alzheimer comienza afectando la capacidad para llevar a cabo actividades de la vida diaria. La abuela olvida cómo ducharse, cocinar o conducir. Puede perderse en el vecindario o conducir kilómetros en una dirección errónea sin darse cuenta. Empieza a manifestar un comportamiento extraño o una disminución del juicio que la lleva, por ejemplo, a dejar sus joyas en la nevera o a ponerse un traje de noche para ir a la tienda.
- A veces todo parece claro. En otras ocasiones, las cosas se vuelven confusas o imposibles de entender. Según la enfermedad avanza en esta fase intermedia, los miembros de la familia se convencen de que algo falla, especialmente cuando el enfermo no acierta a reconocerlos. Incluso si vuelven los momentos de mayor claridad, la familia sabe que el problema no es simplemente "vejez."
- En la fase final, la situación empeora todavía más. La memoria es tan mala que el enfermo no reconoce a sus hijos ni nietos cuando lo visitan. La abuela enferma puede tener imágenes claras de su infancia e imaginar que es una colegiala, pero no recuerda en qué año de la escuela está su nieto. Muchos enfermos de Alzheimer deambulan como si buscaran algo que les es familiar. Otros tienen miedo o se enfadan y gritan a sus seres queridos. Normalmente acusan a la gente que cuida de ellos de querer hacerles daño o robarles. A la mayoría de los enfermos de Alzheimer se les cuida en casa, lo que se convierte en una tarea desafiante comparable con un día de 36 horas, porque el trabajo es arduo tanto física como emocionalmente.
- Llega un momento en que casi todos los pacientes con la enfermedad de Alzheimer necesitan una clase de cuidados que la familia no puede proporcionar fácilmente en casa. Pierden el control de sus funciones corporales, como por ejemplo la capacidad de ir al baño por sí solos. No pueden andar ni comer sin ayuda y, finalmente, acaban perdiendo también las facultades

¿Sabía usted qué...?

- Aunque la enfermedad de Alzheimer se dé mayoritariamente en pacientes de más de 65 años de edad, también pueden sufrirla quienes estén en la treintena. Casi el 90 por ciento de los casos se dan en la vejez. El 50 por ciento de los mayores de 85 años pueden contraer la enfermedad.
- Cuatro millones de personas en Estados Unidos padecen la enfermedad de Alzheimer. Uno de los más famosos fue el ex presidente Ronald Reagan.
- Varios estudios sugieren que unos 19 millones de personas (incluidos adultos y niños) tienen un pariente con esta enfermedad. Casi 37 millones de estadounidenses conocen a alguien que la padece.
- Al situarse la expectativa de vida en Estados Unidos en edades cada vez más avanzadas, en el S. XXI el número de enfermos de Alzheimer podría alcanzar los 14 millones.
- La enfermedad de Alzheimer cuesta a las empresas estadounidenses más de 33 000 millones de dólares al año. La mayor parte de esta pérdida, 26 000 millones, se debe a que los empleados tienen que faltar al trabajo para atender a familiares que padecen la enfermedad. El resto es dinero que se invierte en seguros de salud, investigación e impuestos del gobierno, que costean los programas federales como Medicare.
- Los pacientes de Alzheimer pueden llegar a vivir 20 años con la enfermedad. La media de vida después de haber sido diagnosticada es de 8 años.

de hablar, pensar y actuar. Frecuentemente, se hace necesario el ingreso a un hogar de ancianos que cuente con un equipo de asistentes, enfermeras y médicos de tiempo completo.

- La muerte, normalmente, llega a causa de complicaciones relacionadas con la vejez tales como neumonía, enfermedades coronarias o malnutrición, más que por la propia enfermedad de Alzheimer.

Diagnóstico

La enfermedad de Alzheimer es difícil de distinguir de otros problemas mentales. Los médicos, normalmente, comienzan averiguando los antecedentes clínicos para excluir otros tipos de trastorno o demencia como la causa de los problemas de memoria o comportamiento. Existen diversas enfermedades y afecciones que producen síntomas similares a los de la enfermedad de Alzheimer. Algunos, como la deficiencia de vitaminas (avitaminosis), pueden corregirse con facilidad; otros deben tratarse con medicamentos recetados.

Los médicos también recurren a una batería de pruebas verbales y escritas para determinar el funcionamiento del cerebro del enfermo. Lo interrogan a él y a la familia sobre hechos recientes, en busca de alguno de los síntomas mencionados anteriormente. Si el enfermo es menor de 60 años, se le puede prescribir una prueba genética, porque la mayoría de los casos de enfermedad de Alzheimer de personas entre los 40 y los 59 años de edad están vinculados a la presencia de ciertos genes identificables. A veces, los médicos buscan síntomas de una apoplejía o de áreas anormales en el cerebro, utilizando radiografías, imágenes por resonancia magnética nuclear (RMN) u otros equipos de alta tecnología que permiten observar el interior del cuerpo. Este conjunto de pruebas y equipos sofisticados asegura la exactitud del diagnóstico en el 85 al 90 por ciento de los pacientes.

Una vez descartadas otras posibles causas, los médicos comienzan a considerar con mayor certeza que el enfermo pueda sufrir la enfermedad de Alzheimer. Si los síntomas continúan empeorando con el tiempo, sin más explicación, los médicos diagnostican la enfermedad de Alzheimer. Sin embargo, el diagnóstico no puede confirmarse completamente sin un examen directo del tejido cerebral durante la autopsia.

¿Es la enfermedad de Alzheimer una lenta condena a muerte?

La investigación sobre cómo la enfermedad de Alzheimer afecta al cerebro ha llevado a la puesta a punto de dos medicamentos que alivian algunos de los síntomas. Estos fármacos no curan la enfermedad ni retardan su evolución sino que mejoran el sistema de comunicación de las células del cerebro, lo cual puede aliviar ciertos síntomas en pacientes que presenten un cuadro leve o moderado. Ese alivio, sin embargo, no es permanente, y los fármacos no funcionan en todos los enfermos.

Actualmente se encuentran en fase de perfeccionamiento varios medicamentos que ofrecen esperanzas de frenar el avance imparable de la enfermedad y, tal vez, hacer que remitan algunos de sus efectos. Estos fármacos podrían estar a la disposición del público en los próximos años. Por el momento, los médicos prescriben medicamentos para algunos de los problemas asociados a la enfermedad de Alzheimer, tales como depresión, insomnio y agitación.

Hoy por hoy, no se conoce ninguna forma de prevenir la enfermedad. Sin embargo, hay estudios que prometen. Uno de ellos sugiere que los antioxidantes como la vitamina E tal vez protejan a las células, incluso las cerebrales, contra muchos daños. Los antioxidantes son sustancias que parecen bloquear los efectos de los radicales libres, los cuales, a su vez, son sustancias dañinas que se crean cuando los alimentos se transforman en energía en las células orgánicas. Se está investigando si estos radicales libres intervienen en diversas enfermedades, desde el glaucoma al cáncer, y si un incremento en el consumo de antioxidantes como la vitamina E podría prevenir o retardar estas enfermedades. Pero todavía se está lejos de confirmar esta teoría.

También se han observado beneficios aparentes en personas que toman fármacos antiinflamatorios como el calmante ibuprofeno. Al investigar casos de mellizos en los que un hermano padecía la enfermedad de Alzheimer y el otro no, los especialistas en este campo descubrieron que, muy a menudo, el mellizo que no contrae la enfermedad presenta una historia de tratamiento medicamentoso para la artritis. Igual que los antioxidantes, este fármaco podría evitar el daño celular infligido por los radicales libres.

Otra área prometedora de la investigación se centra en los efectos positivos del estrógeno, la hormona femenina de la reproducción. Los niveles de estrógeno disminuyen en las mujeres cuando entran en la menopausia,* entre los 45 y los 50 años de edad. Estas mujeres suelen tomar estrógeno como medicamento recetado por el médico porque controla los efectos secundarios indeseables de la menopausia, incluso la fragilidad de los huesos. Algunos estudios sugieren que las mujeres medicadas con estrógeno tienen las facultades mentales más claras y corren menor riesgo de desarrollar la enfermedad de Alzheimer.

Se está llevando a cabo un proyecto para determinar el beneficio del estrógeno en esta enfermedad. Pero los médicos advierten que el estrógeno puede tener efectos secundarios para algunas mujeres, por ejemplo las que provienen de una familia con antecedentes de cáncer de pecho.

Hay quien promociona los beneficios de un producto vegetal que se vende sin receta llamado ginkgo biloba. Se dice que ayuda a mejorar la memoria. Un estudio estadounidense de 1997 comprobó alguna mejoría en pacientes de Alzheimer que tomaron este extracto. Pero harían falta más estudios que confirmaran esta teoría. Los médicos recomiendan precaución porque el ginkgo biloba puede causar problemas a las personas con trastornos sanguíneos o a las que están en tratamiento

* **apoplejía** También llamado accidente cerebrovascular, es un trastorno provocado por la interrupción de la irrigación cerebral debido al bloqueo de un vaso sanguíneo (trombosis, embolia) o a su ruptura (hemorragia). Como consecuencia, las células nerviosas del área privada de riego sanguíneo y las partes del cuerpo que éstas controlan dejan de funcionar normalmente.

* **menopausia** Período de la vida de la mujer en que se produce la última menstruación, a partir del cual deja de tener ovulaciones y ya no puede tener más hijos.

con aspirina. Además, como otros suplementos nutricionales de venta libre, el gingko biloba no necesita superar legislaciones científicas ni gubernamentales, por lo que puede variar en potencia medicinal y en niveles de impurezas.

Convivencia con la enfermedad de Alzheimer

La enfermedad de Alzheimer acaba poco a poco con la vida de la persona afectada. Para los allegados del enfermo, los nietos por ejemplo, resulta doloroso observar la evolución de la enfermedad.

Es importante entender que no todos los casos de pérdida de memoria constituyen indicio de que una abuela querida o cualquier otro pariente haya contraído la enfermedad de Alzheimer. En la mayoría de los casos, la enfermedad no parece ser hereditaria, de modo que un nieto no tendrá Alzheimer sólo porque su abuelo lo tuvo.

Incluso cuando la enfermedad se confirma, muchos enfermos viven durante años si encuentran formas de seguir una vida activa y con la ayuda de la familia y los médicos.

¿Cómo sabemos si un olvido no es más que eso?

Muchas personas mayores se preocupan cuando parecen olvidar cosas como dónde han dejado su libro favorito o el nombre del nieto del vecino. Pero esto no significa que padezcan la enfermedad de Alzheimer.

Los investigadores saben que, con la vejez, surgen problemas de memoria y retención de información. "Probablemente existe una relación directa entre el número de recordatorios que anotamos (o la frecuencia con que tendemos a olvidar cosas) y la edad," escribe el médico Leonard Hyaflick en *Cómo y por qué envejecemos* (Ballantine Nooks, 1996). "Está comprobado que la gente mayor obtiene peores resultados que los jóvenes en las pruebas de memoria."

Pero si no es a la enfermedad de Alzheimer, ¿a qué se deben estos cambios en la memoria? Por un lado, debemos tener en cuenta que, con la edad, hay un retraso en el tiempo de reacción. Esto significa que una persona mayor puede necesitar más tiempo para responder cuando trata de recordar algo.

En ocasiones, el deterioro de los sentidos de la visión o el oído podría hacernos pensar que una persona mayor es olvidadiza. Otros trastornos como el cansancio, la depresión e incluso la angustia—causada por el miedo a parecer ridículos ante los demás—pueden ser la causa de que una persona mayor olvide determinada información.

Fuentes

Alzheimer's Association, 919 N Michigan Ave., Ste. 1100,
Chicago, IL, 60611-1676
Telephone (312)335-8700
Toll-Free (800)272-3900
http://www.alz.org

Alzheimer's Disease Education and Referral Center,
PO Box 8250, Silver Spring, MD 20907-8250
Toll-free (800)438-4380
Facsimile (301)495-3334
http://www.alzheimers.org/

U.S. National Institutes of Health, 9000 Rockville Pike,
Bethesda, MD 20892
Telephone (301)496-4000
Toll-free (800)352-9425 (Brain Resources and Information Network)
http://www.nih.gov/

Enfermedad de Chagas

La enfermedad de Chagas es una infección parasitaria habitual en América Central y del Sur. Es crónica y puede dañar seriamente al corazón y al sistema digestivo varios años después de que la persona la haya contraído. También recibe el nombre de Tripanosomiasis americana.

PALABRAS CLAVE
para búsquedas en Internet y otras fuentes de consulta

Infección

Redúvidos

Tripanosomiasis americana

Trypanosoma cruzi

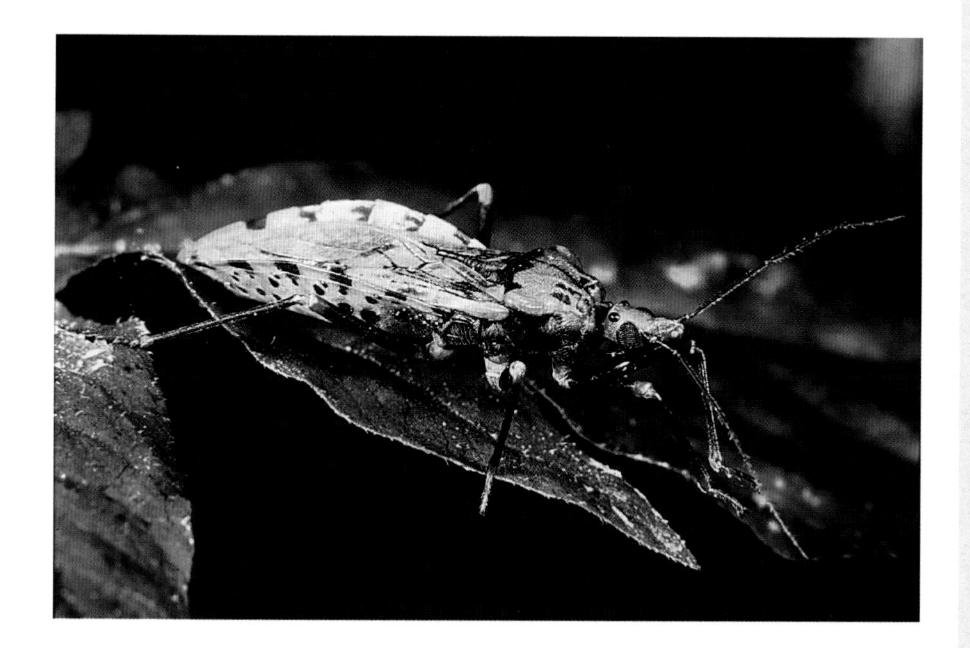

Los insectos de la familia Reduviidae, como el chinche selvático que se muestra en la foto, viven en las grietas y hendiduras de las casas mal construidas o en malas condiciones. Estos insectos contraen el parásito *Trypanosoma cruzi*, que provoca la enfermedad de Chagas, cuando pican a un animal o persona infectados y luego pasan el parásito a la siguiente persona a la que pican. © *Tom Boyden/Visuals Unlimited.*

La enfermedad de Chagas es una parasitosis provocada por un protozoo, el minúsculo *Trypanosoma cruzi*. Este parásito afecta a distintos mamíferos de América Central y del Sur. Se transmite al ser humano por la picadura de unos insectos de la familia *Reduviidae* (redúvidos), vulgarmente conocidos como chinches selváticos, que contraen el parásito cuando pican a un animal o persona infectados. Los parásitos se multiplican dentro del insecto y cuando éste pica a otras personas, deposita en su piel excrementos cargados de nuevos parásitos. Si la persona frota esas heces accidentalmente contra un corte, un arañazo, los ojos o la boca, también puede contraer la parasitosis.

Los redúvidos viven en las grietas y hendiduras de casas en malas condiciones o mal construidas de América del Sur, de zonas rurales de Centroamérica y de México. Tradicionalmente la enfermedad de Chagas sólo afectaba a las gentes pobres que habitaban en estas zonas rurales. Sin embargo, entre las décadas de 1970 y 1980, se produjo en Latinoamérica una gran migración del campo a la ciudad, que llevó consigo la enfermedad. En las ciudades comenzó a propagarse mediante transfusiones de sangre contaminada. Aunque es poco corriente, la mujer embarazada también puede contagiarla a su feto. Se calcula que la enfermedad de Chagas mata a unas 50 000 personas al año.

Síntomas

La enfermedad de Chagas tiene tres fases: aguda, indeterminada y crónica.

Fase aguda Generalmente, la enfermedad se contrae de niño. La mayoría de los afectados no presentan síntomas, tras la inoculación del protozoo pero algunos sí tienen fiebre y se les inflaman los ganglios linfáticos y la zona que rodea a los ojos, si es a través de éstos por donde el parásito penetró en el cuerpo. Los síntomas desaparecen normalmente a las 4 o 5 semanas. En casos excepcionales se pueden sufrir convulsiones y daños en el corazón. En personas con sistemas inmunitarios débiles, como los enfermos de sida, la fase aguda puede volver a manifestarse de forma mucho más grave.

Fase indeterminada El parásito todavía habita en el organismo pero no causa síntomas. Esta fase puede durar toda la vida en la casi totalidad de los infectados.

Fase crónica Cerca de un tercio de los infectados presentan síntomas más serios entre los 10 y 20 años después de contraer la enfermedad. Los problemas más comunes son:

- agrandamiento y debilitamiento y fragilidad del corazón, afección conocida como miocardiopatía;
- disritmias ventriculares—variedad de latidos irregulares que pueden provocar la muerte súbita;
- megacolon—dilatación del colon (intestino grueso) que puede causar estreñimiento extremo y que requiere tratamiento quirúrgico;
- agrandamiento del esófago (el tubo que transporta alimento de la garganta al estómago), que dificulta la ingestión de comida.

Diagnóstico y tratamiento

En la fase aguda, los parásitos son perceptibles en la sangre cuando ésta se examina al microscopio. En las fases posteriores, el diagnóstico es más difícil, por lo que se necesita toda una variedad de análisis de sangre,

En la fase aguda, los parásitos pueden eliminarse con un tratamiento medicamentoso de varios meses. No se ha comprobado que exista una cura para las fases posteriores, por lo que en esas fases los médicos procuran más bien tratar los síntomas del daño orgánico producidos por los parásitos.

Medidas de prevención

Varios países de América Latina están llevando a cabo una campaña de erradicación de la enfermedad de Chagas. Recurren a pesticidas para combatir a los insectos que transmiten la enfermedad y mejoran el nivel de la vivienda, de modo que los insectos no puedan esconderse en paredes con grietas y en techos de paja. También se intenta llevar un control más rígido de las reservas de sangre donada.

Esta campaña es más intensa en los países del cono Sur: Argentina, Brasil, Chile, Paraguay y Uruguay. En esta región los contagiosa niños y adolescentes se habían reducido ya cerca del 70 por ciento a finales de la década de 1990.

Quienes tengan que viajar a sitios donde es común la enfermedad de Chagas deben utilizar repelentes de insectos (en forma de pulverizador).

Perspectiva internacional

La enfermedad de Chagas sólo se da en América, principalmente en América del Sur, América Central y México. Supone una carga económica mayor que la que generan otras enfermedades tropicales, con excepción tal vez del paludismo o malaria y la esquistosomiasis.

- En América del Sur y América Central, de 16 a 18 millones de personas padecen la enfermedad de Chagas. Muchas de ellas viven en casas de barro, adobe o con techo de paja de las zonas pobres.
- Se cree que muchos de los emigrantes de estos países a Estados Unidos están infectados por los parásitos de la enfermedad de Chagas, especialmente en las fases indeterminada y aguda de la enfermedad. Pero es muy raro que alguien contraiga la enfermedad en Estados Unidos. En los últimos 20 años sólo se han registrado 20 casos, entre ellos 3 que se contagiaron por transfusión sanguínea.
- Cerca de 50 000 personas mueren cada año a causa de esta enfermedad.
- La Organización Mundial de la Salud (OMS) informa de que cerca de 100 millones de personas corren riesgo de contraer la enfermedad de Chagas.

De ser posible, evitarán dormir en casas de barro, adobe o con techos de paja y procurarán usar mosquiteras por la noche.

Fuentes

U.S. Centers for Disease Control and Prevention,
Division of Parasitic Diseases, 1600 Clifton Rd., Atlanta, GA 30333
Toll-free (800)311-3435
http://www.cdc.gov/ncidod/dpd/

World Health Organization, 525 23rd St.
NW, Washington, DC 20037
Telephone (202)974-3000
Facsimile (202)974-3663
Telex 248338
http://www.who.int/

▶ *V. tamb.*
Arritmia/Disritmia
Enfermedades parasitarias

Enfermedad de Crohn *Véase* Enfermedades intestinales inflamatorias (EII)

Enfermedad de Graves *Véase* Enfermedades de la glándula tiroides

Enfermedad de Hodgkin *Véase* Cáncer; Linfoma

Enfermedad de Huntington

Esta rara enfermedad, conocida también por "corea de Huntington", causa el deterioro de parte del cerebro. La persona afectada hace movimientos involuntarios extraños. Se trata de un trastorno genético, transmitido por el padre o la madre a los hijos.

PALABRAS CLAVE
para búsquedas en Internet y otras fuentes de consulta

Genética

Neurología

¿Quién corre riesgo de contraer esta enfermedad?

Sólo alrededor de 5 de cada 100 000 estadounidenses se ven afectados por la enfermedad de Huntington. Por transmitirse de padres a hijos, únicamente los hijos (varones o mujeres) de padres portadores del gen anormal tienen un 50 por ciento de probabilidad de contraerla.

¿En qué consiste la enfermedad de Huntington?

Es una enfermedad que ataca a los ganglios basales de la materia blanca cerebral (cuerpos constituidos por neuronas, o células nerviosas). Esta parte del cerebro es un importante conducto transmisor dentro del sistema nervioso central*. La enfermedad se manifiesta en forma de movimientos irregulares que suelen afectar inicialmente al rostro y al habla. También son afectadas la memoria y la facultad de razonar. Con el tiempo, se pierden otras aptitudes como las de caminar, tragar y cuidar de sí mismo. Varones y mujeres se afectan por igual. Los primeros síntomas suelen aparecer entre los 35 y los 50 años de edad. La persona afectada puede vivir de 10 a 20 años más, pero la enfermedad se agrava con el paso del tiempo.

* **sistema nervioso central** Compuesto por el encéfalo (cerebro, cerebelo y tronco encefálico) y la médula espinal, órganos que coordinan la actividad de todo el sistema nervioso.

Síntomas

Al principio, el enfermo hace muecas o gestos faciales extraños y poco usuales, que después se hacen más torpes; además, puede parecer irritado y desmemoriado, o incluso borracho, sin haber probado una gota de alcohol. Esa torpeza suele acompañar a la enfermedad y pone a veces en peligro al individuo afectado, que puede, por ejemplo, perder el equilibrio al cruzar la calle.

Tratamiento

La enfermedad de Huntington no tiene cura, pero existen medicamentos que permiten controlar los movimientos irregulares. Son sustancias que bloquean la producción de dopamina* en el cerebro.

* **dopamina** Sustancia neurotransmisora (mensajero químico) del cerebro que facilita el intercambio de señales entre las neuronas (células nerviosas) del cerebro.

George Huntington

El vocablo "corea" proviene del griego por vía del latín y significa "baile". En la época del Renacimiento, el médico suizo Paracelso (1493-1541) describió los movimientos rítmicos incontrolables característicos de diversos trastornos de origen nervioso.

En 1872, el médico estadounidense George Huntington (1850-1916) describió un trastorno hereditario coreico que se manifiesta en edad avanzada. Por esas descripciones, al trastorno se le dio el nombre de "corea de Huntington", pero hoy día se conoce también como "enfermedad de Huntington."

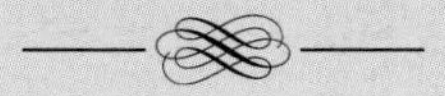

Se recomienda a la descendencia del enfermo buscar asesoramiento genético antes de decidir si quiere o no tener hijos, pues hay siempre posibilidades de que también esos hijos hereden el trastorno. Existe un análisis de sangre especial que permite diagnosticar si la persona tiene el gen causante de la enfermedad.

Fuentes

Caring for People with Huntington's Disease, c/o U.S. Huntington's Disease Society of America, 158 W 29th St., 7th Fl., New York, NY 10001-5300
Telephone (212)242-1968
Facsimile (212)239-3430
http://www.kumc.edu/hospital/huntingtons

Huntington's Disease Society of America, 158 W 29th St., 7th Fl., New York, NY, 10001-5300
Telephone (212)242-1968
Toll-Free (800)345-4372
http://www.hdsa.org

¿Quién era Woody Guthrie?

Era un cantante de música folclórica estadounidense, muy conocido en las décadas de 1930 y 1940, por sus canciones sobre la vida de los trabajadores migratorios y de los pobres de las ciudades. Entre sus mejores títulos figuran "This Land is Your Land" (Esta tierra es tu tierra) y "So Long, It's been Good to Know You (Hasta la vista, encantado de conocerte). Woody Guthrie murió por causa de la corea de Huntington. Cuando empezó a manifestar síntomas del mal, la gente creía que estaba borracho. Sólo años después se comprendió el motivo de sus gestos y movimientos irregulares. Su hijo, Arlo Guthrie, es hoy un cantante famoso también. Arlo no tendrá la enfermedad por no haber heredado de su padre el gen responsable.

▶ *V. tamb.*
Enfermedades genéticas

Enfermedad de Jakob-Creutzdfeldt (EJC)

La enfermedad de Jakob-Creutzfeldt es una enfermedad mortal que afecta al cerebro. Es una forma de encefalopatía espongiforme, esto es: conforme se deteriora, el cerebro se vuelve como una esponja.

PALABRAS CLAVE
para búsquedas en Internet y otras fuentes de consulta

Demencia

Encefalopatía espongiforme bovina

Encefalopatías espongiformes

Infección

Mioclonía

Priones

Sistema neuromuscular

¿Qué es la enfermedad de Jakob-Creutzfeldt?

La enfermedad de Jakob-Creutzfeldt es un deterioro progresivo del cerebro. La mayor parte de las personas que la contraen mueren a los pocos meses, pero en algunos enfermos la degeneración es más lenta y pueden vivir algunos años tras el diagnóstico. La enfermedad de Jakob-Creutzfelfdt afecta por lo general a los ancianos.

El primer síntoma de esta enfermedad es la demencia. Entre los indicativos de la demencia figuran la desorientación, la falta de higiene personal o de cuidado del aspecto y la irritabilidad. Otros síntomas son cansancio, insomnio, tirones musculares y contracciones súbitas. Los tratamientos médicos para esta enfermedad se centran en facilitar la vida a los enfermos en la medida de lo posible, puesto que hoy por hoy no existe cura.

¿Hay muchos casos de la enfermedad de Jakob-Creutzfelfdt?

Esta enfermedad no es habitual. En los Estados Unidos la padecen cerca de 200 personas y a nivel global sólo uno por cada millón de habitantes. Afecta principalmente a la gente mayor; aproximadamente seis personas de cada millón que tienen entre 70 y 74 años de edad la padecen en todo el mundo. La edad media de muerte por esta enfermedad se sitúa en los 67 años de edad. Cerca del 90 por ciento de los casos causan la muerte del enfermo en el año siguiente al momento en que comienzan a manifestarse los síntomas, y el 10 por ciento restante resisten entre uno y dos años. Como la enfermedad de Jakob-Creutzfeldt es de evolución lenta, los síntomas pueden no manifestarse hasta 20 años después de la infección.

¿Cuál es la causa de esta enfermedad?

La enfermedad de Jakob-Creutzfeldt se da cuando una molécula proteínica infecciosa llamada prión, normalmente localizada en el cerebro, comienza a deformarse. Los científicos no conocen con exactitud el funcionamiento de los priones ni cómo causan la enfermedad.

Actualmente se estudian varios tipos de enfermedad de EJC:

- La EJC **esporádica,** en la que el gen* que codifica el prión sufre una mutación espontánea y comienza a producir priones anormales, que pueden afectar a otras células cerebrales.
- La EJC **hereditaria,** en la cual se hereda el gen mutado que se encarga de la producción del prión; este defecto se transmite de generación en generación.
- La EJC **adquirida,** que tiene lugar cuando se transmite la enfermedad a una persona sana en el transcurso de una intervención como la cirugía de trasplante, como ocurrió en épocas pasadras, la administracion de hormona del crecimiento humano producida por la glándula pituitaria (hipófisis) procedente de una persona infectada.

* **genes** Sustancias químicas del organismo que determinan los caracteres hereditarios de la persona, como el color de los ojos o el pelo. Se heredan de los padres y forman parte de los cromosomas contenidos en las células del cuerpo.

"Enfermedad de las vacas locas"

En 1986 se descubrió en las vacas una enfermedad cerebral llamada encefalopatía espongiforme bovina. El término coloquial "enfermedad de las vacas locas" obedecía a que las vacas afectadas se tropezaban y perdían la coordinación muscular. La enfermedad se había transmitido a las vacas a través de pienso hecho con restos orgánicos de ovejas que habían sufrido la llamada encefalopatía espongiforme ovina.

En un principio se pensaba que la enfermedad de las vacas locas no se podía transmitir a las personas, pero el Ministerio de Salud Británico descubrió una variante de esta enfermedad en personas muchos más jóvenes que los enfermos usuales de EJC. Países de toda Europa y otras partes del mundo comenzaron a prohibir la importación de carne de res de Inglaterra, y millones de reses fueron sacrificadas para evitar la propagación de la enfermedad. Mucha gente se hizo vegetariana y no pocos restaurantes dejaron de servir carne de res.

Fuentes

Creutzfeldt-Jakob Disease Foundation, PO Box 5312,
Akron, OH 44334
Telephone (330)665-5590
Toll-free (800)659-1991
Facsimile (330)668-2474
http://cjdfoundation.org/

U.S. National Institute of Neurological Disorders and Stroke,
c/o NIH Neurological Institute, P.O. Box 5801, Bethesda, MD 20824
Telephone (301)496-5751
Toll-free (800)352-9424
TTY (301)468-5981
http://www.ninds.nih.gov/

V. tamb.
Encefalitis
Enfermedad de Alzheimer
Kuru
Zoonosis

Enfermedad de las vacas locas *Véase* Enfermedad de Jakob-Creutzfeldt

Enfermedad de Lou Gehrig *Véase* Esclerosis lateral amiotrófica

Enfermedad de Lyme

Esta infección bacteriana se propaga al ser humano por medio de las picaduras de garrapatas portadoras de la bacteria responsable. Puede causar una serie de síntomas, algunos de carácter grave.

PALABRAS CLAVE
para búsquedas en Internet y otras fuentes de consulta

Borreliosis

Infecciones transmitidas por artrópodos

El caso de Jill

Jill vive en un pueblecito de Delaware, EE.UU., rodeado de un frondoso bosque en el que abundan los ciervos y otra fauna natural. En el verano, a Jill le gusta pasar muchas horas en el bosque jugando con su perro, leyendo, contemplando los árboles y soñando despierta. Es un lugar apacible, en el que se siente muy cerca de la naturaleza. Cuando tenía 13 años la picó una minúscula garrapata portadora de una infección

Fotografía ampliada de un macho adulto de la garrapata del ciervo. © *Kent Wood, Photo Researchers, Inc.* ▶

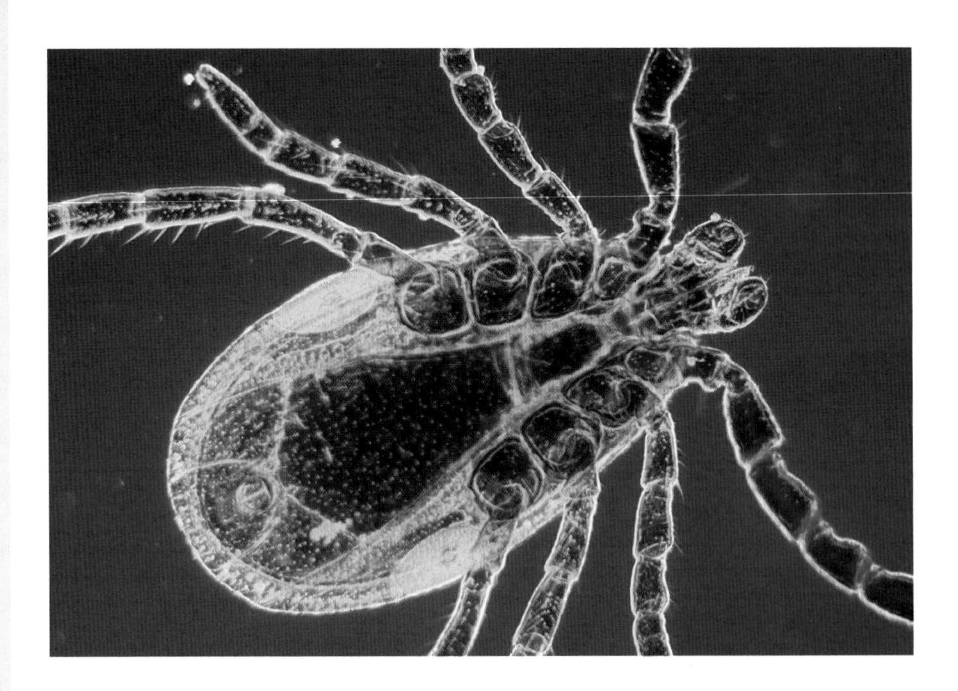

sumamente desagradable. No tardó en aparecer un puntito rojo donde la había picado la garrapata. El punto se amplió hasta formar una erupción circular. Al mismo tiempo, Jill manifestó indicios de una enfermedad parecida a la gripe. Tenía fiebre, cansancio, dolor de cabeza y rigidez de nuca. Su mamá la llevó al médico, que reconoció en seguida los signos característicos de la enfermedad de Lyme. Gracias al rápido tratamiento con el medicamento apropiado, la joven no llegó a enfermarse de gravedad.

El caso de Mike

Calle arriba de la casa de Jill, vive Mike, que no fue tan afortunado como ella. Nunca vio la garrapata que lo mordió, diminuta como la punta de una aguja, y nunca consultó al médico por lo que le parecía una gripe leve. Meses después, comenzó a sufrir ataques repetidos de dolor e hinchazón en las rodillas. Para entonces, la enfermedad de Lyme había alcanzado en él una etapa más avanzada. Incluso con el tratamiento, pasaron unos cuantos meses antes de que cesaran los ataques.

¿Qué es la enfermedad de Lyme?

Es una infección transmitida al ser humano por las picaduras de diminutas garrapatas, de mucho menor tamaño que las que infectan al perro. De hecho, son a veces poco mayores que el punto con que termina esta oración. Las garrapatas transmisoras de la enfermedad de Lyme pertenecen al grupo de especies conocidas por *Ixodes.*

Las garrapatas de que hablamos están infectadas de bacterias espiriformes (en forma de espiral) y delgadas. La causante de la enfermedad de Lyme se llama *Borrelia burgdorferi.* Las garrapatas que con mayor frecuencia se infectan de esta bacteria a menudo obtienen su nutrición del ciervo y se aparean en él durante la parte adulta de su ciclo vital. En los años recientes, ha aumentado mucho la población de ciervos en el noreste de EE.UU. Por otra parte, cada vez más personas han ido a vivir en lo que antes eran zonas rurales, donde también habitan las garrapatas del ciervo. Es posible que estos dos factores hayan tenido mucho que ver con la rápida propagación de la enfermedad de Lyme.

Esta enfermedad presenta una serie de síntomas, algunos de los cuales adquieren a veces altos grados de intensidad. Los signos o indicios tempranos de la enfermedad incluyen una erupción cutánea y un malestar parecido al de la gripe. El tratamiento es más fácil y rápido en esta etapa temprana. Si la enfermedad no se trata, puede llevar a una artritis, así como a graves problemas cardíacos y nerviosos.

¿Cuáles garrapatas son las portadoras de la bacteria?

Una clase de *Ixodes*, conocida generalmente como la garrapata del ciervo, o garrapata de patas negras, es la que transmite la enfermedad de Lyme en el noreste, el medio oeste y ciertas otras partes de los EE.UU. Estas garrapatas infectan no sólo al ciervo, sino también al ratón de patas blancas y a otros mamíferos y aves, a todos los cuales succionan sangre. Otra clase de *Ixodes*, conocida vulgarmente como la garrapata de patas negras del oeste, propaga la enfermedad en la región occidental del país.

Aunque se han registrado casos de enfermedad de Lyme en casi todos los estados de la Unión, suele darse con mayor frecuencia en la costa noreste, desde el estado de Massachusetts hasta al de Maryland, y también en los de Wisconsin, Minnesota, el norte de California y Oregon; asimismo en Europa, China y Japón. Los lugares donde hay más probabilidad de toparse con la garrapata causante de la enfermedad de Lyme, es en los bosques y matorrales. No obstante, también pueden invadir a otros animales en céspedes y jardines de sitios más poblados. Pican a lo largo del año, pero en el noreste de EE.UU. la temporada más intensa de picaduras va de abril a septiembre, y en la costa oeste, de noviembre a abril.

¿A quién ataca la enfermedad de Lyme?

A cualquier persona. Con todo, suele atacar de preferencia a los niños y jóvenes adultos que viven en zonas rurales o que las visitan, por existir en ellos mayor probabilidad de contacto con las garrapatas infectadas. Los que acampan en plena naturaleza, los excursionistas y los trabajadores que acostumbran a pasar algún tiempo en bosques, malezas y praderas, también pueden infectarse.

Síntomas

Los síntomas dependen de la etapa de evolución en que se encuentra la enfermedad de Lyme.

Garrapatas al ataque

- Desde 1982, se han registrado en EE.UU. más de 103 000 casos de enfermedad de Lyme.
- Sólo en 1997 hubo más de 12 500 de estos casos en 48 estados de la Unión.
- El total anual de casos registrados fue 25 veces mayor en 1997 que en 1982.

Erlichiosis

Es otra de las enfermedades transmisibles por las garrapatas. En esta afección, el animal infectado es la garrapata de color castaño del perro, portadora de la bacteria infecciosa *Ehrelichia canis*. La erlichiosis produce en el ser humano fiebres leves, dolores musculares y de cabeza, que comienzan de una a dos semanas después de la picadura por la garrapata infectada. La enfermedad suele desaparecer espontáneamente.

La erlichiosis no sólo se da en los EE.UU., sino también en Europa y en unos cuantos países asiáticos. El diagnóstico se dificulta por el hecho de que la picadura de garrapata puede transmitir más de una enfermedad.

Es muy importante, en zonas infestadas por garrapatas, tomar precauciones y arrancarse a la mayor brevedad posible las garrapatas que se vayan encontrando en el cuerpo o en la vestimenta.

Clásica erupción cutánea, de forma circular, que aparece en torno a la picadura de garrapata. © *CDC, Peter Arnold, Inc.*

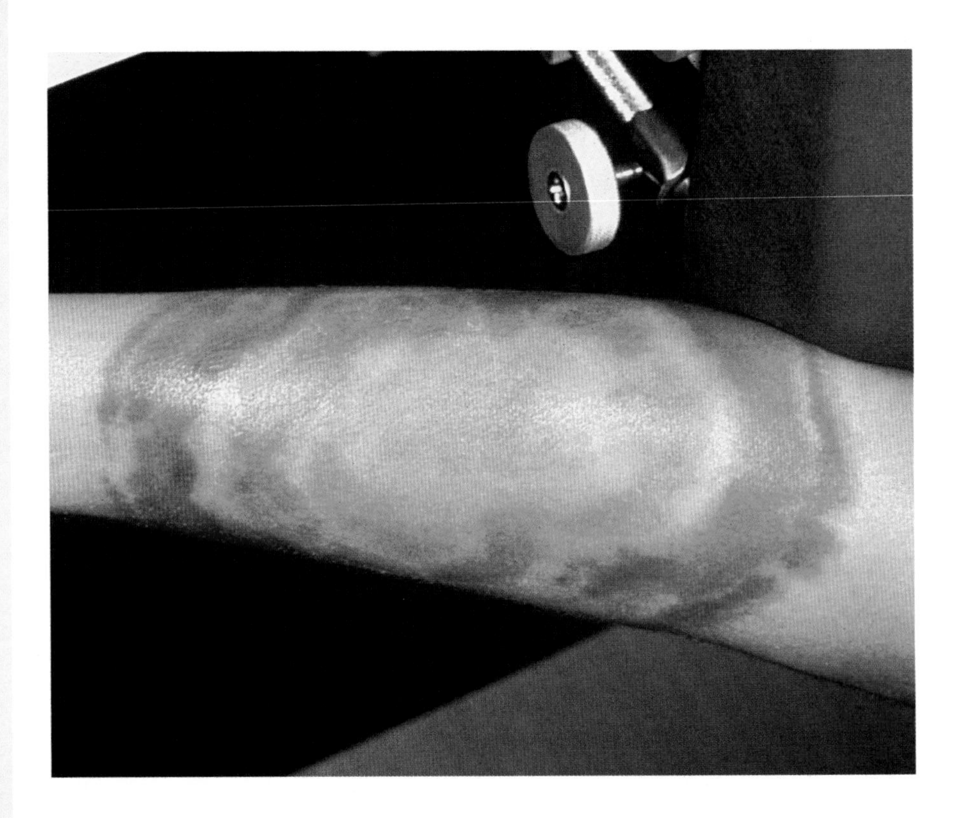

Etapa precoz En la mayoría de las personas, el primer síntoma de la enfermedad de Lyme es una erupción cutánea, de color rojizo, conocida por los médicos como eritema migratorio. Tiene al principio la forma de un punto o manchita roja en el lugar donde ha picado la garrapata. En cuestión de días o semanas, el punto crece y se convierte en una erupción circular. A veces la erupción se parece al redondel de un blanco de tiro, en el que una zona circular roja circunda a otra zona blanca en cuyo centro hay un punto rojo. Esta erupción puede ser del tamaño de una moneda de 15 mm de diámetro hasta todo el ancho de una espalda humana. Conforme se difunde la infección, pueden aparecer erupciones en otras partes del cuerpo. Y junto con la erupción o erupciones, la persona afectada puede experimentar síntomas parecidos a los de la gripe. Sin embargo, a diferencia de la gripe común, los síntomas tienen tendencia a durar y a aparecer y desaparecer.

He aquí los síntomas tempranos:

- Cansancio
- Dolor de cabeza
- Dolores generalizados
- Erupción cutánea
- Escalofríos
- Fiebre
- Hinchazón de ganglios linfáticos
- Rigidez de nuca

Etapa tardía De no tratarse en etapa temprana, la enfermedad puede agravarse y afectar a otras partes del cuerpo, como las articulaciones, el corazón o el sistema nervioso. Estos síntomas a veces no se manifiestan hasta semanas, meses o años después de la picadura de garrapata:

- **Artritis.** Suele manifestarse en forma de breves y repetidos ataques de dolor e hinchazón de las articulaciones grandes, sobre todo de las rodillas. Estos síntomas pueden aparecer y desaparecer durante varios años. Los enfermos no tratados con los medicamentos apropiados en la etapa inicial de la enfermedad de Lyme, suelen experimentar con mayor frecuencia los dolores e hinchazones de la artritis.
- **Afectación del sistema nervioso.** Hasta el 15 por ciento de los enfermos no tratados sufren problemas del sistema nervioso, entre los cuales figuran pérdida de la sensación táctil, dolor, debilidad, rigidez de nuca, intensos dolores de cabeza, mala coordinación y pérdida temporal del control de los músculos del rostro. Se han atribuido también a la enfermedad de Lyme otras manifestaciones como pérdidas de memoria, dificultad en concentrarse, insomnio y cambios de humor. Tales síntomas duran a menudo semanas o meses. Generalmente desaparecen, pero pueden aparecer nuevamente.
- **Problemas cardíacos.** Menos del 10 por ciento por ciento de los afectados por la enfermedad de Lyme, pero que no han sido tratados, padecen de arritmia (latido irregular del corazón) que puede producirles mareos o falta de aliento. Estos síntomas rara vez duran más de unos cuantos días o semanas.

¿Cómo se diagnostica la enfermedad de Lyme?

Puede ser difícil de diagnosticar, por su parecido con muchas otras enfermedades, incluida la gripe, y con otros tipos de artritis. El médico normalmente pregunta acerca de los síntomas presentados, pero del 10 al 25 por ciento de los afectados por la enfermedad no presentan la llamativa y característica erupción cutánea. El doctor preguntará también si el enfermo ha tenido contacto con garrapatas. Pero hay además muchos de estos enfermos que no recuerdan haber sido picados por una de ellas. Esto nada tiene de extraño, ya que la garrapata es tan minúscula que no produce dolor cuando pica.

Además, el médico hará probablemente análisis de sangre, en busca de anticuerpos (sustancias producidas en la sangre, que combaten a las bacterias y cuerpos extraños nocivos). Los análisis de sangre con frecuencia dan falsos resultados, si se hacen en el primer mes de la infección. Pasado ese lapso, son más fiables, pero todavía se producen falsos resultados positivos. De ahí que el médico tenga que fiarse aún de pistas tales como las actividades al aire libre del paciente, si éste vive en una

El nexo con Connecticut

La enfermedad de Lyme se identificó en 1975. Un número inaudito de chiquillos del pueblo de Lyme y de otros pueblos circundantes del estado de Connecticut, contrajeron la afección de las articulaciones conocida como artritis. Cuando los investigadores científicos trataron de averiguar la causa, descubrieron que la mayoría de los niños vivían en lugares cercanos a bosques o rodeados por éstos, en los que se albergaban las garrapatas. Descubrieron también que la enfermedad solía comenzar durante el verano y que coincidía con el apogeo de la temporada de las garrapatas. La pista final la proporcionaron los niños al recordar que les había salido una erupción cutánea justo antes de comenzar la artritis, y algunos de ellos se acordaban de haber sido picados por una garrapata en el lugar donde les salió la erupción cutánea. Actualmente, el estado de Connecticut sigue siendo el número uno de EE.UU. en cuanto a nuevos casos de la enfermedad.

zona de conocida incidencia de la enfermedad de Lyme o la visita, y la época del año en que empezó la infección.

Tratamiento

En general, cuanto antes se inicie el tratamiento, tanto mejor. Se usan, con este fin, antibióticos orales, aunque en casos de gravedad se emplea la administración por vía intravenosa. En las fases iniciales de la enfermedad, los antibióticos surten un efecto rápido y completo. En las fases tardías, los antibióticos siguen siendo eficaces para la mayoría de los enfermos, aunque la recuperación total puede prolongarse. En unos cuantos casos, los síntomas desaparecen y reaparecen.

La artritis debida a la enfermedad de Lyme generalmente desaparece dentro de pocas semanas o meses del comienzo de la terapia con antibióticos. Con todo, en ciertos pacientes no desaparece por completo hasta después de varios años. Y si la artritis es de duración prolongada, sin que haya sido tratada, es posible que queden lesiones articulares permanentes. Unos cuantos de los que sufren afectación a largo plazo del sistema nervioso, a consecuencia de la enfermedad de Lyme, también pueden sufrir daños permanentes. Una vez curada la enfermedad, puede volver a contraerse por otra picadura de una garrapata portadora de la infección.

Medidas preventivas

Una manera de prevenir la enfermedad de Lyme es evitar el contacto con la garrapata que la transmite. Conviene consultar al departamento de sa-

NUEVA ENFERMEDAD O VIEJA NOTICIA

Los médicos empezaron a reconocer la enfermedad de Lyme como entidad patológica en la década de 1970, pero puede que ya existiera desde mucho antes. En Europa, se describió en revistas médicas que se remontan a los años de 1800 una erupción cutánea muy parecida a la de la enfermedad de Lyme, y ésta puede haberse propagado a los EE.UU. a principios del siglo XX. A lo largo de ese siglo recién concluido, los médicos observaron que había una relación entre los diversos síntomas de la enfermedad. Sin embargo, hasta 1977 no se publicó el artículo en que se describía "una nueva enfermedad," que producía erupciones cutáneas y dolores articulares, a la que se dio el nombre de artritis de Lyme. Hoy sabemos que la artritis es sólo uno de los síntomas de lo que en la actualidad se conoce como enfermedad de Lyme.

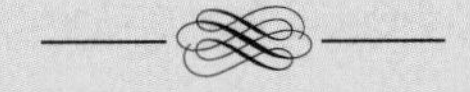

lud pública de la localidad, o al servicio de extensión agrícola de la comarca, para enterarse de si se ha encontrado en ella garrapatas infectadas.

En diciembre de 1998 se aprobó en EE.UU. la primera vacuna contra la enfermedad de Lyme. En los estudios realizados hasta la fecha, esta vacuna parece ser eficaz e inocua para la prevención de la enfermedad en individuos sanos de 15 años o mayores. Las personas incluidas en este grupo deben consultar a un médico para que les administre la vacuna, si viven, pasan las vacaciones, trabajan o juegan en zonas en que esté muy difundida la enfermedad de Lyme. La vacuna se aplica con arreglo a un ciclo de tres inyecciones en el periodo de un año. No se sabe todavía si se necesitan inyecciones de refuerzo en años posteriores. No está autorizada por ahora la administración de la vacuna a menores de 15 años.

Decálogo de medidas aconsejables contra el contacto con las garrapatas

- No internarse en lugares con abundancia de garrapatas, tales como bosques y matorrales espesos.
- Andar por el centro de los caminos, evitando las ramas de árboles o la hierba alta de las orillas.
- Ponerse ropa de colores claros, en la que se distinguen mejor las garrapatas.
- Llevar sombrero, camisa de mangas largas, pantalón largo, calcetines y botas o zapatos.
- Meterse la camisa dentro de los pantalones, y las piernas del pantalón dentro de los calcetines o las botas.
- Cerrar con cinta adhesiva la parte en que los pantalones se unen a los calcetines, de manera que las garrapatas no puedan colarse por debajo de la ropa.
- Ducharse y lavar la ropa al venir de fuera, si se trata de una zona infestada de garrapatas.
- Usar los aerosoles antigarrapáticos con cuidado. Hay algunos que no deben tocar la piel.
- Todos los días, revisarse detenidamente la propia piel y la de los animalitos domésticos para cerciorarse de que no tengan garrapatas.
- Arrancar con mucho cuidado cualquier garrapata adherida a la piel. Con pinzas romas, se tirará de ella, junto a la cabeza, en forma suave pero firme, hasta desprenderla. Para evitar el contacto con las bacterias, no debe aplastarse o tocar el cuerpo de la garrapata con los dedos desnudos. Pasar un paño humedecido con antiséptico (sustancia que destruye a las bacterias) alrededor de la picadura.

Fuentes

American Lyme Disease Foundation, Mill Pond Offices,
293 Rte. 100, Somers, NY, 10589
Telephone (914)277-6970
Toll-Free (800)876-LYME
http://www.aldf.com

KidsHealth.org, c/o Nemours Foundation, PO Box 5720,
Jacksonville, FL 32247
Telephone (904)390-3600
Facsimile (904)390-3699
http://www.kidshealth.org/

U.S. Centers for Disease Control and Prevention, Division of Vector-Borne Infectious Diseases, P.O. Box 2087, Fort Collins, CO 80522
http://www.cdc.gov/ncidod/dvbid/

U.S. National Institutes of Health, 9000 Rockville Pike,
Bethesda, MD 20892
Telephone (301)496-4000
http://www.nih.gov/

▶ *V. tamb.*

Artritis

Parálisis facial (Parálisis de Bell)

Enfermedad de Osgood-Schlatter

Afección que causa dolor de rodilla en algunos niños durante los brotes de crecimiento en la adolescencia.

PALABRAS CLAVE
para búsquedas en Internet y otras fuentes de consulta

Ortopedia

Osteocondrosis

El caso de Danny

El duodécimo cumpleaños de Danny coincidió con la apertura de la temporada de fútbol, con un aumento de su estatura de 11,5 centímetros y con un dolor fuerte en la rodilla derecha. Cuando el entrenador le preguntó por qué cojeaba, Danny le dijo que le dolía la rodilla, sobre todo al subir escaleras, arrodillarse o saltar. El entrenador llamó a los padres de Danny y les sugirió que lo llevaran a ver al médico.

El médico examinó la rodilla; hinchada y sensible al tacto. Cuando le oprimió suavemente la zona justo debajo de la rótula, Danny hizo una mueca de dolor. El resto de la exploración no puso de manifiesto ninguna otra anormalidad. El diagnóstico fue de enfermedad de Osgood-Schlatter.

Esta noticia asustó un poco a Danny al principio, pero el médico lo tranquilizó explicándole que es una enfermedad muy común en los adolescentes y que generalmente se resuelve por sí sola. La enfermedad lleva el nombre de un cirujano estadounidense, Robert Bayley Osgood (1873–1956) y el de otro cirujano, el suizo Carl Schlatter (1864–1934).

¿Qué es concretamente la enfermedad de Osgood-Schlatter?

Es una enfermedad que se caracteriza por dolor en la protuberancia ósea (epífisis superior) de la tibia, debajo mismo de la articulación de la rodilla. El foco doloroso se localiza en la zona en que un tendón* muscular de la cadera se inserta en la tibia después de pasar sobre la rótula. A veces, sobre todo en el periodo de crecimiento acelerado de la adolescencia, el lugar de crecimiento activo de la tibia se desprende parcialmente del resto del hueso, lo que produce dolor e hinchazón. Este problema es más frecuente en los niños de edades comprendidas entre los 10 y 15 años, especialmente si participan en determinados deportes. Afecta más a los varones que a las hembras.

*__tendón__ Cordón fibroso, compuesto de tejido conectivo, que inserta un músculo en un hueso u otra estructura.

La enfermedad generalmente desaparece al terminar el periodo de desarrollo acelerado. Para tratar el dolor y la hinchazón los médicos generalmente recetan analgésicos de venta sin receta, como el ibuprofeno o el acetaminofeno (éste último conocido también en algunos países como acetaminofén y paracetamol), estirar bien el cuerpo antes de hacer ejercicios y reducir la participación en deportes que requieren la contracción de los cuádriceps o músculos del muslo, tales como ponerse en cuclillas o correr. Algunos médicos le inmovilizan la pierna al adolescente para limitar su actividad. El seguir practicando deportes por lo regular no agrava la enfermedad, pero sí puede retrasar la recuperación total. En algunos casos, el problema no desaparece por sí sólo, por formarse estructuras óseas anormales o desprenderse pequeños fragmentos de hueso. En estos casos, es posible que se necesite intervenir quirúrgicamente para extraer los fragmentos óseos.

Enfermedad de Parkinson

La enfermedad de Parkinson es una afección del sistema nervioso central que causa temblores, rigidez muscular, movimientos lentos y falta de equilibrio. La enfermedad es progresiva, es decir, tiende a empeorar con el paso del tiempo.

PALABRAS CLAVE
para búsquedas en Internet y otras fuentes de consulta

Trastornos por movimiento

Trastornos neurológicos

El caso de Michael J. Fox

El actor de cine y televisión Michael J. Fox notó por primera vez una contracción espasmódica en su dedo meñique izquierdo en 1991, mientras filmaba la película *Doc Hollywood.* Michael recuerda que miró el temblor del dedo y pensó: "¿Qué será esto?"

Seis meses más tarde toda su mano izquierda había comenzado a temblar de modo incontrolable, y otras partes del cuerpo empezaron a adquirir rigidez. Fox se preocupó y decidió consultar a un médico.

¿Sabía usted que...?

El actor Michael J. Fox no es la única persona famosa afectada por la enfermedad de Parkinson que ha continuado llevando vida activa. Janet Reno, Fiscal General durante la administración del presidente Bill Clinton, también tiene la enfermedad, así como el reverendo Billy Graham y el cantante Johnny Cash.

El boxeador Mohammad Alí, también afectado, creó un momento de dramatismo en los Juegos Olímpicos de 1996 de Atlanta cuando empuñó la antorcha. En 1998 Alí se unió a otros para fomentar investigaciones científicas orientadas a personas de ascendencia africana, asiática e hispana.

Tenía entonces sólo 30 años y parecía disfrutar de una salud excelente. Sus papeles en las películas con frecuencia exigían escenas peligrosas que él protagonizaba con facilidad. Por eso Fox nunca esperó que le dijeran que el temblor de la mano y la rigidez muscular querían decir que tenía la enfermedad de Parkinson, que es más común entre las personas mayores de 50 años.

¿Qué es la enfermedad de Parkinson?

Le enfermedad de Parkinson es un problema que afecta al movimiento, resultado de desequilibrios químicos en una pequeña y profunda zona en la mitad del cerebro que controla los movimientos de los músculos, la coordinación y el equilibrio.

Con frecuencia la enfermedad se manifiesta por primera vez cuando un dedo o una mano empiezan a tener contracciones espasmódicas involuntarias. La persona parece estar haciendo rodar una pelotita entre los dedos; un movimiento espasmódico que los médicos denominan "rodar la píldora." El temblor es a menudo casi imperceptible para las otras personas.

Lentamente, con el correr de los meses y los años, las contracciones empeoran. Algunas veces sólo afectan a una parte o lado del cuerpo. Aunque con frecuencia se inician en una extremidad, pueden afectar al cuello, la cara y la cabeza.

Los músculos también se vuelven rígidos y no responden como de costumbre. El cerebro ya no es capaz de enviar los mensajes apropiados a través del sistema nervioso central para hacer que el cuerpo se mueva en la forma en que su dueño lo desea. En ocasiones la persona parece "congelarse" en medio de un acto como el agarrar un libro o caminar.

El enfermo parquinsoniano empieza a caminar lentamente, arrastrando los pies. Los brazos no se balancean hacia atrás y hacia delante de forma normal. Incluso puede ser difícil sentarse o caminar sin dar al cuerpo un movimiendo de vaivén, y a veces sin caerse. A medida que se hace más difícil hablar, la persona pronuncia lenta y monótonamente.

A la larga, los síntomas se vuelven tan graves que el enfermo necesita ayuda con actividades vitales tan sencillas como caminar y comer. La capacidad de pensar de la persona también puede verse afectada en las fases tardías de la enfermedad.

No todas los enfermos presentan todos los síntomas. A veces la enfermedad avanza rápidamente, pasando en pocos años de un leve temblor a la invalidez. Con frecuencia, sin embargo, especialmente cuando está bajo tratamiento, la persona con Parkinson puede vivir bien durante muchos años.

La enfermedad afecta a más de 1 millón de estadounidenses. Cerca del 10 por ciento de los casos corresponden a menores de 40 años, como Fox. La mayoría de los hombres y mujeres que contraen la enfermedad manifiestan los primeros síntomas entre los 50 y los 75 años.

La enfermedad lleva el nombre de un médico británico, James Parkinson, que fue el primero en describir los síntomas en 1817. La llamó "parálisis agitante." En la década de 1960, los científicos comenzaron a descifrar cómo unos cambios químicos en el cerebro causan los síntomas. Con el tiempo, la investigación dio por resultado medicamentos y otros tratamientos que controlan la enfermedad.

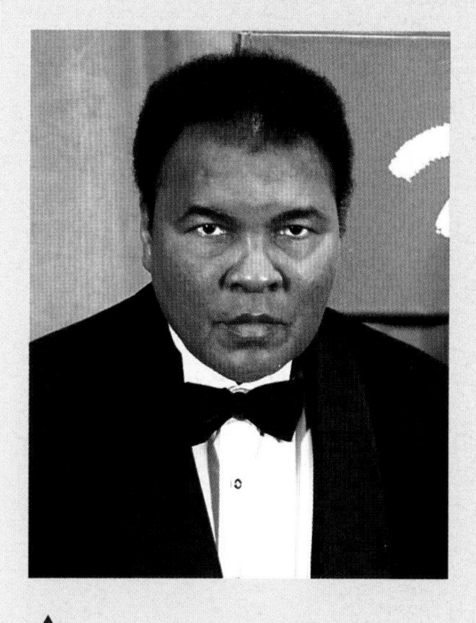

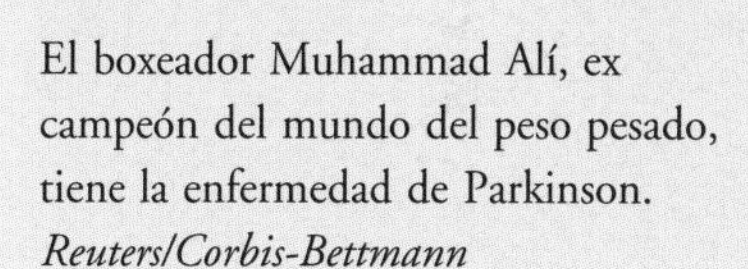

▲

El boxeador Muhammad Alí, ex campeón del mundo del peso pesado, tiene la enfermedad de Parkinson. *Reuters/Corbis-Bettmann*

Un desequilibrio en las profundidades del cerebro

Los enfermos de Parkinson tienen un déficit cerebral de la sustancia química denominada dopamina. La dopamina es un neurotransmisor, es decir, una sustancia que perrmite a las células nerviosas comunicarse entre sí. La dopamina recibe la ayuda de otras sustancias químicas para enviar los mensajes que se intercambian en esta comunicación.

Por algún motivo desconocido, la producción de dopamina y de otras sustancias químicas cerebrales se ve perturbada en los enfermos del mal de Parkinson. Cuando esto ocurre, los mensajes no pueden ser transmitidos debidamente entre una célula nerviosa y otra. Eso produce temblores, músculos rígidos y otros problemas.

¿Cuál es la causa de la enfermedad de Parkinson?

Nadie sabe aún exactamente qué es lo que causa los desequilibrios químicos cerebrales. Los científicos sospechan que hay una serie de causas posibles que podrían, en algunos casos, provocar la enfermedad, tales como lesiones a la cabeza (especialmente las se reciben durante una pelea de

¿Quién fue James Parkinson?

La enfermedad de Parkinson fue identificada y llamada *parálisis agitans* por el médico británico James Parkinson (1755-1824). Su descripción clásica de los síntomas aparece en el "Tratado sobre la parálisis agitante." Ya antes, médicos tan antiguos como Galeno (138-201 d. C.) y coetáneos de Parkinson, como Gerard van Swieton (1700-1772), habían notado temblores semejantes a los característicos de la enfermedad de Parkinson. Las observaciones de Parkinson, sin embargo, se encuentran entre las primeras que interpretaron esos síntomas como un síndrome clínico bien definido. Poco tiempo después de que se publicara el tratado de Parkinson, el neurólogo francés Jean-Martin Charcot (1825-1893) comenzó a usar el término "Enfermedad de Parkinson" para describir esta entidad clínica.

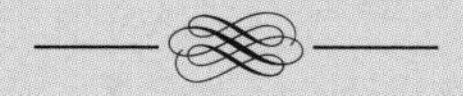

boxeo), algunos medicamentos que se dan para tratar otras enfermedades graves, el abuso de ciertas drogas, la exposición a altos niveles tóxicos de monóxido de carbono y otros contaminantes, y pequeños accidentes cerebrovasculares. La enfermedad de Parkinson no es contagiosa y, por lo tanto, no puede ser transmitida de una persona a otra, como el resfriado.

La enfermedad de Parkinson se repite en algunas familias, lo que ha impulsado a los investigadores a buscar un gen que pudiera propiciar la enfermedad. Dos extensas familias europeas con muchos casos de Parkinson parecen compartir un gen defectuoso, pero el gen anormal aún no se ha encontrado en muchos otros parquinsonianos.

Diagnóstico

El mal de Parkinson es una enfermedad difícil de diagnosticar. No existe un análisis o prueba única que determine si la persona afectada lo tiene. A menudo, los médicos excluyen otras causas de los temblores, tales como tumores u otros trastornos cerebrales.

Tratamiento

Hoy existe un rayito de esperanza para los enfermos del mal de Parkinson, porque hay varios medicamentos de posible utilidad. La mayoría de éstos son combinaciones medicamentosas que facilitan al cerebro la producción de dopamina, la sustancia química necesaria para la comunicación intercelular. Otros medicamentos actúan en el cerebro de manera similar a la dopamina y mejoran la capacidad del cerebro para controlar los movimientos.

Los medicamentos no curan la enfermedad, pero pueden tratar sus síntomas. Las personas son capaces de hacer muchas de las cosas que solían hacer antes de que se manifestara la enfermedad. Ésa es la razón por la cual Michael J. Fox ha podido continuar trabajando.

Fox, sin embargo tuvo que someterse a varias operaciones para eliminar pequeñas zonas de su cerebro que no funcionaban debidamente. Eliminando las células de estas zonas, se pueden aliviar los temblores de algunos enfermos del mal de Parkinson.

Hay tratamientos experimentales que incluyen el trasplante de tejido cerebral de fetos humanos a la parte del cerebro donde la dopamina escasea. Resultados preliminares indican que este procedimiento podría beneficiar a algunas personas. Puesto que con frecuencia el tejido sólo puede obtenerse tras un aborto, esta técnica es todavía muy controvertida. Los investigadores están experimentando con células de animales y células cultivadas en el laboratorio, con la esperanza de lograr los mismos resultados que con las células fetales.

Fuentes

American Parkinson's Disease Association, 1250 Hylan Blvd., Ste. 4B, Staten Island, NY, 10305-1946

Telephone (718)981-8001
Toll-Free (800)223-2732
http://www.apdaparkinson.com

U.S. National Institute of Neurological Disorders and Stroke, c/o
NIH Neurological Institute, P.O. Box 5801, Bethesda, MD 20824
Telephone (301)496-5751
Toll-free (800)352-9424
TTY (301)468-5981
http://www.ninds.nih.gov/

V. tamb.
Parálisis

Enfermedad del pulmón negro *Véase* Neumoconiosis

Enfermedad de Tay-Sachs

Trastorno hereditario, de rara incidencia, que resulta en la lenta destrucción del sistema nervioso central (cerebro y médula espinal)

PALABRAS CLAVE
para búsquedas en Internet y otras fuentes de consulta

Hexosaminidasa A (Hex-A)

Neurología

¿En qué consiste esta enfermedad?

Se trata de un trastorno metabólico infrecuente que se acompaña de síntomas neurológicos graves. Por "metabólicos" se entienden los procesos bioquímicos por los cuales el organismo produce proteínas y otras sustancias y los que le permiten descomponer las sustancias nutritivas con objeto de liberar energía. Lo que hace que la enfermedad de Tay-Sachs sea metabólica es la carencia de una enzima (clase de proteína), la hexosaminidasa A (conocida también por su abreviatura Hex-A), necesaria para metabolizar (descomponer) las sustancias grasas, llamadas lípidos. Sin ella, estos lípidos se acumulan en las células nerviosas del cerebro y con el tiempo las destruyen, lo que, a su vez, lleva al mal funcionamiento del sistema nervioso.

¿Cómo afecta la enfermedad al organismo?

Enfermedad de Tay-Sachs clásica La forma clásica de esta enfermedad afecta a los niños y generalmente es mortal. Su causa es la carencia total de la enzima Hex-A. La destrucción de las células nerviosas comienza antes de nacer, pero el recién nacido no empieza a perder la función del sistema nervioso hasta unos seis meses después. A los dos años, el niño puede sufrir crisis convulsivas* y perder aptitudes tales como el andar a gatas, sentarse, darse vuelta en la cama o tratar de alcanzar algún objeto. A la larga, el enfermo se queda ciego, paralítico y con retraso

* **crisis convulsivas** accesos súbitos caracterizados por pérdida de conciencia y espasmos musculares violentos.

mental. Los niños que padecen de esta forma clásica no suelen vivir más de cinco años.

En una variante de este cuadro clínico, el niño empieza a manifestar síntomas entre los dos y cinco años, en vez de tenerlos en la etapa de lactancia. Los síntomas son los mismos a que hemos aludido, pero la enfermedad evoluciona en forma más lenta. Por regla general, los niños que padecen de esta variante mueren antes de los 15 años.

Enfermedad de Tay-Sachs de comienzo tardío Es menos común que la forma presente en la lactancia y la primera infancia. Afecta al adolescente y al adulto de 20 a 40 años de edad, en los que provoca la pérdida gradual de la función nerviosa. Estos enfermos tienen concentraciones bajas de la enzima Hex-A, en vez de carencia total. A medida que la enfermedad avanza, los pacientes se hacen cada vez más torpes, faltos de coordinación y taciturnos. A veces experimentan debilidad muscular, tics nerviosos y deterioro de las facultades intelectuales. Los síntomas varían en cuanto a clase e intensidad de una persona a otra. Por la lentitud de su evolución, esta forma de comienzo tardío permite una expectativa de vida normal.

¿Cómo se contrae la enfermedad de Tay-Sachs?

Este trastorno se debe a una mutación (alteración anormal) en el gen que codifica la enzima Hex-A que se transmite hereditariamente como un rasgo recesivo. Esto significa que la persona podrá contraer la enfermedad si hereda dos ejemplares del gen defectuoso; pero no cuando por lo menos uno de esos dos genes es normal. Con un ejemplar normal y otro defectuoso, la persona será portadora de la enfermedad y podrá transmitirla a los hijos, aunque no manifieste síntomas.

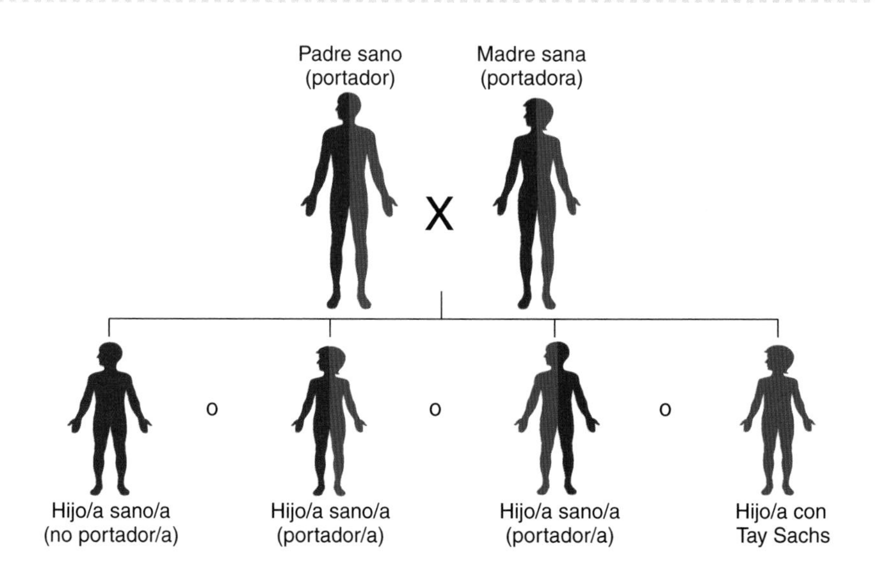

La enfermedad de Tay Sachs se hereda por transmisión doble (por parte del padre y de la madre) del gen defectuoso, lo que impide la debida producción de la enzima Hex-A por el organismo. Las personas que tienen un solo gen defectuoso se llaman portadores, pero no manifiestan síntomas de la enfermedad, porque también han heredado un gen normal que codifica, en parte, la enzima Hex-A. Pero no dejan por ello de transmitir el gen defectuoso a los hijos. Si tanto el padre como la madre son portadores, cada uno de los hijos tendrá una probabilidad entre cuatro de padecer la enfermedad. ▶

Casi todo ser humano puede ser portador del gen de la enfermedad de Tay-Sachs. En la población general, alrededor de 1 de cada 250 personas son portadoras del gen defectuoso. Sin embargo, algunas poblaciones presentan mayor número de portadores que otras. Por ejemplo, 1 de cada 27 estadounidenses de ascendencia judía (asquenazí) de origen europeo oriental son portadores de la enfermedad. Los francocanadienses de una determinada parte de Quebec y la población cajún de Luisiana en los Estados Unidos tienen también mayor riesgo que el normal de ser portadores del gen de la enfermedad de Tay-Sachs.

¿Existe una cura para esta enfermedad?

Aunque los investigadores científicos siguen buscando la manera de prevenir o curar la enfermedad de Tay-Sachs, hasta la fecha no existe ninguna cura ni tratamiento. No obstante, sí se dispone de análisis de laboratorio que permiten identificar a los portadores del gen defectuoso. Existen análisis que permiten determinar la concentración en la sangre de la enzima Hex-A (los portadores tienen como la mitad que los no portadores), y análisis de ADN (ácido desoxirribonucleico) que proporcionan indicios de mutaciones en el gen que codifica la enzima Hex-A. Estos análisis son de especial utilidad para quienes tengan familiares afectados por la enfermedad de Tay-Sachs y para los que pertenecen a grupos de población con riesgo elevado de contraer la enfermedad. Estar enterados de ese riesgo antes de tener hijos puede evitar la angustia de asistir al desarrollo de un hijo con Tay-Sachs que acaba por sucumbir a esta enfermedad.

¿Qué Nos Dice el Nombre?

El nombre de la enfermedad de Tay-Sachs engloba el de dos científicos, procedentes uno de cada orilla del Atlántico.

Warren Tay (1843–1927) era un oftalmólogo inglés. En 1881 describió el caso de un paciente que presentaba una mancha de color rojo cereza en la retina (estructura que recibe la luz que entra en el ojo). Esta mancha es característica de la forma clásica de la enfermedad.

Un neurólogo (especialista del sistema nervioso) estadounidense, de nombre Bernard Sachs (1858–1944), describió las alteraciones celulares producidas por la enfermedad que nos ocupa. También reconoció que se trataba de un trastorno hereditario y que la mayoría de los bebés que la padecían eran de ascendencia judía, oriundos de Europa oriental.

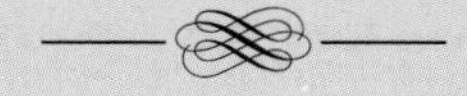

Existen también análisis prenatales para las embarazadas. Tanto en una muestra de líquido amniótico (que baña al feto durante la gestación) obtenida mediante amniocentesis como en una muestra de vellosidades coriónicas obtenida mediante biopsia se puede determinar la presencia de la enzima Hex-A. Si está presente, significa que el bebé no tendrá la enfermedad.

Fuentes

National Tay-Sachs and Allied Diseases Association, Inc., 2001 Beacon St., Ste. 204, Brighton, MA 02135
Telephone (617)277-0134
Toll-free (800)906-8723
http://www.ntsad.org/

Late Onset Tay-Sachs Foundation, 1303 Paper Mill Rd., Erdenheim, PA 19038
Telephone (215)836-9426
Toll-free (800)672-2022
Facsimile (215)836-5438
http://www.lotsf.org/

March of Dimes Foundation, 1227 Mamaroneck Ave., White Plains, NY 10605
Toll-free (888)-MODIMES
http://www.modines.com/

Alliance of Genetic Support Groups, 4301 Connecticut Ave. NW, Ste. 404, Washington, DC 20008
Telephone (202)966-5557
Toll-free (800)336-GENE
Facsimile (202)966-5557
http://www.geneticalliance.org/

▶ *V. tamb.*
Enfermedades genéticas
Enfermedades metabólicas

Enfermedad por arañazo de gato

La enfermedad por arañazo de gato, conocida por los médicos como linforreticulosis, es una infección causada por la bacteria Bartonella henselae. *Se produce tras un arañazo o una mordedura de gato u otros animales y produce inflamación de los ganglios linfáticos.*

PALABRAS CLAVE
para búsquedas en Internet y otras fuentes de consulta

Bartonella henselae

Retinitis

¿Dónde vive la bacteria *Bartonella henselae*?

Vive por todo el mundo: los gatos la tienen en la saliva y, aunque a ellos no les afecta, pueden trasmitirla a los humanos por arañazo o mordedura. La enfermedad no se contagia de una persona a otra.

¿Qué ocurre cuando se contrae la enfermedad por arañazo de gato?

Síntomas Esta afección se manifiesta con la aparición de una herida en la zona de la mordedura o del arañazo, a los pocos días de producirse. Una o dos semanas después, cuando el cuerpo está combatiendo la infección, aparece una inflamación de los ganglios linfáticos* regionales. Los adultos pueden presentar fiebre leve, o dolor de cabeza en las articulaciones; también se sienten más cansados de lo habitual. La mayoría de la gente mejora en un plazo de tres semanas, pero los afectados cuyo sistema inmunitario esté debilitado corren el riesgo de complicaciones más serias; entre otras:

- retinitis: inflamación de la retina del ojo, que puede causar ceguera;
- encefalitis: inflamación del cerebro;
- convulsiones;
- infecciones de hígado, bazo, huesos u otros órganos.

Diagnóstico El médico comienza con un examen físico del enfermo y con un historial clínico que debe investigar el contacto del enfermo con gatos. Si el enfermo presenta fiebre, no se siente bien y, además de ampollas, tiene los ganglios linfáticos inflamados y una lesión ampollar, el médico diagnostica enfermedad por arañazo de gato. Otras formas de identificar la enfermedad son el análisis de sangre en busca de anticuerpos contra la *Bartonella* o la biopsia de un ganglio linfático inflamado.

Tratamiento La mayoría de la gente mejora sin necesidad de tratamiento. Aun así, el médico puede recetar antibióticos que ayuden a combatir la infección o drenar los ganglios si están demasiado inflamados. Las personas con sistema inmunitario debilitado necesitan cuidados continuos por parte del médico para reducir al mínimo el riesgo de complicaciones.

Medidas preventivas

Es importante enseñar a los niños a no acercarse a los gatos callejeros o desconocidos, e incluso a que tengan cuidado con los domésticos, porque pueden morder o arañar cuando se les provoca. Cuando los gatos muerden o arañan a la gente, no está de más consultar tanto al médico (para la persona) como al veterinario (para el gato).

Fuentes

American Academy of Family Physicians, 11400 Tomahawk Creek Pkwy., Leawood, KS, 66211-2672
Telephone (913)906-6000

¿Sabía usted qué...?

- Hay más de 60 millones de gatos en Estados Unidos.
- Aproximadamente 24 000 personas contraen al año la enfermedad por arañazo de gato.
- Los cachorros trasmiten esta enfermedad en más ocasiones que los gatos adultos.
- Los cachorros con pulgas tienen 29 veces más probabilidad de ser portadores de la bacteria *Bartonella henselae* que los que no tienen pulgas.
- Menos del 5 por ciento de las personas con enfermedad por arañazo de gato llegan a manifestar síntomas serios.

* **ganglios linfáticos** Pequeñas masas de tejido linfoide que contienen células inmunitarias y filtran el líquido drenado de los tejidos para eliminar los microorganismos nocivos antes de que pasen a la sangre.

Toll-Free (800)274-2237
http://familydoctor.org

Association of State and Territorial Directors of Health Promotion and Public Health Education, 1101 15th St. NW, Ste. 601, Washington, DC 20005
Telephone (202)659-2230
Facsimile (202)659-2339
http://www.astdhppe.org/

The Winn Feline Foundation, 1805 Atlantic Ave., PO Box 1085, Manasquan, NJ 08736-0805
Telephone (732)528-9797
http://www.winnfelinehealth.org/health.html

► *V. tamb.*
Convulsiones
Conjuntivitis
Fiebre
Infección
Infecciones bacterianas
Zoonosis

Enfermedades ambientales

Son enfermedades y afecciones resultantes de problemas del medio ambiente creados por el hombre.

PALABRAS CLAVE
para búsquedas en Internet y otras fuentes de consulta

Carcinógenos
Contaminación
Herbicidas
Hidrocarburos
Mercurio
Pesticidas
Radiaciones

Primavera Silenciosa

El libro *Primavera Silenciosa* ("Silent Spring"), de Rachel Carson, publicado en 1962, describía un medio ambiente devastado por los pesticidas o plaguicidas:

> En zonas cada vez más extensas de los Estados Unidos, la primavera llega ahora sin el anuncio de los pájaros, y en las primeras horas de la mañana reina un extraño silencio, donde antes el ambiente resonaba con el bello trinar de las avecillas.

Carson cuestionó el uso de pesticidas, especialmente del DDT, y detalló la manera en que los seres humanos estamos destruyendo poco a poco el mundo que nos rodea. La autora y sus ideas fueron objeto de ataques lanzados desde muchos ángulos, y una empresa fabricante de productos químicos intentó vanamente impedir la publicación del libro.

Primavera Silenciosa marcó el comienzo del movimiento ambientista. El público prestó atención a lo que decía Rachel Carson y, a la larga, también el gobierno estadounidense la escuchó. En 1972 este gobierno prohibió el uso del DDT, por haberse descubierto, en estudios de laboratorio realizados en ratas, su relación con el cáncer.

¿Qué son las enfermedades ambientales?

Las enfermedades y afecciones ocasionadas por factores del medio ambiente se conocen colectivamente con el nombre de enfermedades ambientales. Se cree que los pesticidas, productos químicos, radiaciones, contaminación atmosférica y algunos peligrosos productos creados por el hombre contribuyen a las enfermedades de la humanidad. Los posibles agentes causantes de enfermedades están por todas partes: en el hogar, en el trabajo y en los lugares de recreo. Con todo, la probabilidad de que el individuo contraiga una determinada enfermedad depende de los peligros específicos de su medio ambiente y de su susceptibilidad genética a determinado peligro. Por ejemplo, el radiólogo corre peligro de contraer enfermedades inducidas por radiaciones, mientras que el minero del carbón es más propenso a las enfermedades pulmonares ocasionadas por inhalación del polvo de la mina. El uso adecuado de medidas preventivas puede evitar estas y otras enfermedades ambientales.

¿QUE SUCEDIÓ EN LOVE CANAL?

Desde 1942 a 1953, la empresa Hooker Chemicals and Plastics Corporation utilizó el Love Canal, en Niagara Falls, estado de Nueva York, como vertedero para sus desechos químicos. Una vez lleno el vertedero, se cubrió con tierra y posteriormente el terreno se vendió a la Junta Escolar de Niagara Falls con una advertencia acerca de los desechos químicos que se habían enterrado en aquel lugar.

El terreno que antes había sido vertedero de peligrosos desechos se transformó en un vecindario también denominado Love Canal, completo con su escuela y cientos de viviendas construidas encima mismo del ex vertedero. Pero a los propietarios de las casas no se les advirtió de los peligros que los acechaban desde el subsuelo.

De la década de los 50 a a la de los 70 del siglo XX, los vecinos del Love Canal percibieron olores desacostumbrados y descubrieron sustancias extrañas en sus predios. Algunos vecinos fueron objeto de afecciones inexplicables. En diversas ocasiones, el municipio investigó las quejas que recibía, pero no se hizo nada para remediar los problemas hasta 1973.

En abril de ese año, la zona de Love Canal fue declarada una amenaza para la salud humana, y en agosto se clausuró la escuela y se evacuó del lugar a un considerable número de familias. Por fin, el presidente de los Estados Unidos, Jimmy Carter, declaró el vecindario de Love Canal zona catastrófica y se asignaron fondos del gobierno federal para reubicar a las 239 familias que habían vivido en la proximidad del antiguo vertedero.

Love Canal llegó a ser un símbolo para ciudadanos, científicos, activistas y políticos, que adquirieron mayor conciencia de la importancia del medio ambiente. Esto dio lugar a la promulgación de leyes federales encaminadas a forzar la limpieza de vertederos enterrados.

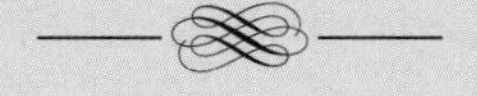

Síndrome de la Guerra del Golfo

Muchos ex combatientes norteamericanos han referido síntomas incapacitantes que atribuyen a su participación en la Guerra del Golfo Pérsico de 1991. Destacan en este síndrome los síntomas de cansancio crónico, musculatura y articulaciones adoloridas, erupciones cutáneas, pérdidas de memoria, abortos espontáneos e hijos con defectos congénitos.

El síndrome de la Guerra del Golfo es una afección enigmática. Si bien los ex combatientes experimentan problemas reales, los médicos y los científicos no se ponen de acuerdo en cuanto al origen de tales problemas. Algunos creen que el síndrome consiste, en realidad, en una multiplicidad de enfermedades cuyos síntomas coinciden en parte. Los afectados podrían estar reaccionando a armas químicas o biológicas, pesticidas, vacunas, incendios de pozos petrolíferos, o a enfermedades infecciosas a las que estuvieron expuestos durante esa guerra. Un estudio de la comisión presidencial nombrada para investigar las causas de la polémica sugirió que el estrés era la causa principal de los síntomas que los ex combatientes experimentaban. Ha transcurrido un decenio desde que comenzó la polémica y todavía sigue en pie, alimentada por nuevos y contradictorios informes.

* **esterilidad** Llamada también infertilidad e infecundidad, es el hecho de que un hombre o una mujer sean incapaces de procrear.

Mitos y realidades: Comprobación de causas y efectos

Personas como Rachel Carson han concientizado a los estadounidenses de las posibles consecuencias para la salud de muchos de los procesos y productos que usan o consumen a diario. Por cuanto muchas de las sustancias contenidas en el medio ambiente son, en potencia, capaces de ocasionar enfermedades en algunos seres humanos susceptibles, las enfermedades ambientales resultan a menudo objeto de polémica. Lamentablemente, cuando un grupo numeroso de ciudadanos empieza a quejarse de que "algo" en el medio ambiente los enferma, el temor que abrigan puede trocarse en mito, sin necesidad de prueba alguna. Por ejemplo, no falta quien crea que la exposición a los cables eléctricos de alta tensión produce cáncer. Pero hasta ahora nadie ha probado fuera de toda duda que eso sea cierto. Para los científicos, el poder probar que algún factor ambiental sea la causa de enfermedades es un proceso difícil que puede exigir años de investigación.

Realidades: ¿Cuáles son algunas de las enfermedades ambientales más comunes?

Neumopatías Cualquier sustancia que entra en los pulmones al respirar, que no sea el aire atmosférico, tiene la posibilidad de causar lesiones a estos órganos. Por ejemplo, la contaminación del aire atmosférico, incluido el humo del cigarrillo que fuman otras personas (humo de segunda mano) y los productos químicos en el ambiente del trabajo, pueden dar lugar a enfermedades de los pulmones (neumopatías). Entre éstas figuran:

- el asma, que dificulta la respiración y que afecta a millones de estadounidenses. Los desencadenantes ambientales del asma están por todas partes e incluyen factores naturales tales como la caspa de los animales, el polen de las plantas, el polvo y los mohos, así como productos de origen humano, como los de naturaleza química. No todos somos sensibles a estos factores;
- la neumoconiosis llamada antracosis, enfermedad de los mineros del carbón, cuyos pulmones se recubren de polvo carbonero, lo cual propicia esta afección crónica que dificulta y hace dolorosa la respiración;
- la bronquitis, inflamación de las vías aéreas de los pulmones que puede ser causada por la inhalación de ciertos productos químicos o de humos. Los soldadores y los bomberos figuran entre los posibles afectados por la bronquitis;
- la inhalación de la fibra natural llamada asbesto (amianto) puede provocar asbestosis, forma grave de neumopatía, y también cáncer de pulmón. Los edificios escolares, las viviendas y los lugares de trabajo en los que en su día se usó el amianto, ponen en peligro a los seres humanos cuando este material empieza a

escaparse al aire atmosférico durante las reparaciones o renovaciones. Estos edificios utilizaron el amianto en las paredes y cielos rasos a manera de aislante retardador de incendios, antes de que la ley prohibiera su uso;

- la silicosis es una neumopatía causada por exposición al polvo de la sílice que la arcilla contiene. Entre los que corren el riesgo de contraer esta enfermedad se encuentran los obreros de las alfarerías y la industria de la cerámica.

Cánceres Además del cáncer de pulmón, se ha vinculado a otros cánceres con toxinas (venenos) ambientales. Por ejemplo, los pesticidas, herbicidas y sustancias radiactivas pueden causar cáncer. Hay casi 2 000 sustancias químicas consideradas carcinógenas (que pueden producir cáncer). De éstas, sólo unos centenares son de uso restringido por las leyes de Estados Unidos.

El asbesto (amianto), el cromo y el alquitrán de hulla se han vinculado también con el cáncer de pulmón. Los obreros de la construcción, los soldadores y los trabajadores siderúrgicos suelen estar expuestos repetidamente a estos compuestos químicos. Los trabajadores de las fábricas de plásticos corren el riesgo de contraer cáncer del hígado o de la vejiga urinaria. Todo el que maneja sustancias radiactivas tiene riesgo elevado de cáncer ocasionado por radiaciones. Afortunadamente, las restricciones legales y la supervisión atenta de los materiales peligrosos pueden reducir estos riesgos.

Defectos congénitos La esterilidad*, el aborto espontáneo*, el nacimiento de un niño muerto, algunos tipos de cáncer infantil y los defectos congénitos pueden ser atribuibles a diversas toxinas ambientales. Cuando la embarazada se expone a la acción del plomo, el feto tiene riesgo más elevado de lo normal de nacer con problemas de conducta y anomalías del sistema nervioso. La exposición a las radiaciones ionizantes, los desechos de productos químicos, los pesticidas, disolventes, pinturas, plomo y mercurio metílico pueden plantear problemas para el desarrollo del feto*.

Envenenamiento por productos químicos El plomo es un serio peligro ambiental para los niños, no sólo en Estados Unidos, sino también en el resto del mundo. Afecta al desarrollo mental y físico del niño y, en dosis elevadas, puede provocar parálisis e incluso la muerte. La exposición al plomo se efectúa a veces a través de las pinturas, la gasolina, las cañerías y ciertos productos de cerámica, siempre que todos ellos lo contengan. Y aunque el plomo ya no se usa en la mayoría de estos productos en Estados Unidos, todavía forma parte de muchas viviendas antiguas o viene en productos de importación.

Los metales mercurio y cadmio pueden producir lesiones nerviosas, cáncer, enfermedades del hígado (hepatopatías) y de la piel (cutáneas).

Síndrome de los edificios enfermos

El nombre de este síndrome describe un problema de salud difícil de calificar, según el cual, los afectados atribuyen toda clase de síntomas a los edificios en que trabajan. Entre las quejas más frecuentes: dolor de cabeza, mareos, náuseas, cansancio, dificultad para concentrarse, sensibilidad a los olores, piel seca y picor, tos seca e irritación de ojos, nariz y garganta. Por lo general, en cuanto salen del edificio, los síntomas desaparecen y vuelven a sentirse bien.

El síndrome de los edificios enfermos es difícil de definir por no haberse identificado ninguna enfermedad específica ni ninguna causa común. Tampoco hay un conjunto común de síntomas entre los que se quejan del síndrome de los edificios enfermos. Aunque no haya pruebas definitivas, abundan las hipótesis sobre este síndrome. Puede ser atribuible a muchos factores, incluso humedad, mala ventilación y mala regulación de la temperatura. La contaminación de origen externo (por ejemplo, gases del tubo de escape de los automóviles, polen o humos) o productos químicos de dentro del mismo edificio (artículos de limpieza, adhesivos, tapicería o productos químicos para multicopiadoras) pueden afectar a los que son sensibles a ellos. Las bacterias, los virus y los mohos también pueden invadir esos edificios y enfermar a sus ocupantes.

***aborto espontáneo** El que se produce cuando la embarazada pierde el feto que llevaba en el útero, lo que pone fin a la gestación.

***feto** En el ser humano, producto de la concepción desde las nueve semanas de la fecundación hasta el nacimiento. Antes de las nueve semanas, se llama embriòn

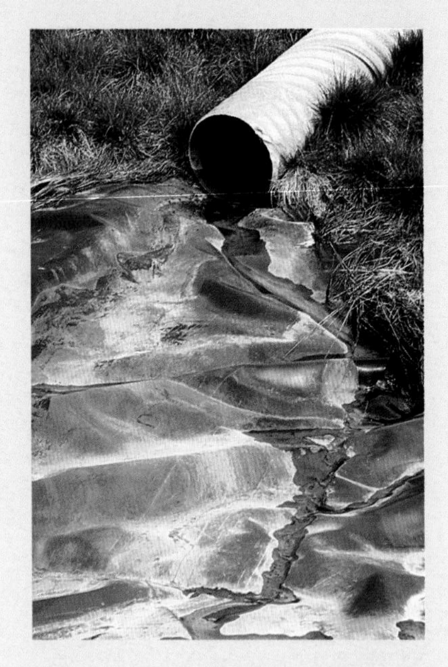

La eliminación de sustancias químicas industriales constituye una importante causa de contaminación de las aguas.
© *Ray Pfortner/PeterArnold, Inc.*

Desde principios del siglo XIX, el mercurio se ha utilizado en numerosos procesos químicos. En épocas anteriores, los obreros que manejaban el mercurio se envenenaban sin saberlo. Este metal puede asimismo acumularse a lo largo de la cadena alimentaria y plantear un riesgo para la salud. Por ejemplo, ciertos peces de los Grandes Lagos de Estados Unidos están contaminados por el mercurio que adquieren al comer plantas y otros peces que lo contienen. El comer en cantidad estos pescados contaminados puede transferirle a la persona concentraciones poco saludables de mercurio. Los efectos son acumulativos, por cuanto el organismo humano no puede eliminar el mercurio. Entre otros productos fabriles, el mercurio se utiliza en la fabricación de lámparas fluorescentes, pinturas de látex, pilas eléctricas, empastes dentarios y termómetros clínicos.

Otras fuentes de venenos ambientales incluyen la fabricación de refrigerantes, plásticos y otros productos industriales, así como la fabricación y mal uso de los pesticidas.

Medidas preventivas

La reglamentación que protege al individuo contra los peligros ambientales varía mucho de un país a otro. En Estados Unidos, el Congreso ha promulgado leyes que protegen al trabajador contra la exposición intencional o accidental a peligros ambientales. Por ejemplo:

- el Instituto Nacional de Seguridad y Salud Ocupacionales (National Institute of Occupational Safety and Health, NIOSH) se creó en 1971 con objeto de establecer normas para la seguridad y la salud en el ambiente laboral;
- la Administración de Seguridad y Salud Ocupacionales (Occupational Safety and Health Administration, OSHA) fue establecida en 1971 para hacer cumplir los reglamentos derivados de las investigaciones de NIOSH;
- en 1983, la OSHA obligó a las empresas industriales a revelar plenamente a sus trabajadores los datos relativos a las sustancias químicas utilizadas en sus fábricas y a enseñar a los trabajadores la forma de protegerse contra tales sustancias;
- en 1987 se ampliaron las normas de 1983 a un mayor número de trabajadores. Posteriormente se añadió una disposición para fijar las normas que impidieran la exposición laboral a enfermedades infecciosas tales como el sida y las hepatitis B y C.

Fuentes

U.S. National Center for Environmental Health, Mailstop F-29, Atlanta, GA 30341-3724
Telephone (770)488-7000
Toll-free (888)-232-6789

Facsimile (770)488-7015
24-Hour Emergency Hotline (770)488-7100
http://www.cdc.gov/nceh/

U.S. National Institute of Environmental Health Sciences,
111 Alexander Dr., P.O. Box 12233,
Research Triangle Park, NC 27709
Telephone (919)541-3345
TTY (919)541-0731
http://www.niehs.nih.gov/

World Health Organization, 525 23rd St. NW,
Washington, DC 20037
Telephone (202)974-3000
Facsimile (202)974-3663
Telex 248338
http://www.who.int/

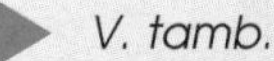

V. tamb.
Asma
Cáncer
Cáncer de pulmón
Defectos congénitos
Intoxicación por monóxido de carbono
Intoxicación por el plomo
Lesiones relacionadas con el calor
Lesiones relacionadas con el frío
Neumoconiosis
Trastornos por exposición a radiaciones

Enfermedades cardiovasculares *Véase* Enfermedades del corazón

Enfermedades de la glándula tiroides

Estas enfermedades son resultado de una disfunción de la glándula tiroides, órgano muy importante situado en la base del cuello. Una de las funciones principales de esta glándula es la regulación del metabolismo, o sea, de los procesos bioquímicos del organismo humano. Las enfermedades de la glándula tiroides pueden acelerar o frenar el metabolismo y se acompañan de una amplia gama de manifestaciones físicas y mentales.

PALABRAS CLAVE
para búsquedas en Internet y otras fuentes de consulta

Bocio

Enfermedad de Graves-Basedow

Metabolismo

Sistema endocrino

Tiroiditis de Hashimoto

Tirotoxicosis

Tirotropina (tirotrofina)

Tiroxina

¿Qué es la glándula tiroides?

La glándula tiroides, que tiene forma de H, está compuesta de dos partes principales, o lóbulos, situados a ambos lados de la tráquea (parte superior del árbol respiratorio). Los lóbulos se unen entre sí por medio de un segmento angosto llamado istmo. La hormona* más importante producida por la glándula tiroidea es la tiroxina. A su vez, la producción de tiroxina viene determinada por otra hormona, la tirotropina (tirotrofina), segregada por la hipófisis (o glándula pituitaria), situada en la base del cerebro. La tiroxina se libera al torrente sanguíneo y determina la velocidad del metabolismo*. En niños, las hormonas tiroideas son esenciales para el crecimiento y desarrollo normales.

* **glándula tiroides** Se denomina también "la tiroides" porque existe también "el tirodes," que es el cartílago que forma parte del armazón fibrocartilaginoso de la laringe. En este texto, para evitar confusiones, nos referimos a la "glándula tiroides."

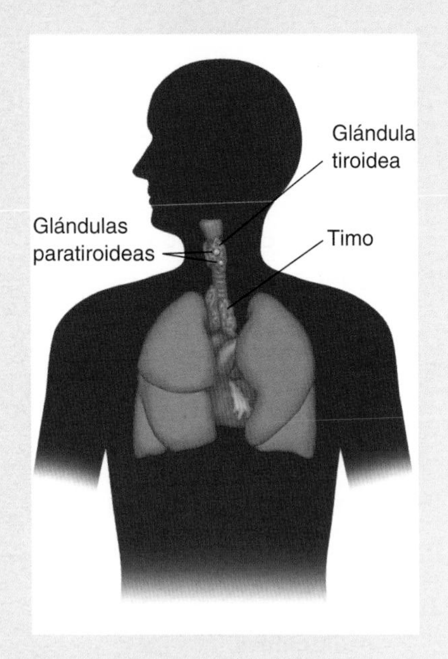

▲

Anatomía de las glándulas tiroides, paratiroides y timo.

* **hormonas** Sustancias químicas producidas por las glándulas de secreción interna que actúan como embajadoras: se elaboran en un lugar del cuerpo y son enviadas a otros sectores del organismo para llevar a cabo funciones de regulación.

* **metabolismo** Es el conjunto de todas las actividades bioquímicas celulares que liberan energía a partir de los alimentos o la consumen para producir otras sustancias, tales como las proteínas.

¿En qué consisten las enfermedades de la glándula tiroides?

La disfunción de esta glándula puede traer consigo la sobreproducción de hormonas tiroideas (hipertiroidismo) o la subproducción de ellas (hipotiroidismo). A veces la glándula se agranda y en ese estado recibe el nombre de bocio.

Hipertiroidismo: aceleración de la máquina La forma más común de hipertiroidismo, la tirotoxicosis, se conoce también como enfermedad de Graves-Basedow. Se trata de un trastorno de origen autoinmune, es decir, de una alteración del sistema inmunitario. En esta afección, los anticuerpos estimulan a la glándula tiroides para que produzca cantidades excesivas de hormona, lo que a su vez redunda en la aceleración del metabolismo. La tirotoxicosis se da a todas las edades, pero alcanza su incidencia máxima en las mujeres de 20 a 40 años.

Los síntomas de tirotoxicosis comprenden: frecuencia cardíaca acelerada, nerviosismo e irritabilidad, temblor, pérdida de peso, agrandamiento de la glándula tiroides (bocio), anormalidades menstruales, sudoración, intolerancia del calor, inquietud acompañada de hiperactividad e insomnio. A veces se produce también exoftalmos, consistente en la protrusión de los glóbulos oculares de sus cuencas (ojos salidos o saltones).

Menos frecuente es el hipertiroidismo debido a una tiroiditis, o inflamación de la tiroides, ocasionada por una infección viral o por nódulos tiroideos (bultos o tumores) que producen excesivas cantidades de hormonas.

Hipotiroidismo: desaceleración de la máquina Así como el hipertiroidismo acelera anormalmente el metabolismo, el hipotiroidismo lo desacelera o frena demasiado. Por consiguiente, no es de extrañar que muchos de los síntomas de hipotiroidismo sean lo contrario de los que manifiesta el hipertiroidismo. La causa más común de hipotiroidismo es la tiroiditis de Hashimoto, que afecta de preferencia a mujeres jóvenes y de edad mediana.

La tiroiditis de Hashimoto es, como la enfermedad de Graves, un trastorno autoinmune. El sistema inmunitario, en vez de estimular a la glándula tiroides, la daña, con lo que disminuye su producción de hormonas. Los síntomas de hipotiroidismo incluyen: baja frecuencia cardíaca, cansancio, debilidad muscular, aumento de peso, menstruaciones anormales, intolerancia del frío, sequedad de la piel, pérdida de cabello, ronquera, aumento de volumen de la glándula tiroides (bocio) y embotamiento mental. En casos más graves, puede producirse mixedema, que es un engrosamiento e hinchazón de piel, especialmente notable en el rostro.

Con menos frecuencia, el hipotiroidismo se debe a la extirpación quirúrgica total o parcial de la glándula tiroides, por motivo de otras afec-

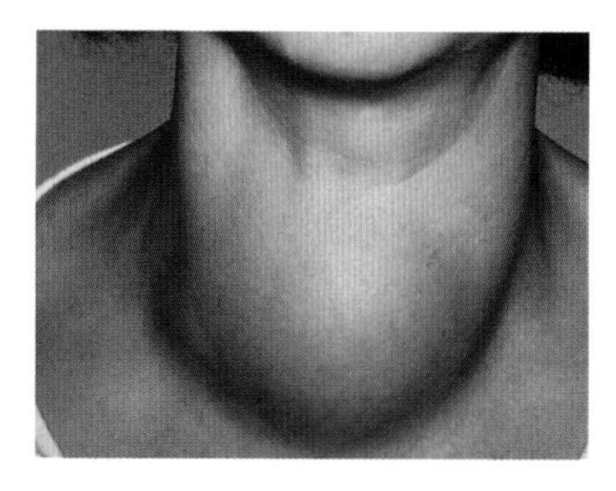

Bocio del cuello (izq.) © *1991 National Medical Slide/ Foto de archivo médico especial.*

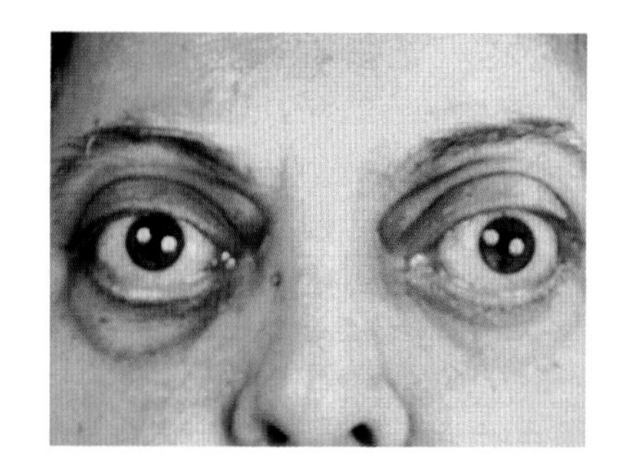

Exostalmos (ojos saltones) en la enfermedad de Graves (derecha) © *1992 Chet Childs/Custom Medical Stock Photo.*

ciones tiroideas, o por insuficiencia dietética de yodo, lo cual es actualmente un fenómeno infrecuente en la mayoría de los países desarrollados.

Cuando el hipotiroidismo aparece en el lactante y no recibe tratamiento, el resultado puede ser el cretinismo. El niño que padece de cretinismo sufre de retraso de crecimiento y deficiencia mental. Los niños mayores que se vuelven hipotiroideos crecen más lentamente y experimentan maduración sexual retrasada.

Bocio No es en sí una enfermedad. El nombre se refiere simplemente al aumento de volumen de la glándula tiroides, que a veces se hace vi-

Sal Yodada

El bocio y otras manifestaciones tiroideas se deben a veces a la escasez yodo en la dieta. En la Grecia Antigua, los que tenían agrandada la glándula tiroidea solían comer una alga marina rica en yodo. En 1811, el químico francés Courtois identificó el yodo, que se empezó a usar por vía interna para el tratamiento de trastornos tiroideos hacia 1821.

En 1922, la Comisión suiza de protección contra el bocio introdujo el primer programa de adición de yodo a la sal de mesa como medida preventiva. En ese mismo año, el físico estadounidense David Murray Cowie se interesó por eliminar el bocio mediante la sal yodada. Cowie colaboró con la Sociedad Médica del estado de Michigan para lograr que se vendiera la sal yodada en los establecimientos de comestibles de ese estado y, a la larga, en los de todos los estados de Estados Unidos. En las zonas que han llevado a cabo iniciativas similares es muy raro el déficit de yodo.

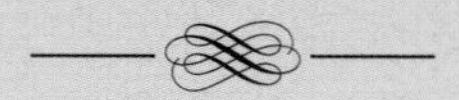

George y Bárbara Bush

Cuando George Bush, padre, era presidente de Los Estados Unidos (1989–1993), él y su esposa, Bárbara, fueron diagnosticados de una forma de hipotiroidismo (la tirotoxicosis o enfermedad de Graves-Bedow) debida a hiperactividad de la glándula tiroidea.

Por cuanto solamente el 1 o 2 por ciento de las mujeres, y una cifra todavía menor de varones, padecen esta enfermedad, es excepcional la probabilidad de que marido y mujer la sufran simultáneamente. Y puesto que la tirotoxicosis no se contagia de una persona a otra, no deja ser asombrosa su coincidencia clínica en el matrimonio Bush.

* **inflamación** Reacción del cuerpo a una irritación, infección o herida que a menudo causa hinchazón, dolor, enrojecimiento y calor.

sible en forma de un abultamiento en la parte anterior del cuello. El aumento de tamaño de la glándula tiroides puede ser señal de hipo o hipertiroidismo, e incluso puede producirse cuando la glándula tiroides funciona normalmente.

En el hipertiroidismo de la enfermedad de Graves-Basedow se observa una forma de bocio en la que el aumento de volumen de la glándula tiroides se debe a la estimulación que recibe ésta debido al mal funcionamiento del sistema inmunitario. En el hipotiroidismo, la glándula aumenta de tamaño a consecuencia del esfuerzo por producir suficiente hormona con que compensar el daño provocado en ella por la enfermedad, o por la inflamación* resultante de ésta, o por ambas cosas a la vez.

El bocio se da también en regiones del mundo donde la dieta es deficiente en yodo. Este elemento químico, que se encuentra en las algas marinas y en la mayoría de las sales de mesa, es esencial para la elaboración de las hormonas tiroideas por el organismo humano.

Nódulos Los bultitos internos o tumores de la glándula tiroidea bien diferenciados se llaman nódulos. Son muy comunes en la mujer y su incidencia aumenta con la edad. La gran mayoría de los nódulos tiroideos son benignos, pero los hay también cancerosos. Por consiguiente, todos ellos requieren pronta evaluación clínica.

A veces, la glándula tiroides aumenta ligeramente de tamaño en la pubertad o durante el embarazo, sin que por ello se resienta su buen funcionamiento o se manifiesten otros síntomas.

Diagnóstico y tratamiento

Diagnóstico Si hay sospecha de trastorno tiroideo, el médico procederá a determinar la historia médica y a practicar un examen físico. Se suelen tomar también muestras de sangre, con objeto de medir las concentraciones de hormonas tiroideas y de tirotropina, o sea, la hormona hipofisaria (pituitaria) que estimula a la glándula tiroidea. La anatomía de ésta se puede investigar por medio de diversas técnicas radiológicas. Si se sospecha la presencia de un tumor tiroideo, se puede extraer una muestra de tejido glandular para su examen microscópico.

Tratamiento La mayor parte de las afecciones tiroideas son muy susceptibles de tratamiento. El hipertiroidismo se puede atacar con una dosis única de yodo radiactivo que destruye las células tiroideas hiperactivas. Alternativamente, se pueden utilizar medicamentos antitiroideos para suprimir la producción de hormona tiroidea. Otro tratamiento consiste en la extirpación quirúrgica de la mayor parte de la glándula tiroides. En cambio, el hipotiroidismo se trata mediante la hormonoterapia sustitutiva, que generalmente debe continuarse de por vida.

Hay bocios de clasificación indeterminada que desaparecen por sí solos, o pueden ser pequeños y no necesitar tratamiento. El bocio ocasionado por enfermedades de la glándula tiroides suele disminuir de tamaño con el tratamiento. Sin embargo, de cuando en cuando se hace más grande y es necesario extirparlo quirúrgicamente. Las enfermedades de la glándula tiroides no son contagiosas. Se dan en determinadas familias y no hay manera de prevenirlas. Ahora bien, los que viven en regiones del mundo dónde escasean los mariscos y la sal de mesa no es yodada, necesitarán tomar yodo en cantidad suficiente para evitar el hipotiroidismo y el bocio.

Fuentes

American Thyroid Association, 6066 Leesburg Pike,
Ste. 650, Falls Church, VA, 22041
Telephone (703)998-8890
Toll-Free (800)THYROID
http://www.thyroid.org

National Graves' Disease Foundation, PO Box 1969,
Brevard, NC 28712
Telephone (828)877-5251
http://www.ngdf.org/

V. tamb.
Deficiencias dietéticas
Enfermedades metabólicas
Inmunodeficiencia
Retraso mental
Trastornos del crecimiento

Enfermedades de la pubertad *Véase* Enfermedades del crecimiento

Enfermedades de las encías

La enfermedad de las encías, o periodontitis, es una infección bacteriana que afecta a los tejidos que rodean y sostienen a los dientes.

PALABRAS CLAVE
para búsquedas en Internet y otras fuentes de consulta

Enfermedad periodontal
Gingivitis
Odontología
Periodontitis

¿En qué consiste la enfermedad de las encías?

Al igual que el pelo cano y las arrugas de la piel, en un tiempo se consideró la pérdida de dientes como parte inevitable de la senectud. La causa principal de la pérdida de dientes en el adulto sigue siendo la enfermedad de las encías, denominada también periodontitis. Su causa es una infección bacteriana que afecta a los tejidos que rodean y sostienen los dientes. Un 75 por ciento de los adultos mayores de 35 años tienen alguna forma de periodontitis. No obstante, la pérdida de dientes no empieza hasta que la enfermedad se halla en fase avanzada. A menudo se puede prevenir mediante el buen cuidado de los dientes y encías, así como por la revisión dentaria periódica a cargo de un dentista.

La enfermedad de las encías hace que éstas se vuelvan rojas, hinchadas e inflamadas. Compárense las encías sanas de la izquierda con las de la derecha, afectadas por la enfermedad. ▶

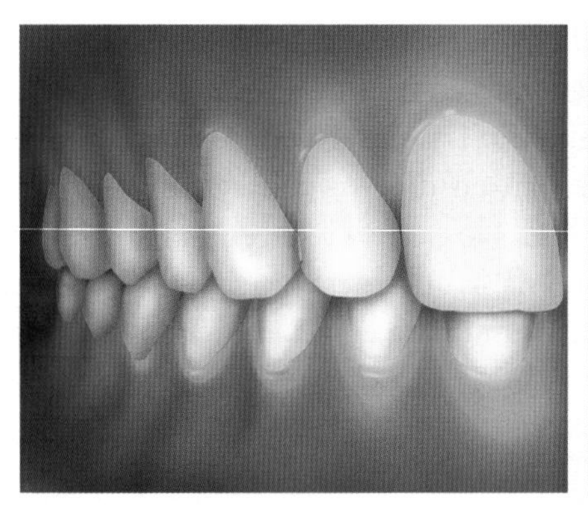

Encías sanas

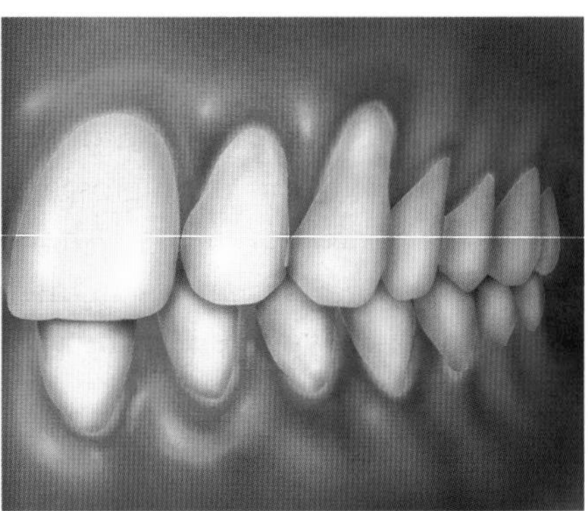

Encías inflamadas en retroceso

La forma más leve de esta enfermedad es la gingivitis, en la que las encías se inflaman, enrojecen y sangran fácilmente. En esta fase de su evolución, la enfermedad es todavía tratable. Pero si la gingivitis se deja sin tratar, puede convertirse fácilmente en periodontitis, que es una afección más grave de las encías. En la periodontitis avanzada, las encías y el hueso que sirve de sostén a los dientes pueden estar muy dañados. Es posible que los dientes se suelten y caigan por sí sólos, o que sea necesario hacérselos extraer por el dentista.

¿A qué se debe la enfermedad de las encías?

La causa de esta enfermedad es la placa dental, película pegajosa que recubre los dientes producida por las bacterias que habitan en la boca. Si la placa no se elimina diariamiente por cepillado y limpieza con hilo dental, se endurece y forma una sustancia llamada sarro, así como unas concreciones conocidas como cálcules dentales. Las bacterias contenidas en la placa producen sustancias químicas que irritan las encías y originan infecciones. Si no se eliminan, estas sustancias causan la retracción de la encía, lo que a su vez hace que se formen unas pequeñas bolsas entre los dientes y las encías. A medida que la infección se agudiza, las bolsas se hacen más profundas, con posible destrucción del hueso de la mandíbula (maxilar) que sostiene los dientes en su sitio.

La mayoría de los adultos de más de 35 años de edad tienen cierto grado de afectación por la enfermedad de las encías. Los fumadores o los masticadores de tabaco, los que padecen de diabetes mal controlada, sufren desnutrición o experimentan tensión nerviosa excesiva, corren un riesgo elevado de periodontitis. Las hormonas femeninas intervienen a veces; y las niñas que entran en la pubertad y las mujeres embarazadas también corren mayor riesgo.

¿Qué les sucede a los que padecen esta enfermedad?

Síntomas En su fase temprana, la periodontitis suele ser indolora (no causa dolor). Es posible que la persona afectada no perciba sus efectos

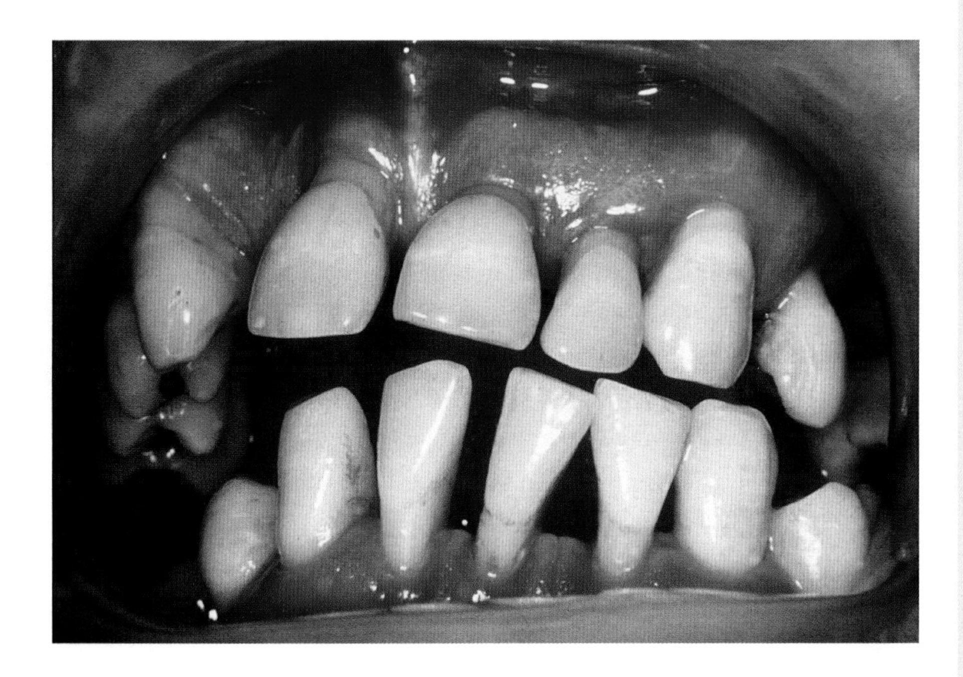

La enfermedad de las encías de larga duración ocasiona la retracción de éstas con respecto a los dientes. *Biophoto Associates/Science Source, Photo Researchers Inc.*

hasta que alcanza la fase avanzada. No obstante, hay algunas señales de advertencia de que la persona tal vez esté ya afectada:

- las encías sangran durante el cepillado o limpieza con hilo dental;
- las encías enrojecen, se hinchan o son sensibles al tacto;
- las encías se han retraído con respecto a los dientes;
- mal aliento persistente;
- presencia de pus entre las encías y los dientes;
- dientes flojos;
- cambio en la manera en que los dientes encajan al masticar;
- cambio en el ajuste de los puentes o dentaduras artificiales;

Diagnóstico El dentista revisa los dientes en busca de señales de enfermedad. Además de examinarlos, puede explorarlos con una sonda especial, de punta roma. La sonda se desplaza en forma suave a lo largo de la línea de las encías, en busca de bolsas interdentales.

Tratamiento Dependerá de la clase de enfermedad de las encías de que se trate y de lo avanzada que esté su evolución. La limpieza de la superficie del diente y de la raíz, que queda por debajo del borde de la encía, contribuye a la curación del tejido gingival y a su readhesión a la superficie del diente. Los antibióticos pueden ser útiles para controlar la multiplicación de las bacterias.

Si las bolsas son ya tan profundas que no se puedan limpiar por dentro, el dentista tal vez recomiende su reducción quirúrgica. Si el hueso que sostiene al diente está parcialmente destruido, es posible que se necesite una intervención quirúrgica para reconfigurar y reconstituir el diente afectado.

Medidas preventivas

La limpieza de los dientes con cepillo e hilo dental permite eliminar la placa dental. En la fase temprana de la periodontitis, el cepillado dos veces al día y la limpieza con hilo dental por lo menos una vez al día suelen bastar. Se recomienda, además:

- Usar un cepillo de cerdas blandas.
- Seleccionar un cepillo que sea cómodo y que llegue a todos los dientes, inclusive a los de más adentro.
- Reemplazar el cepillo cuando las cerdas se desgasten.
- Cepillar con un suave y corto movimiento de vaivén.
- No olvidarse de cepillar también las superficies interiores, la parte posterior de los dientes y la lengua.
- Limpiar con hilo dental el espacio entre dientes y por debajo del borde de la encía, donde no alcanza el cepillo.

Es igualmente importante ir al dentista con regularidad para un examen de dientes y una limpieza profesional.

Fuentes

U.S. National Institute of Dental and Craniofacial Research,
45 Center Dr., MSC 6400, Bethesda, MD 20892-6400
Telephone (301)496-4261
http://www.nidcr.nih.gov/

American Dental Association, 211 E. Chicago Ave.,
Chicago, IL, 60611
Telephone (312)440-2500
http://www.ada.org

National Oral Health Information Clearinghouse, 1 NOHIC Way,
Bethesda, MD 20892-3500
Telephone (301)402-7364
Facsimile (301)907-8830
TTY (301)656-7581
http://www.nohic.nidcr.nih.gov

V. tamb.
Absceso
Caries
Diabetes
Halitosis
Infecciones bacterianas
Úlceras labiales

Enfermedades de los riñones

Llamadas también enfermedades renales o nefropatías, incluyen toda alteración de la salud que afecte al funcionamiento de los riñones. Estas alteraciones incluyen desde infecciones leves que pueden tratarse con an-

PALABRAS CLAVE
para búsquedas en Internet y otras fuentes de consulta

Diabetes
Enfermedades renales
Nefropatías
Glomerulonefritis
Nefrología

tibióticos, hasta padecimientos crónicos (es decir, de duración prolongada) a consecuencia de los cuales los riñones se deterioran y acaban por dejar de funcionar.

¿Qué son los riñones?

Son un par de órganos corporales, de forma de habichuela o fríjol, localizados en la parte posterior de la cavidad abdominal, justo por encima de la cintura. Hay uno de estos órganos a cada lado de la columna vertebral. Los riñones desempeñan una serie de funciones, principalmente el filtrado de la sangre, la eliminación de productos de desecho que forman la orina, el ajuste del equilibrio químico y líquido del organismo al regular la concentración de la orina y participación en el control de la tensión arterial. También intervienen en la regulación de los efectos que la vitamina D tiene sobre el organismo y en la estimulación de la médula ósea para que produzca nuevos glóbulos rojos sanguíneos. Si los riñones se dañan por enfermedad, pueden resultar disminuidas algunas o todas las funciones aludidas; en ese caso, la persona afectada corre peligro de enfermarse gravemente; y si los riñones dejan de funcionar totalmente, el enfermo morirá a menos que reciba tratamiento.

¿Son las enfermedades de los riñones un problema de salud frecuente?

En los Estados Unidos estas enfermedades son uno de los principales problemas de salud. Más de 3,5 millones de estadounidenses padecen de alguna forma de enfermedad renal. Son más de 300 000 los que sufren de nefropatía terminal, que es la forma más grave. En 1996, más de 12 000 individuos recibieron trasplante de riñón. Y todos los años se invierten miles de millones de dólares en el tratamiento de estas enfermedades.

¿Cuáles son las distintas formas de enfermedad renal?

Hay tres categorías principales de enfermedad de los riñones, a saber:

- Trastornos congénitos, de origen genético, que aparecen al nacer o se desarrollan al poco tiempo.
- Trastornos crónicos, de duración prolongada y que se manifiestan a veces gradualmente a lo largo de muchos años.
- Trastornos agudos, que aparecen súbitamente; por ejemplo, a consecuencia de la obstrucción del sistema de drenaje de los riñones.

Trastornos congénitos Hay gente que nace con algún defecto renal, en cuyo caso la enfermedad se suele llamar congénita. Por ejemplo, los dos riñones pueden estar unidos por su base o polo para formar un solo riñón con aspecto de herradura. Otros nacen con un solo riñón, o

¿Qué es la hemodiálisis?

Cuando los riñones dejan de filtrar debidamente la sangre, ya sea por lesiones o por enfermedad, el tratamiento más frecuente es la hemodiálisis (hemo- significa sangre), nombre a menudo abreviado a diálisis. La máquina que realiza la diálisis funciona a manera de riñón artificial. Los enfermos de los riñones que han de someterse a diálisis se conectan a la máquina por medio de agujas y tubos, de medo que la sangre del paciente se impulsa, mediante una bomba, hacia la máquina, que la filtra. La máquina hace las veces de los riñones al extraer de la sangre los productos de desecho y el exceso de agua antes de devolverla al cuerpo a través de una vena. Ciertos individuos necesitan la diálisis sólo temporalmente hasta que sus riñones se recuperan, pero muchos más dependen de ella en forma permanente para conservar la vida. Para estos, la única alternativa es el trasplante de riñón. En 1996, más de 180 000 estadounidenses se sometieron a diálisis.

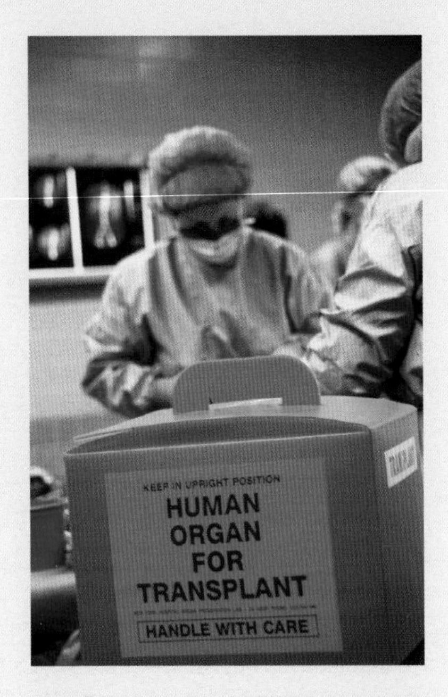

▲

"Órgano humano para transplante," dice el letrero. Si la nefropatía conduce a la insuficiencia renal, tal vez sea necesaria la hemodiálisis o un trasplante de riñón. © *Michelle Del Suercio/Custom Medical Stock Photo, Inc.*

con dos riñones en el mismo lado, o con dos uréteres (los tubos que llevan la orina de los riñones a la vejiga) por riñón. Por lo general, estos problemas pueden superarse porque el organismo es capaz de funcionar bien con un solo riñón.

Las enfermedades leves que se tornan graves Las enfermedades renales crónicas (de duración prolongada) adquieren a veces carácter muy grave, puesto que con el tiempo producen el deterioro de los riñones. La glomerulonefritis, por ejemplo, es una inflamación de las unidades de filtración (los glomérulos). A menudo acompaña a otras enfermedades, como la diabetes* y la hipertensión, o bien puede ser resultado de una infección bacteriana o de una enfermedad inmunológica.

El sistema inmunitario produce proteínas llamadas anticuerpos que combaten las infecciones. En la glomerulonefritis, estos anticuerpos quedan atrapados en los glomérulos, lo que produce la inflamación de éstos. La glomerulonefritis a veces es tratable o bien evoluciona hasta producir graves lesiones renales. El cáncer o los tumores de riñón pueden hacer que con el tiempo los riñones dejen de funcionar debidamente. A la larga, muchas de estas enfermedades conducen a lo que se llama nefropatía terminal, en la que los riñones dejan de funcionar.

* **diabetes** Enfermedad caracterizada por un aumento de los niveles de azúcar en la sangre porque el páncreas no produce suficiente cantidad de insulina o el organismo no puede utilizar debidamente la insulina que produce.

Insuficiencia renal aguda La insuficiencia aguda, o de aparición brusca, puede deberse a numerosas causas, incluidas las lesiones que reducen sensiblemente el flujo sanguíneo, deshidratación intensa, exposición a productos químicos y a medicamentos tóxicos para los riñones, infecciones, tumores y cálculos renales.

La pielonefritis, o infección de los riñones, es una enfermedad común de carácter agudo. Sus síntomas incluyen dolores de espalda o abdominales, fiebre y micción (excreción de orina) frecuente o dolorosa. Se trata eficazmente con antibióticos. Otra afección bien conocida es la litiasis renal (formación de cálculos en los riñones). Estos cálculos, sólidos y cristalinos, son creados a partir de diversas sustancias químicas que se separan de la orina y se acumulan en los riñones. Los cálculos de tamaño reducido pueden eliminarse por sí solos (arrastrados por la orina), pero los cálculos mayores requieren una intervención (litotricia) que los desmenuza para que puedan ser eliminados con la orina. El enfermo suele recuperarse de estas afecciones sin daño permanente a los riñones. No obstante. Si no se tratan, pueden producir lesiones permanentes y causar insuficiencia renal.

Diagnóstico y tratamiento

Los trastornos que afectan al debido funcionamiento de los riñones se diagnostican por varios métodos: análisis de sangre y de orina, estudios para obtener imágenes renales (por radiografía o por resonancia magnética nuclear*) y biopsia renal (extracción de una muestra de tejido

* **resonancia magnética nuclear** Técnica diagnóstica que utiliza las ondas electromagnéticas producidas por un gran imán y ondas de radiofrecuencia para explorar el cuerpo y obtener imágenes precisas interior del organismo.

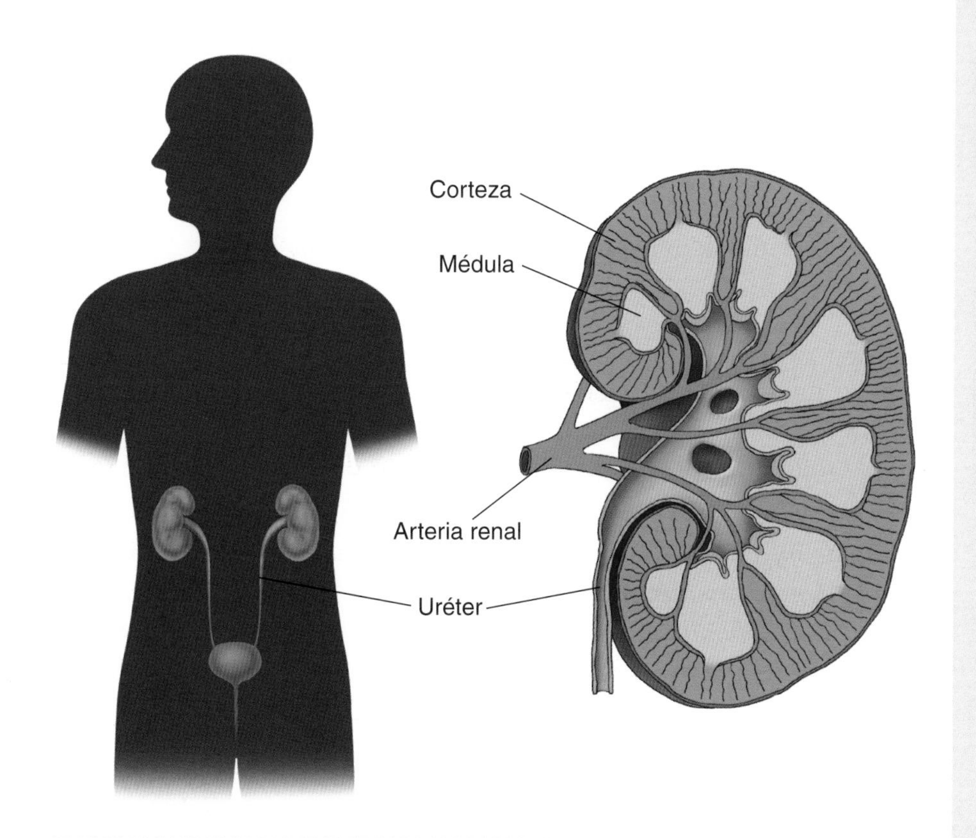

Los riñones están situados uno a cada lado de la columna vertebral, a la altura de la cintura.

orgánico). Estos análisis y estudios determinan la clase y grado de afectación de la enfermedad renal.

El tratamiento de las nefropatías depende de la causa subyacente. Por ejemplo, si es una infección se puede tratar con antibióticos, mientras que si es un tumor requerirá extirpación quirúrgica. Las afecciones renales crónicas se tratan con medicamentos que reducen los síntomas si no hay posibilidad de cura. La insuficiencia renal completa requiere hemodiálisis dos o tres veces a la semana o un trasplante de riñón.

Fuentes

National Kidney Foundation, 30 E. 33rd St.,
Ste. 1100, New York, NY, 10016
Telephone (212)889-2210
Toll-Free (800)622-9010
http://www.kidney.org

U.S. National Institute of Diabetes and Digestive and Kidney Diseases, Office of Communications and Public Liaison, Bldg. 31, Rm. 9A04, Center Dr., MSC 2560, Bethesda, MD 20892-2560
Telephone (301)435-8115
http://www.niddk.nih.gov/

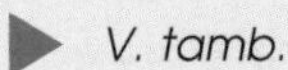
V. tamb.

Cálculos renales

Diabetes

Hipertensión

Nefritis

Nefrosis

U.S. National Kidney and Urologic Diseases Information Clearinghouse, 2 Information Way, Bethesda, MD 20892-3570
Telephone (301)654-3810
Toll-free (800)891-5389
Facsimile (301)907-8906
http://www.niddk.nih.gov/health/digest/nddic.htm

Enfermedades de transmisión sexual (ETS)

PALABRAS CLAVE
para búsquedas en Internet y otras fuentes de consulta

Enfermedades venéreas

Infección

Salud pública

Las enfermedades de transmisión sexual (o ETS) constituyen una diversidad de infecciones transmisibles de una persona a otra por contacto sexual. Algunas también se propagan de madre a hijo durante el embarazo o el parto. Difundidas por todo el mundo, las ETS son particularmente comunes entre los jóvenes adolescentes y veinteañeros. Las ETS varían en gravedad desde los piojos del vello púbico o ladillas, que sólo causan molestias, hasta el sida, que ha causado millones de muertes por todo el ámbito mundial.

El contacto sexual es una de las principales formas de propagación de muchos de los microorganismos que causan enfermedades. Más de treinta enfermedades bacterianas, víricas y parasitarias son transmisibles de una persona a otra de esta manera. Para algunas de ellas, el contacto sexual es la principal forma de transmisión. Estas son las enfermedades que generalmente llamamos enfermedades de transmisión sexual (ETS).

La mayoría de las ETS afectan principalmente a los órganos sexuales y a otras partes del sistema reproductor, como es el caso de las infecciones clamidiales, la gonorrea, el herpes genital, las verrugas genitales y tricomoniasis. En otras, el microorganismo causante entra por los órganos sexuales pero afecta a otras partes del cuerpo. Eso es lo que ocurre en el caso del sida y de la sífilis.

Además del sida, algunas ETS acarrean graves complicaciones, en particular para las mujeres. La clamidiasis y la gonorrea no suelen causar síntomas en la mujer (ni en el hombres, a veces), por lo que fácilmente suelen pasar inadvertidas y no recibir tratamiento. Pero si ocurre eso, las dos infecciones citadas pueden transformarse en una enfermedad inflamatoria pélvica, que a su vez es causa infertilidad o esterilidad, es decir, que hace difícil o imposible para la mujer quedar embarazada. Por otra parte, si la mujer está infectada por ciertas especies del papilomavirus humano, que también se transmite sexualmente, tal vez corra mayor riesgo de cáncer del cuello uterino, que es parte del sistema reproductor femenino.

En el hombre y en la mujer, la sífilis no tratada puede plantear, al cabo de muchos años, problemas mortales del corazón, así como ceguera, sordera y locura.

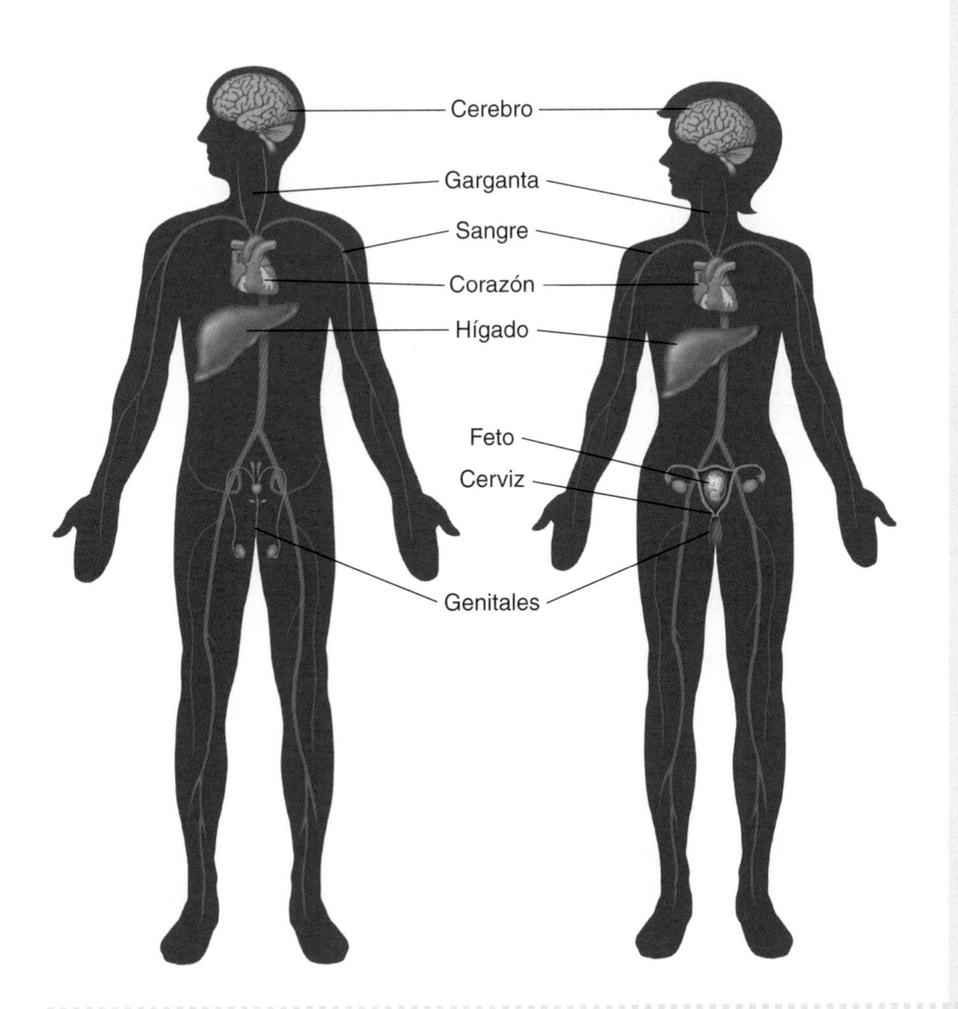

Las enfermedades transmitidas sexualmente afectan a muchas partes del cuerpo.

¿Todas las infecciones de los órganos genitales se transmiten por contacto sexual?

No. Por ejemplo, la moniliasis, cuyo ejemplo más común es la candidiasis, no suele contraerse por contacto sexual. Generalmente, el hongo que la produce (*Candida*), se transmite de la misma piel o de los intestinos de la persona (donde no causa daños) a los órganos genitales, en los que provoca síntomas. Por lo tanto, la infección se puede contraer sin haber tenido relaciones sexuales.

¿Quién corre el riesgo de contraer ETS?

Casi toda persona que haya tenido relaciones sexuales puede contagiarse de una ETS. Es probable que los infectados de una ETS tengan también otras enfermedades venéreas. Estas personas, una vez curadas, también son más susceptibles de contagiarse otra vez.

Las ETS afectan más comúnmente a los jóvenes, de 15 a 24 años. Los expertos creen que esto se debe a varias razones: los jóvenes tienen más probabilidad de no estar casados, por lo que tienden a una mayor promiscuidad en sus relaciones sexuales que las personas mayores. Los

Enfermedades no transmitidas sexualmente: cuestión de definiciones

Muchas infecciones *se pueden* transmitir por contacto sexual, pero normalmente *se transmiten* de otras formas. No se las considera, por lo general, como enfermedades de transmisión sexual. Entre ellas figuran las siguientes:

- la hepatitis B y el citomegalovirus, enfermedades víricas que se transmiten normalmente por medio de la sangre;
- las enfermedades bacterianas, como la salmonelosis; enfermedades parasitarias, como la amebiasis; enfermedades víricas como la hepatitis A. Todas ellas se transmiten por medio del agua o de la comida contaminadas por las heces de una persona infectada.

jóvenes son también más propensos a no usar condón durante el coito, incluso cuando saben que ese profiláctico les puede proteger de las enfermedades de transmisión sexual. Los jóvenes a menudo sienten vergüenza, o no tienen suficiente dinero, o se preocupan demasiado de su privacidad como para hacerse revisiones médicas con regularidad o para buscar rápido tratamiento en caso de contraer una ETS. Así, pues, pueden estar infectados—y ser capaces de infectar a otros—durante un plazo más largo de lo común.

En general, se corre mayor riesgo de infección cuando las relaciones sexuales empiezan en edad temprana, se tienen con varias personas y no siempre se usan profilácticos ni se acude a revisiones periódicas.

Pero incluso si la persona ha tenido relaciones sexuales tan sólo una vez, con una sola persona, también puede contraer una ETS si su pareja estaba infectada. La única manera segura de evitar contagiarse con una ETS es absteniéndose de toda actividad sexual.

¿Cómo se transmiten las ETS?

A menudo, las personas que tienen una ETS no se dan cuenta de que están infectadas, y por lo tanto transmiten la enfermedad a otros, incluso a las personas que más quieren—esposas, maridos e hijos.

Enfermedades por contacto sexual Estas enfermedades se transmiten mediante el contacto sexual entre personas del sexo opuesto (sexo heterosexual) o entre personas del mismo sexo (sexo homosexual). Las actividades que transmiten la ETS incluyen el coito vaginal, el sexo anal y el sexo orogenital.

Otras formas de transmisión A veces, las ETS también se propagan de forma asexual. Muchas de estas enfermedades incluyendo el sida (causado por el VIH o virus de inmunodeficiencia humana), la gonorrea, la clamidiasis, la sífilis y el herpes genital—se pueden pasar de madre a hijo durante el embarazo o el parto. El VIH también se transmite al lactante a través de la leche materna.

El VIH es transmisible si la persona infectada comparte agujas para la inyección de drogas, o si se recibe una transfusión de sangre contaminada. En los Estados Unidos, los rigurosos análisis de sangre han logrado una gran seguridad en las transfusiones de sangre, pero en otros países el riesgo puede ser mayor.

Las ETS que causan úlceras en la piel, como el herpes genital, la sífilis y el chancroide*, se pueden propagar si las úlceras o llagas entran en contacto con la piel de otra persona. Las úlceras sirven también como puerta de entrada para el VIH, lo que hace más probable la adquisición de sida. La prevención y tratamiento de estas úlceras son pasos muy importantes para evitar el sida.

La mayoría de las ETS no se transmiten por contacto con un objeto, por ejemplo el asiento de un inodoro. La excepción es la tricomoniasis,

* **chancroide** Infección bacteriana que produce dolorosas úlceras en la región genital. Es relativamente rara en los Estados Unidos, y se da más comúnmente en las zonas tropicales y subtropicales. Se denomina también chancro blando, a diferencia del chancro duro de la sífilis.

que a veces se propaga por medio de toallas o prendas de baño que hayan sido usadas recientemente por una persona infectada.

¿Qué pasa cuando uno se infecta de ETS?

Síntomas Varias de las más comunes de estas enfermedades—clamidiasis, gonorrea, y tricomoniasis—producen dolor al orinar o provocan exudación de pus de los órganos sexuales. En muchos casos, sin embargo, no manifiestan síntomas. Otras ETS producen llagas o ampollas en la región genital. Entre éstas se encuentran la sífilis, el herpes genital y el chancroide. Los síntomas del VIH y sida incluyen frecuentes infecciones fúngicas y parasitarias.

Diagnóstico El médico puede sospechar que se trata de una ETS al considerar los síntomas y observar las llagas de la piel, en caso de haberlas. Existen varias pruebas para confirmar si hay o no infección y de qué clase es.

Puesto que la clamidiasis y la gonorrea afectan a las mujeres jóvenes con gran frecuencia y pueden conllevar infertilidad aunque no presenten síntomas, los médicos recomiendan a las jóvenes muy activas sexualmente que se hagan exámenes con regularidad, para detectar y poder tratar estas enfermedades.

Más aún, cualquier persona cuya pareja sexual haya sido diagnosticada de ETS, o cuya pareja tenga síntomas de ETS, debe de hacerse examinar y recibir tratamiento si también está infectada.

Tratamiento

Las ETS se dividen en dos grupos: enfermedades curables y enfermedades no curables pero tratables.

Enfermedades curables Las enfermedades curables suelen ser provocadas por bacterias o parásitos. Entre ellas están la clamidiasis, la gonorrea, la sífilis y el chancroide, todas causadas por bacterias, y la tricomoniasis, causada por un parásito. Son susceptibles de curación con medicamentos. De hecho, la sífilis y la gonorrea se curan por lo general con una sola inyección o píldora.

Enfermedades tratables Las enfermedades que se pueden tratar pero no curar suelen ser causadas por virus. Entre ellas están el el sida, el herpes genital y las verrugas genitales. Estas enfermedades no se curan con medicamentos porque el virus permanece en el cuerpo. Pero, en la mayoría de los casos, los medicamentos u otro tratamiento pueden reducir los síntomas. Tratándose de personas con sida, infectadas por el VIH, los medicamentos prolongan la vida y mejoran su calidad.

Perspectiva internacional

Las enfermedades transmitidas sexualmente causan estragos a escala mundial. Al finalizar el año 1998, el sida había matado a casi 14 millones de personas en todo el planeta, cifra ésta que incluye más de 400 000 muertes acaecidas en los Estados Unidos. Y más de 33 millones de personas se hallan infectadas por el VIH, la mayoría de ellas en países subdesarrollados de África y Asia.

Si bien otras enfermedades transmitidas sexualmente rara vez causan la muerte, tienen otras graves consecuencias. En 1995, la Organización Mundial de la Salud (OMS) estimó que se habían registrado 333 millones de nuevos casos de ETS curables, que incluyeron:

- 89 millones de infecciones por clamidias
- 62 millones de casos de gonorrea
- 12 millones de casos de sífilis
- 170 millones de casos de tricomoniasis

En el ámbito mundial, incluidos los Estados Unidos, las enfermedades de transmisión sexual tienden a afectar principalmente a los adolescentes solteros y a los adultos jóvenes que viven en ciudades.

Se calcula que la mayoría de los adultos estadounidenses se infectarán de ETS en algún momento de su vida, aunque ellos no lo sepan. Por ejemplo, el papilomavirus humano, en alguna de sus formas, infecta a la mayor parte de los norteamericanos. Algunas cepas de este virus causan verrugas genitales; otras pueden producir cáncer de cuello uterino. Y se cree que más de una quinta parte de los estadounidenses está infectado por el virus que causa el herpes genital.

Entre las ETS bacterianas, la clamidiasis es la más común. Se estima que

(continúa)

causa unos 4 millones de infecciones al año en los Estados Unidos, aunque de éstas, sólo el 10 por ciento se declaran las autoridades de salud pública. Se cree que el 10 por ciento de las mujeres adolescentes, y el 5 por ciento de las mujeres adultas en edad fecunda, están infectadas.

¿Medidas preventivas

Abstinencia y seguridad La única forma segura de no contraer una enfermedad venérea es no tener contacto sexual con nadie (abstinencia sexual).

Para las personas que tienen relaciones sexuales, la forma más segura es hacerlas monógamas, es decir, tenerlas siempre con la misma pareja cuando ninguno de los dos están infectados. El problema que se plantea es la imposibilidad de saber con certeza si uno de ellos está infectado o no. No siempre se dice la verdad acerca de la conducta sexual en el pasado—o se puede pensar erróneamente que estaban protegidos en esa época anterior. Muchas personas con ETS no saben o no creen que la tienen. Esta es una de las razones por las cuales los funcionarios de salud pública recomiendan a las personas que tienen relaciones sexuales el uso sistemático de condones, a menos que quieran lograr el embarazo. El uso de los condones disminuye el riesgo de ETS, pero para que sean efectivos deben usarse correctamente y en todo contacto sexual.

Educación y conciencia En materia de salud pública, la educación es la parte más importante para la prevención de las ETS. La conciencia de lo necesario que es prevenir las ETS ha aumentado enormemente en las últimas décadas, en gran parte debido a la aparición del sida. Actualmente, la prevención de las ETS y las medidas que se recomiendan al efecto están ampliamente difundidas por los medios informativos y se enseñan en las escuelas. Se insta a los jóvenes a abstenerse de las relaciones sexuales o a que usen condones si son sexualmente activos.

Rastreo de anteriores contactos sexuales Además de lo que antecede, cuando a una persona se le diagnostica de ETS, los médicos o los funcionarios de salud pública tratan de localizar a las parejas sexuales de la persona para examinarlas y darles tratamiento. El rastreo de contactos sexuales se hace de forma confidencial, sin dar a conocer el nombre de la persona infectada. Esto es útil para evitar que esas parejas continúen diseminando la enfermedad sin saberlo.

Pero la única manera segura de prevenir el contagio por una ETS es abstenerse totalmente de las relaciones sexuales.

▶ *V. tamb.*
Enfermedades parasitarias
Gonorrea
Herpes
Infecciones bacterianas
Infecciones fúngicas
Infecciones clamidiales
Infecciones víricas
Piojos
Sida y VIH
Sífilis
Verrugas genitales

Fuentes

American Social Health Association, PO Box 13827,
Research Triangle Park, NC, 27709
Telephone (919)361-8400
http://www.ashastd.org

KidsHealth.org, c/o Nemours Foundation, PO Box 5720,
Jacksonville, FL 32247

Telephone (904)390-3600
Facsimile (904)390-3699
http://www.kidshealth.org/

U.S. Centers for Disease Control and Prevention,
1600 Clifton Rd., Atlanta, GA 30333
National STD Hotline (800)227-8922
http://www.cdc.gov/

Enfermedades del corazón

Se trata de una amplia gama de enfermedades que impiden al corazón desempeñar debidamente su función normal de impulsar la sangre a todas partes del cuerpo.

PALABRAS CLAVE
para búsquedas en Internet y otras fuentes de consulta

Aparato o sistema cardiovascular

Arteriosclerosis

Aterosclerosis

Coronariopatías

Fiebre reumática

Infarto de miocardio

Insuficiencia cardíaca

El caso de Max

Max, que acaba de cumplir los 14 años, comparte a menudo con su abuelo el rito matutino de tantos sábados: desayuno en una cafetería

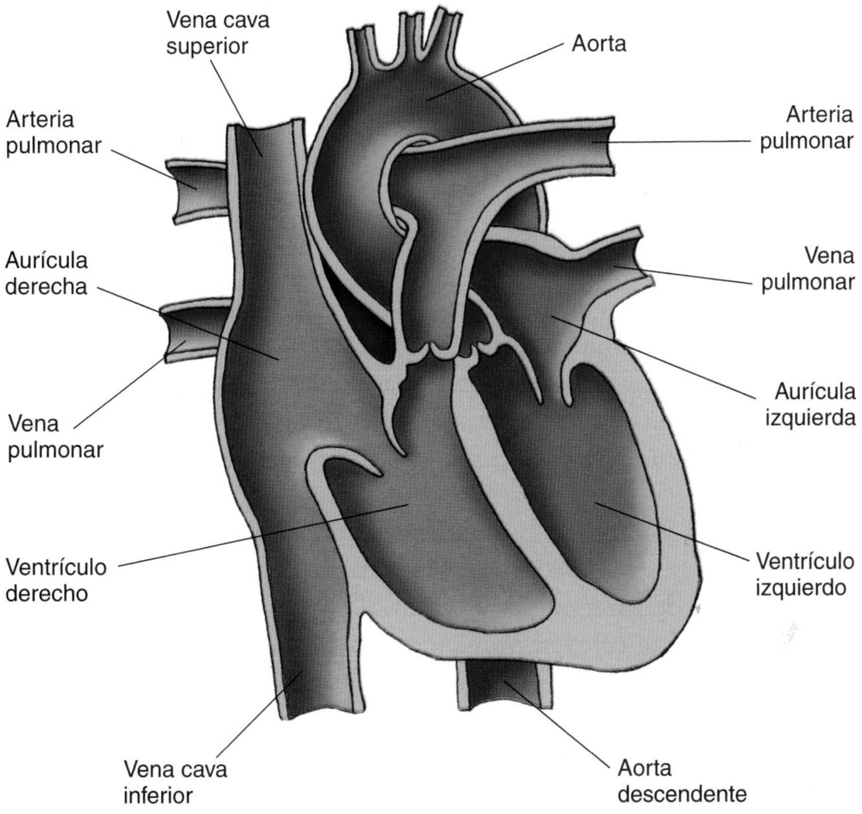

Anatomía del corazón.

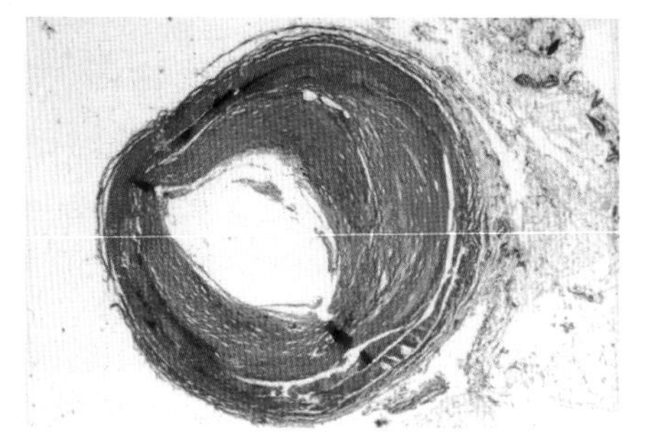
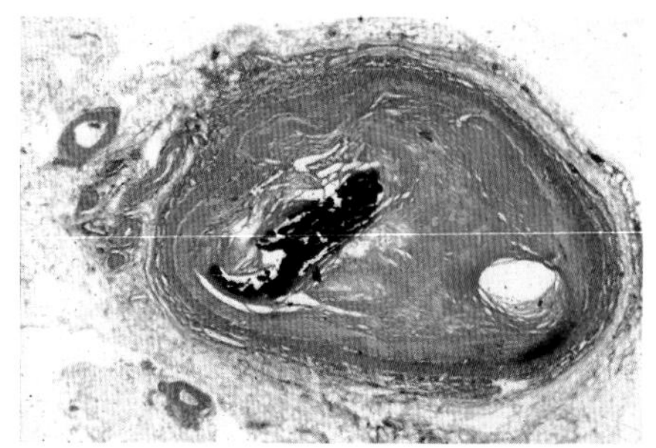

Las fotos muestran una arteria coronaria (izquierda) con aterosclerosis moderada y otra (derecha) con arterosclerosis pronunciada. © *W. Ober, Visuals Unlimited.* ▶

favorita, seguido de un animado partido de tenis. En esta ocasión ambos piden huevos fritos, con cuatro tiras de tocineta, una pila de panqueques y un platito aparte de papas y cebollas doradas a la sartén. Terminado el desayuno, marchan en auto hacia la cancha. Apenas pasan diez minutos de haber empezado el partido cuando el abuelo, con la respiración entrecortada y sudando profusamente, detiene el juego y se queja de un dolor que le oprime el pecho. Aunque el abuelo lo atribuye a una probable indigestión, Max desaparece corriendo en busca de ayuda. Transportado a la sala de emergencia del hospital, el abuelo recibe una aspirina y es conectado a un monitor cardíaco, el cual indica que ha sufrido un ataque al corazón. La enfermera le dice a Max que su pronta gestión de socorro probablemente le ha salvado la vida al abuelo.

¿En qué consisten las enfermedades del corazón?

Son un grupo de enfermedades (llamadas también cardiopatías) que impiden al corazón funcionar como es debido.

De tamaño un poco mayor que un puño, el corazón normal sano constituye el centro funcional del aparato o sistema cardiovascular* del ser humano. Ese corazón late (se contrae y dilata) como 100 000 veces al día. Por término medio, en una persona que viva 70 años, el corazón latirá más de 2 500 millones de veces.

* **sistema cardiovascular** Comprende el corazón y los vasos sanguíneos.

El sistema circulatorio* es el encargado de proporcionar nutrimento a las células del organismo y de eliminar sus desechos. Las arterias llevan la sangre oxigenada del corazón a las células de todo el cuerpo; las venas recogen la sangre que ha nutrido las células y la devuelven a los pulmones, donde se reoxigena y se pone en circulación nuevamente, impulsada por el corazón.

* **sistema circulatorio** Se compone del corazón, arterias, venas, capilares y sangre circulante.

Las arterias y las venas coronarias circundan el corazón por su parte superior y por la inferior como si fueran ramas de hiedra. Las arterias coronarias sanas, de paredes fuertes y flexibles y de túnica interna lisa, suministran sangre al corazón propiamente dicho, en forma muy parecida a como una manguera lleva el agua del grifo al jardín o al huerto.

Todo individuo nace con las arterias coronarias totalmente abiertas y despejadas, lo que permite un aflujo máximo de sangre al corazón; pero, a medida que envejece, estos vasos pueden empezar a obstruirse por el depósito de una espesa mezcla de lípidos (grasas, entre ellas el colesterol), calcio y otras sustancias. Conforme estos depósitos se van acumulando en forma de capas en el interior de las arterias, pueden dar lugar a arteriosclerosis, estado anormal conocido también por "endurecimiento de la arterias," puesto que la acumulación de sustancias extrañas, a la larga, endurece la pared arterial interna. Se llama aterosclerosis a la acumulación de ateroma o placa ateromatosa* en la capa más interior (la íntima, en comunicación con la sangre circulante) de la arteria. Esta anomalía es la forma más común de la arteriosclerosis. Con el tiempo, la placa continúa acumulándose en los vasos sanguíneos, en forma muy parecida a como la grasa obstruye el desagüe del fregadero de la cocina. Debido a esto, el diámetro interno (o luz) del vaso sanguíneo se achica cada vez más.

* **placa ateromatosa** La placa arterial (o ateroma) se produce en la capa más interior (íntima) de la arteria y se debe a la acumulación de depósitos de grasa.

¿Cuáles son las distintas clases de cardiopatías?

La aterosclerosis de las arterias coronarias, con el tiempo, origina enfermedades conocidas por coronariopatías, en las cuales dichas arterias quedan obstruidas hasta el punto de no poder suministrar el nutrimento o el oxígeno que necesita el corazón. El aflujo de sangre queda entonces total o parcialmente bloqueado y da lugar al fenómeno denominado isquemia.

Los ataques al corazón (o infartos de miocardio) son lesiones producidas por interrupción del flujo de sangre a través de una arteria coronaria, con lo que se corta el suministro de oxígeno vital para el corazón. Estas interrupciones pueden deberse al diámetro arterial disminuido a causa de la placa ateromatosa, de un coágulo sanguíneo que bloquea la arteria o de la contracción (espasmo) de ésta como reacción a la falta de oxígeno o sangre. Cuanto más tiempo se prive de nutrimento al músculo cardíaco, tanto mayor será la cantidad de tejido muscular que se deteriora o perece. Es, pues, esencial tomar medidas rápidas de socorro, como lo hizo Max.

El bloqueo de las arterias no es la única causa de los ataques al corazón. La hipertensión, o alta tensión arterial, puede ser un factor contribuyente. El bombeo de la sangre contra la elevada presión de los vasos sanguíneos (como sucede en los individuos con hipertensión incontrolada) puede imponer demasiada carga al corazón. El abuso del alcohol, las infecciones víricas, la tuberculosis, los parásitos u otras enfermedades vasculares (de los vasos sanguíneos), también pueden ocasionar cardiopatías.

Las válvulas enfermas imponen al corazón otra carga anormal. Las cuatro válvulas, situadas entre las dos aurículas (cámaras superiores) y los dos ventrículos (cámaras inferiores) del corazón, se abren y cierran como diminutos obturadores de cámaras fotográficas para dejar que la sangre circule en cantidad suficiente y en sentido correcto. Si la válvula está cicatrizada o no puede abrirse del todo, el corazón habrá de trabajar más intensamente para impulsar la sangre a través de la obstrucción parcial. Si, por el contrario, la válvula no cierra del todo, se producirá un reflujo

Durante un ataque al corazón, el aflujo de sangre a éste queda bloqueado por la placa ateromatosa o por coágulos, lo que ocasiona la muerte (necrosis) de los tejidos comprendidos en la zona privada de oxígeno. ▶

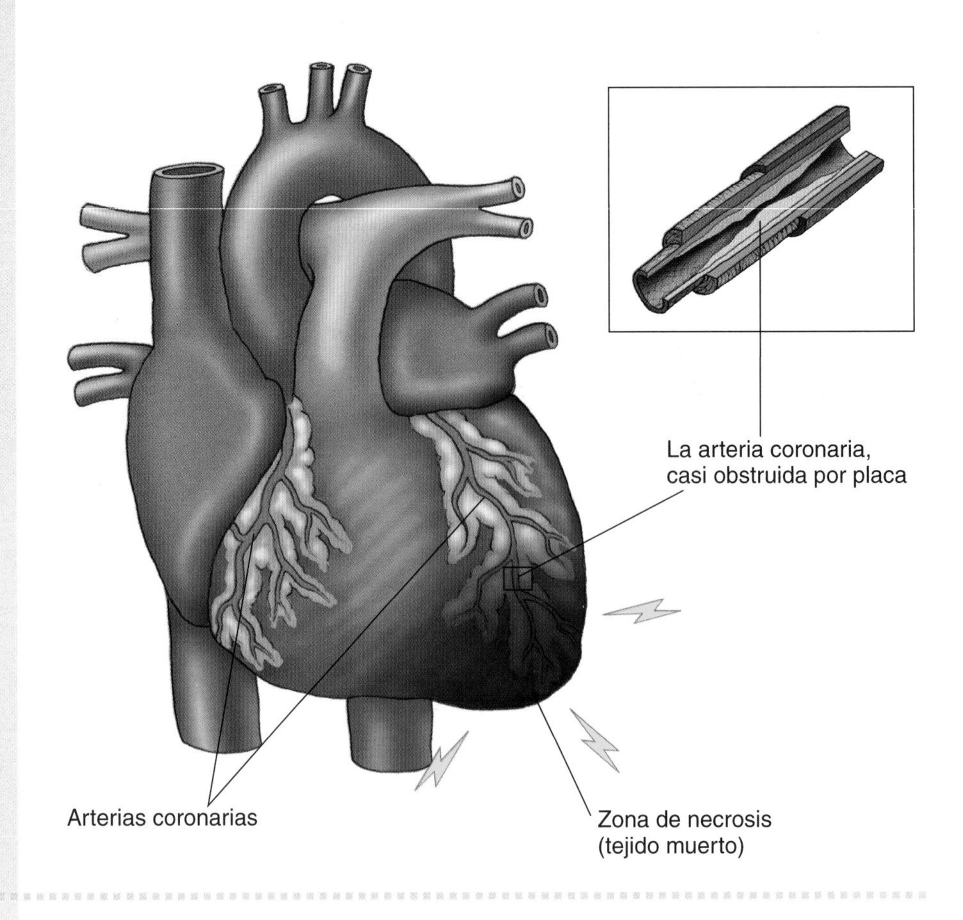

de sangre en las cámaras del corazón, con lo que éste se verá obligado a trabajar más intensamente para bombear dos veces la misma sangre.

La endocarditis bacteriana, o sea, la inflamación del endocardio (la superficie interna del corazón), es una infección capaz de perturbar el buen funcionamiento de las válvulas. Esta infección puede ser, como sucede en raras ocasiones, consecuencia de la cirugía oral o de reparaciones dentarias que liberan al torrente sanguíneo bacterias normalmente inocuas. Esto suele suceder en personas que han sufrido daños por cardiopatías de origen reumático u otras afecciones.

Hay también varias cardiopatías que producen arritmias o disritmias (alteraciones del ritmo cardíaco normal). Si bien muchas de estas alteraciones carecen de importancia, otras pueden ser muy graves. Por ejemplo, la fibrilación ventricular, ritmo cardíaco que produce un bombeo descoordinado e ineficaz, es a veces la causa de muerte súbita.

¿A qué se deben las cardiopatías?

Factores de riesgo Las enfermedades del corazón no son contagiosas y, en su mayor parte, pueden prevenirse, controlarse y, en ciertos casos, hasta contrarrestarse. Al considerar las causas de estas enfermedades, los investigadores dividen los factores de riesgo* en dos categorías:

***factores de riesgo** Circunstancias personales, tales como edad, peso corporal o dieta, que incrementan la probabilidad de que la persona adquiera determinada enfermedad.

los que son controlables por el enfermo y los que no lo son. Entre los que no se pueden cambiar, figuran:

- La edad. A medida que la persona envejece, sus niveles (concentraciones) de colesterol generalmente aumentan y se produce un endurecimiento de las arterias, que continúa progresando en la mayoría de los casos.
- El sexo. Los varones tienen niveles de colesterol más elevados que las mujeres hasta la edad de 45 años, aproximadamente. Las mujeres alcanzan los niveles de los hombres después de la menopausia.*
- Los antecedentes familiares. Las personas con antecedentes familiares de enfermedades del corazón tienen mayor riesgo de contraer este tipo de dolencias.

* **menopausia** Período de la vida de la mujer en que se produce la última menstruación, a partir del cual deja de tener ovulaciones y ya no puede tener más hijos.

Lo bueno es que algunos factores de riesgo son susceptibles de controlarse. Entre estos destacan:

- El tabaco. Los fumadores tienen el doble de riesgo de ataque al corazón que los no fumadores, y su riesgo de muerte cardíaca súbita es del doble al cuádruplo que el de los no fumadores. El dejar el cigarrillo (y mejor aún, el no empezar a fumar) es una táctica decididamente recomendable para la salud.
- La tensión arterial alta. La hipertensión supone una sobrecarga para el corazón. Para reducir la tensión arterial pueden ser útiles los medicamentos antihipertensivos, el mantener un peso corporal saludable, evitar el uso de la sal común y aumentar los ejercicios.
- Los lípidos en la sangre. La reducción de las grasas en la sangre, tales como el colesterol, puede reducir el riesgo de ataque al corazón. Los que tienen antecedentes familiares de cardiopatías y que además presentan otros factores de riesgo como el fumar, la diabetes, la hipertensión, la obesidad o la inactividad física; o los que tienen el padre o la madre con altas cifras de colesterol deben hacerse verificar por un médico las concentraciones de lípidos en la sangre.
- La diabetes. Gran número de diabéticos padecen también de hipertensión o de obesidad. La diabetes aumenta asimismo los niveles de lípidos y acelera la evolución de la arteriosclerosis, el ataque al corazón y las apoplejías.
- La obesidad. Se define como obesidad, en general, el tener un índice de masa corporal adulta superior a 27 (Véase el recuadro lateral). Cerca de la tercera parte de los estadounidenses son obesos, a pesar de que mantener un peso corporal saludable a lo largo de la vida parece ser una de las maneras más eficaces para vivir más años y en forma más sana. En un famoso estudio de 30 años de duración celebrado entre 1948 y 1978 con la intervención de 5127 vecinos de Framingham (Massachusetts),

Índice de masa corporal

Este índice se viene usando desde principios de la década de 1980 como medida estándar de obesidad. Para calcular el índice:

1. Multiplicar el peso en libras por 700.
2. Dividir ese número por la altura en pulgadas.
3. Dividir otra vez el número resultante por la altura en pulgadas.
4. Para calcular el IMC en kilogramos y metros, hay que dividir el peso corporal (en kg) por la altura (en m) al cuadrado.

Se recomienda un índice de 20 a 26. El exceso de peso para las mujeres va de 26 a 27,3, y para los hombres de 26 a 27,8. La mayoría de los "expertos" cifran el comienzo de la obesidad en un índice de 27,3 para las mujeres y de 27,87 para los varones. Todos concuerdan en que un índice superior a los 30 representa obesidad.

los que conservaron su peso desde los 25 años de edad presentaron menor riesgo de enfermedades cardíacas. Los que redujeron su peso durante este período aminoraron todavía más su riesgo.

- Actividad física. Los que hacen ejercicio tienen menor riesgo de enfermedades cardiovasculares, y los que son inactivos corren mayor riesgo de contraerlas. El ejercicio aeróbico* reduce la frecuencia cardíaca (latidos por minuto), las concentraciones de lípidos, la tensión arterial y las grasas corporales. Estas actividades comprenden caminar deprisa, correr, nadar, remar y saltar la cuerda durante un período de por lo menos 10 a 15 minutos. Se calcula que el 60 por ciento de los estadounidenses no hacen ningún ejercicio aeróbico.

* **ejercicio aeróbico** Es un ejercicio que tiene por objeto incrementar el consumo de oxígeno por parte del cuerpo. Contribuye a mantener en forma el corazón y los pulmones.

Otros factores de riesgo controlables son el consumo de bebidas alcohólicas y el exceso de tensión nerviosa.

La conexión con las grasas El colesterol es una sustancia blanda, de consistencia parecida a la cera, que circula con la sangre y que se encuentra en todas y cada una de las células del organismo. Es un material de construcción muy importante para las células y los nervios, y se usa también en la producción de ciertas hormonas. El hígado utiliza el colesterol para fabricar ácidos biliares que contribuyen a la digestión. Los triglicéridos son sustancias grasas transportadas por la sangre que, al igual que el colesterol, pueden provenir de la dieta o ser producidas por el hígado. Los triglicéridos son distintos del colesterol, pero como éste, están normalmente presentes en la sangre. Las cifras elevadas de triglicéridos suelen correlacionarse con ciertas enfermedades.

El cuerpo fabrica todo el colesterol que necesita, pero el ser humano también acumula colesterol procedente de lo que come, sobre todo si se trata de carnes o productos lácteos. Las altas cifras de colesterol pueden tener muchas causas, entre ellas genéticas (herencia), y estilo de vida (régimen alimenticio). El exceso de colesterol conduce a veces a enfermedades del corazón. Los trastornos hiperlipidémicos, en los que existen concentraciones demasiado elevadas de colesterol o de triglicéridos en la sangre, se cuentan entre las afecciones hereditarias más comunes, por afectar a 1 persona de cada 500. En los afectados por estos trastornos, el hecho de poseer factores de riesgo como obesidad, tabaquismo y alta tensión arterial suelen incrementar todavía más la probabilidad de sufrir coronariopatías.

¿Cómo sabe uno si tiene alguna enfermedad del corazón?

Estas enfermedades son la causa principal de mortalidad en los Estados Unidos. Se reconoce que el ataque al corazón es la señal más reveladora de cardiopatía. Los ciudadanos estadounidenses sufren anualmente 1,5 millones de ataques al corazón. Pero la dificultad para reconocer la enfermedad estriba en que, en el 20 al 25 por ciento de sus víctimas (como el abuelo de Max), el ataque es el primer síntoma del mal subyacente. Para entonces, las placas ateromatosas pueden haber obstruido parcial o totalmente una o más arterias, con lo que queda disminuido el riego sanguíneo, con sus necesarios nutrientes y oxígeno, a una o más zonas de músculo cardíaco.

Puesto que el ataque al corazón puede causar graves daños al privarlo de oxígeno, es de importancia capital la reacción veloz ante las primeras señales de infarto de miocardio. La angina de pecho (o angor), caracterizada por un dolor opresivo del pecho, con sensación de pesadez y opresión, que se irradia a veces al brazo izquierdo, la nuca, la mandíbula o la paletilla del hombro, es también uno de los primeros signos de que la persona afectada de aterosclerosis está en riesgo de sufrir un ataque al corazón. Pueden causar la angina de pecho el ejercicio físico, una comida fuerte, emociones intensas o temperaturas extremas. Si la angina se presenta con la persona en reposo, quiere decir que el corazón está hambriento de oxígeno aun cuando no trabaja mucho. Además del dolor de pecho, el ataque al corazón puede acompañarse de debilidad, desmayo, sudoración profusa, náuseas y vómito, si bien en ausencia de angina de pecho—el llamado ataque mudo—puede no manifestarse hasta que el paciente aparece en el consultorio del médico quejándose de alguna otra afección sin relación con el ataque.

Las valvulopatías (enfermedades de las válvulas del corazón) producen ocasionalmente síntomas no relacionados, como mareos, cansancio, debilidad, falta de aliento y dolor de pecho al hacer ejercicio. Estos mismos signos, junto con el edema, que es una acumulación de líquido corporal producida por la imposibilidad del corazón de hacer circular la sangre debidamente, pueden ser indicio de insuficiencia cardíaca*. El efecto de la gravedad a menudo hace bajar los líquidos a las extremidades inferiores, donde ocasionan hinchazón de pies, tobillos y piernas.

Dignóstico

Según el tipo de enfermedad cardíaca de que se trate, el médico recurre a una serie de pruebas para precisar con exactitud cuáles son los problemas que afectan al corazón. Estas pruebas se dividen en invasivas o cruentas, para las cuales es necesario penetrar en el interior del cuerpo, y no invasivas, es decir, que se pueden efectuar desde fuera. Las pruebas no invasivas comprenden:

- El electrocardiograma (ECG). Registro gráfico de la actividad eléctrica del corazón, permite al médico diagnosticar y vigilar los ritmos cardíacos irregulares, los ataques al corazón y otras anormalidades. Hay también electrocardiógrafos portátiles denominadas monitores Holter, que los pacientes llevan

Perspectiva internacional

La American Heart Association (Sociedad de Cardiología de EE.UU.) afirma que las enfermedades cardiovasculares han sido la causa principal de mortalidad en su país todos los años desde 1900, excepto en 1918. Según un informe de la citada sociedad, titulado *Actualización estadística de los ataques al corazón y las apoplejías* :

- Casi 60 millones de estadounidenses padecen de alguna enfermedad cardiovascular. La afección más común es la tensión arterial alta (hipertensión), que afecta a 50 millones de personas.
- En 1997, las enfermedades del corazón mataron a 944 148 estadounidenses, lo que hacen de ellas la causa más mortífera. Son responsables de cerca del 40 por ciento de todas las muertes registradas anualmente en los Estados Unidos.
- Alrededor del 84 por ciento de las muertes por enfermedades del corazón se producen en personas que tienen 65 años o más.

Las cardiopatías son también la causa principal de defunciones en todo el mundo. La Organización Mundial de la Salud (OMS) informa de que en 1998, por ejemplo, el 32 por ciento de la mortalidad total (16,7 millones de defunciones) se debió a enfermedades del corazón. Estas fueron la causa número uno de mortalidad por todo el orbe, excepto en África (número nueve) y el Pacífico occidental (número tres).

La OMS vaticina que la tasa de mortalidad mundial aumentará en los próximos dos decenios si las naciones en desarrollo persisten en la tendencia a fumar más y a emular las dietas del mundo occidental.

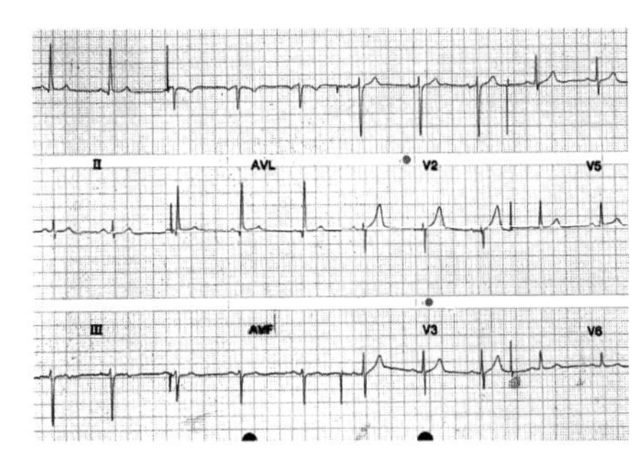

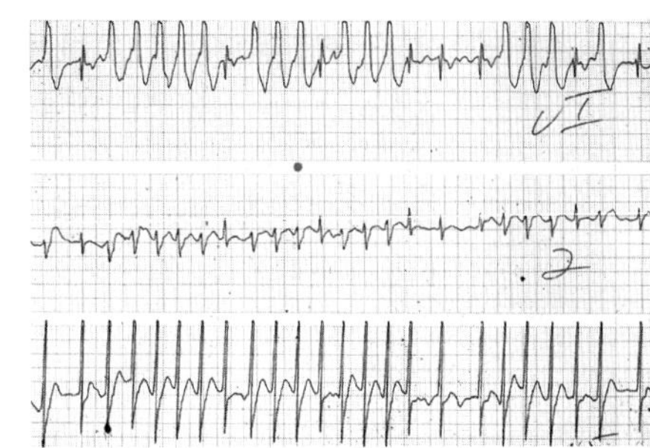

Los médicos se valen del electrocardiograma para hacer el seguimiento del ritmo cardíaco. Compárese el ritmo de un individuo normal (izquierda) con otro tomado durante un ataque al corazón (derecha). *© 1984 Martin M. Robert/Photo Researchers, Inc.*

colgados del cinto y que permiten determinar la eficacia de los medicamentos antiarrítmicos y el funcionamiento de los marcapasos* durante 12, 24 o 48 horas.

- La prueba de esfuerzo. Conocida también por prueba ergométrica, es un electrocardiograma obtenido en pleno ejercicio y destinado a determinar la causa del dolor de pecho y otros síntomas relacionados con las actividades físicas.
- El ecocardiograma. Es una imagen que se obtiene mediante el uso de ondas ultrasonoras de frecuencia inaudible que se hacen rebotar sobre las superficies del corazón. La imagen así reflejada se visualiza en una pantalla como las de televisión y se pueden identificar con ella las cardiopatías congénitas*, la insuficiencia cardíaca congestiva y otros trastornos.
- La tomografía computada ultrarrápida. Es una exploración con haces electrónicos para detectar la presencia de depósitos de calcio en las arterias coronarias.

Los procedimientos invasivos incluyen el cateterismo cardíaco, con el que se evalúan las coronariopatías, las causas de la angina de pecho, las complicaciones de los ataques al corazón, los defectos cardíacos y otros trastornos internos. Para esta prueba se introduce un catéter (tubo o sonda larga y delgada) en el sistema cardiovascular, por lo general a través de una arteria del brazo o de la pierna. Seguidamente se inyecta una solución de contraste, un colorante que destaca las arterias coronarias en la radiografía (o angiografía). Según la situación del catéter, se puede diagnosticar el grado de acumulación de placas ateromatosas en las arterias, así como anormalidades de la aorta* y de las válvulas del corazón.

Tratamiento

Aunque muchas de las afecciones cardíacas no tienen cura, se pueden controlar mediante cambios en el estilo de vida, medicamentos, intervenciones quirúrgicas o una combinación de todos estos recursos.

Medicamentos Los latidos irregulares, la insuficiencia cardíaca y la angina de pecho a menudo se tratan con una combinación de medicamentos y cambios del estilo de vida. Uno de los medicamentos de uso

* **insuficiencia cardíaca** Término médico que designa un trastorno en que el corazón enfermo o dañado no puede bombear suficiente sangre para satisfacer la demanda de oxígeno y nutrientes del organismo. Los que padecen esta afección generalmente tienen dificultad en hacer ejercicio por culpa del insuficiente aflujo de sangre. No obstante, muchos de estos enfermos viven largos años a pesar de su insuficiencia cardíaca.

* **marcapasos** Dispositivo que tiene por función emitir señales eléctricas que regulan el ritmo cardíaco. El corazón tiene un marcapasos natural situado en el nódulo sinoauricular, constituido por un grupo de células especiales; pero a veces se hace necesario implantar un marcapasos artificial, con su propia pila eléctrica, que emite impulsos eléctricos a través de un electrodo enclavado en la pared del corazón.

* **congénito/a** Presente ya al nacer.

* **congestivo/a** Caracterizado por la acumulación excesiva de líquido corporal.

* **aorta** La más grande de las arterias que llevan la sangre del corazón al resto del cuerpo.

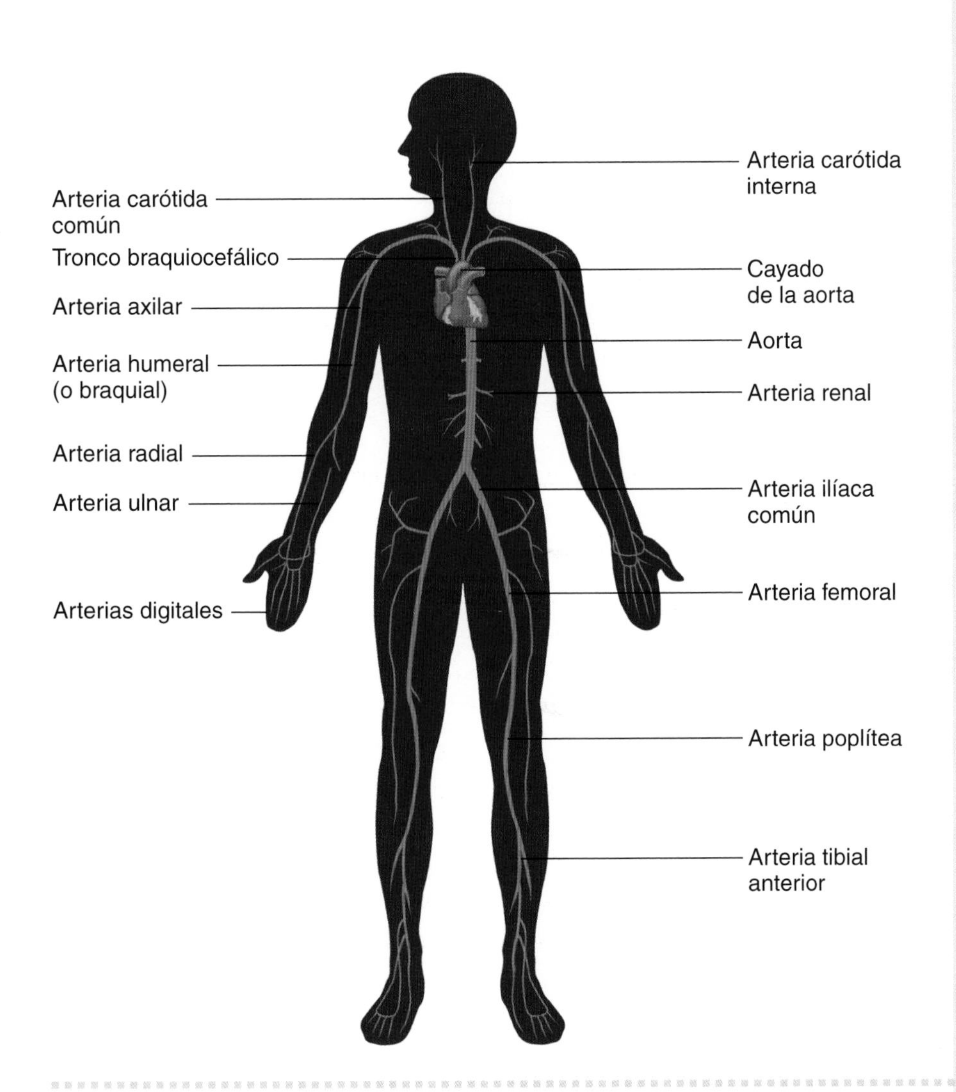

Las arterias del sistema circulatorio.

muy frecuente es la nitroglicerina, administrada en forma de pequeñas píldoras que se coloca bajo la lengua para que se disuelva. La nitroglicerina dilata los vasos sanguíneos y permite el paso de una mayor cantidad de sangre y oxígeno al músculo cardíaco. Los llamados betabloqueantes disminuyen la demanda de oxígeno del corazón al reducir la frecuencia cardíaca. La aspirina, que hace a la sangre menos coagulable, se suele dar a los cardiópatas (afectados de cardiopatías) o a los que corren un alto grado de riesgo de contraerlas, para disminuir la posibilidad de que se formen coágulos, reduciéndose con ello el riesgo de ataque al corazón y de muerte prematura. En pleno ataque de corazón, el enfermo recibe a veces, por vía intravenosa (inyectados en una vena), medicamentos especiales que disuelven los coágulos, a fin de desobstruir las arterias coronarias enfermas. Se usan también medicamentos que combaten la tensión arterial alta.

Intervenciones quirúrgicas La angioplastia, llamada también angioplastia con balón, abre los vasos obstruidos por la placa ateromatosa. Al

Las venas del aparato circulatorio. ▶

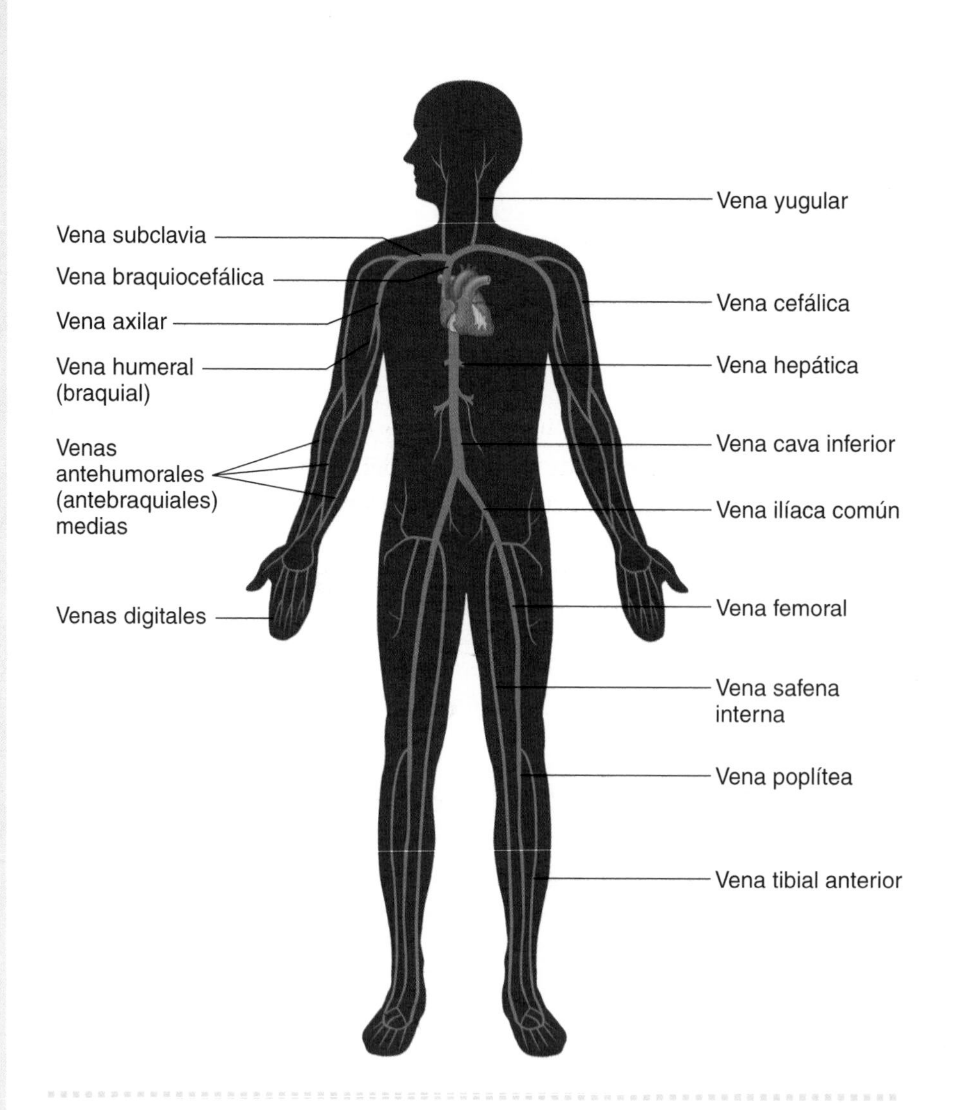

¿Sabía usted que...?

- La coronariopatía es la enfermedad más mortífera de hombres y mujeres estadounidenses. Cada 29 segundos se le plantea a alguien un problema coronario, y cada minuto alguien muere de ese problema.
- El costo de la atención médica de la insuficiencia cardíaca asciende anualmente en EE.UU. a una cuantía entre 10 mil y 15 mil millones de dólares.
- Desde la década de 1980, se han practicado en Estados Unidos casi 15 000 trasplantes de corazón, según las cifras de la United Network of Organ Sharing (Red Unida de Donación de Órganos). Todos los años se hacen alrededor de 2 500 de estos trasplantes, y quedan aún muchísimos pacientes en lista de espera.

Hornos de microondas

Las tiendas de barrio, las cafeterías y los bares donde se sirven tapas solían colgar, cerca de sus respectivos hornos de microondas, avisos dirigidos a los portadores de marcapasos cardíacos. Las radiaciones electromagnéticas emitidas por esos hornos podían causar variaciones de corriente eléctrica en los marcapasos. Hoy día, estos implantes están protegidos contra las fuerzas electromagnéticas y tienen un modo de funcionamiento de reserva en caso de perturbarse el programa del circuito principal.

efecto se utiliza un balón o globo de diseño especial que se lleva hasta el corazón a través de una arteria. Una vez instalado en su sitio, el balón se coloca en la parte más angosta de la arteria obstruida y seguidamente se infla, con lo que se ensancha la luz (diámetro interno) de ésta. Desobstruida la arteria, se retira el balón.

Esta intervención plantea el problema de que las arterias coronarias desobstruidas por angioplastia suelen ocluirse de nuevo dentro de tres a seis meses. A fin de impedir que esto suceda, el cirujano puede colocar en la arteria una prótesis intravascular consistente en un tubito de malla de acero inoxidable de una pulgada (2,5 cm) de longitud, en forma de diminuto muelle helicoidal de alambre, que luego se expande. La prótesis mantiene abierta la arteria como la horma mantiene la forma del zapato. Estas prótesis también pueden salvar vidas a los enfermos cuyas arterias se colapsan de repente o sufren espasmos (se contraen) y se cierran durante la angioplastia, dando origen a un ataque al corazón.

La aterectomía es la extirpación de las placas ateromatosas de las arterias. Se emplea simultáneamente con la angioplastia con balón o en lugar de ésta. Una vez inflado el balón, una cuchilla rotatoria diminuta avanza hacia los depósitos de placa de las paredes arteriales y los va cortando como si fuera uno de esos rotores empleados para destapar el desagüe de los fregaderos. Los "escombros" resultantes se empujan hacia una cámara de recolección especial, y cuando se saca el balón, salen con él.

Para regularizar los latidos del corazón se pueden implantar marcapasos. Hay dispositivos de esta clase muy avanzados que responden a cambios de los movimientos corporales, de la temperatura o de la frecuencia respiratoria.

Los puentes (bypass) son intervenciones en que se toma un segmento de una vena de la pierna o de una arteria del pecho y se insertan sus extremos por un lado en la parte sana de la arteria coronaria afectada, antes de la obstrucción, y por otro en la parte de la arteria que queda por debajo del sector obstruido. Así pues, la sangre hace un desvío para evitar ese tramo obstruido, como lo hacen los vehículos en tramos de carretera obstruidos por obras de construcción o reparación.

Las válvulas dañadas se reemplazan con válvulas mecánicas artificiales hechas de material plástico, o bien con válvulas biológicas procedentes de cerdo o de donantes humanos.

El trasplante cardíaco es la forma más espectacular de tratar la insuficiencia cardíaca grave. Aunque todavía plantea numerosos problemas, esta intervención ha tenido buena acogida en todo el mundo y se está recurriendo a ella con mayor frecuencia cada día. Su limitación es el número de donantes de órganos.

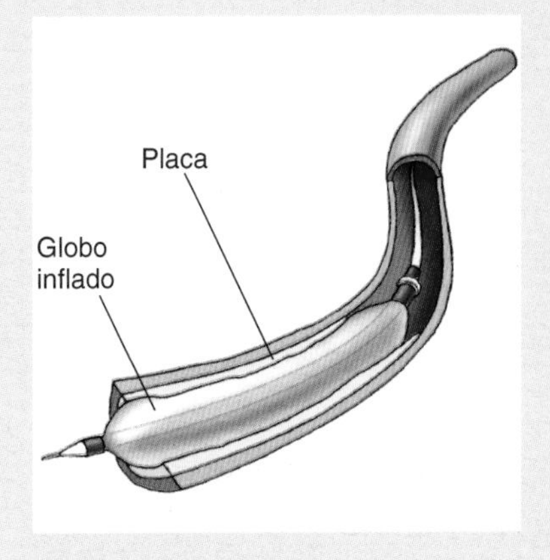

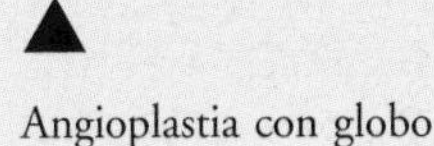

▲ Angioplastia con globo

Ancas de Rana y Galvanómetros

El origen de los avanzados electrocardiógrafos de la actualidad hay que buscarlo en el estudio de las ancas de rana.

En la segunda mitad del siglo XVIII, los físicos italianos Luis Galvani (1737–1798) y Alejandro Volta (1745–1827) se valieron de ranas para estudiar la contracción muscular. Estas investigaciones dieron por resultado el galvanómetro, que mide la corriente producida por acción electromagnética.

En 1903, William Einthoven (1860–1927) introdujo el galvanómetro de cuerda, predecesor del actual electrocardiógrafo, uno de los instrumentos fundamentales que utilizan los cardiólogos para controlar los ritmos cardíacos.

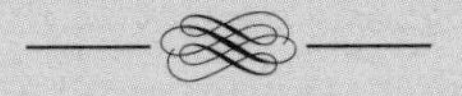

Lidiar contra las grasas

Los expertos sugieren que es buena idea para toda persona de más de dos años modificar su régimen alimenticio. Entre las sugerencias concretas figuran:

- reducir las grasas totales a no más del 30 por ciento de las calorías totales diarias;
- reducir las grasas saturadas y el colesterol; sustituir la leche integral por leche descremada; reducir el número de yemas de huevo comidas; evitar el uso de grasas sólidas de cocinar, como la mantequilla o manteca; dejar de comer cosas que contengan ciertos aceites vegetales, como el de palma o el de coco; y cambiar el mantecado helado por yogur congelado, sorbete o leche congelada.

Adaptación a las enfermedades cardíacas

La detección de enfermedades del corazón representa un momento decisivo en la vida de la persona. Los que antes hacían vida poco sana y mayormente inactiva, tal vez se sientan inspirados a cambiar su manera de vivir consumiende comida más sana, haciendo ejercicio con regularidad y dejando de fumar.

En la eventualidad de un ataque al corazón, la recuperación total tarda alrededor de cuatro a seis semanas según la gravedad de la lesión, la salud general del paciente y el estado del resto del corazón. La mayoría de los pacientes pueden reanudar sus actividades normales a las pocas semanas o meses. Como todo enfermo cardíaco con o sin lesiones, los que han sufrido un ataque al corazón necesitan adoptar una vida más sana, incluida una dieta que contenga pocas grasas. La mayoría se recuperan y disfrutan de una vida útil y productiva durante muchos años más.

Fuentes

U.S. National Heart, Lung, and Blood Institute, Bldg. 31, Rm. 5A52, 31 Center Drive, MSC 2486, Bethesda, MD 20892
Telephone (301)592-8573
Facsimile (301)592-8563
TTY (240)629-3255
http://www.nhlbi.nih.gov/

American Heart Association, 7272 Greenville Ave., Dallas, TX, 75231-4596
Telephone (301)223-2307
Toll-Free (800)242-8721
http://www.americanheart.org

Heart and Stroke Foundation of Canada, 222 Queen St., Ste. 1402, Ottawa, Ontario, Canada K1P 5V9
Telephone (613)569-4361
Facsimile (613)569-3278
http://www.hsf.ca/

V. tamb.
Apoplejía
Arritmia/Disritmia
Diabetes
Endocarditis
Hipertensión
Obesidad
Soplo cardíaco

Enfermedades del tejido conjuntivo

Las enfermedades del tejido conjuntivo, también llamadas enfermedades del colágeno o colagenopatías, son un grupo de enfermedades muy diversas en que el cuerpo reacciona contra sí mismo y que a menudo causan dolor en las articulaciones, inflamación, fiebre, erupciones cutáneas, cansancio y dificultad para tragar.

PALABRAS CLAVE
para búsquedas en Internet y otras fuentes de consulta

Autoinmunidad
Dermatomiositis
Esclerodermia
Inflamación
Lupus eritematoso
Poliarteritis nodosa
Polimiositis
Reumatología
Síndrome de Sjögren

Estas enfermedades se conocen desde hace mucho tiempo. La artritis reumatoidea, por ejemplo, enfermedad inflamatoria crónica* que produce rigidez en las articulaciones (conexiones entre dos o más huesos) y que puede derivar en deformaciones, es una enfermedad muy antigua; se han observado alteraciones de los huesos que indican la presencia de esta afección en esqueletos milenarios. El lupus erimatoso diseminado, que afecta a múltiples órganos y tejidos del cuerpo, fue descrito por primera vez en 1828.

* **inflamación** Reacción del cuerpo a una irritación, infección o herida que a menudo causa hinchazón, dolor, enrojecimiento y calor.

¿Qué son las enfermedades del colágeno?

Estas enfermedades, también llamadas enfermedades inflamatorias o autoinmunes del tejido conectivo, constituyen una amplia gama de trastornos en los que el sistema natural inmunitario (de autoprotección) del organismo no reconoce sus propios tejidos y se ataca a sí mismo. Algunas de dichas afecciones limitan su acción dañina a un solo órgano y otras afectan a todo el cuerpo.

Reacción inmunitaria a elementos extraños En un sistema inmunitario sano, los antígenos (cuerpos extraños como virus o bacterias) son reconocidos como diferentes por los tejidos corporales normales. Al penetrar en la circulación sanguínea, el antígeno desencadena la producción de anticuerpos, sustancias que atacan al cuerpo extraño. Los linfocitos son los leucocitos o glóbulos blancos especiales que producen estos anticuerpos.

Hay dos subtipos de linfocitos, las células T y las células B, que se encargan de reconocer al cuerpo extraño y, con la ayuda de otros componentes del sistema inmunitario de inactivarlo o destruirlo. Éste es un proceso sumamente especializado: diferentes linfocitos reconocen a antígenos específicos y producen anticuerpos únicamente contra un antígeno en particular.

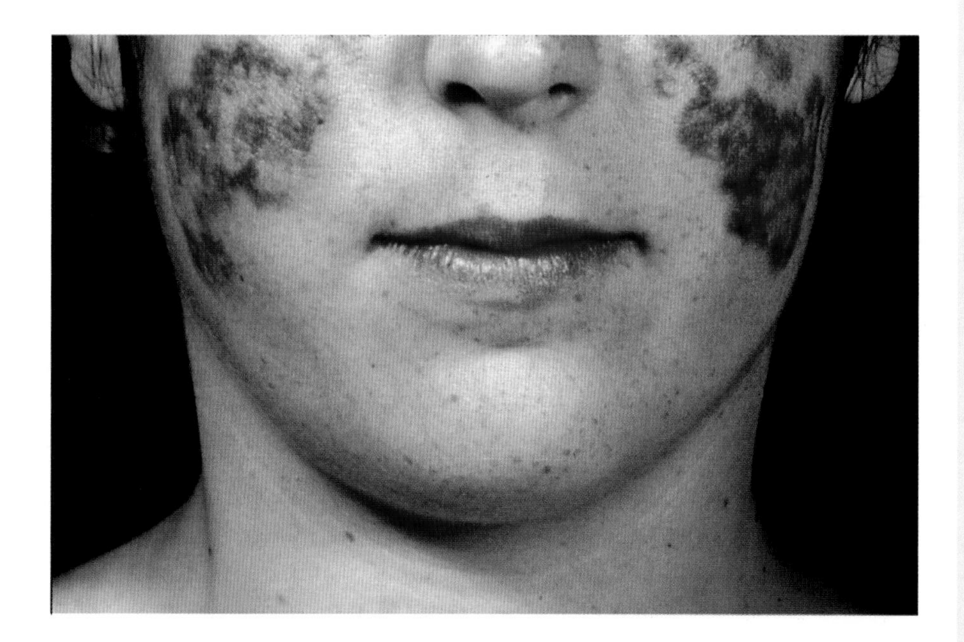

El lupus eritematoso diseminado causa una erupción cutánea muy característica (con forma de mariposa). © *Custom Medical Stock Photo*

Respuesta autoinmune

En el caso de las enfermedades del colágeno, el sistema inmunitario no funciona correctamente. En vez de reaccionar a la presencia de antígenos extraños, el organismo produce anticuerpos (autoanticuerpos) que combaten a sus propios antígenos y proteínas. Los científicos desconocen las causas de este proceso, pero una vez ha comenzado, sí saben cómo progresa.

Lupus eritematoso diseminado (o sistémico) Los que padecen esta enfermedad producen anticuerpos contra sus propios ácidos nucleicos* y estructuras celulares, incluidos las que se encuentran en corazón, riñones y articulaciones. Como resultado de la interacción defectuosa entre los linfocitos T y B, estas células son incapaces de identificar una proteína normal, y la confunden con un antígeno o cuerpo extraño. A continuación producen autoanticuerpos, llamados anticuerpos antinucleares porque atacan al núcleo y al ADN (material genético) de las células sanas. Esta batalla equivocada genera inmunocomplejos que, cuando se acumulan en el riñón, los vasos sanguíneos, las articulaciones, y otras zonas, causan inflamación y daño a los tejidos.

* **ácidos nucleicos** Estructuras intracelulares que transmiten la información genética; el ADN (ácido desoxirribonucleico) pasa la información al ARN (ácido ribonucleico) para la producción de proteínas orgánicas.

Artritis reumatoide En la artritis reumatoide, el proceso autoinmune comienza en los tejidos conectivos y las membranas que rodean y protegen a las articulaciones y los extremos de los huesos. El colágeno es una proteína dura que, como si fuera pegamento, proporciona a los huesos sustentación y flexibilidad; constituye el 30 por ciento de las proteínas corporales. Se cree que la artritis reumatoide comienza cuando las células T confunden a las células de colágeno del propio organismo con cuerpos o antígenos extraños y alertan a las células B para que produzcan anticuerpos que combatan al invasor. Los leucocitos intervienen rápidamente y producen citocinas, diminutas proteínas esenciales para la curación del cuerpo, pero que en grandes dosis pueden resultar perjudiciales. El resultado es inflamación y dolor de las articulaciones. El proceso puede abocar en deformación de las articulaciones y diseminarse a todas las partes del cuerpo en las que exista tejido conectivo.

Causas En la actualidad la ciencia investiga las causas de las enfermedades autoinmune. Algunas tienen fuertes componentes genéticos, y se transmiten de padres a hijos. Se piensa que determinados factores ambientales podrían actuar como catalizadores. También el cansancio, el estrés y las concentraciones elevadas de ciertos anticuerpos pueden derivar en este tipo de enfermedades; incluso ha llegado a sugerirse que la radiación ultravioleta del sol tal vez sea otro de los factores contribuyentes. Las enfermedades del colágeno no son contagiosas.

Síntomas Los síntomas difieren según la enfermedad, aunque a menudo incluyen dolor de las articulaciones, fiebre, erupcienes cutáneas, infecciones recurrentes, cansancio, úlceras bucales, sequedad de ojos y boca, pérdida de cabello, dificultad para tragar, inflamación de glándulas y enfriamiento excesivo de los dedos de los pies y las manos cuando desciende la temperatura. Además del lupus eritematoso sistémico y la artritis reumatoide, otras enfermedades del colágeno son:

- **La esclerodermia:** Esta esclerosis sistémica y progresiva hace que la piel se haga más gruesa y que se forme tejido fibroso y duro en los órganos internos del tubo digestivo, los riñones, el corazón y los pulmones.
- **El síndrome de Sjögren:** Esta enfermedad, entre otros síntomas, causa sequedad de boca y ojos.
- **La poliomiositis y la dermatomiositis:** Trastornos inflamatorios musculares que pueden afectar a la piel, al corazón y a los pulmones.
- **Las enfermedades mixtas del tejido conjuntivo:** Estas enfermedades combinan rasgos del lupus eritematoso, la esclerodermia y la poliomiositis.
- **La poliarteritis nudosa:** Este trastorno daña las arterias de tamaño pequeño y mediano de prácticamente cualquier órgano, incluso los riñones, el corazón y los intestinos.

Diagnóstico Para el diagnóstico de una enfermedad autoinmune se toma como base el examen físico y el historial clínico del enfermo. También se puede recurrir a diversas pruebas analíticas: el análisis de sangre, por ejemplo, permite determinar la concentración de anticuerpos. Otros análisis útiles son los de anticuerpos reumatoideos, los análisis de orina, los recuentos sanguíneos, los análisis de hígado o riñón y los de nivel de sedimentación (que proporcionan un índice inespecífico de inflamación). Se pueden hacer radiografías de tórax y otras pruebas funcionales específicas de los pulmones, ya que estas enfermedades dan origen a dificultades respiratorias.

Tratamiento Actualmente no existe cura para las enfermedades autoinmune, aunque algunas pasan a fases de remisión, en que los síntomas desaparecen durante cierto tiempo. El tratamiento depende de la extensión de la enfermedad. Los médicos pueden recetar cremas esteroideas o antiinflamatorios para aliviar el malestar. En casos graves, los medicamentos inmunosupresores reducen la reacción excesiva del sistema inmunitario.

Convivencia con las enfermedades del colágeno

A menudo, estas enfermedades requieren cambios en la vida cotidiana. Por la mañana temprano, los enfermos de artritis reumatoide experimentan una sensación de rigidez que se prolonga aproximadamente una hora, tras la cual reanudan su vida normal. Parece que algunos enfermos reducen la intensidad de los síntomas evitando ciertos alimentos y aminorando el estrés físico y emocional.

Fuentes

American Autoimmune Related Diseases Association,
22100 Gratiot Ave., East Detroit, MI, 48021-2227
Telephone (586)776-3900
Toll-Free (800)598-4668
http://www.aarda.org

Lupus Foundation of America, 1300 Piccard Dr., Ste. 200,
Rockville, MD, 20850-4303
Telephone (301)670-9292
Toll-Free (800)558-0121
http://www.lupus.org

Scleroderma Foundation, 12 Kent Way, Ste. 101, Byfield, MA, 01922
Telephone (978)463-5843
Toll-Free (800)722-4673
http://www.scleroderma.org

Sjogren's Syndrome Foundation, 8120 Woodmont Ave.,
Bethesda, MD 20814
Toll-free (800)475-6473
Facsimile (301)718-0322
http://www.sjogrens.com/

V. tamb.
Artritis
Fiebre
Infección
Inmunodeficiencia
Lupus eritematoso
Pérdida de cabello

Enfermedades genéticas

Son enfermedades o trastornos que el individuo hereda de sus progenitores o que se relacionan con algún tipo de alteración espontánea de los genes.

PALABRAS CLAVE
para búsquedas en Internet y otras fuentes de consulta

Consejo genético
Defectos congénitos
Diagnóstico prenatal
Enfermedades hereditarias
Genética
Genoma humano
Terapia génica

¿En qué consiste la herencia genética?

Todo ser humano se desarrolla bajo el influjo de una combinación de genes que heredada de sus padres. Estos genes, que son partes microscópicas de los cromosomas, determinan la arquitectura y actividad de todo el cuerpo. Deciden nuestros rasgos o caracteres visibles, como el color de los ojos o de la piel y la estatura, y otros caracteres invisibles, como la propensión a ciertas enfermedades, las sustancias químicas que produce nuestro organismo y el funcionamiento de los sistemas corporales.

Normalmente, cada célula del cuerpo contiene dos ejemplares de cada gen: uno procedente del óvulo de la madre y el otro aportado por el espermatozoide del padre. El resultado de la fecundación del óvulo es el nuevo ser portador de ciertas características de la madre y otras del padre, pero nunca idénticas a las de una o del otro.

Puesto que existen dos ejemplares de cada gen, si uno de ellos funciona normalmente podrá compensar la carencia o los defectos del otro.

Así pues, puede haber un gen con algún defecto que ocasione una enfermedad determinada pero que ha sido transmitido generación tras generación de la familia sin causar enfermedad. Esto se debe a que el gen normal del par original funciona lo suficientemente bien como para enmascarar el defecto del otro. Ahora bien, si el recién nacido hereda dos genes con el mismo defecto, heredará también la enfermedad. Esto explica el que un niño afectado de una determinada enfermedad pueda haber nacido de padres que no la experimentaron.

¿Cuál es la causa de las enfermedades genéticas?

Pueden ser hereditarias, como acabamos de explicar, en cuyo caso son congénitas (están presentes ya al nacer), aunque al principio no sean perceptibles. Hay otros trastornos que no son heredados pero que aparecen espontáneamente a raíz de mutaciones* producidas durante la división de las células* y que son capaces de provocar enfermedades. Estos trastornos se clasifican también entre las enfermedades genéticas, por intervenir en ellas la alteración de ciertos genes.

Algunos trastornos genéticos heredados, como la fibrosis quística* y la fenilcetonuria*, se deben simplemente a genes heredados que no funcionan como debieran. Sin embargo, en otros casos, hay factores genéticos y ambientales que parecen concurrir para causar alteraciones en genes normales. Por ejemplo, ciertas formas de radiación o ciertos elementos químicos pueden producir cáncer en personas predispuestas por su constitución genética.

* **mutaciones** Alteraciones que se producen en los genes.

* **división celular** Proceso por el cual la célula madre se divide en dos células hijas, cada una de las cuales contiene el mismo material génetico que la célula original.

* **fibrosis quística** Trastorno genético que afecta a las glándulas productoras de mucosidad, principalmente las respiratorias y las del aparato digestivo de niños y adultos jóvenes.

* **fenilcetonuria** Trastorno genético que afecta a los procesos químicos corporales. De no tratarse a tiempo, puede producir retraso mental.

* **genética** Rama de la ciencia que se ocupa de la herencia y de la forma en que los genes controlan el desarrollo y mantenimiento de todo organismo viviente.

¿Cómo se heredan las enfermedades?

Los albores de la genética moderna Se atribuye al monje austríaco Gregorio Mendel (1822–1884) la paternidad de la genética* moderna. Mientras se hallaba cultivando el huerto del monasterio, Mendel observó que ciertos caracteres aparecían en forma previsible en generaciones sucesivas de guisantes (arvejas), con lo que empezó a deducir las reglas fundamentales de la herencia. Estas reglas se recogen en lo que ha dado en llamarse leyes mendelianas.

Con arreglo a las leyes mendelianas, se llama carácter dominante al que se manifiesta aun cuando el segundo ejemplar del gen correspondiente a ese carácter sea distinto del primero. Por ejemplo, en el caso de las semillas de guisante utilizadas por Mendel, el carácter de "liso" es dominante con respecto al de "arrugado." Así, pues, si la planta de guisantes contiene un gen para liso y otro para arrugado, la semilla será lisa. "Arrugado" es un carácter recesivo, o sea el que sólo se manifiesta cuando están presentes los dos ejemplares del gen.

Genes dominantes y recesivos Normalmente, toda persona posee dos ejemplares de cada gen, uno procedente de la madre y el otro, del padre. Un determinado carácter físico o trastorno genético puede ser

Glosario de genética

- **Células.** Son las unidades de que se componen los seres vivientes. El ser humano posee alrededor de 60 000 billones de células. Las células de la sangre se llaman también "glóbulos."
- **Núcleo.** Estructura, delimitada por una membrana, que ocupa el centro de la célula y que contiene el ADN.
- **Cromosomas.** El ADN está integrado en unas unidades denominadas cromosomas. Los seres humanos cuentan con 23 pares de cromosomas, o sea, 46 en total.
- **ADN (ácido desoxirribonucleico).** Molécula de doble cadena compuesta de bases químicas llamadas nucleótidos, las cuales contienen el código genético necesario para la constitución del ser humano.
- **Genes.** Segmentos de ADN, situados en los cromosomas, que constituyen las unidades hereditarias. Determinan los rasgos y caracteres de cada persona, desde el color de los ojos a la forma en que diversas sustancias químicas funcionan en el organismo humano.
- **Genoma.** Dotación completa de genes del ser humano o del animal. El genoma humano contiene de 50 000 a 100 000 genes.

dominante (G) o recesivo (g). Si el gen afectado es dominante, la persona portadora de uno o de los dos ejemplares del gen manifestará el trastorno. Por lo tanto una persona con la combinación (GG) o (Gg) manifestará el trastorno, pero la combinación (gg) no lo manifestará. Dos ejemplares de un gen dominante producen una forma más pronunciada del trastorno.

Si el gen afectado es recesivo, sólo la persona que tenga los dos ejemplares del gen manifestará el trastorno. Por consiguiente, la persona que tenga la combinación (gg) estará afectada por el trastorno, pero (GG) y (Gg) no lo estarán.

Los caracteres autosómicos y los ligados al sexo De los 23 pares de cromosomas en las células humanas, 22 son autosomas (cromosomas no ligados al sexo). El par restante contiene los dos cromosomas sexuales, que son los que determinan el sexo de la descendencia. Las mujeres tienen dos cromosomas (XX) y los varones, uno X y uno Y (XY). Las células reproductoras, o sea, el óvulo de la madre y el espermatozoide del padre, tienen cada una un solo juego de 23 cromosomas. Mientras que el óvulo es siempre portador de un cromosoma X, el espermatozoide puede ser portador tanto de un cromosoma X como de uno Y, por lo que es el espermatozoide el que determina el sexo.

Los trastornos hereditarios de que son portadores los cromosomas sexuales se denominan ligados al sexo. Los trastornos atribuibles a otros cromosomas, los no ligados al sexo, se califican de autosómicos. Es probable que, en general, los trastornos autosómicos afecten por igual a hombres y mujeres, pero los ligados al sexo suelen afectar a los varones más que a las hembras. Esta diferencia de sexos tiene que ver con la circunstancia de que los varones tienen sólo un cromosoma X. El cromosoma X es portador de genes para los cuales no existe un segundo ejemplar en Y. Por tanto, el varón posee sólo un ejemplar de estos genes. Si ese ejemplar es defectuoso o se lesiona, no tendrá otro ejemplar normal que pueda compensar o enmascarar el ejemplar defectuoso. Según el problema que afecte al gen, el resultado puede ser un trastorno ligado al sexo.

¿Cuáles son las distribuciones comunes de las enfermedades hereditarias?

Enfermedades autosómicas por un solo gen (monogénicas)

La mayoría de los trastornos genéticos se deben a genes defectuosos en los cromosomas llamados autosomas. Si un trastorno genético autosómico se debe a un problema relacionado con un solo gen, normalmente rigen las siguientes reglas hereditarias. Hay excepciones, pero de todas maneras estas reglas son de utilidad como orientaciones que permiten descifrar la herencia. En el trastorno dominante autosómico:

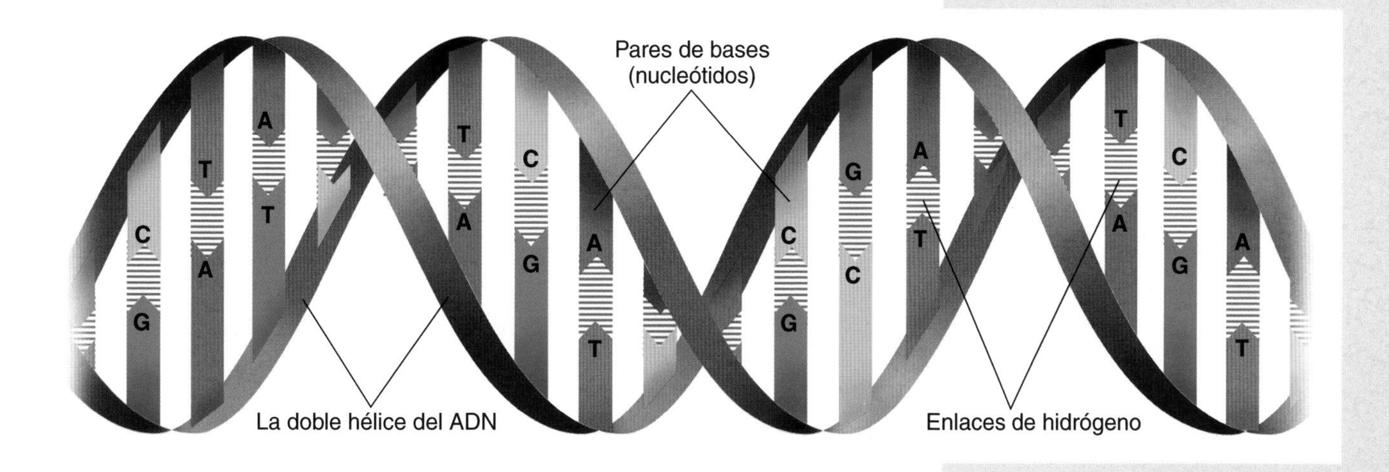

El ADN es una molécula de dos cadenas, retorcida en espiral, a la que se da el nombre de molécula en doble hélice. Se compone de sustancias químicas apareadas que reciben el nombre de nucleótidos. Estas sustancias son la adenina (A) apareada con la timina (T), y la guanina (G) apareada con la citosina (C).

- Basta con tener sólo un ejemplar del gen defectuoso para ocasionar el trastorno. Si el niño o la niña hereda la enfermedad, por lo menos uno de los padres habrá de tener también la enfermedad.
- Existe la posibilidad de que el gen defectuoso se haya alterado por sí solo en la persona afectada por la enfermedad. Esta alteración o cambio se llama mutación.
- Los hijos no afectadas de un padre o madre con el trastorno tendrán hijos y nietos no afectadas.

En el trastorno autosómico recesivo:

- Si dos personas no afectadas por el trastorno tienen un hijo o hija que manifieste el trastorno, ambos padres son portadores del gen anormal.
- Si una persona con el trastorno y un portador/a* tienen un hijo o una hija, hay un 50 por ciento de probabilidad de que el hijo o la hija tenga el trastorno. Cualquier hijo o hija que no manifieste el trastorno será portadoa.
- Si una persona con el trastorno y otra que no sea portador/a tienen hijos, todos los hijos serán portadores pero no manifestarán el trastorno;
- Si dos personas con el trastorno tienen hijos, todos los hijos manifestarán el trastorno.

* **portador/a** Persona poseedora de un gen defectuoso que determina la aparición de un trastorno recesivo. Los portadores no son afectados por el trastorno, pero pueden transmitir el gen defectuoso a los hijos.

Enfermedades por un solo gen (monogénicas) ligadas al sexo El cromosoma X es portador de más de 150 caracteres patológicos (propios de enfermedades). Los trastornos dominantes ligados al cromosoma X son poco comunes. En estas afecciones:

- Casi siempre, los trastornos ligados al sexo ocurren en el varón. El trastorno es transmitido por la mujer, ya que el varón

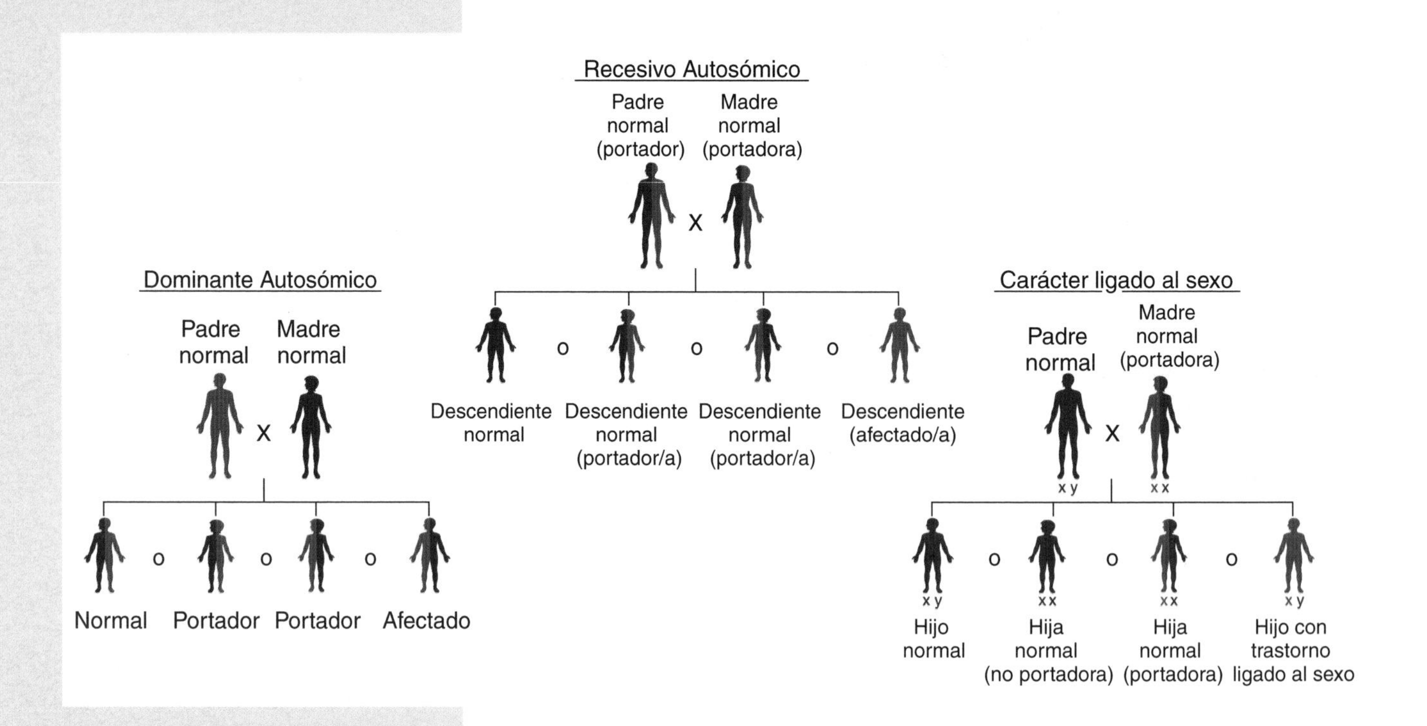

Tres patrones de herencia génetica frecuentes.

siempre hereda el cromosoma X de la madre. Sin embargo, ella no está afectada por la enfermedad, puesto que cuenta con un segundo cromosoma X y éste habitualmente contiene un gen normal para el carácter de que se trate.

- El varón afectado por el trastorno nunca lo transmite a sus hijos varones pues sólo pasa el cromosoma X a las hijas.
- El hijo nacido de madre portadora tiene el 50 por ciento de probabilidad de manifestar el trastorno.
- Todas las hijas de un varón afectado serán portadoras.

Enfermedades por genes múltiples (poligénicas) Muchos trastornos constituyen excepciones de las leyes mendelianas de la herencia. Las afecciones genéticas causadas por combinaciones de diversos genes se llaman trastornos multifactoriales. Además, hay otros trastornos de escasa penetrancia, lo cual quiere decir que no son enteramente dominantes ni recesivos. Por ejemplo, una persona que tenga un gen recesivo para un determinado trastorno podría manifestar síntomas más leves del trastorno, pero la persona que tenga dos ejemplares tendrá el trastorno plenamente expresado.

Trastornos cromosómicos Hay otros trastornos genéticos ocasionados por falta o exceso de cromosomas. En el síndrome de Down*, por ejemplo, el individuo tiene tres ejemplares del cromosoma 21, en vez de los dos normales. En otra enfermedad, denominada síndrome del maullido de gato*, falta un segmento del cromosoma 5. En el síndrome de

* **síndrome de Down** Trastorno cromosómico que puede causar retraso mental, baja estatura y caracteres faciales distintivos, así como muchos otros rasgos. Antes llamado también "mongolismo."

* **síndrome del maullido de gato** Nombre con que se conoce un trastorno cromosómico que a veces produce retraso mental, microcefalia (cabeza pequeña) y un maullido parecido al del gato.

* **síndrome de Turner** Trastorno cromosómico capaz de causar graves anomalías físicas, incluso baja estatura y falta de desarrollo sexual.

Turner*, que afecta sólo a las niñas, falta todo o parte del cromosoma X. En la mayoría de los casos, los defectos cromosómicos no se heredan, sino que las manifestaciones se producen por causas desconocidas cuando el óvulo y el espermatozoide se unen para formar el embrión.

Mutaciones genéticas espontáneas (nuevas) Sobre todo en el caso de trastornos heredados de forma dominante, el niño o la niña puede nacer con algún trastorno pese a que ni el padre ni la madre lo tienen, aunque parecería lógico que sí lo tuvieran. Cada vez que sucede esto, se debe generalmente a una mutación espontánea (o nueva) en uno o más genes. La mutación puede producirse en el óvulo de la madre o en el espermatozoide del padre, o bien aparecer después de que el óvulo haya sido fecundado y empiece a desarrollarse y convertirse en embrión. Ése suele ser el caso en la acondroplasia, forma de enanismo en la que el 90 por ciento de los hijos nacidos con este trastorno tienen padres normales. Cuando este hijo o hija crezca, transmitirá el gen a sus hijos, según las reglas de la herencia autosómica dominante que hemos descrito antes.

Presente y futuro de las enfermedades genéticas

Mendel descubrió los conceptos fundamentales de la herencia en el siglo XIX, antes de que la gente supiera que los genes son las unidades hereditarias. Hasta el año 1953 no se describió la estructura del ADN. Desde la década de los ochenta del siglo XX hasta la actualidad, el conocimiento de los genes y de su funcionamiento ha aumentado a un ritmo increíblemente rápido. Se han identificado multitud de genes productores de enfermedades, con lo que se abre paso a investigaciones sobre diversas maneras de reparar los defectos génicos. Esta rama de la ciencia se llama terapia génica o genoterapia.

Terapia génica Los trastornos genéticos pueden tratarse de distintas formas. En algunos de ellos se emplean dietas especiales para impedir la acumulación en el organismo de compuestos que resultan tóxicos para el paciente. En otros casos, el tratamiento consiste en bloquear o desviar el trayecto recorrido por ciertas sustancias químicas. Una tercera forma es todavía muy nueva y polémica. Estriba en sustituir el material génico defectuoso existente en el interior de las células por otro normal. Los investigadores están enfrascados en averiguar la manera de hacer esas reparaciones. Se estudian una diversidad de métodos, incluso el empleo de "proyectiles" microscópicos recubiertos de material génico, y también virus que transporten los genes normales a las células receptoras.

Exámenes y análisis prenatales Al feto* se le pueden hacer, aun antes de nacer, pruebas que revelen la presencia de trastornos genéticos. Los análisis de diagnóstico prenatales (antes del nacimiento) se llevan a cabo con muestras del tejido o líquido que rodea al feto. Los cromosomas de las células contenidas en este líquido pueden entonces estudiarse para obtener de un cariotipo, imagen visual de los cromosomas de célu-

* **feto** En el ser humano, producto de la concepción desde las nueve semanas de la fecundación hasta el nacimiento. Antes de las nueve semanas, se llama embriòn

las corporales obsevadas al microscopio. Nuevas técnicas permiten a los científicos y médicos visualizar directamente el ADN que integra los genes contenidos en los cromosomas. Los exámenes prenatales más frecuentes son:

- La amniocentesis, para la cual se introduce una aguja aspiradora a través de la cavidad abdominal de la madre hasta el útero*, con objeto de recoger parte del líquido que baña al feto, conocido como líquido amniótico, que contiene células procedentes del feto;
- La biopsia de vellosidades coriónicas, que también requiere la recogida de células fetales mediante una aguja aspiradora. En este caso, las células se toman de las vellosidades coriónicas, estructuras uterinas que forman parte de la placenta;
- La toma percutánea de muestras de sangre del cordón umbilical*, que también se llama funiculocentesis.

* **útero** Órgano del aparato reproductor femenino donde se alojan y nutre el bebé durante el embarazo. También se denomina matriz.

* **cordón umbilical** Es un cordón flexible que conecta por el ombligo al feto con la placenta. La placenta es el órgano donde se intercambian oxígeno, nutrientes y otras sustancias entre la madre y el feto.

Pruebas genéticas y asesoramiento Los genetistas creen que toda persona es portadora de unos 5 a 10 genes recesivos defectuosos. Así, pues, a los progenitores (padre y madre) en potencia podrá preocuparles la posibilidad de tener descendencia con defectos congénitos. Si hay también parientes que manifiesten enfermedades genéticas—o si existen factores étnicos u otros antecedentes que incrementen el riesgo de afectación por ciertas enfermedades genéticas—los futuros padres tal vez se preocupen todavía más.

Muchos centros médicos ofrecen asesoramiento y exámenes genéticos. Padres y familiares pueden ser examinados para determinar si ellos son portadores de los genes de una amplia variedad de afecciones. Utilizando esta información, el genetista puede ayudar a las parejas a calcular los riesgos genéticos reales. También informa a los interesados acerca de las opciones que tienen para incrementar la posibilidad de tener una criatura saludable.

Cuestiones de ética Las pruebas al azar para detectar si la persona es portadora de genes responsables de enfermedades genéticas estarán

Distribución Hereditaria de Algunas Enfermedades Genéticas

Autosómica dominante	Autosómica recesiva	Ligada al sexo, dominante	Ligada al sexo, recesiva	Genes múltiples
Acondroplasia	Albinismo	Diabetes insípida (una forma)	Daltonismo	Enfermedad de Alzheimer
Corea de Huntington	Fibrosis quística		Hemofilia	Algunos cánceres (de seno, de colon, de pulmón)
Neurofibromatosis	Fenilcetonuria		Síndrome de Hunter	Gota
	Anemia drepanocítica		Distrofia muscular (tipo Duchenne)	Artritis reumatoide
	Enfermedad de Tay-Sachs			

cada día más al alcance de la población en general. Por ejemplo, hoy las mujeres pueden saber si sus hijos tienen ciertos defectos genéticos o si ellas mismas alojan en sus células genes que las hacen más propensas a contraer cáncer de seno. Existe ya una gran controversia sobre cómo debe usarse esta información. Las pruebas genéticas pueden tener consecuencias muy amplias de carácter social, económico y ético. Por ejemplo, la mujer que piense que contraerá cáncer de seno tal vez prefiera no tener hijos, o puede optar por extirparse quirúrgicamente el seno antes de que las células cancerosas se desarrollen en él o que su compañía de seguros no quiera asegurarla por considerarla de alto riesgo. El conocimiento lleva, pues, aparejada una nueva responsabilidad, y es indudable que las pruebas genéticas estarán a la vanguardia de los debates sobre ética médica en el siglo XXI.

Fuentes

Alliance of Genetic Support Groups, 4301 Connecticut Ave. NW,
Ste. 404, Washington, DC 20008
Telephone (202)966-5557
Toll-free (800)336-GENE
Facsimile (202)966-5557
http://www.geneticalliance.org/

March of Dimes Foundation, 1227 Mamaroneck Ave.,
White Plains, NY 10605
Toll-free (888)-MODIMES
http://www.modines.com/

U.S. National Human Genome Research Institute, Bldg. 31, Rm.
4B09, 31 Center Dr., MSC 2152, 9000 Rockville Pike,
Bethesda, MD 20892-2152
Telephone (301)402-0911
Facsimile (301)402-2218
http://www.genome.gov/

U.S. National Center for Biotechnology Information, National Library of Medicine, Bldg. 38A, 8600 Rockville Pike, Bethesda, MD 20894
Telephone (301)496-2475
Facsimile (301)480-9241
http://www.ncbi.nlm.nih.gov/

World Health Organization, 525 23rd St. NW,
Washington, DC 20037
Telephone (202)974-3000
Facsimile (202)974-3663
Telex 248338
http://www.who.int/

Cuadros de Punnett

A menudo se emplean los cuadros de Punnet para visualizar la probabilidad de heredar un gen defectuoso. Llamando **G** al gen sano y **g** al recesivo defectuoso, los cuadros de Punnett indican cuántos de los hijos tienen probabilidad de heredar dos genes sanos, cuántos serán probablemente portadores del gen defectuoso, y cuántos tienen probabilidad de manifestar un trastorno ocasionado por el gen defectuoso.

vulo \ Espermatozoide	G	g
G	GG Sano	Gg Portador
g	gG Portador	gg con Trastorno

V. tamb.
Albinismo
Anemia drepanocítica
Cáncer colorrectal
Cáncer de mama
Corea de Huntington
Daltonismo
Defectos congénitos
Distrofia muscular
Enanismo
Enfermedad de Alzheimer
Enfermedad de Tay-Sachs
Fenilcetonuria
Fibrosis quística
Hemofilia
Neurofibromatosis
Síndrome de Down
Síndrome de Turner
Trastornos del crecimiento

Enfermedades inflamatorias pélvicas (EIP)

Las enfermedades inflamatorias pelvicas (o pelvipatías inflamatorias) son infecciones del sistema reproductor femenino, que incluye el cuello uterino o cérvix, el útero*, los ovarios y, especialmente, las trompas de Falopio (o trompas uterinas)*. Normalmente son enfermedades de transmisión sexual, y pueden reducir la capacidad de la mujer de quedar embarazada.*

PALABRAS CLAVE
para búsquedas en Internet y otras fuentes de consulta

Embarazo ectópico

Enfermedades de transmisión sexual

Infertilidad

Salpingitis

El caso de Carrie y Reg

Dos años después de haberse casado, Carrie y Reg decidieron comenzar su propia familia. Carrie empezó a mirar los anuncios de cochecitos (carritos, carriolas) para bebés y ropa para niños. Pero, después de un año ella aún no había quedado embarazada. Estaba segura de no tener ningún problema médico. Después de intentarlo durante seis meses más, Carrie y Reg decidieron ir a ver a un médico que tenía experiencia en problemas de fertilidad.

El médico le preguntó a Carrie si había tenido alguna enfermedad inflamatoria pélvica (EIP). Ella respondió que no, que ni siquiera había oído hablar de ellas. Pero en una serie de pruebas, su cuerpo reveló una historia diferente. Las trompas de Falopio de Carrie (el lugar donde el óvulo y el espermatozoide se encuentran durante la concepción) tenían cicatrices atribuibles a una EIP. Tras eliminar las cicatrices y abrir los conductos obstruidos mediante cirugía con rayo láser, Carrie por fin quedó embarazada.

Cuando las mujeres jóvenes tienen problemas para quedar embarazadas, una de las muchas causas posibles son las lesiones producidas por enfermedades inflamatorias pélvicas. En la mayoría de los casos, las mujeres no saben que han tenido la enfermedad, y nunca recibieron tratamiento. El tratamiento rápido de una EIP puede reducir las posibilidades de que cause esterilidad.

* **cuello uterino (cérvix)** Es el extremo inferior y estrecho del útero.

* **útero** Órgano del aparato reproductor femenino donde se alojan y nutre el bebé durante el embarazo. También se denomina matriz.

* **ovarios** Órganos de la mujer que contienen y liberan los óvulos.

* **trompas de Falopio o trompas uterinas** Conocidas también como oviductos o trompas uterinas, son dos conductos o tubos largos y delgados que conectan los ovarios femenino con el útero. Típicamente, una de las trompas es el emplazamiento donde se produce la fecundación del óvulo.

¿Cuál es la causa de las EIP?

Comúnmente, las mujeres contraen una EIP a raíz de una infección causada por una enfermedad de transmisión sexual (clamidiasis o gonorrea) sin haber recibido tratamiento, porque con frecuencia la enfermedad no es detectada. Las bacterias* *Chlamydia trachomatis* y *Neisseria gonorrhoeae,* pueden entonces subir vagina* arriba e infectar otras partes del sistema reproductor. En las EIP también pueden participar una gran variedad de otras bacterias. En muchos casos, los médicos no pueden ni identificar la responsable.

Las EIP también pueden aparecer después de que la mujer haya dado a luz o haya tenido un aborto en condiciones de poca higiene. En raros

* **bacterias** Microorganismos unicelulares de forma redonda, en espiral o de bastón, sin núcleo diferenciado. Comúnmente se multiplican por división celular. Algunas clases pueden causar enfermedades en los humanos, animales o plantas.

* **vagina** En las niñas y las mujeres, la vagina es el conducto que va del útero—la matriz (el órgano donde se desarrolla el feto)—al exterior.

casos, ciertos procedimientos médicos realizados en los órganos de la reproduicción, tales como inyectar colorantes para exámenes especiales con rayos X, también pueden causar las EIP.

¿Cómo afectan estas enfermedades al cuerpo?

Primero, hagamos un rápido repaso de la concepción. El ovario libera un óvulo a una de las trompas de Falopio de la mujer, donde luego se junta con el espermatozoide*. El embrión* recién formado se desplaza por la trompa hasta el útero, que es un saco distensible donde crecerá hasta hacerse feto*.

En las EIP, las bacterias normalmente infectan el cuello uterino y luego pasan hacia arriba para infectar las trompas de Falopio, lo que da por resultado una infección llamada salpingitis. A veces los médicos usan ese nombre como sinónimo de EIP. Pero las EIP también pueden abarcar el útero y los ovarios. En casos extremos, se puede formar en los ovarios y en las trompas de Falopio una acumulación de pus, llamada absceso, o la infección puede extenderse hasta la membrana* que rodea los órganos reproductores, para producir la llamada peritonitis pélvica o pelviperitonitis.

El cuerpo normalmente combate la infección. Pero en la lucha, el tejido puede dañarse, cicatrizar y causar obstrucciones en las frágiles trompas de Falopio. Eso quiere decir que el óvulo y el espermatozoide tal vez no lleguen a encontrarse, o, si lo hacen, que quizás el óvulo fecundado o el embrión no sea capazes de llegar al útero.

Alrededor del 10 por ciento de las mujeres que han tenido EIP una vez se vuelven estériles. Después de haber tenido la enfermedad tres veces, más de la mitad pueden ser estériles. La pronta atención médica, dentro de los 3 días de experimentar los síntomas, puede prevenir problemas.

Las mujeres que han tenido EIP son también más propensas a un embarazo ectópico, es decir, aquél en que el embrión comienza a crecer fuera del útero, generalmente en las trompas de Falopio. Este tipo de embarazo no produce un bebé y, si no es interrumpido, supone un grave riesgo para el bienestar de la mujer, porque el embrión en crecimiento romperá las trompas de Falopio y causará una hemorragia* que podría ser mortal.

¿Quién corre el riesgo de contraer EIP?

Las EIP afecta solamente a las mujeres, y son raras, a menos que una mujer sea sexualmente muy activa. Las adolescentes sexualmente activas corren el riesgo más alto, seguidas por las mujeres a principios de sus 20—30 años. El riesgo aumenta si la mujer tiene muchos compañeros sexuales, si tiene relaciones sexuales muy frecuentes incluso con un mismo compañero, o si usa un dispositivo anticonceptivo intrauterino (DIU), que se inserta en el útero. Las irrigaciones vaginales frecuentes (introducción de líquidos en la vagina para "limpiarla") también pueden aumentar el riesgo de contraer una EIP.

* **espermatozoides** Diminutas células con forma de renacuajo que los varones producen en los testículos y que, si fertilizan un óvulo femenino, dan origen a un feto.

* **embrión** En los humanos, es el organismo en proceso de gestación desde el final de la segunda semana posterior a la fecundación hasta el final de la octava semana.

* **feto** En el ser humano, producto de la concepción desde las nueve semanas de la fecundación hasta el nacimiento. Antes de las nueve semanas, se llama embriòn

* **membrana** Es una capa delgada de tejido que cubre una superficie, tapiza una cavidad o divide un espacio o un órgano.

* **hemorragia** Describe una forma descontrolada y copiosa de sangrar, con frecuencia en los órganos internos.

¿Cuáles son los síntomas de las EIP?

Se ha estimado que el 60 por ciento de todos los casos de EIP tienen síntomas tan leves que pasan desapercibidos. Los percibidos con frecuencia incluyen:

- dolor en el bajo abdomen* o pelvis;
- dolor muy agudo cuando el médico lleva a cabo un examen de la pelvis;
- una fiebre de más de 38 °C (100 °F);
- una supuración (de pus) o un derrame de sangre anormal de la vagina;
- dolor al orinar o durante el coito.

A veces, mucho tiempo después de haber contraído una infección de EIP, las mujeres tienen un dolor crónico* (persistente) en la pelvis. A esto suele llamársele EIP crónica.

* **abdomen** Comúnmente llamado vientre, es la región del cuerpo comprendida entre el tórax y la pelvis.

* **crónico/a** Se dice de la enfermedad o el trastorno de duración prolongada.

¿Cómo se diagnostican las EIP?

Puede ser difícil diagnosticarlas. Muchas afecciones tienen síntomas similares, y ninguna prueba sencilla puede asegurar que una mujer tenga EIP. Dado que es tan importante tratar la EIP rápidamente, los médicos generalmente comienzan el tratamiento incluso si los síntomas sólo sugieren una EIP.

Con el fin de confirmar el diagnóstico, los médicos hacen análisis de sangre en busca de indicios de infección. Lo que buscan son infecciones clamidiales y gonorreas y hacen una prueba de embarazo para determinar si los síntomas se deben a un embarazo ectópico.

Una técnica llamada ecografía o ultrasonografia, que no causa dolor y que utiliza ondas de sonido para crear una imagen de los órganos, puede ser útil a los médicos para descubrir abscesos ováricos.

La prueba más segura para las EIP es una laparoscopia, estudio que consiste en insertar un tubo provisto de un sistema óptico en el abdomen, para que los médicos puedan examinar la cavidad abdominal. La laparoscopia se realiza, generalmente, sólo si el tratamiento no da resultado o si los médicos sospechan que la mujer pueda tener otra afección, tal como una apendicitis, que requiere cirugía de urgencia.

¿Cómo se tratan las EIP?

A la paciente se le da, como mínimo durante dos semanas, una combinación de antibióticos que combaten a una amplia gama de bacterias, generalmente en forma de píldoras que se deben tomar en casa. Si la mujer está embarazada o gravemente enferma, normalmente se la ingresa en un hospital, al menos para unos pocos días, y se le dan antibióticos por vía intravenosa*.

Si la paciente tiene un absceso, puede que sea necesario drenarlo a través de un tubo o catéter que se inserta en el abdomen. Si el abs-

* **intravenoso/a** Que se inyecta directamente en una vena.

ceso se rasga o se rompe, será necesaria una operación quirúrgica de inmediato.

Si la interesada tiene una EIP, cualquier hombre que haya tenido sexo con ella en los dos meses anteriores debe recibir tratamiento para combatir una posible infección clamidial o gonorrea. Incluso si él no tiene síntomas, las posibilidades son altas de que esté infectado y de que pueda volver a infectar a la mujer o a otras compañeras.

¿Cómo se pueden prevenir las EIP?

La manera más segura de prevenir las EIP, así como las infecciones clamidiales y la gonorrea, es abstenerse de toda relación sexual. La mejor protección para una mujer sexualmente activa es tener relaciones sexuales con un sólo compañero fiel, es decir, con un compañero que tenga relaciones sexuales sólo con ella. De no ser así, la segunda mejor opción es limitar el número de compañeros sexuales. Los condones que el hombre usa durante el coito pueden prevenir las EIP si se usan correctamente en todo momento.

La mujer debe buscar tratamiento inmediatamente si sospecha que ella o su pareja sexual tienen una enfermedad de transmisión sexual. Dado que estas enfermedades con frecuencia no presentan síntomas, las autoridades de salud pública recomiendan que todas las mujeres jóvenes sexualmente activas, en particular las adolescentes, se hagan pruebas de gonorrea y de infecciones clamidiales de forma rutinaria. Cuando se llevaron a cabo revisiones experimentales de mujeres jóvenes para detectar las infecciones clamidiales, los casos de EIP se redujeron sensiblemente.

Fuentes

U.S. Centers for Disease Control and Prevention,
1600 Clifton Rd., Atlanta, GA 30333
National STD Hotline (800)227-8922
http://www.cdc.gov/

Perspectiva internacional

- Se estima que en los Estados Unidos. más de 750 000 mujeres contraen EIP cada año. En la mayoría de los casos, la enfermedad se transmite sexualmente.
- Se calcula que con sus complicaciones de infecundidad y embarazos ectópicos, las EIP le cuestan a la economía de los Estados Unidos, unos 4 000 millones de dólares al año.
- En los países en vías de desarrollo de África y Asia, las EIP son muchísimo más comunes que en el resto del mundo. Muchas de estas infecciones se deben a partos o abortos realizados en lugares faltos de higiene adecuada.

V. tamb.
Enfermedades de transmisión sexual
Gonorrea
Infección
Infecciones bacterianas
Infecciones clamidiales/Clamidiasis
Peritonitis

Enfermedades intestinales inflamatorias (EII)

Son afecciones crónicas (de duración prolongada) caracterizadas por la inflamación de los intestinos. La colitis ulcerosa y la enfermedad de Crohn son sus dos tipos principales. La colitis ulcerosa afecta a la mucosa interna del intestino grueso (el colon y el recto). La enfermedad de Crohn afecta a las capas más profundas del tejido intestinal y puede darse en cualquier parte del tubo digestivo, aunque suele ocurrir con mayor

PALABRAS CLAVE
para búsquedas en Internet y otras fuentes de consulta

Colitis

Enteritis

Gastroenterología

Ileítis

Inflamación

Proctitis

Sistema digestivo

Sistema gastrointestinal

* **inflamación** Reacción del cuerpo a una irritación, infección o herida que a menudo causa hinchazón, dolor, enrojecimiento y calor.

frecuencia en la parte inferior del intestino delgado (el íleo), en cuyo caso se llama a veces ileítis.

¿Qué son las enfermedades inflamatorias intestinales?

Esta denominación abarca a varias enfermedades causadas por la inflamación* del tracto intestinal. Las diversas clases de EII tienen muchos síntomas en común, incluidos dolor abdominal, diarrea frecuente (a veces con sangre y mucosidades), estreñimiento, pérdida de peso, cansancio y fiebre.

La causa de las EII no está siempre muy clara. Lo que sí se sabe es que no son enfermedades contagiosas. Por otra parte, hasta el 25 por ciento de los afectados de inflamación intestinal tienen algún familiar que también la padece, lo que insinúa que los factores genéticos intervienen en su aparición. Algunos investigadores creen que las EII se producen cuando un virus o bacteria desencadena una respuesta inmunitaria inapropiada en personas con propensión genética a adquirir estas enfermedades. Esa respuesta inapropiada produce la inflamación intestinal.

¿Cuáles son las distintas clases de EII?

Las dos principales son la colitis ulcerosa y la enfermedad de Crohn.

Colitis ulcerosa La colitis ulcerosa se llama a veces simplemente colitis o proctitis. Es una enfermedad que aparece cuando se inflama la mu-

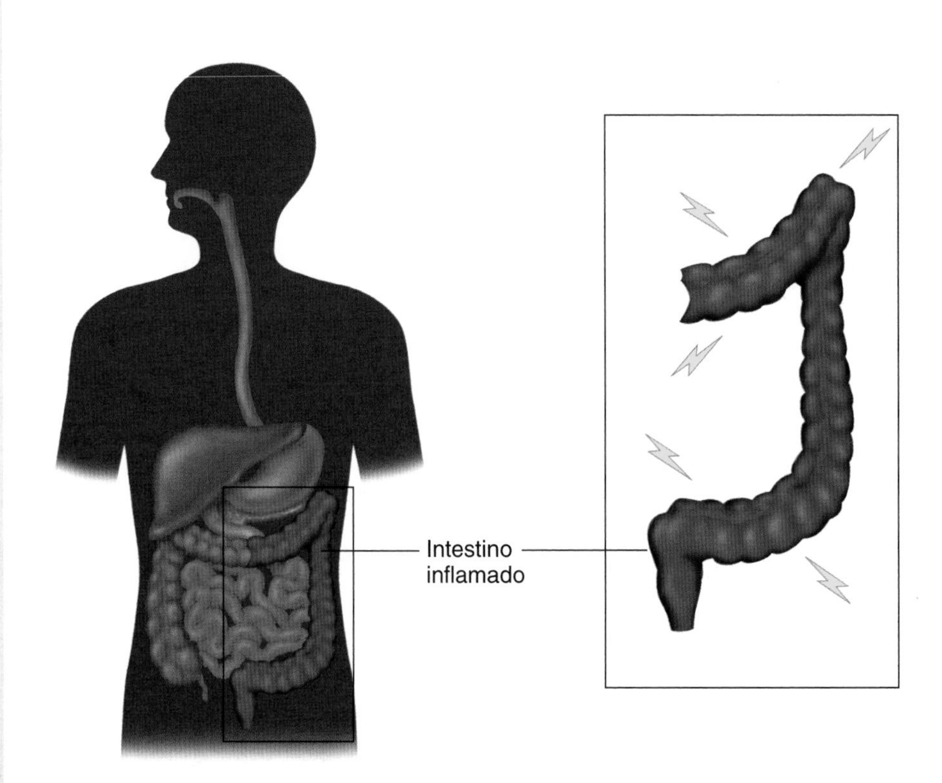

Cuando el intestino grueso (colon) o la parte inferior del intestino delgado (íleo) están inflamados, originan dolor e hinchazón y puede conducir a diarrea, pérdida de peso, cansancio y fiebre.

cosa del intestino grueso bien se a del colon, del recto o de ambos. Por lo general, en la pared del intestino o del recto se forman unas pequeñas llagas o úlceras que con frecuencia ocasionan diarrea. Puede producirse también una sensible pérdida de sangre. Los que sufren de colitis ulcerosa suelen tener síntomas que afectan a otras partes del cuerpo, entre ellos inflamación de las articulaciones (artritis) o de los ojos, erupciones cutáneas (sarpullidos), úlceras bucales, enfermedades del hígado, osteoporosis* y anemia* debida a la pérdida de sangre.

La enfermedad suele presentarse, en la mayoría de los casos, entre los 15 y 40 años de edad, y su gravedad varía de una persona a otra. Muchos de los afectados casi nunca sufren ataques de síntomas. Otros experimentan esos ataques casi constantemente, hasta el punto de interferir con sus actividades cotidianas.

Los expertos concuerdan en que la colitis aumenta el riesgo de cáncer de colon. Cuanto mayor es su duración y cuanto más grande la parte del sistema digestivo afectada, tanto mayor es el riesgo de cáncer de colon.

* **osteoporosis** Pérdida de materia ósea, lo cual debilita y hace más frágiles los huesos.

* **anemia** Estado caracterizado por una insuficiente cantidad de glóbulos rojos o de hemoglobina para transportar con la sangre el oxígeno que necesita el organismo.

Enfermedad de Crohn Conocida también como enteritis regional y colitis granulomatosa, es una inflamación que afecta a las capas de tejido más profundas del tubo digestivo. Si bien se localiza en cualquier parte del tubo, lo más común es que aparezca en la parte inferior del intestino delgado (el íleo), en la unión de éste con el intestino grueso (el colon). A menudo se acompaña de la aparición de úlceras en placas separadas por tejido normal.

Hay multitud de hipótesis conflictivas acerca de la causa de la enfermedad de Crohn. Suele darse con igual frecuencia en el hombre y en la mujer, y el 20 por ciento de los que sufren de esta enfermedad tienen algún familiar que también la padece. Algunos de estos enfermos presentan anomalías del sistema inmunitario, pero no se sabe si son las causantes de la enfermedad o viceversa.

La enfermedad de Crohn tiene carácter crónico y varía de gravedad de una persona a otra. En los casos graves, puede ocasionar pérdidas cuantiosas de sangre e interferir con la ingesta de alimentos y la absorción de nutrientes* en el intestino. Los niños con esta enfermedad pueden desarrollarse lentamente y no llegar a su crecimiento potencial, porque el cuerpo no recibe la nutrición necesaria para crecer normalmente. También los adultos experimentan problemas de malnutrición por culpa de esta enfermedad.

* **nutrientes** Componentes de los alimentos (proteínas, hidratos de carbono, grasas, vitaminas y minerales), necesarios para el desarrollo y mantenimiento corporales.

La complicación más frecuente de la enfermedad de Crohn la constituye el bloqueo u obstrucción intestinal. En la evolución de esta enfermedad, las paredes intestinales pueden hincharse y engrosarse por la formación de tejido cicatricial hasta el punto de impedir el paso de materias nutricias. En ciertos enfermos, las úlceras creadas se extienden hasta los tejidos que rodean al tubo digestivo, con lo que se plantea un elevado riesgo de infección sobreañadida. Como la colitis ulcerosa, la enfermedad de Crohn puede afectar a otras partes del cuerpo con síntomas como artritis, erupciones cutáneas, llagas bucales, problemas oculares, cálculos renales, anemia o hepatopatías (enfermedades del hígado).

Diagnóstico

La historia clínica, el examen físico y los análisis y pruebas de laboratorio son imprescindibles para el diagnóstico. Se pueden tomar al enfermo también muestras de sangre en busca de indicios de anemia e infección. El examen de heces, para ver si contienen sangre, también puede ser útil.

A menudo se utiliza la colonoscopia para examinar el colon. Con este fin se introduce por el ano un endoscopio (tubo con iluminación y telecámara, conectado a una pantalla de televisión). Esto permite al médico visualizar la mucosa del colon y del recto. A veces, en plena colonoscopia se extrae una muestra de la mucosa intestinal (biopsia) para su ulterior examen microscópico.

Otro recurso diagnóstico que puede utilizar el médico es el estudio radiográfico con bario. El paciente bebe una mezcla de bario con otro líquido que mejora el sabor, y a continuación se toma la radiografía. Por cuanto el bario es un medio de contraste visible en las imagenes radiográficas, el médico puede detectar anomalías conforme la mezcla desciende por los intestinos. La tomografía computada* puede también ser de utilidad en la valoración de la forma en que evoluciona la enfermedad una vez diagnosticada.

* **tomografía computada (CT)** ambién llamado tomografía axial computarizada (TAC) o escáner, es un estudio radiológico que, gracias a un tratamiento informático especial, permite obtener imágenes del interior del cuerpo en secciones o "rodajas".

Tratamiento

La medicación y la dieta son las dos medidas primarias para controlar las EII. No son curas, pero sí permiten reducir la intensidad de los síntomas en la mayoría de los afectados. En casos graves, es posible que sea necesaria la intervención quirúrgica. A menudo se emplean antiinflamatorios para reducir la inflamación; en algunos casos, pueden ser de utilidad los inmunodepresores cuando los antiinflamatorios no son suficientes. Y los antibióticos son de uso frecuente en la enfermedad de Crohn. Además de todo lo anterior, se investigan actualmente varios medicamentos experimentales.

Muchos de los fármacos utilizados para el tratamiento de las EII son muy potentes y pueden tener efectos secundarios indeseables. El médico ha de contrapesar estos efectos secundarios con los beneficios que proporcionan los fármacos, y a veces tendrá que probar distintas combinaciones de fármacos para encontrar el equilibrio que se necesita.

Dieta Aparte de la farmacoterapia, el médico probablemente recetará un régimen alimenticio especial. Por cuanto las EII interfieren con la absorción de nutrientes a partir de los intestinos, las personas afectadas por estas enfermedades a menudo se ven obligadas a aumentar las calorías, vitaminas y minerales que consumen. Ciertos individuos descubren que les conviene evitar la ingesta de determinados alimentos porque agravan sus síntomas. Otros encuentran que una dieta suave, con poca materia fibrosa, alivia los síntomas. Puesto que estas enfermedades no tienen cura, al menos por ahora, los afectados por cualquiera de ellas deben hacerse examinar con regularidad y revisar con el médico el tratamiento que reciben y la dieta que siguen.

Intervenciones quirúrgicas En casos graves de EII, si se han producido ya lesiones en el tubo digestivo, el enfermo tal vez necesite una operación quirúrgica para extirpar tramos de intestino dañados. Alrededor del 20 por ciento de los que padecen colitis ulcerosa necesitarán someterse a intervención quirúrgica tarde o temprano. De ser necesario, el tratamiento quirúrgico puede comprender la resección de la totalidad del colon y recto. Tras esta operación no es posible la defecación normal, por lo se necesita practicar en el intestino delgado una boca u orificio de salida al exterior (ostomía), a través de la pared inferior del abdomen. Esta salida se conecta a una bolsa que recibe los excrementos y que debe vaciarse varias veces al día.

Aproximadamente el 70 por ciento de afectados por la enfermedad de Crohn, a la larga necesitarán resección quirúrgica de las zonas dañadas del colon. La operación no cura la enfermedad, porque la inflamación puede reaparecer en otros puntos del colon. Y muchos de los que padecen de esta enfermedad requieren nueva intervención quirúrgica cuando reaparecen los síntomas.

Convivencia con las EII

Aunque no existe cura para las enfermedades intestinales inflamatorias, los afectados suelen disfrutar de periodos bastante largos en que se sienten bien y tienen escasos síntomas. En estos intervalos trabajan, cuidan a sus hijos y participan en actividades cotidianas normales. A todo lo largo y ancho de los Estados Unidos hay grupos de apoyo para los afectados por las EII, que les ayudan a convivir con estas enfermedades y a llevar una vida normal y productiva.

Fuentes

Crohn's and Colitis Foundation of America, 386 Park Ave. S,
17th Fl., New York, NY, 10016-8804
Telephone (212)685-3440
Toll-Free (800)932-2423
http://www.ccfa.org

Pediatric Crohn's and Colitis Association, PO Box 188,
Newton, MA 02468
Telephone (617)489-5854
http://pcca.hypermart.net/

Endoscopia

Este término significa "ver lo que hay dentro" y, en efecto, los endoscopios permiten a los médicos ver el interior del organismo humano.

Estos aparatos están constituidos por un instrumento óptico unido a un tubo flexible largo que contiene lentes y una fuente de iluminación. Recibe también el nombre de fibroscopio, por contener miles de sutiles fibras ópticas de vidrio que transmiten la luz a las cavidades internas del organismo y envían la imagen a una pantalla externa de vídeo. Este instrumento permite al médico examinar la zona de interés en el interior del cuerpo.

El endoscopio contiene también una pequeña abertura a través de la cual el médico puede hacer pasar y maniobrar instrumentos quirúrgicos como tijeras, pinzas y dispositivos de aspiración. Con ellos se pueden hacer resecciones (cortes) o extraer muestras de tejidos sin tener que practicar una incisión en la pared abdominal o en el tórax.

En 1957, en la Universidad de Michigan, el Dr. Basil Hirschowitz descubrió la manera de iluminar el interior del cuerpo para examinarlo, valiéndose de un tubo fibroscópico. Ese fue el primer endoscopio fibroscópico conocido. Hoy los endoscopios fibroscópicos se utilizan sistemáticamente en exploraciones e intervenciones quirúrgicas.

United Ostomy Association, 19772 MacArthur Blvd.,
Ste. 200, Irvine, CA, 92612-2405
Toll-Free (800)826-0826
http://www.uoa.org

U.S. National Digestive Diseases Information Clearinghouse,
2 Information Way, Bethesda, MD 20892-3570
Telephone (301)654-3810
Toll-free (800)891-5389
Facsimile (301)907-8906
http://www.niddk.nih.gov/health/digest/nddic.htm

V. tamb.
Anemia
Cáncer colorrectal
Colitis
Diarrea
Diverticulitis/Diverticulosis
Estreñimiento
Síndrome de irritabilidad intestinal

Enfermedades metabólicas

V. tamb.
Bioquímica
Metabolismo energético
Sistema endocrino

Se entienden por enfermedades metabólicas o del metabolismo aquellas que interfieren con los procesos bioquímicos del organismo involucrados en el crecimiento y conservación de la buena salud de los tejidos orgánicos, en la eliminación de productos de desecho y en la producción de energía para llevar a cabo las funciones corporales. Así, por ejemplo, el cuerpo puede tener un exceso o un déficit de determinadas sustancias (proteínas, grasas, hidratos de carbono). Este desequilibrio a menudo interfiere con las funciones normales de los tejidos y órganos del ser humano.

"Errores congénitos del metabolismo": Descubrimiento de un científico

Hace casi cien años, un científico británico, Archibald Garrod, sugirió la posibilidad de que el ser humano pudiera heredar información genética capaz de ocasionar problemas en su metabolismo. El gen es la unidad hereditaria portadora de los rasgos que caracterizan al individuo, y que los padres transmiten a los hijos. Generalmente, los padres no manifiestan en su organismo el problema metabólico que heredan los hijos. Ahora bien, tanto el padre como la madre son portadores sanos del gen "mutante" (vocablo que quiere decir alterado o anormal) de la enfermedad o trastorno que transmiten y se manifiesta en los hijos.

El gen defectuoso heredado de ambos progenitores crea problemas para los hijos cuando éstos tienen que metabolizar o procesar debidamente ciertas sustancias nutritiuas. La hipótesis de Garrod fue revolucionaria para su época, pues hasta entonces nadie había sugerido que los procesos metabólicos podían tener nada que ver con la herencia genética. Además, estaba muy generalizada la creencia de que las enfermedades se debían únicamente a "cosas" externas al cuerpo, tales como las bacterias y los virus.

En conferencias que dictó Garrod en 1908, describió una serie de enfermedades metabólicas causadas por la falta total o parcial de ciertas enzimas. Las enzimas son proteínas que aceleran o regulan determinadas reacciones bioquímicas. En tres de las enfermedades descritas por Garrod—la alcaptonuria, la cistinuria y la pentosuria—la orina del enfermo presentaba concentraciones anormalmente elevadas de ciertos ácidos y azúcares, lo que indicaba que el organismo no había podido procesarlos correctamente. Esto, a su vez, sugirió la posibilidad de que las enzimas necesarias para procesar estas sustancias faltaran o, de estar presentes, no funcionaran en debida forma. El Dr. Garrod dio a estas afecciones el nombre de "enfermedades metabólicas congénitas," nombre que ha persistido hasta nuestros días.

Ha transcurrido casi un siglo desde que el Dr. Garrod hizo su descubrimiento, y mientras tanto los investigadores científicos han identificado más de doscientas alteraciones genéticas que originan otros tantos trastornos metabólicos.

¿Cómo se desarrolla normalmente el metabolismo?

El común de la gente come y bebe todos los días sin detenerse mucho a pensar en lo que pueda suceder después dentro de su organismo, excepto que el estómago y los intestinos intervienen en la digestión de lo que la persona consume. Pero, en realidad, la digestión es apenas el comienzo. Una vez que la comida y la bebida han sido transformadas en sustancias utilizables por el organismo, empieza el proceso denominado metabolismo. De hecho, el metabolismo consiste en una serie de procesos bioquímicos que permiten al cuerpo aprovechar los nutrientes de los alimentos ingeridos para llevar a cabo las funciones de crecimiento, mantener sanos los tejidos, eliminar los desechos y producir la energía necesaria para moverse, correr, saltar, jugar... y una lista más larga de actividades. El proceso en su conjunto es muy complejo, puesto que en él se producen en sucesión cientos de reacciones bioquímicas que transforman los alimentos en materias que el organismo necesita para llevar a cabo sus funciones vitales. Tal vez sería útil considerar el metabolismo como una especie de "efecto dominó," o sea, un conjunto de reacciones en un orden de sucesión predeterminado, con el fin de lograr el resultado buscado. El metabolismo consta de dos fases principales: la construcción de células y tejido orgánico a partir de los alimentos (anabolismo) y la degradación de sustancias para su aprovechamiento (catabolismo).

Anabolismo La fase constructora, denominada también, como hemos visto, anabolismo, comprende todos los procesos que tienen lugar cuando el organismo utiliza los nutrientes para crear y desarrollar los nuevos tejidos orgánicos. Estos procesos suponen la transformación de sustancias simples en otras más complejas. Por ejemplo, en la digestión se liberan de los alimentos sustancias llamadas aminoácidos. Por medio del metabolismo, el cuerpo convierte estas sustancias en proteínas esenciales para el desarrollo y salud del organismo. Así, pues, las proteínas constituyen el material indispensable para la elaboración de todo tejido vivo, incluidos los músculos, la piel y los órganos internos. También son proteínas las enzimas, muchas hormonas* y los anticuerpos*, esenciales para el funcionamiento normal del organismo.

* **hormonas** Sustancias químicas producidas por las glándulas de secreción interna que actúan como embajadoras: se elaboran en un lugar del cuerpo y son enviadas a otros sectores del organismo para llevar a cabo funciones de regulación.

* **anticuerpos** Proteínas producidas por el sistema inmunitario del organismo que lo protegen de las infecciones causadas por bacterias, virus y otros microorganismos o sustancias de origen externo.

* **hígado** Órgano de gran tamaño situado en la parte superior de la cavidad abdominal, que sirve para depurar la sangre de sustancias tóxicas o de desecho. Contribuye a la digestión mediante la secreción de la bilis, y es un órgano importante para el almacenamiento de los hidratos de carbono.

Catabolismo La fase de descomposición, o catabolismo, comprende procesos que llevan dirección contraria a la de los anabólicos, es decir, que degradan sustancias complejas en otras más simples, con lo que liberan energía utilizable para el trabajo, el movimiento o la producción de calor. Por ejemplo, en el hígado* y en los músculos se acumula un hidrato de carbono denominado glucógeno. Cuando el cuerpo necesita energía con cualquier fin, descompone el glucógeno en glucosa, que es una forma de azúcar. Seguidamente, la glucosa se metaboliza o descompone en las células del organismo y libera la energía necesaria para llevar a cabo las funciones corporales.

Enzimas que "desaparecen" Ninguno de los procesos que intervienen en el metabolismo se podría llevar a cabo sin la presencia de unas proteínas producidas por las células del organismo llamadas enzimas, por medio de las cuales se aceleran o regulan las reacciones bioquímicas. Cada una de las enzimas se compone, a su vez, de aminoácidos, que son los materiales básicos de todas las proteínas. La secuencia de los aminoácidos de una enzima viene determinada por los genes de la persona. Quienes tienen enfermedades metabólicas congénitas, es decir, de nacimiento, heredan la mutación (alteración) de un gen específico. Esa mutación hace que el cuerpo no produzca una determinada enzima, que se considera inactiva. Por tanto, la actividad de esa enzima en el cuerpo desaparece total o parcialmente.

Convendría equiparar las enzimas a las palabras, y los aminoácidos a las letras del alfabeto. Cuando se deletrea mal una palabra, sus letras no están en el orden correcto, por lo que el significado resultará confuso. Cuando se "escribe mal" una enzima, los aminoácidos no están correctamente ordenados, por lo que la enzima no puede funcionar bien. La operación metabólica concreta regulada por esa enzima no se produce en debida forma.

Hay cientos de esas "palabras mal escritas," que pueden dar lugar a diversas clases de trastornos metabólicos. Unos son más graves que otros; muchos son susceptibles de tratamiento; pero otros no. De no tratarse la enfermedad, determinadas sustancias—ya sean hidratos de carbono, azúcares, grasas o proteínas—incorrectamente procesadas se acumulan excesivamente en el cuerpo, o bien, al contrario, no se produce de ellas la cantidad necesaria. En uno u otro caso, el resultado es un desequilibrio que plantea problemas de funcionamiento y de crecimiento de numerosos tejidos y órganos, incluso los del cerebro.

Enfermedades metabólicas

Los ejemplos concretos de enfermedades metabólicas son útiles para dar una idea general de estas afecciones. Describirlas todas, llenaría este libro. Pero he aquí algunas de las más comunes:

Cuando son de importancia capital la detección temprana y una dieta especial: La fenilcetonuria (PKU). Las etiquetas de los refrescos dietéticos y otros productos alimenticios que contienen el edulcorante aspartamo llevan una advertencia que dice: "Para los fenilcetonúricos: Contiene fenilalanina." Esto advierte a los que padecen la enfermedad metabólica denominada fenilcetonuria que el aspartamo contiene el aminoácido fenilalanina. Los que tienen la enfermedad carecen de una enzima que normalmente convierte el citado aminoácido en otra sustancia que se llama tirosina. En otras palabras, el cuerpo del fenilcetonúrico no puede procesar correctamente la fenilalanina. Este aminoácido es necesario para el crecimiento normal de los lactantes y niños de corta edad, así como para la producción normal de proteínas a lo largo de la vida. Ahora bien, si se acumula una cantidad excesiva de ella en los tejidos cerebrales, los altera y a la larga produce retraso mental. También es la causante de que la piel y la orina despidan un olor a humedad y asimismo de erupciones cutáneas.

Por fortuna, el médico puede determinar, casi inmediatamente después del parto, si el recién nacido tiene PKU. En los años sesenta del siglo pasado, se perfeccionó en EE.UU. un análisis de laboratorio para los recién nacidos que consiste en obtener una pequeña muestra de sangre y mezclarla con una cepa bacteriana incapaz de crecer sin la presencia de la fenilalanina. La prueba es positiva si las bacterias se reproducen. Sólo uno de cada 10 000 niños nacidos en EE.UU. padece de PKU, lo cual clasifica a la enfermedad entre las raras, aunque aún así, la suma total de afectados alcanza a varios centenares de bebés al año.

Si estos bebés reciben en seguida una dieta especial, es casi seguro que no presentarán el retraso mental que de lo contrario habrían presentado en épocas pasadas. Se han eliminado de esta dieta todos lo alimentos de alto contenido proteínico, que también suelen incluir elevadas cantidades de fenilalanina, tales como carnes, pescado, aves de corral, leche, huevos, quesos, helado, frutos secos y numerosos productos que contienen harina normal. Sin embargo las restricciones particulares varían de una persona a otra, según la gravedad de la afección. Es una dieta difícil de seguir, pero de importancia crucial para la salud y para evitar el retraso mental. Los niños fenilcetonúricos a menudo tienen que tomar una leche de fórmula especial que sirve de sustituto nutritivo de los alimentos que no pueden comer.

Gracias a la detección temprana de la enfermedad y a las restricciones dietéticas cuidadosas, en la actualidad, los niños que padecen de PKU crecen normalmente, aprenden en la escuela, cursan estudios universitarios y se pueden desarrollar en profesiones importantes en su edad adulta. Salvo la dieta especial que han de seguir siempre, estos niños pueden hacer todo cuanto hacen los demás niños que no tienen PKU.

Hace 75 Años: Un descubrimiento que cambió la vida de los niños

Noruega, 1934: Una madre con dos niños que padecen retraso mental pronunciado van a ver al Dr. Asbjørn Følling. La mamá está desesperada por el estado de sus hijos, pues nadie ha podido explicarle de forma satisfactoria qué es lo que tienen. Ella también se pregunta qué será ese olor extraño que los hijos parecen despedir siempre. Tras analizar la orina de los niños, el Dr. Følling descubre que segregan una sustancia que no está presente en la orina normal. Aunque no tenía acceso a los análisis químicos avanzados de que se dispondría a fines de siglo, con el tiempo este facultativo logró identificar la sustancia como un tipo de aminoácido denominado ácido fenilpirúvico. En seguida se preguntó si la acumulación del ácido tenía algo que ver con el retraso mental de los niños.

Tras recoger cientos de muestras de orina de otros pacientes con retraso mental, el Dr. Følling descubrió que ocho de ellos excretaban en la orina el mismo ácido. Seguidamente, publicó un trabajo científico en el que describió la relación existente en estos pacientes entre la concentración del ácido y el retraso mental. Lanzó también la hipótesis de que la presencia del ácido se debía a que eran incapaces de metabolizar la fenilalanina. Posteriormente, confirmó la hipótesis cuando, en colaboración con un colega, descubrió la manera de utilizar las bacterias para analizar las elevadas concentraciones de fenilalanina en la sangre.

Así fué como el Dr. Følling acabó descubriendo la fenilcetonuria (PKU), y con ello transformó la vida de futuras generaciones de niños que nacerían con este trastorno. Demostró también que el retraso mental podía atajarse si se detectaba la fenilcetonuria inmediatemente después del nacimiento del niño y si las concentraciones de fenilalanina se podían regular mediante alteraciones de la dieta alimenticia.

En 1962, el presidente norteamericano John F. Kennedy otorgó al Dr. Følling el Premio Joseph P. Kennedy en reconocimiento de sus logros científicos y por su lucha contra el retraso mental. Por esa misma fecha, otro científico, el Dr. Robert Guthrie utilizó los descubrimientos del Dr. Følling para perfeccionar una prueba eficaz de detección de la enfermedad, prueba que se empezó a practicar a principios de la década de los 90 del siglo pasado. Posteriormente, el Dr. Guthrie trabajó con gran diligencia para establecer programas de detección de la fenilcetonuria en EE.UU. y en muchos otros países. En su país, la prueba de detección es ahora obligatoria para todos los niños.

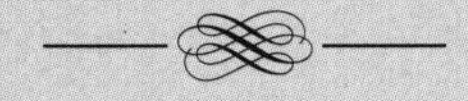

Cuando la orina es de olor dulce, como el del jarabe de arce La fenilcetonuria es sólo una de varias enfermedades metabólicas que se producen cuando el organismo carece de una enzima necesaria para el procesamiento de algún aminoácido. Otra de estas afecciones es la llamada enfermedad de la orina con olor a jarabe de arce, en que el paciente carece de la enzima necesaria para metabolizar tres aminoácidos—la valina, la leucina y la isoleucina. Estos amino ácidos son esenciales para el crecimiento y desarrollo del organismo, y cuando no se metabolizan correctamente, pueden acumularse en el cuerpo, por lo que la orina despide un olor similar al del jarabe de arce (muy utilizado en EE.UU. como jarabe para los panqueques) o al del azúcar quemado. Si esta afección no se trata puede ocasionar retraso mental, incapacidad física, e incluso la muerte.

Alrededor de 1 de cada 225 000 niños tienen la enfermedad de la orina con olor a jarabe de arce al nacer, lo que hace a esta enfermedad menos frecuente incluso que la PKU. No sólo la orina huele a jarabe de arce, sino que estos niños tienen poco apetito y son sumamente irritables. Algunos estados de la Unión exigen la prueba de detección de esta afección, y otros todavía no. Es muy importante detectar y tratar esta afección precozmente, porque de lo contrario puede provocar convulsiones, pérdida del conocimiento, lesiones cerebrales, y en casos extremos, la muerte. El tratamiento consiste en una dieta cuidadosamente regulada, con prohibición de los productos alimenticios de alto contenido proteínico que incluyan los tres aminoácidos que el organismo no puede metabolizar. Como sucede con los niños con PKU, los que padecen esta enfermedad a menudo reciben para su lactancia una leche artificial que suple los nutrientes que ellos necesitan y que están contenidos en los alimentos prohibidos.

Lactantes que no toleran la leche: Galactosemia Para la mayoría de los lactantes y niños de corta edad, la leche materna (o una fórmula de leche infantil) y luego la leche de vaca suministran los nutrientes esenciales para el funcionamiento y crecimiento corporal. Pero los nacidos con la enfermedad metabólica denominada galactosemia carecen de suficiente cantidad de la enzima que descompone el azúcar de la leche, llamada galactosa. Normalmente el hígado produce la galactosa, pero si no la produce en suficiente cantidad, la enzima se acumula en la sangre, pudiendo crear graves problemas si la enfermedad no se detecta y trata.

Los síntomas de galactosemia suelen aparecer en los primeros días de vida, tan pronto como el recién nacido empieza a tomar leche materna o artificial. El niño vomita a menudo, se le hincha el hígado, y la piel y los ojos adquieren color amarillento (ictericia). Otros posibles síntomas son: infecciones, irritabilidad, insuficiente peso para su edad y diarrea. Si no se diagnostica rápidamente, la galactosemia puede ocasionar graves lesiones en la piel, los ojos, los riñones y el cerebro. Esa es la razón por la cual muchos estados de Unión hacen obligatorio el análisis de sangre de todos los recién nacidos, con el fin de detectar la enfermedad. Aproximadamente 1 de cada 20 000 lactantes nacen con ella, y el tratamiento consiste en excluir de la dieta alimenticia todo producto lácteo o que contenga leche. Esta medida reduce el riesgo de lesiones permanentes, pero así y todo, a medida que el bebé va creciendo, seguirá teniendo problemas de crecimiento, de lenguaje y de funciones mentales.

Intolerancia a la fructosa La galactosemia es sólo otra de las enfermedades metabólicas en las cuales el organismo no puede procesar el azúcar en forma apropiada. Una tercera enfermedad de esta índole es la intolerancia a la fructosa, por la cual el organismo no puede metabolizar

HACE 200 AÑOS: LA LOCURA DEL REY JORGE

Se recuerda a Jorge III (1738–1820) como el Rey de Inglaterra contra quien se rebelaron y lucharon los colonos norteamericanos en busca de su independencia. Se le recuerda también como un rey que experimentaba violentas crisis de locura, que acabaron por incapacitarlo para continuar su reinado. En distintas épocas de su vida, también sufrió de intensos dolores, hiperactividad y excitación, parálisis e ideas delirantes. Sus "ataques de nervios" se sucedieron durante los últimos 3 o 4 decenios de su vida, que llegó a su fin en 1820, a la edad de 81 años.

Algunos historiadores de hoy creen que el problema del Rey Jorge residía en su cuerpo y no en su mente. Al estudiar las cartas que escribió el monarca y examinar los comentarios de los médicos que lo atendieron, los psiquiatras modernos han descubierto que los síntomas del Rey Jorge incluían no sólo ataques de nervios sino también orina de color rojo, lo que insinuaba que debía de padecer una enfermedad metabólica llamada porfiria. En 1967, dos psiquiatras británicos publicaron un artículo titulado *A Clinical Reassessment of the Insanity of George III and Some of Its Historical Implications* (*Nueva evaluación clínica de la locura de Jorge III y algunas de sus repercusiones históricas*) en el que apoyaban la misma tesis. Nuevas investigaciones históricas sugieren que otros integrantes de la familia real tal vez sufrían del mismo mal.

Es posible que los libros de historia estén equivocados al llamar al monarca "el Rey Loco." La medicina no estaba aún lo suficientemente avanzada para poder determinar de qué manera los procesos bioquímicos del cuerpo afectan a la mente. Hoy sabemos que las personas con porfiria tienen, en realidad, un problema de la sangre que, en algunos casos, interfiere con el funcionamiento normal del cerebro.

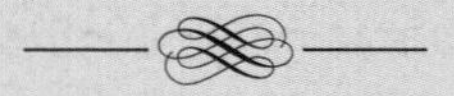

una cierta forma de azúcar contenida en las frutas, jugos o zumos de frutas, azúcar en polvo y azúcar de mesa, miel, jarabe de maíz y otros productos. Como en el caso de la galactosemia, la intolerancia a la fructosa se trata por medio de una dieta que excluye ciertos alimentos. Es necesario limitar rigurosamente el consumo de fructosa para evitar posibles daños al hígado y a los riñones, así como el retraso mental.

Problemas planteados por el metabolismo de los hidratos de carbono El organismo humano toma un azúcar simple, la glucosa, la convierte en un hidrato de carbono llamado glucógeno, y lo almacena en el hígado y los músculos. Cada vez que el cuerpo necesita energía para llevar a cabo sus actividades, ciertas enzimas "retransforman" el glucógeno en glucosa. Algunas personas tienen dificultades con una o más de estas enzimas, lo que da lugar a la glucogenosis (enfermedad de almacenamiento de glucógeno).

Existen siete clases de glucogenosis, ocasionadas por otras tantas enzimas. Un ejemplo lo tenemos en la glucosa-6-fosfato deshidrogenasa (G6PD), enzima normalmente localizada en el hígado y necesaria para liberar la glucosa de este órgano y enviarla al torrente sanguíneo, donde será metabolizada para producir energía. La carencia de esta enzima puede hacer descender la concentración de azúcar en la sangre a cifras peligrosas si no se consumen alimentos que contengan suficiente glucosa cada pocas horas.

En la carencia de G6PD y en otras enfermedades por glucogenosis, el glucógeno se almacena en cantidades excesivas en diversas partes del cuerpo, lo que ocasiona problemas en el hígado, los músculos, las células sanguíneas, el corazón, el cerebro u otros órganos. El tratamiento de esta afección suele consistir en modificaciones de la dieta.

Sangre en desequilibrio: Porfiria El organismo humano utiliza una sustancia bioquímica especial, llamada porfirina, para elaborar el hemo, que es la sustancia portadora del oxígeno de la sangre a los tejidos. Ocho enzimas distintas intervienen en el proceso metabólico que transforma ese grupo hemo en porfirina. Cuando falta o no funciona bien una de esas enzimas, se produce una acumulación excesiva de porfirina en el cuerpo, que finalmente se eliminará con la orina o las heces. Como consecuencia de esto, no se produce suficiente hemo para conservar la salud del paciente. Esta enfermedad metabólica se conoce por el nombre de porfiria.

Las personas que sufren de porfiria pueden experimentar síntomas que afectan a la piel, al sistema nervioso u otros órganos internos, o bien a todos ellos. En la piel, aparecen a veces ampollas, o se produce picazón, hinchazón o extremada sensibilidad al sol. Cuando se afecta el cerebro, ello da lugar a alucinaciones*, confusión mental*, convulsiones, depresión, angustia y paranoia*. Otros síntomas físicos son dolor en el pecho o en el estómago, calambres musculares, debilidad y orina de color violáceo o rojizo.

* **alucinaciones** Percepciones de los sentidos que no se fundamentan en la realidad, como, por ejemplo, el ver u oír cosas que no existen.

* **confusión mental** Trastorno mental caracterizado por desorientación, dificultades con el lenguaje, angustia, agitación o alucinaciones, o todos ellos juntos.

* **paranoia** Trastorno mental caracterizado por sentimientos de superioridad e ideas de persecución.

Para diagnosticar la porfiria, el médico suele solicitar análisis de sangre, de orina o de heces. Existe un fármaco, la hemina, parecida al hemo, que se puede administrar junto con otros medicamentos para aliviar los síntomas. A veces resulta útil una dieta rica en hidratos de carbono.

¿Qué significa todo esto?

Además de las que acabamos de describir, hay muchas otras enfermedades metabólicas. No obstante la gran variedad, los siguientes ejemplos tipifican la serie de acontecimientos que tienen lugar en estas afecciones:

1. La persona hereda una mutación, o anomalía, genética
2. Como resultado de esta herencia, el organismo no produce una determinada enzima, o ésta no funciona correctamente.
3. Por lo tanto, es anormal, o no se produce, cierta fase del proceso metabólico.
4. La sustancia que debía ser metabolizada (transformada o cambiada) se acumula en el organismo, o ciertas otras sustancias que necesita el cuerpo no se producen en la cantidad suficiente, o ambas cosas a la vez.

El organismo se "desequilibra," por así decirlo, y esto puede ocasionar daños si no se corrige el problema con una dieta alimenticia y medicamentos apropiados. En algunos casos resulta imposible corregir el desequilibrio, lo que puede causar daños permanentes o incluso la muerte.

Fuentes

American Association of Clinical Endocrinologists,
1000 Riverside Ave., Ste. 205, Jacksonville, FL, 32204
Telephone (904)353-7878
http://www.aace.com

American Porphyria Foundation, PO Box 22712,
Houston, TX, 77227
Telephone (713)266-9617
http://www.porphyriafoundation.com/

Endocrine Society, 4350 East West Hwy., Ste. 500,
Bethesda, MD, 20814-4426
Telephone (301)941-0200
http://www.endo-society.org

Maple Syrup Urine Disease Family Support Group,
c/o Sandy Bulcher, 82 Ravine Rd., Powell, OH 43065
Telephone (740)548-4475
http://www.msud-support.org/

National Organization for Rare Disorders, PO Box 1968,
Danbury, CT, 06813-1968

Telephone (203)744-0100
Toll-Free (800)999-6673
http://www.rarediseases.org

Parents of Galactosemic Children, 885 Del Sol St., Sparks, NV, 89436
Telephone (775)626-0885
http://www.galactosemia.org

U.S. National Institute of Diabetes and Digestive and Kidney Diseases, Office of Communications and Public Liaison, Bldg. 31, Rm. 9A04, Center Dr., MSC 2560, Bethesda, MD 20892-2560
Telephone (301)435-8115
http://www.niddk.nih.gov/

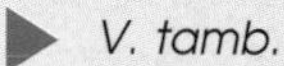

V. tamb.
Aterosclerosis
Convulsiones
Defectos congénitos
Diabetes
Enfermedades de la glándula tiroides
Enfermedades genéticas
Fenilcetonuria
Hipoglucemia
Ictericia
Obesidad
Porfiria
Retraso mental
Trastornos del crecimiento

Enfermedades parasitarias

Las enfermedades parasitarias son las causadas por infestación por parásitos tales como protozoos (organismos unicelulares), gusanos o insectos. Estas enfermedades están muy extendidas en África, el sur de Asia, América Central y América del Sur, especialmente entre los niños. Incluyen el paludismo o malaria y la esquistosomiasis, que son las enfermedades graves parasitarias más comunes en el mundo.

PALABRAS CLAVE
para búsquedas en Internet y otras fuentes de consulta

Cestodos
Duelas/Trematodos
Enfermedades portadas por los alimentos
Enfermedades transmitidas por el agua
Enfermedades transmitidas por garrapatas
Enfermedades tropicales
Infección
Infestación
Nematodos
Protozoos
Trematodos
Vectores

La mayoría de los 6.000 millones de habitantes del mundo están infestados por parásitos, organismos primitivos que viven dentro o en la superficie del cuerpo humano, el de los animales o el de los insectos. Con frecuencia los parásitos producen poco daño, y la persona puede no saber que está infestada. Pero en un año cualquiera, más de 1.000 millones de personas, muchas de ellas niños, contraen enfermedades parasitarias, y millones de ellas mueren.

¿Dónde ocurren las enfermedades parasitarias?

Los parásitos viven en todas partes, pero medran con mayor vigor en los climas húmedos y cálidos. Por eso son sumamente comunes en el África subsahariana, en el subcontinente de la India, el sureste de Asia, y en América del Sur y Central. Algunos países de estas regiones son demasiado pobres para tomar medidas que podrían prevenir las enfermedades parasitarias, tales como construir plantas de tratamiento de los desperdicios de las alcantarillas o para purificar el agua, así como para controlar los mosquitos o proporcionar atención médica adecuada. Al mismo tiempo, en algunos lugares las enfermedades parasitarias causas recaídas en las personas débiles, enfermas e incapaces de trabajar, por lo que contribuyen a lentificar el desarrollo económico y a mantener esas regiones empobrecidas.

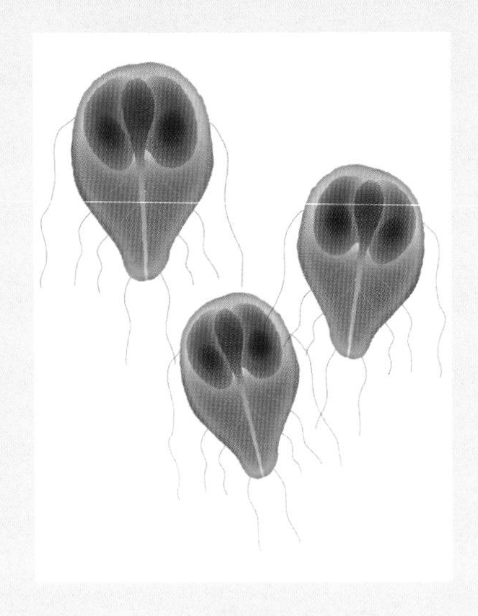

▲

El protozoo *Giardia lamblia*

Algunos parásitos se encuentran en todo el mundo, incluso en climas fríos y en las naciones más prósperas, incluso los Estados Unidos. Entre esos parásitos se hallan gusanos como oxiuros o *Trichuris trichura*, y protozoarios como *Giardia lamblia* (que causa problemas intestinales), *Babesia* (que se transmite por medio de garrapatas y produce fiebre y escalofríos), *Tricomonas vaginalis* (que infecta las vías genitales de hombres y mujeres) y *Cryptosporidium parvum* (que ha causado epidemias de enfermedades con diarrea en algunas ciudades de Estados Unidos).

¿Cuáles son las enfermedades parasitarias más comunes?

El verme cilíndrico intestinal *Ascaris lumbricoides* causa la ascariasis, que se estima afecta a 1.000 millones de personas, aunque a menudo causa poco daño. De impacto más importante es el paludismo (malaria), que se calcula es la causa de 300 a 500 millones de casos enfermedad al año y de 2 millones de muertes. Casi la mitad de esas muertes son de niños menores de 5 años. En la sangre, el verme esquistosoma causa la esquistosomiasis en 120 millones de individuos, de los cuales 20 millones son de gravedad.

Otras enfermedades parasitarias que causan morbilidad en 1 millón o más de casos son la filariasis, la amebiasis, la enfermedad de Chagas, la leishmaniasis y la enfermedad del sueño (tripanosomiasis africana).

Ectoparásitos "Ecto" significa "exterior." Los ectoparásitos viven en la superficie del ser humano. Entre ellos se cuentan los piojos y los ácaros causantes de la escabiosis (sarna).

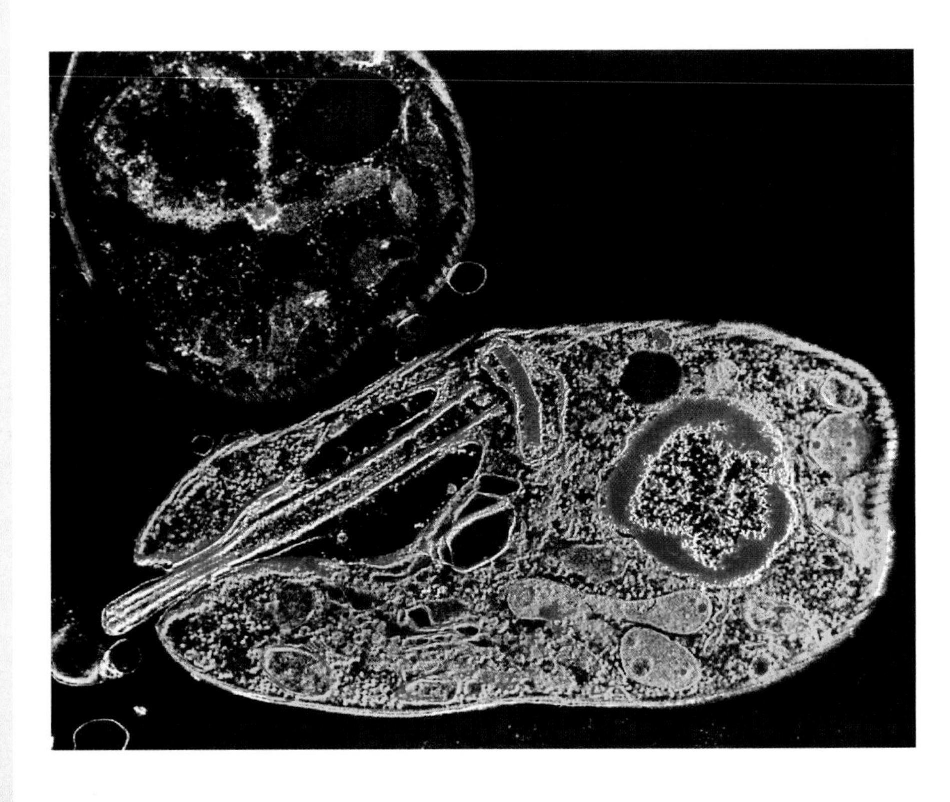

▶

La leishmaniasis ocurre en regiones tropicales y en algunas templadas. La causa un protozoo (parásito unicelular) del género *Leishmania* , que se transmite mediante la mordedura de las moscas de los arenales infectadas. Entre las formas de la enfermedad se cuentan (1) laleishmaniasis cutánea, que aunque no produce dolor sí ocasiona una fea úlcera en la piel, que se cura por sí misma pero deja una cicatriz hundida; (2) la leishmaniasis mucocutánea, que carcome el tejido del interior de la nariz y de la boca; y (3) el kala-azar, o fiebre negra, que afecta a ganglios linfáticos, bazo, hígado médula ósea, y que puede ser mortal. El parásito *Leishmania donovani*, visto aquí al microscopio electrónico, puede causar la variedad de leishmaniasis llamada kala-azar. © *Manfred Kage/Peter Arnold, Inc.*

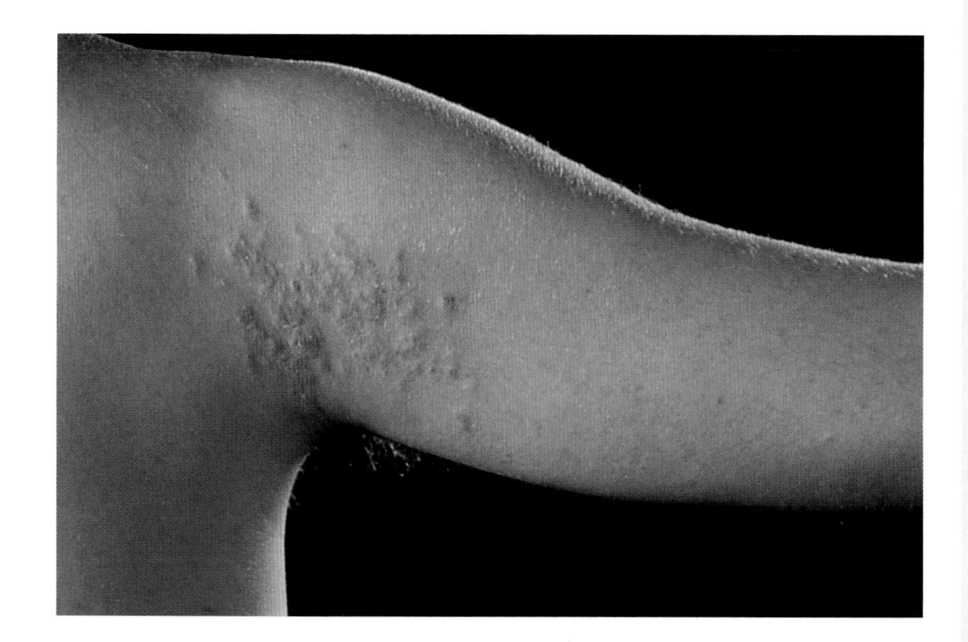

Este joven tiene una erupción cutánea en la parte superior del brazo, causado por las larvas del anquilostoma. *St. Bartholomew's Hospital; Fototeca/Photo Researchers Inc.*

¿Cómo se propagan las enfermedades parasitarias?

En la mayoría de los casos, la gente contrae una de estas afecciones al bañarse, nadar o beber agua que contenga parásitos; al comer alimentos que no hayan sido cocinados completamente; o al entrar en contacto con aguas residuales que no han sido tratadas. Esto puede ocurrir comúnmente cuando se usan los residuos fecales humanos para fertilizar los campos. También puede ocurrir si la gente que toca la comida no se lava cuidadosamente las manos después de ir al baño.

Muchas naciones poco desarrolladas están pasando por un proceso de urbanización rápida, y esto significa que mucha gente vive hacinada en ciudades de súbito crecimiento que quizás no tengan las instalaciones necesarias para el tratamiento de las aguas que contienen residuos fecales. Estas aguas residuales pueden ser vertidas en ríos cuyas aguas también se utilizan para beber, bañarse, lavar la ropa y cocinar. Las enfermedades parasitarias se propagan fácilmente en tales condiciones.

Los insectos y los animales diseminan algunas enfermedades parasittarias. Los mosquitos, por ejemplo, diseminan el paludismo. Las moscas tse-tse propagan la tripanosomiasis africana, también llamada enfermedad del sueño. Los animales domésticos difunden la tenia vacuna y la porcina.

¿Qué ocurre cuando las personas contraen enfermedades parasitarias?

Síntomas Los síntomas son muy variables, pero muchas enfermedades parasitarias causan fiebre, cansancio o problemas intestinales como la diarrea o el abdomen agudo (obstrucción de los intestinos).

Enfermedad del sueño

La tripanosomiasis africana se conoce también como enfermedad del sueño. Protozoos (organismos unicelulares) del género *Tripanosoma* causan esta enfermedad. La tripanosomiasis africana se halla solamente en África y se transmite por medio de la mordedura de una mosca tse-tse infestada. Su tratamiento consiste en el suministro de diversos medicamentos bajo el cuidado de un médico, durante un periodo de diversos semanas. Si se deja sin tratar, con el tiempo la enfermedad tiene desenlace mortal.

Diagnóstico Estas enfermedades pueden ser difíciles de diagnosticar porque muchos parásitos no aparecen en las pruebas de sangre de rutina que realizan los médicos. Además, las personas con parásitos son también propensas a contraer infecciones bacterianas, que pueden llevar a los médicos a pensar equivocadamente que sólo las bacterias son la causa de la enfermedad.

Los análisis especiales de sangre, sin embargo, son a veces de utilidad para el diagnóstico. Aún más, en ocasiones se observan los parásitos si se examinan muestras de sangre o heces al microscopio.

Tratamiento Si bien se puede matar a la mayoría de los parásitos con la medicación adecuada, algunos sobreviven.

▶ *V. tamb.*
Ascariasis
Babesiosis
Ciclosporiasis y criptosporidiosis
Elefantiasis
Enfermedad de Chagas
Esquitosomiasis
Oxiuriasis (enterobiasis)
Paludismo/malaria
Piojos
Toxoplasmosis

¿Medidas preventivas

Las autoridades públicas que instalan los sistemas de tratamiento de agua potable y de aguas residuales desempeñan un papel muy importante en la prevención de las enfermedades. Conviene saber controlar a los insectos que propagan las enfermedades parasitarias, así como educar a la gente a que siempre se lave bien las manos después de usar el baño y antes de tocar comida.

Fuentes

Enfermedades relacionadas con el estrés

PALABRAS CLAVE
para búsquedas en Internet y otras fuentes de consulta

Cortisol

Epinefrina/Adrenalina

Hipotálamo

El estrés es una intensa reacción física o emocional, o ambas cosas, a una experiencia difícil o dolorosa. Estas experiencias pueden variar desde el tener un examen en la escuela a tener que enfrentar la muerte de un ser querido. Como reacción a tales estímulos, el sistema de respuesta al estrés suele acelerar el ritmo de los latidos del corazón, elevar la tensión arterial y causar otros cambios físicos. Las enfermedades debidas al estrés son problemas físicos o mentales que a veces parecen ser provocados o empeorados por el estrés. Se incluyen entre sus síntomas dolores de cabeza, dolores de estómago, insomnio, depresión, angustia y muchos otros.

El estrés no radica sólo en la cabeza

Imaginemónos a Alicia, la guardameta del equipo de fútbol, cuando el otro equipo, en posesión de la pelota, se abalanza sobre ella. Imaginémonos a Eduardo, a las 7:59 de la mañana, corriendo para no perder el autobús de la escuela, que pasa a las 8:00. Imaginémonos a María, cuyo

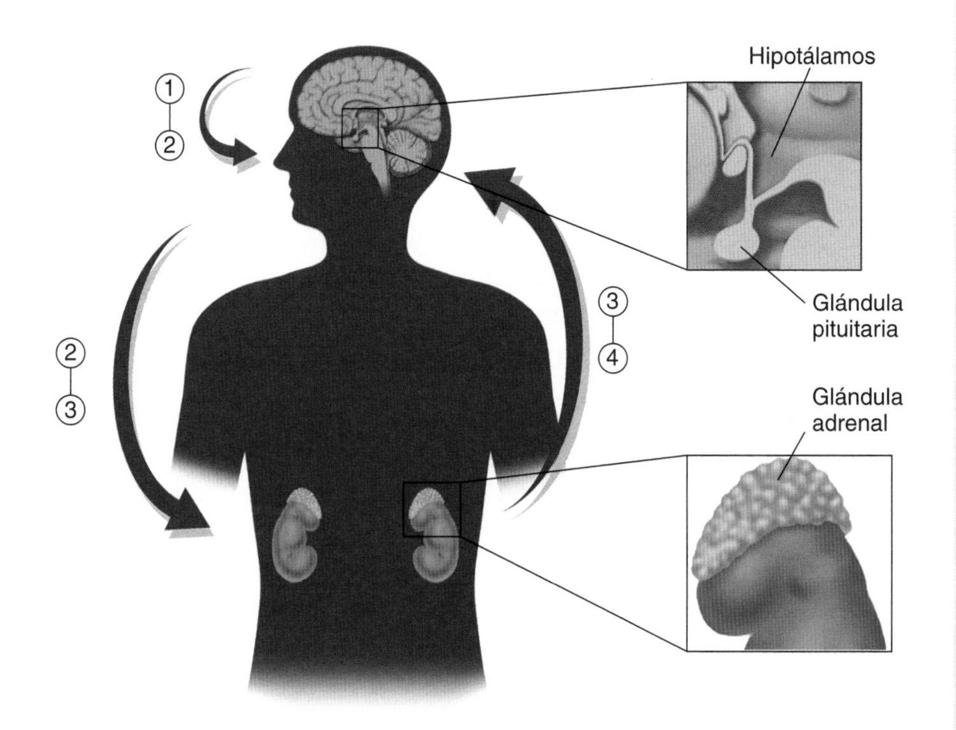

Respuesta hormonal al estrés: Cuando el cerebro percibe el estrés, el hipotálamo segrega el factor de liberación de corticotropina (1) que a su vez activa la secreción de adrenocorticotropina (ACTH) (2) por parte la glándula pituitaria o hipófisis. La ACTH (2) se difunde por el torrente sanguíneo y, junto con las señales que envía el cerebro por medio del sistema nervioso, sirve para estimular la secreción al torrente sanguíneo, por parte las glándulas suprarrenales (3), de cortisol y epinefrina (adrenalina), (3) hormonas que contribuyen a la producción de energía y que estimulan al corazón, al cerebro y a otros músculos y órganos (4) que intervienen en la respuesta del cuerpo al estrés.

◀

perro acaba de ser atropellado por un auto. Cualquiera que haya estado en estas circunstancias sabe lo que es el estrés: el pulso se acelera, el corazón galopa, la respiración se hace más difícil y los músculos se ponen tensos. Algunas personas sienten náuseas y sudan. Otras se congelan o sienten pánico.

La respuesta al estrés Todos estos cambios ocurren en el cuerpo porque el estrés dispara una alarma en el cerebro. Esta alarma activa la secreción de hormonas*, que a su vez aumentan el consumo de oxígeno y glucosa, fuentes de energía que el cerebro utiliza en situaciones de urgencia. Esto se conoce como la respuesta de "pelear o huir," porque prepara al cuerpo para hacer una de esas dos cosas.

El hipotálamo es una parte del cerebro que produce hormonas. Al iniciarse la reacción al estrés, el hipotálamo envía una hormona llamada factor de liberación de corticotropina (CRF) a la glándula pituitaria o hipófisis, que a su vez segrega y envía por el torrente sanguíneo a las cápsulas o glándulas suprarrenales, situadas encima de los riñones, otra hormona, llamada adrenocorticotropina (ACTH). Las glándulas suprarrenales producen cortisol (en respuesta a la ACTH) y epinefrina/adrenalina (en respuesta a las señales enviadas desde el cerebro a través del sistema nervioso), que ayudan al cuerpo a producir energía en casos de emergencia y lo preparan para la respuesta de "pelear o huir." Mientras que el cerebro percibe estrés, continúa produciendo CRF. La respuesta del cuerpo al estrés cesa en cuanto el cerebro se relaja, lo que restaura las concentraciones hormonales a su valor normal. Los cientí-

* **hormonas** Sustancias químicas producidas por las glándulas de secreción interna que actúan como embajadoras: se elaboran en un lugar del cuerpo y son enviadas a otros sectores del organismo para llevar a cabo funciones de regulación.

* **crónico/a** Se dice de la enfermedad o el trastorno de duración prolongada.

Estrés y negligencia

Investigaciones científicas realizadas con animales, parecen indicar que la falta de atención por parte de los padres durante las primeras etapas de la vida hace que los animales al crecer respondan más intensamente en las situaciones de estrés. En un estudio, los científicos compararon dos grupos de cachorros de rata: Las ratitas del grupo A fueron separadas de la madre durante 15 minutos diarios, mientras que las del grupo B quedaron separadas durante 3 horas al día.

Cuando los cachorros fueron devueltos a sus respectivas madres, éstas reaccionaron de manera diferente: Las madres que estuvieron separadas de sus crías durante 15 minutos, las lamían y mimaban cuando se les devolvían. Las madres sometidas a 3 horas de separación hacían caso omiso de sus cachorros, por lo menos al principio.

En estudios subsiguientes, los cachorros "ninguneados" del grupo B respondían a las situaciones de estrés más intensamente que los del grupo A. Esta tendencia parece prolongarse hasta la adultez.

En otro estudio, unos monos bebés cuyas madres tenían dificultades en darles de comer presentaban concentraciones más altas de corticotropina (CRF), una de las hormonas principales que intervienen en las reacciones de estrés. Puesto que las madres estaban angustiadas por no poder conseguir suficientes alimentos para sus bebés, se comportaban de manera errática con sus crías, a veces dejándolas de lado. Los monitos se ponían más ansiosos de lo normal cuando experimentaban situaciones de separación o de cambio de ambiente; en otras palabras, sus reacciones al estrés eran más intensas. El "agobio" a que fueron sometidos cuando eran bebés parece haberse grabado en su cerebro y sistema nervioso y determinar su respuesta al estrés al hacerse mayores.

ficos creen que la respuesta de "pelear o huir" se debe a que los primitivos seres humanos la necesitaban para hacer frente a los animales salvajes que los amenazaban. En muchos casos, la reacción al estrés es todavía útil en la actualidad: Gracias a ella, Alicia pudo reaccionar rápidamente y bloquear la pelota; y Eduardo aceleró la marcha para tomar el autobús a tiempo. Una cierta dosis de estrés también permite disfrutar de una vida más emocionante e interesante. Pero, en otros casos, como el dolor de María por la muerte de su perro, la respuesta natural al estrés no es nada útil.

Estrés crónico Las circunstancias que inician la respuesta al estrés no suelen durar mucho. Sin embargo, cuando los problemas a largo plazo en la escuela o en la familia crean estrés crónico*, el sistema de respuesta al estrés permanece activado durante un tiempo demasiado largo. Esto puede contribuir a la aparición de muchos trastornos psicológicos. Los médicos creen que también puede conducir a problemas físicos, como dolor de pecho, dolores de cabeza y trastornos estomacales. Sospechan también que con el correr del tiempo los altos niveles de estrés pueden desencadenar otras enfermedades más graves, como la hipertensión arterial y afecciones cardíacas. Por último, creen que el estrés crónico reprime a veces el sistema inmunitario (la defensa natural del cuerpo contra las infecciones) lo que hace a las personas afectadas más vulnerables a las enfermedades, y quizás incluso a algunos tipos de cáncer. Sin embargo, se necesitan todavía nuevas investigaciones para determinar si esos vínculos son reales y para desentrañar las complejas relaciones entre los factores físicos y psicológicos que afectan a la salud.

¿Cuáles son las enfermedades vinculadas al estrés?

Para los científicos es difícil establecer una relación de causa—efecto definitiva entre el estrés y los síntomas físicos específicos o las enfermedades. No sólo la mente y el cuerpo reaccionan de forma diferente al estrés, sino que hay otros factores que intervienen cuando alguien se enferma. Se sabe o se cree que las siguientes afecciones están *relacionadas con* el estrés (en contraste con las que *son causadas por* el estrés):

- Dolor debido a problemas musculares, como el de cabeza, el de espalda, el de mandíbula y el síndrome de estrés por traumatismo de repetición. Muchos dolores parecen ser originados o empeorados por el estrés.
- Problemas gastrointestinales, tales como ardor o dolor de estómago, y diarrea.
- Insomnio o dificultad para dormir.
- Abuso de sustancias que incluyen el tabaco, las drogas y el alcohol. La toxicomanía, a su vez, puede provocar otras enfermedades, como las del corazón o el cáncer.

- Ataques de asma en personas que ya padecen de estrés o son propensas a él.
- El trastorno del estrés postraumático, que es un trastorno psíquico en el cual las personas reviven una y otra vez, en sus sueños y recuerdos, una experiencia pavorosa, incluso mucho después del acontecimiento; y el trastorno de estrés agudo, en el cual la persona afectada manifiesta síntomas similares inmediatamente después del suceso.
- Otros trastornos psíquicos, que incluyen los alimentarios (bulimia y anorexia), la angustia, la depresión y posiblemente la esquizofrenia.
- Problemas cardiovasculares, tales como un ritmo cardíaco irregular, endurecimiento de las arterias y ataques al corazón. El estrés hace que el corazón lata más deprisa y que la tensión arterial aumente temporalmente. Aunque todavía no se han comprobado sus efectos a largo plazo, muchos científicos sospechan que los hay.

El nexo entre cuerpo y mente

¿Por qué los científicos creen que el estrés interviene de forma tan importante en las enfermedades? Aunque aún se investiga la compleja relación entre la salud física y la psíquica, muchos estudios indican que existen nexos entre el estrés, la enfermedad y la capacidad del sistema inmunitario de combatir la enfermedad. He aquí unos ejemplos:

- De estudios que se han realizado se desprende que las personas que han perdido recientemente al esposo, la esposa o la persona amada—situaciones que causan intenso estrés—son más susceptibles de morir también, debido a una amplia serie de causas.
- Se estima que los trabajadores que dicen tener altos niveles de estrés requieren casi un 50 por ciento más de gastos de atención médica.
- Los científicos informaron que dos grupos de personas bajo estrés—estudiantes de medicina dando exámenes y las personas que cuidan a pacientes con Alzheimer—sufrieron disminución de actividad en su sistema inmunitario.

Convivencia con el estrés

El estrés es inevitable, pero se puede aprender a sobrellevarlo. Los médicos sugieren las siguientes estrategias para adaptarse al estrés:

- Con el ejercicio, es más fácil que la mente deje de lado los pensamientos que causan estrés y que el cerebro secrete sustancias químicas llamadas endorfinas, que producen sensación de tranquilidad y bienestar.

Los grupos de apoyo mutuo y la reducción del estrés

Cuando a las personas se les diagnostican enfermedades como el cáncer o el sida, suelen tomar potentes fármacos para hacer retroceder o enlentecer los procesos biológicos de la enfermedad. Hay estudios que indican que los pacientes también se benefician al participar en grupos de apoyo mutuo. Se cree que las relaciones sociales aumentan los sentimientos de bienestar y reducen el estrés.

En la década de 1970, un psiquiatra de California dirigió varios grupos de apoyo mutuo para mujeres que padecían de cáncer de seno avanzado. Las integrantes de estos grupos expresaban sus emociones y preocupaciones durante las sesiones a las que asistían con regularidad. Una década después, el mismo psiquiatra revisó los expedientes de las mujeres. Vio que las mujeres que participaron en los grupos de apoyo mutuo vivían el doble de años que las que no participaron.

En un estudio posterior, otro psiquiatra de California llegó a la conclusión de que la terapia de grupo era también útil para las personas con cáncer de piel. Quienes participaron en grupos de apoyo mutuo tenían una mayor cantidad de células destructoras de los tumores que las no participantes.

Un investigador científico en la universidad de Miami llevó a cabo un estudio parecido con varones portadores del VIH, el virus del sida. En los que recibieron entrenamiento para sobrellevar el estrés, la células del sistema inmunitario atacadas por el virus desaparecían a un ritmo más lento que en los que no recibieron entrenamiento alguno. Aún queda mucho por hacer, pero estos y otros estudios indican que los grupos de apoyo mutuo tienen importantes repercusiones en la capacidad del cuerpo para combatir las enfermedades.

Meditación

Muchos opinan que la meditación es una forma relajante de aliviar el estrés de la vida cotidiana. Las personas que practican meditación con regularidad recomiendan lo siguiente:

- Encontrar una habitación o lugar tranquilos.
- Sentarse en posición cómoda, con la columna vertebral recta.
- Repetir una palabra especial o una frase durante la sesión.
- Mantener los ojos cerrados o enfocados en un objeto.
- Despejar la mente de todo pensamiento que la distraiga, mediante la repetición de la palabra o frase escogidas, o concentrándose en un determinado objeto.

V. tamb.

Alcoholismo
Asma
Cáncer
Enfermedades del corazón
Hipertensión
Insomnio
Síndrome de estrés por trauma repetitivo
Síndrome de irritabilidad intestinal
Síndrome de la articulación temporomandibular
Toxicomanía
Trastornos alimentarios
Trastorno relacionados con la angustia
Trastornos depresivos
Trastorno de estrés postraumático
Traumatismos

- Los niveles de estrés se reducen dedicando más tiempo a las actividades placenteras extralaborales o extraescolares.
- Las técnicas de relajación, tales como la respiración profunda, la visualización de imágenes agradables, la meditación y el yoga disminuyen el ritmo con que late el corazón y la tensión arterial, a la vez que reducen el estrés muscular.
- La disminución de actividades y responsabilidades, junto con una eficaz administración del tiempo disponible, pueden evitar posibles situaciones de estrés.
- La participación en grupos de apoyo mutuo o en sesiones con asesores o psicólogos contribuye a encontrar salida al estrés emocional.

El uso de drogas, alcohol o tabaco para sobrellevar el estrés puede agravar los problemas relacionados con el estrés, así como minar la salud.

Fuentes

U.S. National Institute of Mental Health, 6001 Executive Blvd., Rm. 8184, MSC 9663, Bethesda, MD 20892-9663
Telephone (301)443-4513
Toll-free 866-615-6464
Facsimile (301)443-4279
TTY (301)443-8431
http://www.nimh.nih.gov/

American Psychological Association, 750 First St. NE, Washington, DC, 20002-4242
Telephone (202)336-5500
Toll-Free (800)374-2721
http://www.apa.org/

KidsHealth.org, c/o Nemours Foundation, PO Box 5720, Jacksonville, FL 32247
Telephone (904)390-3600
Facsimile (904)390-3699
http://www.kidshealth.org/

American Institute of Stress, 124 Park Ave., Yonkers, NY, 10703
Telephone (914)963-1200
http://www.stress.org

National Mental Health Association, 2001 N Beauregard St., 12th Fl., Alexandria, VA, 22311
Telephone (703)684-7722
Toll-Free (800)969-NMHA
http://www.nmha.org

Enfermedades relacionadas con el tabaco

Son enfermedades, como las de los pulmones y el corazón, la apoplejía y el cáncer*, ocasionadas por el uso del tabaco, que es la causa principal y prevenible de mortalidad en los Estados Unidos*

PALABRAS CLAVE
para búsquedas en Internet y otras fuentes de consulta

Adicción

Cigarrillos

Nicotina

¿Qué son las enfermedades relacionadas con el tabaco?

Dónde hay humo, hay fuego o, en este caso, donde hay humo de tabaco hay enfermedad. El tabaco es hoy día la causa principal y evitable de mortalidad en los Estados Unidos. A él se deben más de 430 000 muertes al año, o sea, 1 de cada 5. Se ha constatado en cientos de estudios que el humo del tabaco puede ocasionar enfermedades de los pulmones y del corazón, así como apoplejía. Puede también producir cáncer de pulmón, de boca, de laringe*, de esófago* y de vejiga urinaria*. Además, participa como coproductor del cáncer de cuello uterino*, de páncreas y de riñón*. Los cigarrillos y los cigarros puros, incluso cuando se consumen en forma que no emita humo, tienen también resultados mortíferos, incluidos el cáncer de boca, de laringe y de esófago.

Los efectos nocivos del tabaco no se limitan al que lo consume. Las mujeres que fuman durante el embarazo tiene mayor probabilidad de dar a luz bebés de poco peso, una de las causas principales de mortalidad entre los recién nacidos. Los que no fuman se afectan también con el humo que reciben pasivamente de los fumadores, conocido también por humo ambiental del tabaco. Todos los años, este humo ambiental del tabaco mata, por cáncer de pulmón, a unas 3 000 personas no fumadoras. Es también la causa de que unos 30 000 niños sufran infecciones de las vías respiratorias inferiores y de los pulmones. Por otra parte, se cuenta con algunas pruebas de que el humo pasivo puede incrementar la probabilidad de los no fumadores de contraer enfermedades del corazón.

¿Quién consume tabaco y por qué lo consume?

El tabaco, a la larga, produce la muerte o incapacidad de la mitad de sus consumidores asiduos. A sabiendas de esto, alrededor de 47 millones de adultos estadounidenses siguen fumando cigarrillos. Cuatro de cada 5 personas que han sido fumadoras en alguna época de su vida comenzaron a fumar para cuando tenían 18 años, si no antes. Esto significa que el alumno que se gradúa de un colegio secundario sin haber fumado tiene la probabilidad de no encender nunca un cigarrillo. Y por otro lado, los jóvenes que empiezan a fumar en edad temprana tienen mayor probabilidad que los no fumadores de recibir calificaciones bajas

* **apoplejía** También llamado accidente cerebrovascular, es un trastorno provocado por la interrupción de la irrigación cerebral debido al bloqueo de un vaso sanguíneo (trombosis, embolia) o a su ruptura (hemorragia). Como consecuencia, las células nerviosas del área privada de riego sanguíneo y las partes del cuerpo que éstas controlan dejan de funcionar normalmente.

* **cáncer** Tumor maligno que, si no se trata a tiempo, tiene una evolución mortal.

* **laringe** Estructura de la garganta compuesta de músculo y cartílago, y tapizada por una membrana mucosa. Guarda la entrada a la tráquea (tubo respiratorio) y contiene las cuerdas vocales.

* **esófago** Tubo que conecta la garganta al estómago.

* **vejiga** Bolsa que almacena la orina producida por los riñones antes de eliminarla al exterior.

* **cuello uterino** Extremo inferior y más estrecho del útero, que es el órgano femenino donde se aloja y nutre el feto antes de nacer.

* **páncreas** Glándula de gran tamaño, situada detrás del estómago, que segrega varias hormonas y enzimas necesarias para la digestión y el metabolismo, en especial la insulina.

* **riñón** Cada uno de un par de órganos que filtran la sangre para eliminar, en forma de orina, los productos de desecho y el agua sobrante.

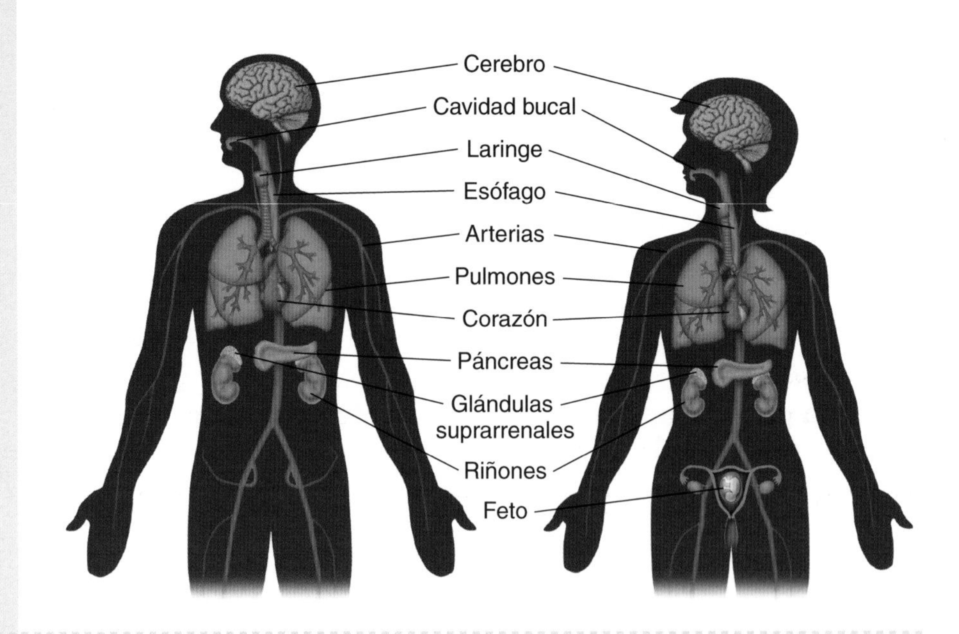

Partes del organismo de varones y mujeres afectadas por el tabaco.

en la escuela. Estos estudiantes a menudo tienen baja autoestima y a veces optan por fumar para ver si esto los hace más atractivos o populares. Por tener tan poco amor propio, puede ser difícil para estos adolescentes negarse a fumar.

¿Quién fuma cigarrillos en los Estados Unidos? Según cifras proporcionadas por el gobierno federal, hay entre los fumadores personas de todas las edades y de todos grupos étnicos. Pero se destacan ciertas características. Durante la década de 1990 las cifras más elevadas de fumadores se concentraban en alumnos de colegio secundario de raza blanca y en adultos de ascendencia india estadounidense o de ascendencia natural de Alaska. En esos grupos fumaban casi el 40 por ciento. Los de raza negra, o afroamericanos, tenían menos posibilidades de ser fumadores que los de raza blanca. Las menos propensas a fumar eran las mujeres de ascendencia asiática (el 6 por ciento). Y entre los alumnos de secundaria, el porcentaje de fumadores de raza negra casi se dobló en esa década, lo que alarmó a los funcionarios de salud pública. Pero aún así, tenían mucha menor probabilidad de ser fumadores que los alumnos blancos o los hispanos.

¿En que consiste la adicción al tabaco?

Es sabido que el tabaco contiene una sustancia adictiva, la nicotina, a la que puede habituarse el fumador hasta el punto de depender de ella física y fisiológicamente y sufrir síntomas desagradables si trata de abstenerse de ella. Para ciertos individuos, la adicción* a la nicotina es tan fuerte como la adicción a la heroína o la cocaína. Es más, la nicotina aspirada por el fumador llega al cerebro de éste mucho antes que las drogas inyectadas en una vena.

* **adicción** Fuerte dependencia física y fisiológica de una sustancia material.

¿Qué sucede con el tabaco que no emite humo y con los cigarros puros?

Hay quien consume tabaco que arde sin humo, o bien tabaco de mascar, o el llamado rapé, porque cree que estas formas son menos peligrosas que el cigarrillo. Pero todo tabaco es tabaco, y puede causar problemas cualquiera que sea su forma. El tabaco que arde sin echar humo puede ocasionar sangrado de encías, pérdida de dientes y úlceras bucales que nunca curan. A la larga, puede producir cáncer. Por otra parte, los jóvenes que usan esta clase de tabaco tienen mayor probabilidad que los que no la usan de aficionarse también al cigarrillo. Otros prefieren el cigarro puro, por parecerles más elegante o seductor. Sin embargo, los fumadores de cigarros puros, como los de cigarrillos, tienen índices más elevados de mortalidad por enfermedad cardíaca que los no fumadores. Además, tienen mayor probabilidad de padecer cáncer de boca, de laringe y de esófago.

¿Qué problemas para la salud plantea el tabaco?

He aquí apenas unas cuantas enfermedades causadas por el tabaco o relacionadas con él:

Bronquitis crónica Se llama bronquitis a la inflamación* de los bronquios, que son los conductos que conectan la tráquea o tubo respiratorio a los pulmones. Esta inflamación se acompaña generalmente de una tos que promueve la expulsión al exterior de grandes cantidades de mucosidad* espesa y pegajosa. Alrededor de 14 millones de estadounidenses sufren de bronquitis crónica*, cuya causa más común es el tabaco.

* **inflamación** Reacción del cuerpo a una irritación, infección o herida que a menudo causa hinchazón, dolor, enrojecimiento y calor.

* **mucosidad** También llamada moco, es una secreción espesa y resbaladiza que tapiza el interior de muchas partes del cuerpo.

* **crónico/a** Se dice de la enfermedad o el trastorno de duración prolongada.

Comparación de un pulmón sano de la persona que no fuma, con el de un fumador. © *O. Auerbach, Visuals Unlimited.*

Adiós al tabaco

Los siguientes consejos tal vez sean de utilidad para los que quieren abandonar el uso del tabaco.

Para empezar, fíjese ciertos objetivos:

- Elija la fecha en que ha de abandonar el cigarrillo u otra forma de tabaco y haga partícipes de estos planes a sus familiares. Anote por escrito todas las razones para dejar de fumar. Pida a otras personas comprensión y colaboración.
- Sugiera a familiares y amigos que piensen en la conveniencia de abandonar el tabaco ellos mismos y al mismo tiempo.
- Modifique su entorno.
- Deshágase de todo cigarrillo y cenicero de la casa y del automóvil.
- Aléjese del olor del humo del tabaco.
- Analice los pasados intentos de abstenerse de fumar. ¿Cuáles medidas fueron eficaces y cuáles no?
- Deje de fumar *totalmente* en la fecha fijada de antemano. No se limite a reducir simplemente el consumo de tabaco. Los que intentan fumar menos cigarrillos al día acaban, a no tardar, en fumar el mismo número.
- Lleve una lista de deslices o casi recaídas. Mire a ver si hay en ellos algún patrón conductual, y trate de evitar esos deslices en lo sucesivo.
- Esté aprestado para afrontar los síntomas a corto plazo: sequedad de boca, tos, garganta rasposa y sensación de inquietud.
- En caso necesario, consiga ayuda de profesionales. El médico, el dentista o la enfermera escolar pueden ser buenas fuentes de consejos y apoyo moral.

Enfisema Otra enfermedad pulmonar crónica en que las bolsitas de aire (alvéolos) de los pulmones están excesivamente dilatadas. Esta enfermedad hace a los pulmones menos eficientes y aboca en la dificultad para respirar (disnea). Unos dos millones de estadounidenses padecen esta enfermedad, en la mayoría de los casos debida al tabaco.

Enfermedades del corazón Cuando el flujo de sangre a una parte del músculo cardíaco (corazón) se reduce total o parcialmente, el resultado es un ataque al corazón, conocido también por infarto de miocardio. Esto sucede si se obstruye uno de los vasos que aportan sangre al corazón (arterias coronarias), por acumulación de sustancias grasas en su interior. Más de 470 000 estadounidenses mueren anualmente de ataque al corazón. Los fumadores tienen el doble de probabilidad de padecer un ataque al corazón que los no fumadores y del doble al cuádruplo de morir súbitamente por causa de problemas cardíacos.

Apoplejía Es el problema que plantea un vaso que aporta sangre al cerebro cuando se obstruye o revienta, con las consiguientes lesiones cerebrales. La apoplejía es la causa más importante de incapacidad física y mental crónica en los Estados Unidos y también de cerca de 160 000 muertes al año. Se sabe que el tabaco incrementa el riesgo de apoplejía.

Cáncer de pulmón Es el cáncer más mortífero, y de él se registran anualmente en los Estados Unidos más de 170 000 casos nuevos, con una mortalidad anual cifrada en unos 160 000. El tabaco es la causa directa de más del 90 por ciento de los casos de cáncer de pulmón.

Otras clases de cáncer El humo del cigarrillo contiene más de 4 000 sustancias químicas, de las cuales se ha demostrado que más de 40 son cancerígenas (causan cáncer) en el ser humano y en otras especies animales. Los fumadores tienen mayor probabilidad que los no fumadores de padecer diversas clases de cáncer, tales como los de boca, laringe, esófago, vejiga, cuello uterino, páncreas y riñón.

Prevención

La mejor manera, con mucho, de evitar las enfermedades relacionadas con el tabaco es no fumar nunca; pero también hay algunas posibilidades favorables para los que ya fuman. Los que abandonan el tabaco, a cualquier edad, viven más que los que siguen fumando. El abandono del tabaco es tarea ardua. Por lo general, se necesitan dos o tres intentos para lograrlo. No obstante, los estudios al respecto han demostrado que cada vez que alguien trata de abandonar el tabaco, aunque no lo consiga la primera vez, aprende algo más sobre la eficacia de las diversas maneras de abordar el problema. Con el tiempo, no hay nadie que no pueda dejar el tabaco si verdaderamente se lo propone. La mitad de todos los fumadores de los Estados Unidos han conseguido abandonar el tabaco.

Algunas personas consultan a un proveedor de servicios médicos o se unen a un plan de abstención del tabaco. Tres métodos al parecer eficaces son los siguientes.

El parche o el chicle de nicotina Los investigadores han descubierto que la mayoría de los fumadores se benefician al ponerse temporalmente un parche o al mascar un chicle que contienen nicotina. La nicotina atraviesa la piel o la mucosa bucal y reduce el deseo vehemente de fumar. El uso de un parche o chicle recetado por el médico aumenta al doble las probabilidades de éxito. En los Estados Unidos se ha aprobado también el uso, mediante receta, de un aerosol nicotínico nasal.

Apoyo y ánimo El asesoramiento personal o un plan de aprendizaje para abandonar el cigarrillo puede enseñar al fumador a pasarse sin el tabaco. Las investigaciones llevadas a cabo indican que cuanto más asesoramiento recibe el fumador, tanto mayor es la probabilidad de que logre dejar el tabaco. Conviene buscarse un plan que brinde por lo menos de cuatro a siete sesiones a lo largo de por lo menos dos semanas. La familia y los amigos también pueden prestar apoyo. Y no faltan libros de autoayuda y números de teléfono que pueden ser útiles en este sentido.

Cómo combatir el deseo vehemente de fumar Conviene tener conciencia de las cosas que lo hacen a uno desear vehementemente un cigarrillo. Por ejemplo, a muchos les gusta fumar en compañía de otros fumadores o cuando se sienten tristes o frustrados. Es aconsejable evitar en lo posible estas situaciones si se está tratando de abandonar el tabaco. Para evitar el estrés, deben hacerse ejercicios físicos agradables y sanos, tales como pasear o montar en bicicleta. Y conviene, asimismo, tener ocupada la mente para no ceder al deseo de fumar.

El tabaco y los adolescentes

- Todos los días, alrededor de 3 000 adolescentes empiezan a fumar en los Estados Unidos.
- No obstante, la mayoría de los estadounidenses (el 87 por ciento, para mayor exactitud), no fuman.
- Más de 4 de cada 5 adolescentes afirman que prefieren salir con no fumadores.
- Unos dos tercios de los adolescentes dicen que el ver a una persona que fuma les hace perder todo interés por ella.
- Ciertos problemas, como tos, falta de aliento, náuseas y mareos, surgen con el primer cigarrillo.
- Otros problemas, como la tos y la respiración jadeante se plantean incluso en jóvenes que fuman sólo un cigarrillo por semana.
- Unos 2 de cada 5 adolescentes dicen que han tratado de abandonar el tabaco pero que han fracasado.

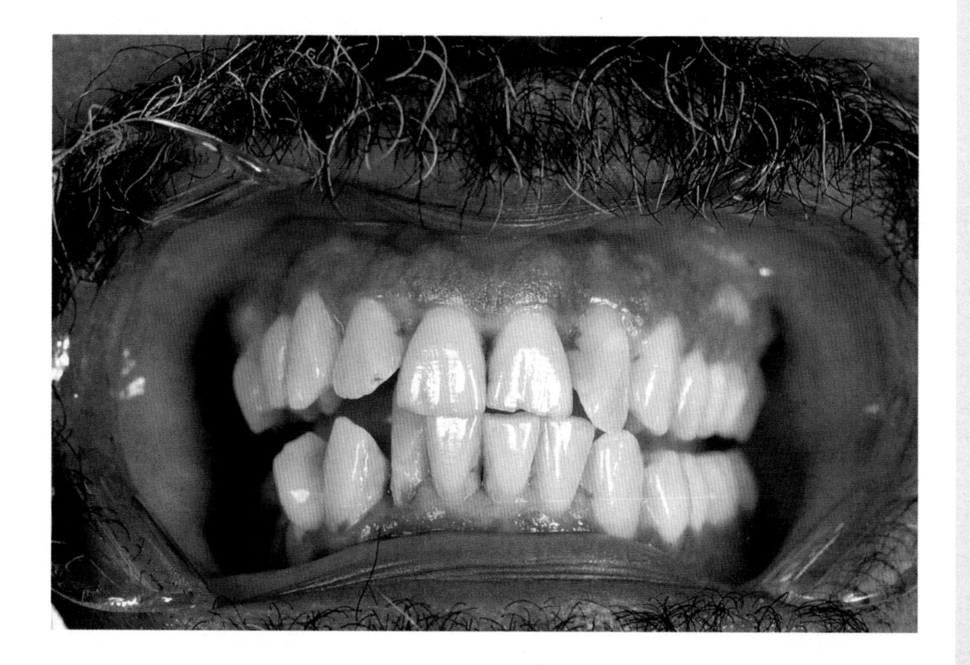

◀ La foto muestra los dientes y encías de un fumador manchados por el tabaco. Nadie querrá besar una boca así.
© *1997 Custom Medical Stock Photo.*

Humo pasivo

Por lo general, basta con dejar de fumar para evitar el cáncer de pulmón, pero no siempre es así. Se ha demostrado en estudios de investigación que el humo del cigarrillo que otros fuman contiene carcinógenos (sustancias que producen cáncer) capaces de afectar a las personas que conviven con los fumadores o están a menudo en proximidad de ellos. El humo del cigarrillo que respiran esas personas contiene más alquitrán y otras sustancias químicas nocivas que el que inhala el fumador. La mayoría de los cigarrillos llevan filtro, con objeto de eliminar por lo menos parte de esas sustancias nocivas. Para protegerse a sí mismo y a otras personas, se sugiere:

- En lo posible, evitar lugares donde se fuma.
- Alentar a los fumadores a que dejen de fumar, para el bien de la salud propia y la de ellos.
- No permitir que los niños estén constantemente expuestos al humo del cigarrillo.
- Animar a los dueños de restaurantes, tiendas y otros establecimientos y lugares públicos para que proporcionen zonas donde esté prohibido fumar.

Asma
Bronquitis
Cáncer
Cáncer de boca
Cáncer pancreático
Cáncer de pulmón
Cáncer de riñón
Cáncer uterino y de cuello uterino
Complicaciones del embarazo
Defectos congénitos

Fuentes

American Cancer Society, 2200 Century Pky., Ste. 950,
Atlanta, GA, 30345
Telephone (404)816-4994
Toll-Free (800)ACS-2345
http://www.cancer.org

American Heart Association, 7272 Greenville Ave., Dallas, TX,
75231-4596
Telephone (301)223-2307
Toll-Free (800)242-8721
http://www.americanheart.org

American Lung Association, 61 Broadway, 6th Fl.,
New York, NY, 10006
Telephone (212)315-8700
Toll-Free (800)LUNGUSA
http://www.lungusa.org

SGR4KIDS
http://www.cdc.gov/tobacco/sgr/sgr4kids/sgrmenu.htm

QuitNet, c/o Boston University School of Public Health, Talbot
Bldg., 715 Albany St., Boston, MA 02118
Telephone (617)638-4640
http://www.quitnet.com/

Smoke-Free Kids and Soccer, c/o National Center for Chronic Disease
Prevention and Health Promotion, Office on Smoking and Health,
4770 Buford Hwy. NE, Atlanta, GA 30341-3717
Telephone (770)488-5705
Toll-free (888)-232-3299
Toll-free (800)CDC-1311
http://www.cdc.gov/tobacco/sport_initiatives/sports_initiatives_posters.htm#wusa

Stop Teenage Addiction to Tobacco, c/o NEU, Cushing Hall,
360 Huntington Ave., Rm. 24, Boston, MA 02115
Telephone (617)373-7828
Facsimile (617)369-0130
http://www.smokefreeair.org/

National Center for Tobacco-Free Kids, 1400 Eye St., NW,
Ste. 1200, Washington, DC, 20005
Telephone (202)296-5469
http://www.tobaccofreekids.org

National Center for Chronic Disease Prevention and Health
Promotion, Office on Smoking and Health, 4770 Buford Hwy NE,
Mailstop K-50, Atlanta, GA 30341-3717

Toll-free (800)232-1311
http://www.cdc.gov/tobacco

Action on Smoking and Health, 2013 H St. NW,
Washington, DC, 20006
Telephone (202)659-4310
http://www.ash.org

Americans for Nonsmokers' Rights, 2530 San Pablo Ave.,
Ste. J, Berkeley, CA 94702
Telephone (510)841-3032
http://www.no-smoke.org/

V. tamb.
Enfermedades ambientales
Enfermedades del corazón
Enfisema
Halitosis
Hipertensión arterial
Síndrome de muerte súbita del lactante
Toxicomanía

Enfisema

El enfisema es una enfermedad pulmonar en la que los alvéolos—diminutos sacos de aire que forman parte de los pulmones—pierden elasticidad, lo que dificulta la respiración.

PALABRAS CLAVE para búsquedas en Internet y otras fuentes de consulta

Alvéolos

Enfermedad pulmonar obstructiva crónica

¿Qué es el enfisema?

El aire inspirado llega a los pulmones a través de unos conductos de calibre progresivamente menor. Primero pasa por la tráquea, el tubo de gran diámetro que va de la laringe hasta los bronquios, conductos ramificados que a su vez se ramifican en otros todavía más pequeños denominados bronquiolos. Los bronquiolos, distribuidos por todo el interior de los pulmones, terminan en diminutos sacos de aire conocidos como alvéolos. Es precisamente en los alvéolos donde se produce el intercambio del oxígeno del aire atmosférico que pasa a la circulación sanguínea y del dióxido de carbono procedente de esta circulación y que se expulsa a la atmósfera.

En el enfisema, los bronquios y los bronquiolos están inflamados y continuamente hinchados y obstruidos, con lo que los alvéolos se hinchan también. Estas frágiles bolsitas de aire revientan y se unen a otros alvéolos dañados para formar conglomerados. El daño a los alvéolos dificulta el citado intercambio de oxígeno y dióxido de carbono.

La persona con enfisema respira con dificultad. Su enfermedad se debe principalmente a haber sido fumador o a una forma grave de bronquitis denominada bronquitis obstructiva crónica. Con frecuencia, la combinación de estos dos factores es lo que produce el enfisema.

Por cuanto la bronquitis obstructiva, el fumar y el enfisema están estrechamente relacionados entre sí, los médicos a menudo se refieren a un trastorno combinado al que llaman enfermedad pulmonar obstructiva crónica, o EPOC.

¿A quién afecta el enfisema?

* **incidencia** Tasa o frecuencia de una enfermedad.

Tanto el enfisema como la EPOC son muy infrecuentes en la gente joven, pero su incidencia* aumenta progresivamente con los años, especialmente a partir de la edad madura. Se cree que esto se debe en gran parte al efecto acumulativo del humo del cigarrillo sobre los pulmones. El enfisema no es contagioso, siendo más común en los varones que en las mujeres, probablemente porque aquellos fuman más que éstas. No obstante, se espera que las diferencias disminuyan en el futuro, dado que las adolescentes y las mujeres jóvenes fuman hoy más que hace algunos años. Se cree también que el mayor consumo de cigarrillos por los varones durante los últimos decenios ha sido la causa del actual desequilibrio en las cifras estadísticas del enfisema.

En los Estados Unidos, el enfisema es bastante común, pues afecta a más de 2 millones de habitantes. Más de 6 millones sufren de enfermedad pulmonar obstructiva crónica. Y alrededor de 6 a 7 personas de cada 100 000 mueren de enfisema anualmente, mientras que la EPOC ocupa el cuarto lugar entre las causas más comunes de mortalidad. La incidencia de enfisema es aún más elevada en los países europeos.

Efectos del tabaquismo y de otras causas. La inmensa mayoría de los casos de enfisema se correlacionan con el consumo de cigarrillos. Se ha determinado que los fumadores empedernidos tienen de 10 a 15 veces más probabilidad de contraer enfisema que los no fumadores.

Hay otros factores que tal vez contribuyan al enfisema o que sean directamente responsables de éste. Por ejemplo, cuando alguien contrae enfisema en edad adulta temprana, generalmente ello se debe a un raro déficit genético de una sustancia química que permite a los pulmones a conservar su elasticidad*. La contaminación del aire atmosférico am-

* **elasticidad** Capacidad de un cuerpo para distenderse y volver a su forma original.

Hace 300 Años: Prohibido Fumar

Sir John Floyer (1649–1735), médico inglés que sufría de asma, definió por primera vez el enfisema, en el siglo XVII. Floyer, que estudiaba los trastornos pulmonares, describió la característica espiración (exhalación) prolongada y la naturaleza progresiva de esta afección.

Floyer recomendó a sus pacientes que evitaran el humo del tabaco, los vapores metálicos y otros irritantes en potencia, por creer que causaban trastornos pulmonares. Tenía toda la razón.

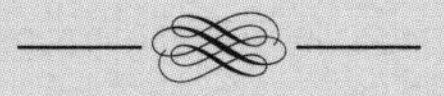

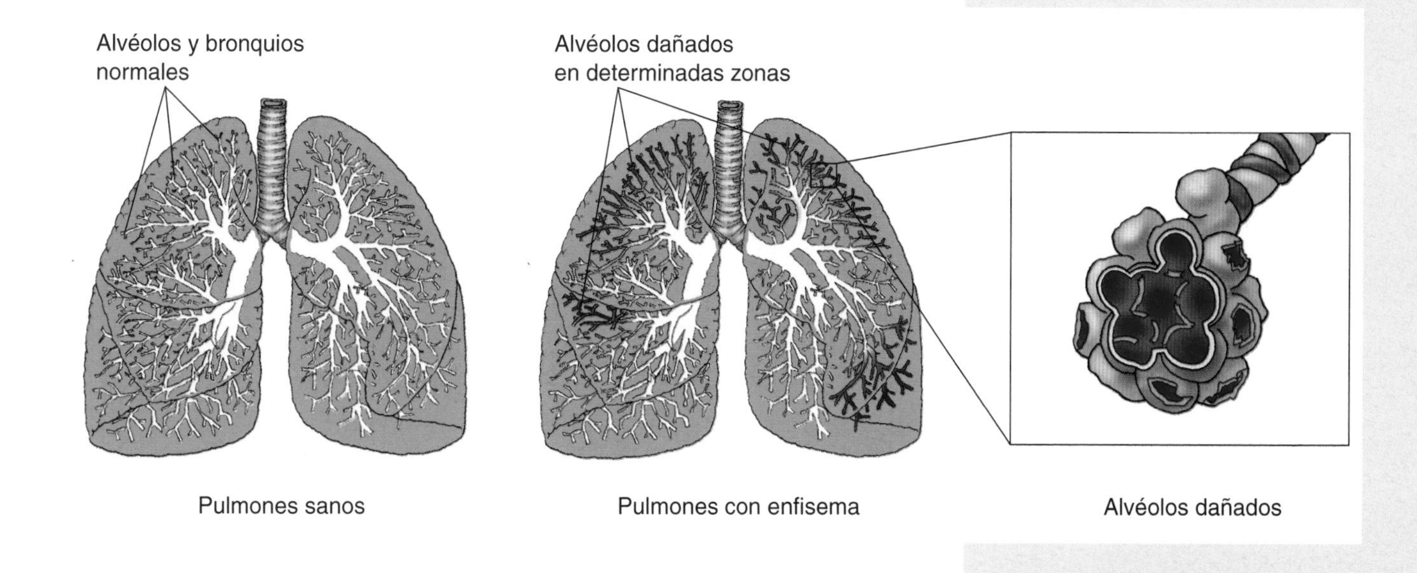

Pulmones sanos Pulmones con enfisema Alvéolos dañados

biental puede también propiciar la bronquitis crónica y el enfisema. La exposición en el trabajo a polvos metálicos, como el de las minas de carbón, puede producir el enfisema como parte de otra enfermedad conocida como neumoconiosis.

El enfisema suele también acompañar a enfermedades como el asma y la tuberculosis, capaces de obstruir las vías aéreas de los pulmones. En la gente mayor, cuyos pulmones han perdido elasticidad con el paso de los años, se da a veces una forma menos grave de enfisema. Otra forma, por lo regular más benigna, llamada enfisema compensatorio, se produce cuando un pulmón se dilata mucho y llega a ocupar el espacio del otro que se ha colapsado o ha sido extirpado quirúrgicamente.

Los alvéolos, vistos de cerca Para saber lo que es el enfisema hay que tener algunos conocimientos de los alvéolos y de las vías respiratorias en que desembocan. Estos saquitos o bolsitas de aire se agrupan en racimos y son tan minúsculos que el pulmón contiene de 300 a 400 millones de ellos. Por ser tantos, su superficie total es como 50 veces mayor que la superficie total de la piel del cuerpo. Esta enorme superficie es de gran importancia porque permite el intercambio del oxígeno atmosférico que inspiramos y del dióxido de carbono que espiramos.

El aire inspirado llega a los alvéolos a través de los bronquios y los bronquiolos, de diámetro menor. Esta ramificación progresiva constituye una especie de árbol pulmonar (así se llama) invertido. Las paredes de los alvéolos contienen diminutos vasos sanguíneos denominados capilares, los cuales terminan en vasos más grandes que llevan la sangre de retorno al corazón, para que éste la impulse y distribuya por todo el cuerpo. En los delicados capilares de los alvéolos es donde tiene

¿Por qué respiramos?

Todos los seres vivientes necesitan energía para llevar a cabo los procesos vitales, como el desarrollo y la reproducción. Las plantas reciben energía del sol, mientras que los animales la extraen de los alimentos (plantas y otros animales). Se pensará que el ser humano, que pertenece al reino animal, obtiene la energía que necesita con sólo comer alimentos, pero la ingestión de éstos apenas sirve para llevarlos al estómago; no los lleva directamente a todas las células del organismo, que es donde se necesitan. Por eso, el sistema digestivo descompone los alimentos ingeridos, convirtiéndolos en azúcares, grasas y proteínas, y después el sistema circulatorio los transporta a las células en estas formas alimenticias de energía.

Ahora bien, esto no basta para nutrir a las células, que necesitan además el oxígeno de la sangre para poder efectuar las reacciones químicas que liberan la energía de los alimentos ingeridos. Inspiramos aire atmosférico para que nuestros pulmones puedan transferir el oxígeno del aire a la circulación sanguínea, que lo transporta a las células. Espiramos para expulsar el dióxido de carbono, producto de desecho de las reacciones químicas celulares, que pasa, a través de la sangre, a los pulmones para su expulsión al exterior.

lugar el intercambio entre el oxígeno de entrada y el dióxido de carbono de salida.

¿Qué alteraciones produce el enfisema en los pulmones?

El humo del tabaco y otros irritantes inhalados por el paciente dañan los alvéolos, haciéndoles perder su elasticidad. Por otra parte, el tabaquismo es a menudo la causa de la bronquitis, que tiende a estrechar y obstruir los bronquios con mucosidades, tejido cicatricial y espasmos musculares de las paredes bronquiales. Como resultado, es frecuente que el aire que se inspira quede atrapado en los alvéolos, lo que dilata sus paredes y los hace reventar. Al juntarse con otros alvéolos, forman bolsitas más grandes. A medida que los pulmones se hacen menos elásticos, tienden a distenderse, es decir, a sobreinflarse.

Síntomas

El síntoma principal del enfisema es la falta de aliento. La elasticidad reducida de los pulmones, el atrapamiento del aire en los alvéolos y la pérdida de área superficial de éstos, significan que el enfisematoso ha de respirar más profundamente para espirar el dióxido de carbono de los pulmones e inspirar el oxígeno del aire atmosférico. Un signo exterior muy común de enfisema es el pecho en forma de tonel, ocasionado por la sobredistensión de los pulmones.

A medida que avanza el enfisema, algunos individuos tratan de compensarlo respirando más deprisa. Otros adquieren una afección llamada corazón pulmonar, en la que el lado derecho del corazón se dilata debido a la dificultad de impulsar la sangre a través de los pulmones dañados.

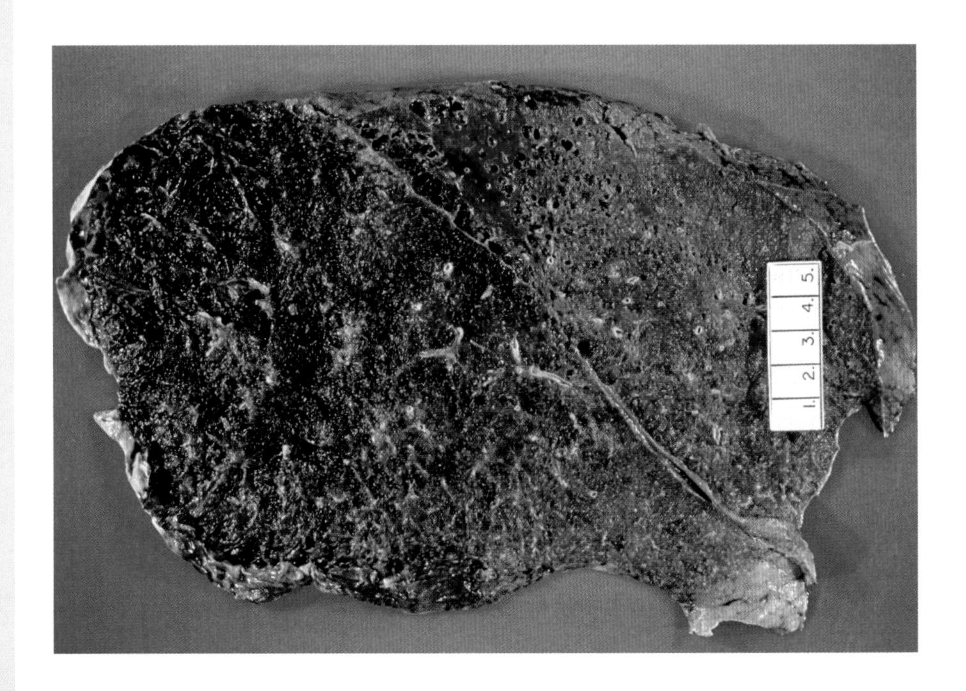

▶ En esta sección de tejido pulmonar de un enfisematoso, la zona afectada del pulmón aparece en la parte superior, que manifiesta graves alteraciones en la zona ennegrecida. Compárese ésta con la zona de tejido pulmonar normal de la parte inferior. *Dr. E. Walker Science Photo Library. Photo Researchers Inc.*

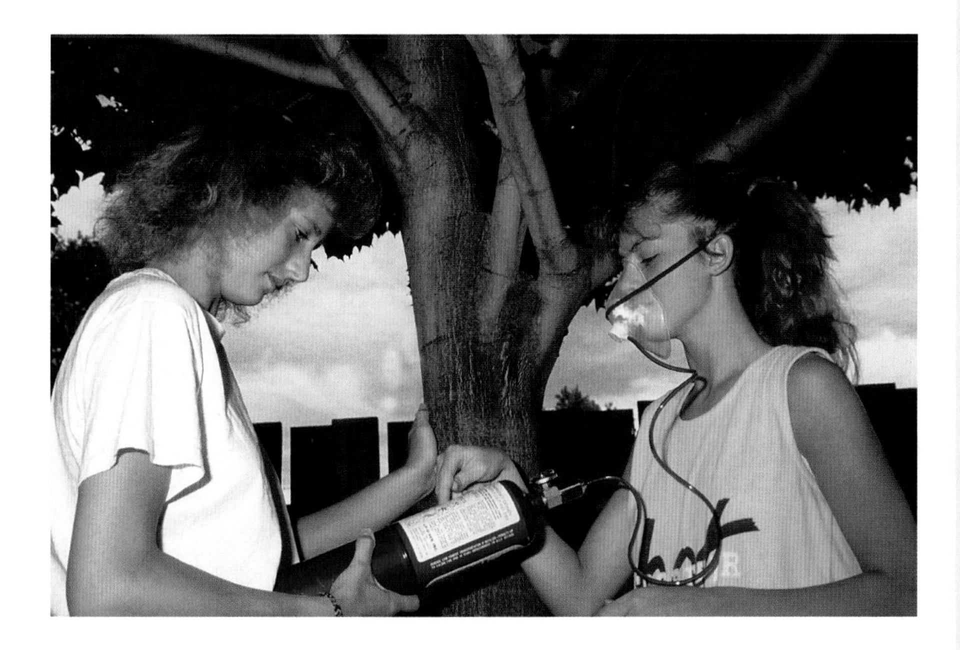

Una joven con enfisema muestra a una amiga su bombona portátil de oxígeno. © 1992 Amy Meister, Custom Medical Photo Archives.

Diagnóstico

El médico puede sentar el diagnóstico mediante el examen físico, los síntomas y una radiografía de tórax, que tal vez muestre señales de sobredistensión pulmonar y otras alteraciones. La prueba funcional de los pulmones detecta la capacidad reducida de éstos para espirar completamente el aire. Los análisis de sangre permiten determinar las concentraciones de oxígeno y dióxido de carbono en sangre. La del dióxido de carbono suele ser más elevada en el enfisematoso, mientras que la del oxígeno tiende a estar disminuida.

No existe, en la actualidad, ninguna forma de tratamiento que pueda revertir la evolución del enfisema, aunque sí se pueden tomar medidas que controlen esta enfermedad y sus síntomas. El enfisematoso debe dejar el cigarrillo permanentemente. Los antibióticos están indicados para el tratamiento y prevención de las infecciones respiratorias. Otros medicamentos permitirán ensanchar las vías respiratorias y relajar el espasmo de sus paredes. A menudo son de utilidad ciertos ejercicios respiratorios especiales, así como equipos respiratorios que proporcionan oxígeno suplementario. También es posible recetar medicamentos para tomar en casa.

Medidas preventivas

Puesto que, para empezar, el daño ocasionado a los pulmones por el enfisema es irreversible, adquiere especial importancia el tratar de prevenir esta afección. La adopción de costumbres sanas desde la infancia—y en particular, más adelante, el evitar el tabaco—es esencial. La abstención del tabaco puede prevenir problemas de salud posteriores, entre los que figuran no sólo el enfisema, sino también el cáncer, las enfermedades del corazón y otros trastornos graves.

Fuentes

American Lung Association, 61 Broadway, 6th Fl.,
New York, NY, 10006
Telephone (212)315-8700
Toll-Free (800)LUNGUSA
http://www.lungusa.org

U.S. National Heart, Lung, and Blood Institute, Bldg. 31,
Rm. 5A52, 31 Center Drive, MSC 2486, Bethesda, MD 20892
Telephone (301)592-8573
Facsimile (301)592-8563
TTY (240)629-3255
http://www.nhlbi.nih.gov/

▶ *V. tamb.*
Asma
Bronquitis
Neumoconiosis
Tuberculosis

Entablillado de la espinilla *Véase* Distensiones y esguinces

Enteritis regional *Véase* Enfermedades intestinales inflamatorias (EII)

Enuresis (Mojar la cama)

La palabra enuresis se utiliza para referirse al escape involuntario de orina en la cama a una edad en que sería de esperar ya el control de los esfínteres.

PALABRAS CLAVE para búsquedas en Internet y otras fuentes de consulta

Enuresis

Incontinencia

Vías urinarias

El caso de Bobby

Bobby se avergonzaba cuando al despertarse descubría que sus calzoncillos y sábanas volvían a estar mojados. Se había orinado mientras dormía. Bobby se sentía molesto porque, a los 10 años, creía ser lo suficientemente mayor como para que no le pasaran estas cosas.

¿Qué es la enuresis?

La reacción de Bobby es comprensible, porque mojar la cama suele asociarse mentalmente con los bebés. Sin embargo, es una afección corriente, incluso en niños de 10 años como Bobby, así que no hay por qué avergonzarse. Se calcula que el 30 por ciento de los niños de 4 años de edad, el 10 por ciento de los que tienen 6 años, el 3 por ciento de los que tienen 12 y el 1 por ciento de los jóvenes de 18 años de edad se orinan en la cama. No es señal de debilidad personal, sino más bien la consecuencia de un sueño profundo, estrés u otras situaciones.

Esta afección se conoce también con el nombre de enuresis nocturna. Nocturna por el momento del día en que tiene lugar; "enuresis" viene de la palabra griega que significa "orinar en." Se estima que cada noche entre 5 y 7 millones de niños estadounidenses se orinan en la cama mientras duermen.

La enuresis se da en niños de ambos sexos, aunque es más común entre los varones. Los adultos también pueden sufrir esta afección, pero los porcentajes de incidencia son muchos menores que entre los niños. Cerca del 1 por ciento de los adultos sufren de enuresis. Las personas de edad avanzada de ambos sexos suelen presentar incontinencia* de día y de noche, a menudo por efecto de ciertos cuadros clínicos o de los medicamentos que consumen.

La mayoría de los niños controlan su necesidad de ir al baño a los 3 años de edad, aunque algunos continúan usando pañales o ropa interior de "entrenamiento" cuando duermen. Una vez cumplidos los 3 años, muchos niños pueden también mojar la cama de vez en cuando, sobre todo si están enfermos o especialmente cansados. Si la enuresis continúa después de los 6 años, los médicos recomiendan tratamiento.

Una afección común que se transmite familiarmente

No se sabe exactamente por qué unos niños mojan la cama con mayor frecuencia que otros.

El niño cuyo padre o madre mojaron la cama tiene más probabilidad de hacerlo también. La probabilidad varían del 40 al 75 por ciento dependiendo de si los dos padres o sólo uno de ellos mojó la cama en su día.

Causas

Muchos niños con enuresis presentan un sueño excepcionalmente profundo. No se despiertan fácilmente por sentir la necesidad urgente de orinar.

En otros casos, la vejiga de ciertos niños se desarrolla más lentamente de lo normal. La vejiga es la bolsa de pare des musculares en la que se acumula la orina hasta ser liberada.

En general, existen diferentes infecciones de las vías urinarias (riñones, vejiga) que pueden causar enuresis, así como la diabetes.

La enuresis es también una reacción común ante el estrés. Por ejemplo, los niños pequeños que ya contienen su enuresis pueden volver a experimentarla cuando nace un hermano o en el caso de que sus padres se separen. Cambiar de colegio o mudarse de ciudad son procesos que también actúan como catalizador o que pueden empeorar la afección.

¿Qué pasa si me invitan a dormir fuera de casa?

Muchos niños afectados de enuresis tienen miedo de dormir fuera de casa. Temen orinarse si duermen en casa de un amigo o si van a un campamento, lo cual puede privarles de estas importantes actividades sociales.

Sin embargo, diversos estudios demuestran que muchos niños que mojan la cama en su casa, no lo hacen cuando duermen fuera. Los médicos dicen que esto puede suceder porque los niños no duermen tan profundamente como lo hacen en casa. El sueño profundo es una causa común para que los niños no despierten cuando necesitan orinar.

Los padres pueden facilitar la situación si hablan con los padres del amigo antes de que su hijo pase la noche con ellos. Esta medida supera a veces cualquier tensión si el niño invitado acaba, en efecto, mojando la cama.

También son útiles consejos tales como no consumir líquidos antes de acostarse y poner la alarma para levantarse en mitad de la noche e ir al baño.

* **incontinencia** Incapacidad de controlar la orina o las deposiciones.

Tratamiento

La enuresis frustra a menudo a los padres y avergüenza a los niños. La mayoría de los niños dejan de mojar la cama sin tratamiento alguno cuando llegan a los 6 años de edad. Es importante recordar que, con apoyo familiar y consejo médico, casi todos los niños pueden superar la afección.

Hay varias medidas de utilidad para controlar la enuresis, como reducir el consumo de líquidos cuando se acerca la hora de acostarse y evitar las bebidas con cafeína, como las colas. A veces los padres despiertan a los niños tras algunas horas de sueño para que vayan al baño. Esta medida puede ayudarles a que comiencen a despertarse por sí mismos cuando tengan necesidad de ir al baño. Otra medida es la utilización de alarmas que suenen cuando las primeras gotas de orina lleguen a la cama. También pueden prescribirse aerosoles nasales que reducen temporalmente la producción de orina.

Los médicos subrayan la importancia de que los padres apoyen a los niños y les ayuden a entender que la enuresis es una afección común. También es bueno que los niños se den cuenta de que probablemente conocen a otras personas con el mismo problema, aunque éste no es un tema del que se suela hablar en clase o con otros compañeros.

A veces, la enuresis no se supera con estas técnicas. En estos casos, y dependiendo de las circunstancias, puede recurrirse a asistencia psicológica para el estrés o a algún medicamento que controle la afección.

▶ *V. tamb.*
Incontinencia

Fuentes

KidsHealth.org, c/o Nemours Foundation, PO Box 5720,
Jacksonville, FL 32247
Telephone (904)390-3600
Facsimile (904)390-3699
http://www.kidshealth.org/

American Academy of Pediatrics, 141 Northwest Point Blvd.,
Elk Grove Village, IL, 60007-1098
Telephone (847)434-4000
http://www.aap.org

Epilepsia

PALABRAS CLAVE
para búsquedas en Internet y otras fuentes de consulta

Convulsiones

Función del cerebro

Neurología

La epilepsia es una afección del sistema nervioso caracterizada por crisis convulsivas recurrentes que afectan temporalmente el conocimiento, los movimientos y las sensaciones de la persona. Las convulsiones epilépticas se producen cuando los ritmos eléctricos normales del cerebro son interrumpidos por potentes y rápidas decargas de energía eléctrica. Se desconoce la causa de esta enfermedad en la mayoría de los casos, pero se sabe que en algunos enfermos es hereditaria y que ocurre en determinadas familias. La epilepsia no es contagiosa.

El caso de Erin

Sucedió en su fiesta de cumpleaños, cuando Erin, de once años, estaba presta para apagar de un soplido las velitas del pastel. De repente profirió un grito y se desplomó sobre la alfombra. Los brazos y las piernas de la niña empezaron a sacudirse y temblar. Sus amigas la llamaban en voz alta, pero no hubo respuesta. La madre se arrodilló junto a ella y le desabrochó el primer botón de la camisa. En unos instantes, Erin recobró el conocimiento, agotada y un tanto avergonzada al darse cuenta de que sus amigas habían presenciado lo ocurrido. Miedo no tenía, por haber experimentado anteriormente crisis epilépticas parecidas. La madre explicó a las amigas que Erin acababa de sufrir un ataque de epilepsia, pero que en cuanto pudiera reposar un poco volvería a sentirse bien.

¿Qué es la epilepsia?

En el individuo normal, millones de descargas eléctricas se cruzan entre las células nerviosas y llegan a todas partes del organismo. Estas células se "disparan" en forma ordenada y regularizada. En el epiléptico, ciertas células nerviosas hiperactivas emiten bruscas y potentes descargas eléctricas que perturban el funcionamiento normal del cerebro. Durante un ataque como el que experimentó Erin, la células cerebrales pueden disparar hasta cuatro veces más de lo normal, afectando temporalmente la conducta, los movimientos, los pensamientos y las sensaciones de la persona.

Algunos epilépticos saben lo que les provoca las crisis, pero otros no. Muchos de los primeros tienen síntomas premonitorios de inminente crisis: puede precederla un estado de zozobra, angustia o inquietud. A veces el epiléptico presiente el ataque o ve luces titilantes. Pero a pesar de estas señales de advertencia, no puede atajar el ataque.

¿Cuál es la causa de la epilepsia?

Puesto que, como hemos dicho, la epilepsia no es contagiosa, no se puede contraer de otra persona. En un 70 por ciento de los casos, el médico suele describir esta enfermedad como idiopática, que es otra manera de decir que se desconoce su causa. La mayoría de los afectados de convulsiones idiopáticas tienen de 5 a 20 años de edad y no presentan lesiones o anomalías cerebrales. Pero en muchos casos, sí tienen antecedentes familiares de epilepsia u otras afecciones convulsivas.

Por lo demás, se han identificado como causas de epilepsia las siguientes:

- Lesiones, infección o enfermedad maternas que afectan al feto durante el embarazo.

Perspectiva internacional

- La epilepsia es un trastorno neurológico común en EE.UU., donde afecta a más de 6 personas de cada 1 000.
- Generalmente comienza en la primera infancia, en la adolescencia o pasados los 65 años de edad.
- Entre los epilépticos, el 20 por ciento manifiesta el trastorno antes de los 5 años de edad, y el cincuenta por ciento antes de los 25 años.
- En el mundo, la epilepsia en alguna de sus formas afecta a 40 millones de seres humanos. Unos 32 millones de ellos carecen de suficiente acceso a tratamiento médico.

- Lesiones cerebrales. Aunque pueden producirse a cualquier edad, son más frecuentes en el adulto joven. Estas lesiones a menudo se deben a choques automovilísticos, accidentes deportivos y caídas. También pueden causar epilepsia los golpes y balazos en la cabeza, sobre todo cuando afectan a las membranas y los tejidos. Por regla general, cuanto más grave sea la herida, más posibilidad hay de que provoque crisis epilépticas.
- Tumores y apoplejías. Unos y otras pueden lesionar o irritar el tejido cerebral.
- Anomalías metabólicas. Las complicaciones de la diabetes, insuficiencia renal, intoxicación por plomo, abuso de bebidas alcohólicas o estupefacientes, tanto como el abandono súbito de estos dos últimos, pueden provocar crisis convulsivas.
- Trastornos degenerativos. La apoplejía, las enfermedades cardiovasculares y la enfermedad de Alzheimer son todas posibles causas de epilepsia, especialmente en personas mayores de 65 años.
- Infecciones. La epilepsia puede instaurarse tras una de las principales enfermedades cerebrales: meningitis, encefalitis, absceso cerebral o infecciones graves de cualquier parte del organismo. También conducen a este trastorno, aunque con menos frecuencia, las paperas, el sarampión y la difteria.
- Entre otras causas de la epilepsia figuran las complicaciones del SIDA u otros trastornos inmunitarios, incluso el lupus eritematoso sistémico.

El Camino Recorrido en busca de la Causa

Los griegos de la Antigüedad creían que las convulsiones de la epilepsia eran apariciones venturosas de los dioses. Durante el Renacimiento, la crisis convulsiva era señal de que el alma del convulso estaba poseída por el diablo.

A principios del siglo XIX, seguía sin saberse mucho acerca de la epilepsia. Se conceptuaba como contagiosa, y a las personas afectadas se las solía recluir en hospitales o en sanatorios "exclusivos para epilépticos."

Hacia mediados de ese decenio, los neurólogos (médicos que tratan los trastornos y enfermedades del sistema nervioso) empezaron a investigar la epilepsia y a hacer progresos hacia un conocimiento más profundo del trastorno.

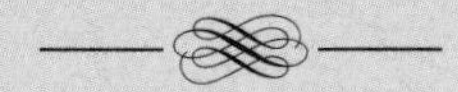

Feodor Dostoievski

Feodor Dostoievski (1821–1881) fue un escritor ruso, considerado como uno de los más grandes novelistas del mundo. Con brillante perspicacia psicológica y filosófica, sondeó el alma humana en *Memorias del subsuelo, Crimen y castigo* y, en su obra maestra de 1880, *Los hermanos Karamazov*. Dostoievski padecía de epilepsia, y en sus novelas aparecen personajes epilépticos.

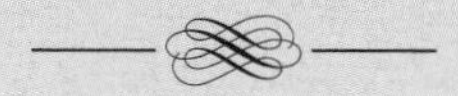

¿Qué es lo que desencadena una crisis epiléptica?

Cualquiera puede experimentar una crisis de epilepsia, pero el epiléptico las experimenta con mayor frecuencia y durante un mayor número de años. En los epilépticos, muchas situaciones que afectan al cerebro pueden provocar una crisis convulsiva. Entre estos factores desencadenantes se cuentan: los cambios hormonales, como los que se producen durante el ciclo menstrual o durante el embarazo; el hambre, el cansancio agotador o la privación del sueño; ritmos sonoros, táctiles o luminosos acelerados (sobre todo las luces estroboscópicas). La crisis epiléptica no constituye una emergencia clínica. Ahora bien, si la persona entra en el llamado *status epilepticus* (en el que la crisis convulsiva dura más de 30 minutos, o cuando se producen dos crisis en rápida sucesión), el trastorno puede resultar peligroso para la vida. Convendrá buscar asistencia médica inmediatamente.

¿En qué se diferencian las crisis?

A veces se cree equivocadamente que los epilépticos, a juzgar por el aspecto que presentan tanto durante la crisis como después, están borrachos, drogados o padecen alguna enfermedad mental. Las crisis epilépticas presentan distintos síntomas según el lugar del cerebro donde se originan y la forma en que la descarga eléctrica se propaga de un hemisferio del cerebro al otro. Estas crisis se pueden dividir en dos clases: las generalizadas y las parciales.

Crisis generalizadas En éstas, las convulsiones afectan a las células nerviosas de toda la corteza cerebral (la parte más externa del cerebro, de aspecto parecido al de la coliflor). Las convulsiones generalizadas más comunes son:

- La convulsion tónico-clónica generalizada (llamada anteriormente “gran mal”). En la fase tónica de esta crisis, el individuo a menudo pierde el conocimiento, se desploma al suelo y lanza un grito, a medida que el aire pasa forzadamente a través de las cuerdas vocales. En la fase clónica, los músculos corporales pueden contraerse al unísono o en una serie de contracciones rítmicas lentas que causan sacudidas como las que experimentó Erin. Por lo regular, esta clase de crisis dura un minuto o dos y le sigue un período de relajamiento, somnolencia y, posiblemente, dolor de cabeza. A menudo también hay incontinencia de esfínteres* en esta clase de ataque.

* **incontinencia de esfínteres** Es la pérdida de control de la micción (acción de orinar) o de la defecación.

- Crisis de ausencia (antes conocida por "pequeño mal"). En esta crisis epiléptica, la pérdida del conocimiento es de duración tan breve que el paciente no llega ni a cambiar de posición. Es posible que mire fijo pero inexpresivamente, con rápido parpadeo, o que haga con la boca gestos masticatorios. Los músculos faciales y las pestañas tal vez le tiemblen rítmicamente. Las crisis de ausencia son a menudo de origen genético y se producen principalmente en los niños.

Crisis parciales Son las circunscritas a una región de la corteza cerebral. Entre estas crisis figuran las siguientes:

- Crisis parcial simple. En ella, los mensajes cerebrales relacionados con la crisis siguen siendo muy localizados y el paciente permanece despierto y alerta. Los síntomas varían según la zona del cerebro afectada. Puede que incluyan espasmos de determinadas partes del cuerpo, síntomas emocionales como miedo inexplicable, percepción de olores anormales o náuseas.
- Crisis parcial compleja. La persona afectada pierde la conciencia de su entorno y no reacciona o sólo reacciona parcialmente. Tal vez tenga la mirada fija e inexpresiva, gestos masticatorios, degluciones repetidas u otras actividades fortuitas. Pasada la crisis, el paciente no recuerda haberla experimentado. En algunos casos, el individuo que la ha sufrido de repente está confuso, empieza a buscar cosas a ciegas, a caminar sin rumbo fijo o a repetir palabras o frases inapropiadas.

Diagnóstico

Como no todo el que sufre una crisis convulsiva es necesariamente un epiléptico, el médico debe determinar la causa mediante el examen físico y el interrogatorio (anamnesis) en busca de antecedentes clínicos, que debe abarcar toda crisis experimentada hasta la fecha. Habrá que evaluar los factores de riesgo, tales como la privación del sueño y el consumo de bebidas alcohólicas, así como toda lesión en la cabeza, crisis convulsivas de la niñez o antecedentes familiares de convulsiones.

También interesará al médico conocer si el paciente ha experimentado un aura* epiléptica, lo que en caso afirmativo ayudaría a confirmar

* **aura** Sensación premonitoria de una crisis convulsiva u otros fenómenos neurológicos.

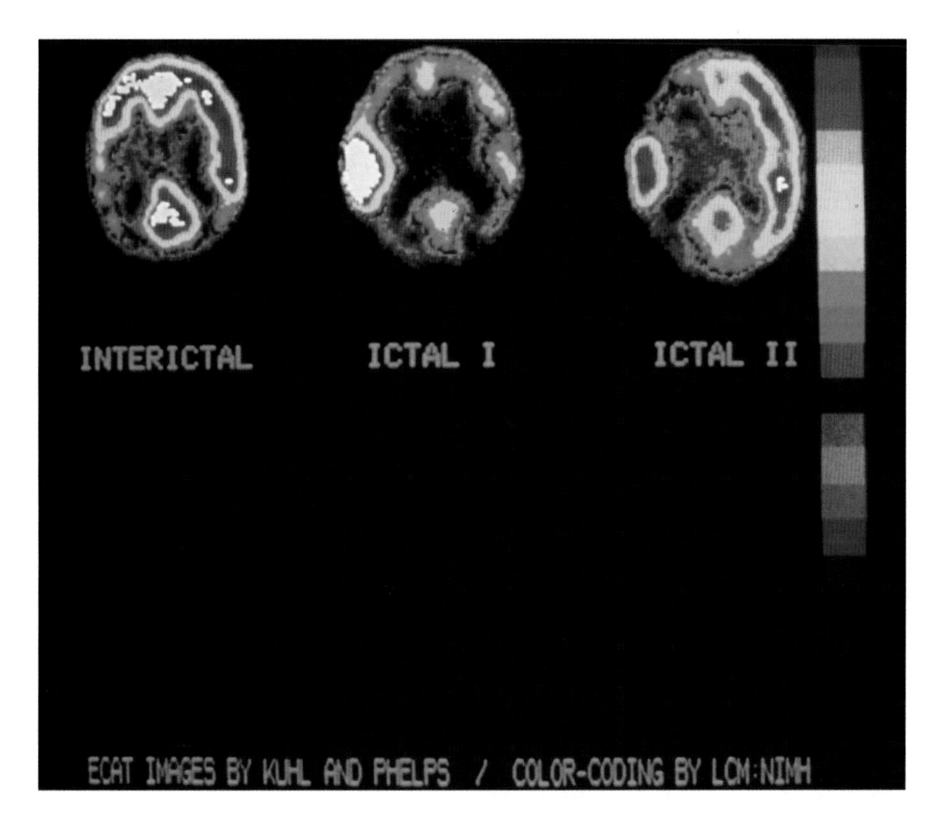

Las crisis epilépticas pasan por distintas fases, como se muestra en estas imágenes obtenidas por emisión de positrones. La fase que se ve en la imagen central es la más grave. *NCI/Photo Researchers, Inc.*

el diagnóstico y a veces permite localizar el foco de la crisis. El médico preguntará también al paciente acerca de la naturaleza de los movimientos observados durante la crisis.

Si se determina que el paciente ha sufrido una crisis epiléptica, el paso siguiente consistirá en identificar la clase de que se trata. El primer estudio de que se valen los médicos para esto es el electroencefalograma, conocido comúnmente por su sigla EEG. Se realiza mediante un aparato pue registra las corrientes eléctricas que surcan el cerebro y puede detectar la actividad eléctrica anormal. Si el EEG no pone de manifiesto la actividad epiléptica o si del examen o antecedentes clínicos del paciente se desprenden otras posibilidades, el médico tal vez quiera recurrir a otras clases de exploraciones, como la TC (tomografía computada) o la RMN (resonancia magnética nuclear).

Tratamiento

En el tratamiento de esta enfermedad se persiguen tres metas: eliminación de las crisis o por lo menos reducción de su frecuencia, evitación de los efectos secundarios del tratamiento medicamentoso a largo plazo y mantenimiento o restauración de las actividades normales de la vida cotidiana.

Medicamentos La mayoría de los casos de epilepsia se pueden dominar total o parcialmente con anticonvulsivantes, si bien algunos trastornos convulsivos en los lactantes y en la primera infancia tal vez no respondan bien a los medicamentos. Si el paciente no ha sufrido accesos de epilepsia desde hace varios años, el médico podría reducir o incluso eliminar totalmente las medicinas. En muchos casos, sin embargo, la epilepsia sigue siendo una afección crónica que dura toda la vida si no se combate con medicamentos que garanticen su remisión* o su cura permanente.

* **remisión** Es la resolución de una enfermedad o de sus síntomas durante un período prolongado.

Intervenciones quirúrgicas Si el tratamiento a base de medicinas no surte efecto, se puede recurrir a una operación para extirpar las células lesionadas que originan las crisis parciales. Para ello es preciso que el tejido afectado esté concentrado en una zona pequeña del cerebro, y el cirujano ha de poder extirparlo sin dañar la capacidad mental o la personalidad del paciente. Y aunque esta operación se ha practicado con éxito en personas adultas, el resultado suele ser mejor en los lactantes y niños pequeños.

Dieta Se está reactualizando un régimen dietético (vigilado por el médico, de alto contenido de grasas y calorías) que se abandonó cuando empezaron a usarse los tratamientos medicamentosos. Hay quien cree que se puede atajar la epilepsia con una dieta que produzca cetosis, proceso en que el organismo utiliza las grasas (en vez de la glucosa) como combustible para producir energía. La dieta cetogénica se recomienda a veces para los niños que no responden al tratamiento normal.

Biorretroalimentación Esta forma de tratamiento ha beneficiado a ciertos pacientes cuando se usa en combinación con otras terapias. En la biorretroalimentación se utilizan aparatos electrónicos para visualizar las ondas cerebrales, la tensión arterial, la frecuencia cardíaca y la temperatura de la piel del paciente. Estas imágenes y datos se "retroalimentan" al paciente (es decir se le dan a conocer), a quien debe habérsele enseñado de antemano métodos de alterar las funciones corporales visualizadas, a fin reducirlas a niveles más bajos y relajados.

Nuevos tratamientos La investigación de la epilepsia es un campo muy activo. En la actualidad se está poniendo a punto una técnica que parece prometedora, denominada estimulación vagal (del nervio vago).

Medidas preventivas

Con ser tantos los casos de epilepsia de origen desconocido, todavía no se han establecido directrices de prevención. Se sabe, no obstante, que todo lo que sea capaz de lesionar al cerebro puede provocar crisis epilépticas. Teniendo esto en cuenta, cabe destacar las siguientes medidas precautorias y costumbres saludables:

- en un vehículo automotor, no deje nunca de abrocharse el cinturón de seguridad ni de observar los límites de velocidad;
- póngase siempre casco u otra protección de la cabeza para patinar en hielo, montar en bicicleta o moto y participar en deportes;

- tome los medicamentos solamente tal y como se prescriben;
- vacune a los niños contra las enfermedades infecciosas.

Adaptación a la epilepsia

La mayoría de los epilépticos pueden llevar vida normal y activa, aunque tendrán que observar unas cuantas restricciones para su seguridad. Antes de que se le permita conducir vehículos automotores, el epiléptico deberá haber estado asintomático durante un determinado período, cuya duración le señalarán las respectivas autoridades. En los Estados Unidos se prohibe a los epilépticos sin previa regularización de su enfermedad conducir vehículos automotores.

La persona que sufre crisis convulsivas debe abstenerse de trabajar a grandes alturas, con maquinaria peligrosa o en ambientes submarinos. Para evitar el riesgo de ahogarse durante una crisis, las duchas resultarán menos peligrosas que las bañeras, y nadar con un grupo de gente en una piscina o un lago es más seguro que nadar a solas.

Los epilépticos corren también el riesgo de sufrir depresión. En parte, la depresión puede deberse a la pérdida de movilidad, o ser resultado de prejuicios contra el niño epiléptico manifestados en la escuela o contra el obrero en su puesto de trabajo por quienes temen o no entienden la naturaleza de esta afección. Los padres pueden extremar tanto la protección de sus hijos epilépticos, que los alejan de las actividades normales de la niñez. Es, además, bastante común entre los adolescentes deprimidos no tomar los medicamentos a la hora indicada por el médico, lo que incrementa su riesgo de experimentar accesos adicionales. En ciertos individuos, el alcohol aumenta también el riesgo de nuevas crisis, y la mezcla de alcohol con anticonvulsivantes puede ser mortífera.

El conocimiento de la epilepsia en sus múltiples aspectos y el proporcionar un ambiente positivo, en el cual el tratamiento se convierta en parte de la vida cotidiana, pueden ser de gran utilidad para el epiléptico y para sus familiares.

Fuentes

Epilepsy Foundation, 4351 Garden City Dr., Landover, MD, 20785
Telephone (301)459-3700
Toll-Free (800)332-1000
http://www.epilepsyfoundation.org/; www.efa.org

Medalla de identificación con fines médicos

El epiléptico lleva a menudo una medalla (o una pulsera) de identificación, en la que se dan datos vitales para el personal médico que acude a atenderlo durante una crisis epiléptica.

Algunas empresas suministran medallas con números de identificación, para que el personal médico pueda consultar a distancia los antecedentes clínicos del paciente.

V. tamb.
Apoplejía
Convulsiones
Diabetes
Encefalitis
Enfermedades de los riñones
Incontinencia de esfínteres
Intoxicación por el plomo (saturnismo)
Lupus eritematoso
Meningitis
Tumores cerebrales

Escarlatina

Es una infección bacteriana que causa inflamación en la garganta, erupción cutánea, fiebre y escalofríos.

PALABRAS CLAVE
para búsquedas en Internet y otras fuentes de consulta

Infección estreptocócica
Sarpullido

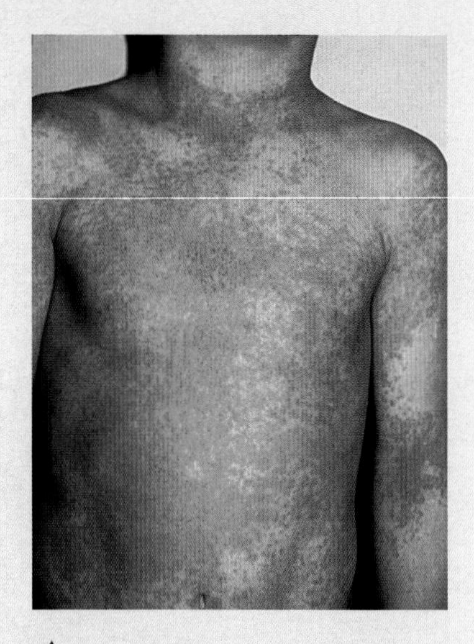

▲

Erupción cutánea tipica de la escarlatina. © *Biophoto Associates/Photo Researchers, Inc.*

La palabra "escarlatina" solía atemorizar a la gente. Las bacterias causantes de la escarlatina se transmiten con facilidad, y en el siglo XIX hubo epidemias en las que los niños menores de 10 años corrieron un gran riesgo de muerte o serias complicaciones, tales como la fiebre reumática. La escarlatina también era una enfermedad misteriosa, porque solía infectar sólo a algunos miembros de la familia y no a otros. Un buen ejemplo del impacto de la escarlatina se encuentra en la novela *Mujercitas*, publicada en 1869 (véase recuadro).

Hoy día, la escarlatina ya no es tan mortífera, porque existen antibióticos para combatir el estreptococo que la causa.

Una inflamación de garganta que empeora

La escarlatina se contrae por contacto con una persona portadora de la infección. Quienes padecen de faringitis o larigitis estreptocócica pueden diseminarla por medio de estornudos o de la tos. También se puede contraer al compartir vasos u otros utensilios de mesa con las personas infectadas.

Los primeros signos de la escarlatina comienzan por lo general dentro de la primera semana tras el contagio del estreptococo. Se produce una inflamación de la garganta, que se conoce coloquialmente como "garganta estreptocócica" y más formalmente como "faringitis (o amig-

Pobre Beth

"Cuán largos parecían los días ahora, cuán triste y solitaria la casa, y cuán apesadumbrados los corazones de las hermanas que trabajaban y esperaban, mientras la sombra de la muerte se cernía sobre aquel hogar que antaño había sido tan feliz." Con estas palabras, la autora Louisa May Alcott capta el miedo y la tragedia que la escarlatina infundía en el siglo XIX.

Mujercitas, obra basada en la propia infancia de Alcott, es la historia de Jo March y sus hermanas, Meg, Amy y Beth. Novela famosísima desde su publicación en 1869, ha pasado a la pantalla de cine al menos en cuatro ocasiones. Beth, querida por su familia y amigos por su carácter dulce y su talento musical, contrae la escarlatina cuando su madre está lejos del hogar, cuidando al padre de las niñas, herido en la Guerra de Secesión estadounidense. Esta parte triste de la novela siempre hace llorar a los lectores del libro o a los espectadores de la película.

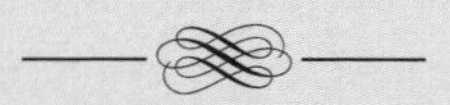

La escarlatina en la historia

El fisiólogo alemán Daniel Sennert proporcionó la primera descripción concisa de la escarlatina y sus síntomas. En 1619, Sennert observó detenidamente y anotó la secuencia de los síntomas de la enfermedad: aparición del sarpullido, seguida de remisión y aspecto escamoso de la piel. En el siglo XVIII, se registraban epidemias de escarlatina por toda Europa y América. En aquella época, los médicos adquirieron claros conocimientos clínicos de la enfermedad. La primeras pautas clínicas para diferenciar la escarlatina de otras enfermedades semejantes fueron establecidas por Armand Trousseau. En 1887, el médico inglés Edmund Emmanuel Klein identificó la bacteria estreptocócica, o estreptococo—al que observó creciendo en las amígdalas y segregando una toxina que produce el sarpullido—como la causante de la escarlatina. En la década de 1920, el médico estadounidense George F. Dick y su esposa Gladis R. H. Dick aislaron la toxina. Después de la II Guerra Mundial, el advenimiento de la penicilina proporcionó una cura eficaz de la enfermedad.

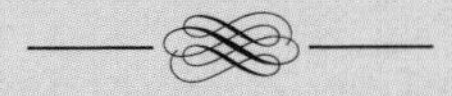

dalitis) estreptocócica"). Pero en algunas personas, el tipo particular de estreptococo, conocido como estreptococo del grupo A, causa una reacción tóxica. Uno o dos días después de la inflamación de la garganta aparece un sarpullido en la piel. La erupción tiene el aspecto de una quemadura solar y se localiza en el cuello, el pecho, los brazos y las axilas. Con menor frecuencia aparece en la cara o en la ingle. La piel se vuelve áspera, como papel de lija. A la semana, el sarpullido empieza a desaparecer, la piel se escama y, finalmente comienza a desprenderse.

La escarlatina produce una fiebre de más de 38 grados Celsius (101 grados Fahrenheit), acompañada de escalofrios. Los ganglios localizador alrededor de la mandíbula y en el cuello se hinchan y duelen. También pueden manifestarse náuseas y vómito.

Excepcionalmente, la escarlatina es causada por una infección de la piel denominada impétigo.

De no ser tratadas por un médico, la escarlatina y la faringitis estreptocócica son a veces enfermedades graves. El médico que sospeche una infección estreptocócica obtendrá una muestra de la bacteria mediante un frotis de garganta, que enviará al laboratorio para confirmar o excluir la enfermedad. Por lo general, el tratamiento antibiótico, durante 10 días, eliminará la bacteria.

V. tamb.
Estreptocócica amigdalitis
Fiebre reumática

Esclerosis lateral amiotrófica (ELA)

PALABRAS CLAVE
para búsquedas en Internet y otras fuentes de consulta

Neuronas motoras

Sistema neuromuscular

Enfermedad poco habitual que afecta a las neuronas motoras del organismo. Estas células forman los nervios que controlan el movimiento de los músculos esqueléticos de contracción voluntaria. La causa de esta enfermedad es desconocida, aunque se sabe que en algunos casos es heredofamiliar. No es contagiosa.

La esclerosis lateral amiotrófica se conoce también por "enfermedad de Lou Gehrig," nombre de un famoso jugador de béisbol que murió a causa de ella. Es una enfermedad poco común. En Estados Unidos sólo se dan 1 o 2 casos al año por cada 100 000 personas. Según la Asociación de la Esclerosis Lateral Amiotrófica, cerca de 30.000 estadounidenses padecen la enfermedad de Lou Gehrig, que raramente se da en personas menores de 40 años. Es más frecuente en hombres que en mujeres, siendo hereditaria en menos del 10 por ciento de los casos. En Guam, isla del Pacífico, se ha registrado un número inusual de casos de esta enfermedad.

¿Qué les pasa a estos enfermos?

La enfermedad de Lou Gehrig afecta a las neuronas* motoras del organismo. Normalmente produce parálisis y debilidad de los músculos afectados, que se atrofian. Cerca del 40 por ciento de los enfermos notan inicialmente torpeza en las manos cuando intentan llevar a cabo tareas rutinarias como abrocharse los botones de la camisa. Otros se dan cuentan de que sus piernas o su forma de hablar se han vuelto más lentas.

Conforme transcurre el tiempo y la enfermedad atrofia los músculos, los brazos y piernas del enfermo se debilitan progresivamente. Puede haber espasmos musculares, pérdida de peso y dificultad al respirar, comer o tragar. La enfermedad de Lou Gehrig, sin embargo, no afecta al cerebro. Los enfermos conservan la facultad de pensar lúcidamente. Tampoco hay pérdida de la sensibilidad ni del sentido del tacto.

Los enfermos generalmente mueren a los pocos años de haber contraído esta afección. En algunos casos los síntomas pueden estabilizarse en un punto determinado y no empeorar durante algunos años.

* **neuronas** Son células nerviosas. La mayoría de las neuronas tienen prolongaciones que se llaman axones y dendritas, por medio de las cuales envían y reciben las señales de otras neuronas.

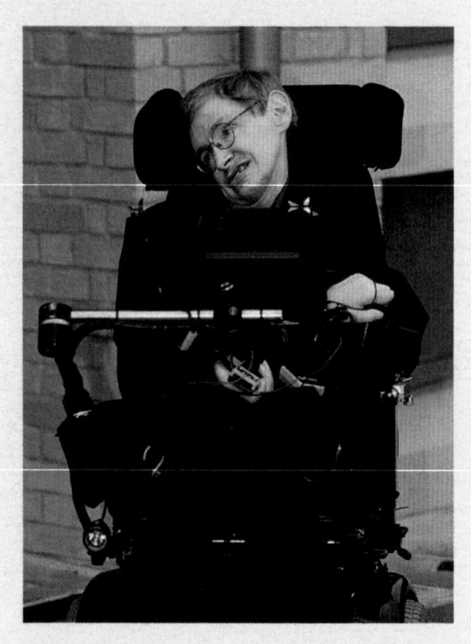

El científico Stephen Hawkins padece esclerosis lateral amiotrófica, enfermedad que atrofia los músculos y puede provocar espasmos musculares, pérdida de peso y dificultad para respirar, comer o tragar. Pero esta enfermedad no afecta a la mente, por lo que el enfermo continúa pensando con claridad. Hawkins, cuya especialidad es la física teórica, es reconocido como un pensador visionario: ha dictado conferencias muy populares sobre astronomía utilizando un sintetizador de habla computarizado. *Reuters/Claudia Daut/Fotos de archivo.*

Diagnóstico y tratamiento

Los médicos suelen distinguir la esclerosis lateral amiotrófica de otros trastornos del sistema nervioso por su aparición en edad avanzada del ciclo vital y por su naturaleza progresiva (empeoramiento sistemático de los síntomas). Otro factor que contribuye a diagnosticar la enfermedad es el hecho de que el sentido del tacto no se vea afectado. La esclerosis múltiple, enfermedad más común que afecta al sistema nervioso, es similar a la esclerosis lateral amiotrófica pero ataca al sistema nervioso de varias formas en vez de afectar únicamente a los nervios motores.

Cómo recibió su nombre la esclerosis lateral amiotrófica

Esta enfermedad fue descrita por primera vez y recibió su nombre médico del neurólogo francés Jean-Martin Charcot (1825-1893). Charcot describió en detalle la atrofia de los músculos (amiotrofia) y el endurecimiento (esclerosis) de los nervios motores laterales de la médula espinal. En Francia, la esclerosis lateral amiotrófica se conoce como "enfermedad de Charcot" y en Gran Bretaña se denomina "enfermedad de las neuronas motoras."

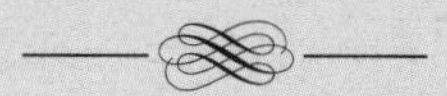

Los médicos recurren a diferentes pruebas diagnósticas, entre ellos:

- EMG (electromiograma), que mide la actividad eléctrica de los músculos;
- TC (tomografía computada), estudio radiologico que, gracias a un procesa miento informático, permite registrar imágenes del interior del cuerpo;
- RMN (resonancia magnética nuclear), que utiliza ondas magnéticas producidas por un gran imán para crear imágenes del interior del cuerpo;
- biopsias de nervios o músculos, en las que se extrae una pequeña muestra de tejido orgánico para estudiarlo al microscopio;
- análisis de sangre y orina.

¿Hay cura para la esclerosis lateral amiotrófica?

No hay cura conocida para esta enfermedad, pero algunos medicamentos pueden relajar los espasmos musculares y, posiblemente, retardar el empeoramiento de los síntomas. Los enfermos necesitan mantener un estilo de vida tan independiente como sea posible. La fisioterapia, mediante masajes y ejercicios regulares, puede reducir relativamente la incapacidad motriz y ayudar a los músculos a funcionar mejor. Utensilios de ayuda como bastones, andadores y sillas de ruedas permiten a los enfermos con esclerosis lateral amiotrófica desplazarse y cuidar de sí mismos. La respiración asistida (apoyo respiratorio mediante una máquina) es necesaria, a menudo, en etapas tardías de la enfermedad.

Fuentes

Amyotrophic Lateral Sclerosis Association, 27001 Agoura Rd.
Suite 150, Calabasas Hills, CA, 91301-5104
Telephone (818)880-9007 Toll-Free (800)782-4747
http://www.alsa.org

Enfermedad de Lou Gehrig

Lou Gehrig, primera base de los Yankees de Nueva York desde 1923 a 1939, fue uno de los grandes jugadores de la historia del béisbol. Su promedio de bateador fue de 0.340 y llegó a los 0.361 en seis Series Mundiales. Lideró dos veces la Liga Americana en cuadrangulares y, en la misma modalidad, empató con Babe Ruth en una ocasión.

Gehrig, de sobrenombre "el Caballo de Hierro," también estableció un récord en la liga principal de 1939 por haber participado en 2 130 partidos consecutivos. Sin embargo, su carrera quedó truncada ese mismo año con la aparición de la esclerosis lateral amiotrófica. Dada la fama del deportista, la atención pública comenzó a centrar su atención en la enfermedad. Desde entonces, en Estados Unidos se la conoce popularmente como "la enfermedad de Lou Gehrig."

Lou Gehrig fue elegido para formar parte del "Salón de la Fama" del béisbol en 1939. Mostró su conocido espíritu de vencedor el día del homenaje que se le tributó en el estadio de los Yankees, el 4 de julio de 1939, al declarar: "Hoy me considero el hombre más afortunado de la Tierra. Puedo haber tenido mala suerte, pero tengo mucho por vivir."

Gehrig murió dos años después, a la edad de 37 años. Su historia ha sido objeto de varios libros, así como de la película de 1942 "El honor de los Yanquis."

V. tamb.
Esclerosis múltiple
Parálisis

Esclerosis múltiple

PALABRAS CLAVE
para búsquedas en Internet y otras fuentes de consulta

Sistema inmunitario

Sistema nervioso

Se trata de una enfermedad inflamatoria del sistema nervioso que altera la comunicación del cerebro con otras partes del cuerpo, lo que desencadena episodios de debilidad, parálisis, ceguera y otros síntomas.

"Tocaba como un ángel"

Jacqueline Du Pré nació en Inglaterra en 1945. Al cumplir los 5 años, sus padres le regalaron un violoncelo y al año siguiente empezó a tomar lecciones con él. Jacqueline debutó en Londres a los 16 años e inmediatamente se hizo famosa. En 1967 se casó con el pianista y director Daniel Borenboim, y la joven y multifacética pareja sedujo al mundo musical. Seis años después Jacqueline perdió la sensibilidad de los dedos sobre las cuerdas de su violoncelo. Para mediados de los años 1970 no podía vestirse ni mantenerse de pie por sí sola. En 1987, a la edad de 42 años, murió a consecuencia de la enfermedad llamada esclerosis múltiple. Un gran número de personas que la padecen son afectadas en forma leve, pero en los casos más agudos, como el de Jacqueline Du Pré, el enfermo no puede ni siquiera escribir, hablar o caminar.

Cómo se comunican entre sí las diversas partes del cuerpo

El organismo humano actúa y reacciona al mundo que nos rodea gracias a una red de tejido especializado denominada sistema nervioso. Esta red se divide en dos partes llamadas sistema nervioso central y sistema nervioso periférico que, en conjunto, procesan los mensajes de ida y vuelta a todas las partes del cuerpo. La unidad fundamental del sistema nervioso la constituyen las células nerviosas o neuronas, de las que el organismo contiene miles de millones. Cada neurona se parece hasta cierto punto a una cometa en el sentido de que su parte superior, o cuerpo celular, posee numerosas prolongaciones como si fueran dedos, llamadas dendritas, que reciben los mensajes de entrada. La cola de la cometa, o axón, lleva los mensajes eléctricos de la célula a distancias relativamente grandes. Las dendritas y los axones se llaman fibras nerviosas, y el nervio no es otra cosa que un haz de tales fibras, las cuales están recubiertas de una sustancia grasa protectora denominada mielina.

¿En qué consiste la esclerosis múltiple?

La esclerosis múltiple, conocida también como EM, es una inflamación de las fibras nerviosas del cerebro y de la médula espinal que origina placas endurecidas en la envoltura de mielina que protege a las dendritas y los axones. Al formarse las placas, las señales que pasan de una célula a otra se hacen más lentas o se interrumpen totalmente. Según investigaciones recientes, además de dañar la mielina, la enfermedad a veces corta la fibra nerviosa; es decir, destruye la neurona.

La cifra mundial de personas adultas que padecen esclerosis múltiple es de alrededor de un millón. La enfermedad ataca preferentemente a los adultos jóvenes, de edades comprendidas entre los 20 y los 40 años; por otra parte afecta casi al doble de mujeres que de hombres. Se desconoce su etiología (causa original), pero se cree que tal vez se deba a un trastorno autoinmune, por el que el organismo ataca a sus propias células.

Cuando el organismo se vuelve contra sí mismo Un cuerpo sano está continuamente listo para defenderse de invasores nocivos tales como bacterias, virus, hongos y parásitos. El conjunto de tácticas y medios de que se vale para combatir a tales entes forasteros contituye lo que se conoce por sistema inmunitario. Por lo regular, el cuerpo es capaz de distinguir las células propias de las ajenas, pero a veces el mecanismo que distingue lo propio de lo extraño fracasa. En el caso de la esclerosis múltiple: el organismo no puede ya reconocer parte de la mielina y, sin más, la ataca.

¿Existen distintas clases de esclerosis múltiple? Esta enfermedad ofrece unas cuantas variantes, siendo la más común la llamada recurrente-remitente, es decir, que presenta recurrencias o recaídas, que alternan con periodos de normalidad que pueden durar años. En la mayoría de las personas afectadas por la esclerosis múltiple recurrente-remitente la enfermedad, a la larga, reaparece en forma permanente. Cuando así sucede, recibe el nombre de esclerosis múltiple progresiva secundaria. Otro 10 por ciento de la población afectada manifiesta lo que se llama esclerosis múltiple progresiva primaria, lo cual significa que sus síntomas se hacen permanentes después del primer ataque. Los que tienen esta forma de la enfermedad suelen ser personas algo mayores (de 40 a 60 años). Hay también una cuarta variante, poco frecuente, llamada progresiva-recurrente.

¿Cuál es la causa de la esclerosis múltiple?

La causa de que el sistema inmunitario reaccione de manera equivocada sigue siendo un enigma. Algunos científicos creen que es un virus el que induce al sistema inmunitario a atacar la mielina. Otros creen que el medio ambiente (la temperatura, por ejemplo) puede ser un factor desencadenante. Además, es posible que también los genes* tengan algo que ver con este asunto. En general la probabilidad de contraer la enfermedad es muy baja; menos del 0,1 por ciento. Pero basta que una persona haya contraído la enfermedad para que esa probabilidad aumente en sus familiares (padres, hijos, hermanos). Por si esto fuera poco, es posible que más de un gen intervenga en la aparición de la escleroris múltiple. En otras palabras, son muchos y muy distintos los factores que se cree

Perspectiva internacional

- En 1998, se produjeron en todo el mundo a alrededor de 26 000 muertes causa de la esclerosis múltiple. Cerca de millón y medio de habitantes del planeta padecen esta dolencia.
- Esta enfermedad es más común en las regiones que quedan más al norte o más al sur del ecuador terrestre, como Estados Unidos, Canadá, los países escandinavos y América del Sur. Nadie sabe todavía a qué se debe esto.
- Según la Sociedad de la Esclerosis Múltiple de Estados Unidos, la cifra de afectados por la enfermedad llegó a 350 000 en 1999, o sea, el 1,2 por ciento de la población estadounidense.
- Las mujeres contraen la enfermedad con frecuencia 2 a 3 veces mayor que los hombres.

* **genes** Sustancias químicas del organismo que determinan los caracteres hereditarios de la persona, como el color de los ojos o el pelo. Se heredan de los padres y forman parte de los cromosomas contenidos en las células del cuerpo.

Origen de la palabra

Esclerosis viene del griego y significa "endurecimiento" o "cicatrización."

* **lesión** Se dice del daño producido a un tejido orgánico.

participan como posibles causas de la esclerosis múltiple. La investigación de las interacciones entre los genes y el medio ambiente puede ayudar a comprender la causa de esta enfermedad.

Signos y síntomas

El comienzo de la enfermedad es a veces espectacular, y otras veces sus síntomas son tan leves que casi no se notan. En las fases tempranas, el individuo tal vez descubra que los movimientos más sencillos, como abrir una ventana o subir unos cuantos peldaños de la escalera, deja extenuados los brazos o las piernas. Son comunes las parestesias (sensaciones de entumecimiento o de hormigueo), así como la visión borrosa, la diplopía (visión doble) y la falta de coordinación. En el 70 por ciento de los casos, muchos de estos síntomas iniciales desaparecen, pero reaparecen meses o años después. Con el paso del tiempo el enfermo puede quedar totalmente paralizado. Son comunes algunas dificultades como la incontinencia urinaria y el estreñimiento. El individuo puede volverse confuso u olvidadizo a consecuencia de lesiones sufridas en la parte del cerebro que procesa la información. Otros sufren depresión, o tienen accesos de risa, o lloran en forma inconsolable sin ningún motivo ostensible.

Diagnóstico

No es fácil diagnosticar la esclerosis múltiple, ya que los síntomas de esta enfermedad son variados e inespecíficos y ello hace que puedan confun-

Descubrimiento de la esclerosis múltiple

Jean-Martin Charcot se conoce como el padre de la neurología, que es el estudio del sistema nervioso. Charcot nació en París en 1825 y trabajó en el Hospital Salpêtrière durante toda su carrera. En 1868, acudió a su clínica una mujer que presentaba un temblor inusitado y otros síntomas neurológicos. Posteriormente la paciente murió y Charcot, al examinarle el cerebro descubrió esas placas que hoy sabemos son las lesiones* producidas por la esclerosis múltiple. Charcot trató a otros pacientes con síntomas análogos mediante la estimulación eléctrica y la estricnina (estimulante nervioso que también se usa como raticida, es decir, para matar ratas) con el objeto de restaurar el funcionamiento de los nervios. Sus remedios no tuvieron éxito, pero al publicar la descripción de la enfermedad y las alteraciones cerebrales que ocasiona, Charcot fue el primero en diagnosticarla y llamarla "esclerosis múltiple." Con ello allanó el camino para las futuras investigaciones y todavía subsiste hoy su definición de la enfermedad.

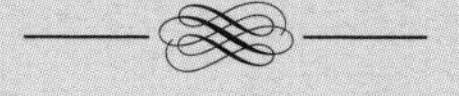

dirse con los de una infección vírica u otras afecciones. Existe una técnica de diagnóstico, la resonancia magnética, que permite visualizar en una pantalla imágenes del daño cerebral causado por la enfermedad. Otra técnica, la llamada espectroscopía por resonancia magnética, proporciona información acerca de las alteraciones bioquímicas que ha sufrido el cerebro como resultado de la esclerosis múltiple. Estos recursos, junto con otros análisis y pruebas de laboratorio, así como la evolución típica de la enfermedad en forma de ataques reiterados, permite a veces confirmar el diagnóstico.

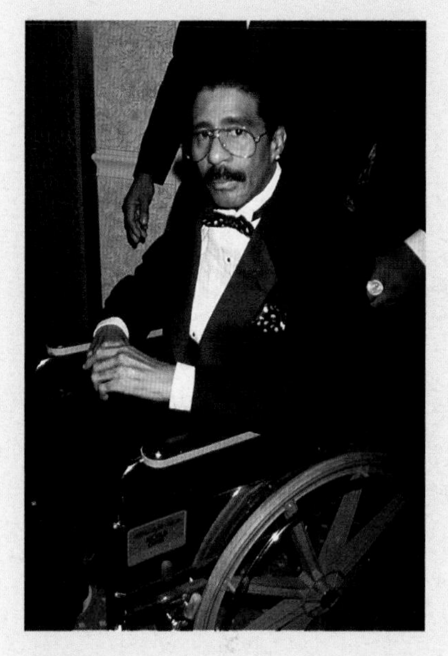

Richard Pryor, famoso comediante de cine y teatro en Estados Unidos aparece en la foto durante una ceremonia de entrega de premios organizada por el Congreso para la Igualdad Racial. Muchos enfermos de esclerosis múltiple se valen de sillas de ruedas y otros equipos para lograr una mayor movilidad. © *Mitchell Gerber/Corbis.*

Tratamiento

En la actualidad no existe cura para la enfermedad que nos ocupa, ni manera de prevenirla. Hay pacientes poco afectados, a pesar de la falta de tratamiento. El calor suele agravar los síntomas, mientras que la natación en una piscina de agua refrescante puede resultar de utilidad. Hasta hace poco, se solía ofrecer esteroides a los enfermos que sufrían recaídas graves. Los esteroides (medicamentos con propiedades antinflamatorias) reducen la duración e intensidad de los ataques en algunos pacientes, pero no se sabe cómo funcionan en esta enfermedad. Lamentablemente, también pueden causar acné, aumento de peso, psicosis (pérdida de contacto con la realidad) y otros efectos secundarios indeseables, lo que los hace impropios para su uso a largo plazo.

En los últimos años se han desarrollado diversos medicamentos útiles como la terapia paliativa de la esclerosis múltiple recurrente-remitente. Estos medicamentos se basan en diferentes formas de una proteína natural conocida como interferón beta. El interferón reduce la frecuencia de los ataques y es posible que incluso reduzca la velocidad con que evoluciona la enfermedad. Todos los citados medicamentos también parecen impedir nuevos daños a la mielina. El interferón se administra en forma de inyección y, si bien no carece de efectos secundarios, son mucho más leves que los de los esteroides, aunque incluyen síntomas parecidos a los de la gripe, así como depresión y reacciones leves en el sitio de la inyección.

¿Se investigan otros tratamientos?

Los científicos están trabajando en numerosas y nuevas terapias para tratar la esclerosis múltiple, por ejemplo la inmunoterapia, que persigue el fortalecimiento del sistema inmunitario del organismo con objeto de combatir la enfermedad. Dado que en esta afección el mensaje o señal eléctrica que se transmite por la fibra nerviosa lesionada es muy débil, la investigación se encamina también a lograr la amplificación de dicha señal. Otras investigaciones estudian la posibilidad de restaurar la envoltura de mielina.

Convivencia con la esclerosis múltiple

La mayor parte de los enfermos con este mal viven al menos 25 años más después de ser diagnosticados. La tercera parte experimenta síntomas muy leves y puede llevar una vida relativamente normal. Para los que sufren efectos muy incapacitantes, en cambio, la expectativa de longevidad se reduce sensiblemente.

El diagnóstico de esclerosis múltiple suele ser devastador, porque con gran frecuencia las víctimas son adultos jóvenes. De pronto ven afectados sus planes de terminar la carrera, de casarse y de tener hijos, pues deben tener en cuenta el curso incierto de su enfermedad. Con todo, muchos de los afectados continúan llevando una vida productiva. La mujer con esclerosis múltiple podrá, a veces, quedar embarazada y tener un parto sin dificultades, aunque es posible que se le recomiende suspender durante la gestación los medicamentos que esté tomando para la enfermedad. Algunas de las limitaciones impuestas por la enfermedad pueden dificultar a las madres el cuidado de sus hijos.

Los hijos cuyos padres sufren de esclerosis múltiple encuentran difícil aceptar las alteraciones que experimenta la persona que antes podía hacer de todo y de la que todavía dependen. Incluso pueden albergar sentimientos de culpabilidad por disfrutar de cosas como montar en bicicleta, que los padres ya no pueden disfrutar igualmente, o tal vez sientan frustración por tener que ayudarlos constantemente con las cosas más sencillas, como ir a buscarles un vaso de agua o aumentar el volumen a la radio.

La esclerosis múltiple exige un enorme precio emocional y económico a toda la familia. Los grupos de apoyo y el asesoramiento profesional ayudan a veces a afrontar el problema no sólo a los pacientes, sino también a los familiares y amigos.

Fuentes

National Multiple Sclerosis Society, 733 3rd Ave.,
New York, NY, 10017
Telephone (212)986-3240
Toll-Free (800)FIGHT-MS
http://www.nmss.org

U.S. National Institute of Neurological Disorders and Stroke,
c/o NIH Neurological Institute, P.O. Box 5801, Bethesda, MD 20824
Telephone (301)496-5751
Toll-free (800)352-9424
TTY (301)468-5981
http://www.ninds.nih.gov/

▶ *V. tamb.*
Parálisis

Escoliosis

La escoliosis es un encorvamiento en sentido lateral del raquis o columna vertebral que suele aparecer de gradualmente a lo largo de la niñez o la adolescencia

PALABRAS CLAVE
para búsquedas en Internet y otras fuentes de consulta

Dolor de espalda

Columna vertebral o raquis

Ortopedia

Sistema lococomotor

Vértebras

¿En que consiste?

El nombre de escoliosis proviene de la palabra griega que significa curvatura. La columna vertebral de todas las personas tiene unas ligeras curvaturas hacia adelante y hacia atrás, lo que es necesario para caminar y moverse correctamente. Cuando hay escoliosis, sin embargo, también se encorva hacia un lado, o la curvatura puede ser forma de S si la columna presenta otra curva destinada a compensar la primera. Dependiendo del grado de curvatura, esto puede generar otros problemas físicos, como dolores o dificultades respiratorias. Las partes de la columna más generalmente afectadas son la torácica (la parte del pecho) y la lumbar (la parte baja de la espalda).

La escoliosis es una afección bastante común. Se estima que cerca de 3 de cada 100 personas presentan este problema en mayor o menor grado. Las niñas tienen 5 veces más probabilidad de padecer escoliosis que los niños.

Las causas, conocidas y desconocidas

La forma más común de escoliosis se llama idiopática, lo cual quiere decir que se desconoce su causa. Por lo general, la escoliosis se vuelve aparente poco antes de la adolescencia o durante ella, cuando el crecimiento del cuerpo se acelera de manera notable. El encorvamiento cesa cuando la persona alcanza la estatura propia de la madurez.

Raras veces se puede invocar una anomalía congénita (de nacimiento) para la escoliosis. La columna vertebral se desarrolla a lo largo de la infancia. La poliomielitis ha producido escoliosis en algunas personas al paralizar o debilitar los músculos de la columna vertebral en uno de los lados del cuerpo.

En ocasiones, una lesión como un prolapso o hernia de disco, o un esguince de ligamento* de la columna vertebral pueden causar una escoliosis temporal. Cuando esto ocurre, el encorvamiento puede acompañarse de dolor de espalda y ciática*.

Las personas con escoliosis suelen tener parientes que padecen esta misma afección. Esto sugiere que también existe un factor causal hereditario en algunos casos de escoliosis.

Signos y síntomas

Puesto que la escoliosis puede evolucionar de forma muy gradual, es posible que no haya signos o síntomas en sus fases tempranas. Suele ocurrir que un adolescente note la curvatura por primera vez de forma indirecta: un hombro claramente más subido que el otro, o el vestido o la chaqueta no le quedan bien.

Los síntomas tempranos de escoliosis incluyen la sensación de cansancio o de dolor fuera de lo común en la parte inferior de la espalda cuando se está de pie o sentado por mucho tiempo.

En algunas personas, el encorvamiento se vuelve a la larga más pronunciado, por lo que es más fácil de identificar. Un caso grave de escoliosis puede causar dolor de espalda crónico*. Si la curvatura excede

* **ligamento** Banda fibrosa de tejido que conecta entre sí los huesos o los cartílagos y sirve para reforzar o fortalecer las articulaciones.

* **ciática** Dolor a lo largo del recorrido del nervio ciático, que se extiende desde la parte baja de la espalda hacia la nalga y por la parte posterior de la pierna.

* **crónico, a** Se dice de la enfermedad o el trastorno de duración prolongada.

La columna vertebral y la pelvis de una chica adolescente con escoliosis. ▶

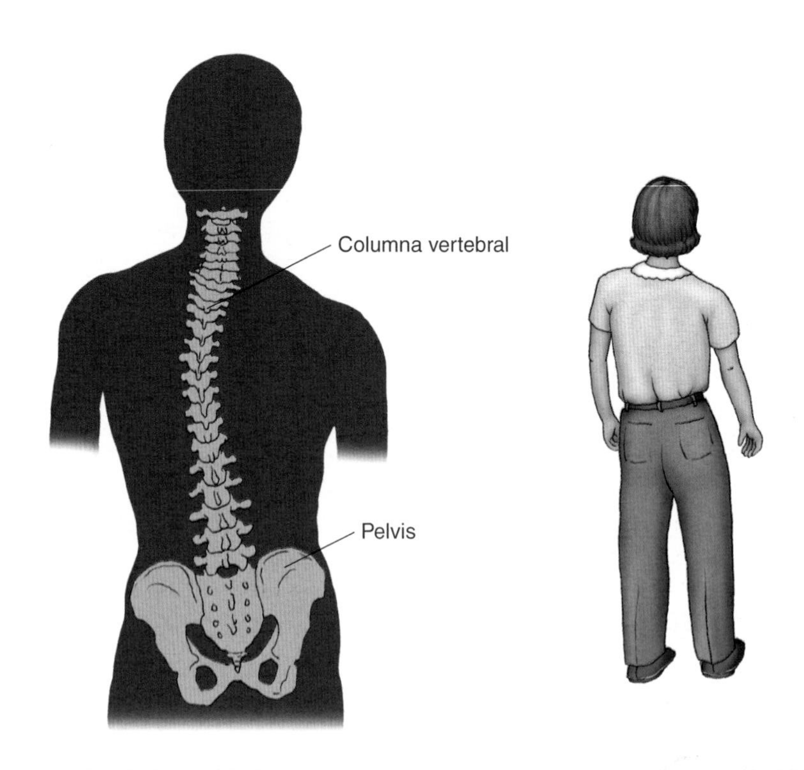

de un ángulo de 40 o 45 grados, podrá interferir con la respiración y afectar al funcionamiento del corazón.

Diagnóstico y tratamiento

Diagnósitico La escoliosis no es siempre fácil de diagnosticar, sobre todo cuando no produce dolor ni tiene signos visibles. El primer paso para el diagnóstico es un reconocimiento físico de la columna vertebral, las caderas y las piernas, seguido de radiografías, en caso caso necesario.

En las escuelas públicas estadounidenses suelen hacer una simple prueba que consiste en doblar el cuerpo hacia delante. La enfermera u otro empleado de la escuela pide a los alumnos que se quiten la camisa y se inclinen hacia adelante, con el torso paralelo al piso, para ver si tienen una curvatura en su espaldo. Si se sospecha que un alumno tiene escoliosis, se le envía a ver a su médico de cabecera para que le haga una revisión más a fondo. El médico tal vez querrá hacer radiografías para observar la columna vertebral con mayor claridad.

La gravedad de la escoliosis se diagnostica al determinar hasta qué punto la columna vertebral se ha encorvado. La curvatura es el ángulo de desviación de la de la columna, medido en grados.

Posibilidades de tratamiento Si se sabe la causa de la escoliosis, como por ejemplo el haber sufrido una lesión o el tener una pierna más larga que la otra, se aconsejará un tratamiento que tenga en cuenta esa causa. Otro ejemplo: el uso de zapatos que tengan un tacón más elevado que el otro, para compensar el desequilibrio producido por el encorvamiento.

Aparatos ortopédicos de ayer y de hoy

Hará unos 100 años, los adolescentes que tenían que usar aparatos ortopédicos para corregir la escoliosis tenían a su disposición opciones muy incómodas. Como a quien van a torturar, se les ataba a potros con el fin de enderezarles la espalda. Posteriormente se les pusieron corsés metálicos que pesaban hasta 13 kilos (30 libras) con objeto de reducir la curvatura. Más recientemente, aparecieron los corsés de yeso, pero éstos daban calor y producían picazón.

Los aparatos ortopédicos para la espalda que se emplean hoy representan una gran mejora. Muchas de ellos están hechos de materiales livianos y no tienen que llevarse continuamente. Hay varios tipos entre los cuales escoger para acomodar a las necesidades y gustos particulares de los adolescentes. Algunos se usan sólo para dormir; otros se pueden usar debajo de la ropa, para que no se vean. Otros incluso, poco visibles pero bastante cómodos, se usan debajo de los brazos.

El tener que usar uno de estos aparatos a veces plantea problemas emocionales. Algunos adolescentes se resisten a la idea de usarlos, porque temen el ridículo o rechazo de sus amigos o condiscípulos.

Los grupos de consulta y de apoyo pueden ser útiles para compartir las experiencias y los problemas, y deben conceptuarse como parte del tratamiento.

Los aparatos ortopédicos del futuro serán sin duda mucho más adaptables, a medida que la ingeniería médica los vaya mejorando sin cesar.

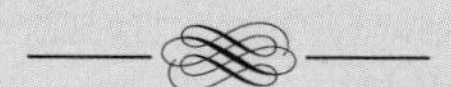

En la escoliosis idiopática, no obstante, el tratamiento de elección depende en gran parte de la gravedad del caso. Si el ángulo de curvatura es pequeño (de 10 a 15 grados) no se necesita hacer nada excepto asegurarse, mediante revisiones médicas periódicas, de que la curvatura no empeora. Las curvaturas un tanto más acentuadas pueden tratarse con uno de los diversos tipos de aparatos ortopédicos existentes. Si el ángulo de curvatura es de 40 grados o más, tal vez sea necesaria una operación quirúrgica para corregirla.

Convivencia con la escoliosis

Afortunadamente, muchas de las deformidades que produce la escoliosis se pueden prevenir, siempre y cuando la afección se detecte en etapa temprana. En la mayoría de los casos no se necesita cambiar el estilo de vida, y se puede continuar llevándola al ritmo normal.

Fuentes

National Institute of Arthritis and Musculoskeletal and Skin Diseases, Bldg. 31, 4C32D, Bethesda, MD 20892

Telephone (301)496-4353
http://www.niams.nih.gov/

KidsHealth.org, c/o Nemours Foundation, PO Box 5720,
Jacksonville, FL 32247
Telephone (904)390-3600
Facsimile (904)390-3699
http://www.kidshealth.org/

Southern California Orthopedic Institute, 6815 Noble Ave.,
Van Nuys, CA 91405
Telephone (818)901-6600
http://www.scoi.com

V. tamb.
Ciática
Hernia de disco
Poliomielitis

Escorbuto

El escorbuto es una enfermedad que aparece cuando la dieta carece de suficiente vitamina C (llamada también ácido ascórbico) durante un prolongado periodo de semanas o meses. Entre los efectos del escorbuto figuran: encías esponjosas, dientes flojos, vasos sanguíneos debilitados que producen derrames de sangre debajo de la piel, y daño en huesos y cartílagos, con dolores consiguientes parecidos a los de la artritis.

PALABRAS CLAVE
para búsquedas en Internet y otras fuentes de consulta

Ácido ascórbico

Carencias vitamínicas

Vitamina C

¿Qué es el escorbuto?

Es una de las primeras enfermedades que se identificaron como producidas por carencias alimenticias. Durante los viajes por mar realizados entre los siglos XV y XVIII, muchos marineros padecieron de escorbuto. El navegante portugués Vasco da Gama (h. 1460–1524) perdió la mitad de su tripulación a causa de esta enfermedad durante su circunnavegación del Cabo de Buena Esperanza, y el almirante británico Richard Hawkins (1532–1595) perdió 10 000 marineros a causa del escorbuto. En 1747, el médico de la armada británica, James Lind, realizó varios experimentos para determinar qué alimentos o bebidas prevendrían el escorbuto. Descubrió que los limones y las naranjas permitían a los marineros recuperarse del escorbuto. Estos dos cítricos son ricas fuentes de vitamina C.

¿Qué función desempeña la vitamina C en el organismo?

La vitamina C es necesaria para mantener los vasos sanguíneos fuertes, la piel, las encías y el tejido conectivo saludables también para la formación de glóbulos rojos para sanar las heridas y facilitar la absorción del hierro que contiene la comida.

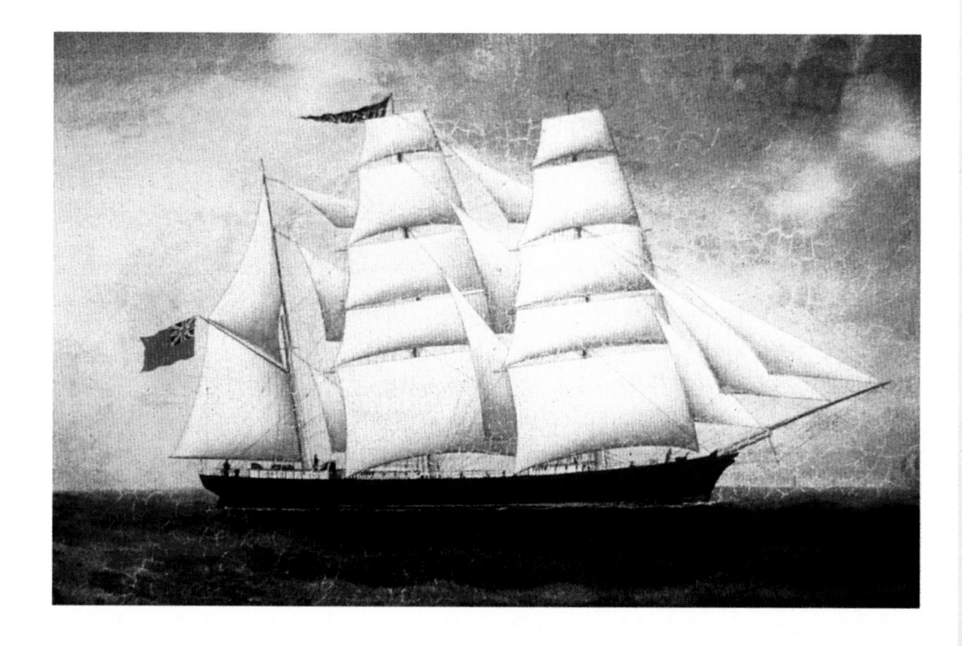

Un buque de vela británico. *Visuals Unlimited.*

Síntomas

El principal síntoma del escorbuto es la hemorragia (sangrado). Las hemorragias que se producen por debajo de la piel tienen aspecto de manchas o moretones. Las heridas sanan lentamente. Las encías se hinchan y suelen darse casos de gingivitis, que quiere decir inflamación de las encías. La hemorragia puede ocurrir en las membranas que recubren los huesos grandes. También puede ocurrir en las membranas del corazón o del cerebro. Una hemorragia en los órganos vitales, o alrededor de ellos, puede acarrear la muerte.

¿HAN OÍDO ALGUNA VEZ LLAMAR A ALGUIEN UN "COMELIMAS"?

En su *Tratado sobre el escorbuto*, publicado en 1753, James Lind dio cuenta del primer ejemplo de investigación clínica con controles o testigos. Para estudiar el tratamiento del escorbuto, Lind dividió en varios grupos a unos marineros que padecían la enfermedad, y luego dio a cada grupo diferentes bebidas y comidas. Así fue como descubrió que el grupo que había recibido limones y naranjas se curó del escorbuto.

A fines del siglo XVIII, la marina británica les daba a sus marineros una ración diaria de lima o limón, para prevenir el escorbuto. El término del argot estadounidense para describir a un inglés, *limey* ("comelimas"), tuvo su origen en esa práctica.

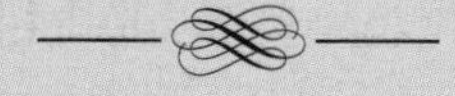

El escorbuto evoluciona lentamente. Al principio, la persona suele sentirse cansada, irritable y deprimida. En los estadios más avanzados de escorbuto, las pruebas de laboratorio muestran que hay una absoluta carencia de vitamina C en el cuerpo.

¿Quién corre el riesgo de contraer escorbuto?

El escorbuto es menos común hoy día que en la época de Vasco da Gamma y Richard Hawkins, pero las personas cuya dieta carece de una adecuada variedad de alimentos pueden padecer de escorbuto o de dolencias similares al escorbuto. Los niños pequeños que para su nutrición dependen únicamente de la leche de vaca pasteurizada y no reciben suficientes suplementos de vitamina C, corren el riesgo de contraer escorbuto. Los ancianos, cuya dieta con frecuencia carece de cítricos o de verduras que contengan vitamina C, son otro grupo de riesgo. Las personas que consumen dietas con poca variedad de alimentos, también son susceptibles de padecer escorbuto.

Tratamiento

Para tratar el escorbuto, las personas toman suplementos de vitamina C (pastillas de la vitamina) y comen alimentos ricos en vitamina C. Además de los cítricos como naranjas y toronjas, otras buenas fuentes de vitamina C son el brócoli, las fresas, los melones y otras frutas y verduras.

V. tamb.
Carencias nutritivas
Enfermedades de las encías

Fuentes

U.S. National Institutes of Health, 9000 Rockville Pike,
Bethesda, MD 20892
Telephone (301)496-4000
http://www.nih.gov/

Espina bífida

PALABRAS CLAVE
para búsquedas en Internet y otras fuentes de consulta

Anomalías congénitas del tubo neural

Meningocele

Mielomeningocele

Neurología

Ortopedia

La espina bífida es un defecto de nacimiento en el cual la columna vertebral no se forma correctamente sino que presenta una brecha o fisura.

Brian da una clase

Como parte de un proyecto de ciencias del sexto grado escolar, Brian decidió hablar a sus condiscípulos de una afección llamada espina bífida. Les mostró una foto de los huesos, en forma de anillos o vértebras, de la columna vertebral y les explicó cómo las vértebras protegen a la médula espinal y la manera en que se insertan en ella los músculos. Asimismo explicó que en las personas con espina bífida, algunas de las placas óseas que deberían cubrir la columna no se cierran y dejan una abertura en la cara posterior de la columna.

Nadie en la clase de Brian había oído nunca hablar de la espina bífida y todos se sorprendieron al saber que Brian había nacido con esta afección. Era una forma poco grave, que había sido corregida mediante una intervención quirúrgica cuando todavía era un bebé. Terminó su presentación mostrándole a la clase la pequeña cicatriz en la parte inferior de su espalda.

¿Qué es la espina bífida?

Espina bífida es un término del latín que significa "espina partida en dos" o "espina abierta." Es el más común de varios defectos de nacimiento llamados anomalías congénitas del tubo neural. Este tubo, conocido también por conducto vertebral, contiene las células que formarán la médula espinal y el cerebro, y se desarrolla durante la tercera y cuarta semanas del embarazo (con frecuencia, incluso antes de que la futura madre sepa que está embarazada).

La espina bífida se produce cuando las mitades del tubo neural no se unen correctamente y dejan una fisura. A menudo la brecha se sitúa en la parte baja (lumbar) de la espalda, en la base de la columna. La médula espinal es parte del sistema nervioso central, que permite a la persona moverse y percibir el mundo que la rodea. Así, puesto que la espina bífida se relaciona con el sistema nervioso central, puede ser la causa de una multiplicidad de problemas físicos y psíquicos.

Pruebas prenatales para detectar la espina bífida

A veces, los padres pueden saber si el bebé tiene espina bífida antes de que nazca. Al efecto, se suelen usar varias pruebas, a saber: La prueba de la alfafetoproteína sérica materna (AFP) se realiza entre las semanas 16 y 18 del embarazo. La alfaproteína es una sustancia producida por el feto en formación. Ya que la madre y el feto están conectados por sus respectivos sistemas circulatorios, la AFP del feto se introduce en el torrente sanguíneo de la madre. Al determinar la cantidad de AFP en la sangre materna, los médicos puede juzgar la posibilidad de que el bebé tenga ciertos defectos de nacimiento. Esta prueba no da una respuesta definitiva, pues la presencia de altas concentraciones de AFP en la sangre materna sólo insinúan que el feto pueda tener espina bífida. Si las concentraciones de AFP son altas, se repite la prueba. Si continúan siendo altas, se necesitará hacer otras pruebas para confirmar que el feto tiene espina bífida. Muchas veces, las altas concentraciones de AFP son una falsa alarma y el bebé se encuentra perfectamente bien.

Se puede usar la ecografía para confirmar o excluir la espina bífida. Esta técnica, conocida también por ultrasonografía, consiste en hacer rebotar ondas ultrasonoras de las estructuras internas del cuerpo. Una computadora convierte las ondas ultrasonoras reflejadas por las estructuras internas en una imagen del feto dentro del útero. A veces el defecto de espina bífida en proceso de formación es visible en la imagen ecográfica del feto.

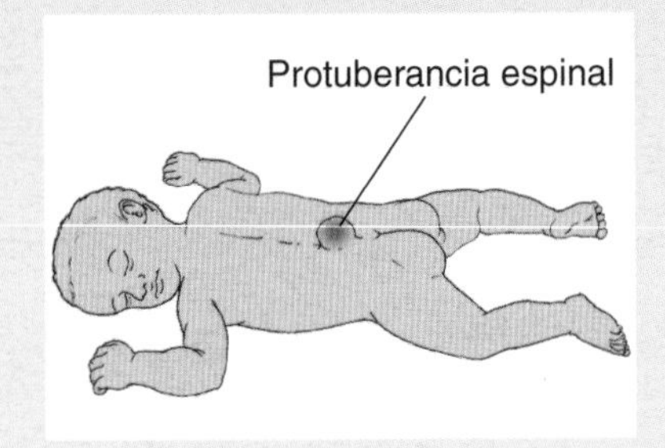

Los bebés que nacen con espina bífida suelen tener una abertura desprotegida en la cara posterior de la columna vertebral.

La amniocentesis es un procedimiento que suele efectuarse entre las semanas 16 y 18 del embarazo. Consiste en introducir una aguja en el abdomen de la madre hasta el interior del útero, con el fin de extraer un poco del líquido en que está inmerso el feto. Este líquido amniótico contiene células y sustancias químicas del feto. Se pueden medir las concentraciones de AFP del líquido amniótico para determinar si el feto tiene espina bífida.

¿La espina bífida es siempre grave?

La espina bífida es una anomalía congénita, pero no siempre causa problemas graves. Al nacer, la abertura puede ser tan pequeña que resulte imperceptible e inocua. Por otra parte, a veces parte de la médula espinal sale través de las vértebras malformadas y hay graves problemas neurológicos (nerviosos).

Espina bífida oculta Brian nació con espina bífida oculta, la forma más benigna de espina bífida. En muchos casos, la brecha en la columna vertebral nunca se detecta. A menudo la abertura se produce en una o dos de las vértebras, pero la médula espinal no se ve afectada. En la piel que recubre la brecha, quizás haya un hoyuelo, una marca de nacimiento o un mechón de cabello.

Los científicos calculan que alrededor del 40 por ciento de los estadounidenses tienen esta forma de espina bífida, pero muchos ni saben que la tienen. La mayor parte de las personas con espina bífida oculta nunca necesitan tratamiento. Brian fue la excepción. Necesitó tratamiento quirúrgico, porque a medida que crecía el extremo inferior de la médula espinal le quedó pegado a las vértebras, lo que le planteó dificultades para controlar la vejiga urinaria. Los médicos "despegaron" la médula espinal y cerraron la brecha quirúrgicamente.

Espina bífida manifiesta La espina bífida manifiesta incluye dos formas de espina bífida, que juntas representan uno de los defectos congénitos más comunes causantes de incapacidad en las personas. Por término medio, 1 de cada 1 000 bebés en los Estados Unidos nace con una de las dos formas de espina bífida denominadas meningocele y mielomeningocele.

Meningocele De los bebés que nacen con espina bífida manifiesta, cerca de un 4 por ciento presentan la forma conocida por meningocele. Las meninges son las tres membranas que cubren y protegen el cerebro y la médula espinal, entre las cuales se halla el líquido cerebrorraquídeo (LCR). El meningocele es un saco relleno de LCR que se forma cuando las meninges salen parcialmente—como si fueran un globo inflado—por entre las vértebras de la brecha. El meninglocele tiene el aspecto de una gran ampolla recubierta por una delgada capa de la piel. El tamaño del saco es variable, desde el de uva al de un pomelo o toronja. El meningocele es inocuo si el saco contiene sólo LCR. Sin embargo, si también hay nervios atrapados en él, el bebé afectado puede tener problemas para controlar los músculos y la vejiga. Los bebés con esta forma de espina bífida suelen ser operados durante la infancia. Los médicos reponen las meninges al interior de las vértebras y cierran la brecha.

Mielomeningocele Cuando la mayoría de las personas piensa en espina bífida, piensa en la forma de mielomeningocele. El 96 por ciento, aproximadamente, de los bebés que nacen con espina bífida manifiesta, presentan la forma denominada mielomeningocele, que es la más seria de todas. Al igual que en el meningocele, las meninges salen parcialmente a través de la brecha en la columna vertebral, pero en el caso del mielomeningocele, parte de la médula espinal también queda atrapado dentro del saco. Éste puede estar recubierto de piel o tener los nervios completamente al descubierto.

Las personas con mielomeningocele tienen una multitud de problemas físicos y psíquicos. La gravedad de estos problemas depende del punto de la espina vertebral en que se encuentre la anomalía. Una brecha en la parte superior de la columna vertebral creará más problemas que si está en la parte inferior de la espalda. Los que padecen de esta afección suelen perder el movimiento (parálisis) y la sensibilidad de la parte del cuerpo por debajo de las vértebras afectadas. Los niños más gravemente incapacitados no pueden caminar ni controlar la micción (acción de orinar) o la defecación (acción de ir de vientre). La mayoría de los bebés que nacen con mielomeningocele también tienen hidrocefalia, es decir, un exceso de líquido en el cerebro y sus alrededores. Si la hidrocefalia no se trata, la presión sobre el cerebro del exceso de líquido puede causar ceguera y lesiones cerebrales permanentes.

El mielomeningocele debe de operarse quirúrgicamente dentro de las 24 a 48 horas de nacer el niño. Los cirujanos cerrarán la brecha vertebral para proteger la médula espinal y prevenir infecciones. También deben tratar la hidrocefalia, en su caso. Para esto se coloca en el cerebro un dispositivo llamado fístula, que permite drenar el exceso de líquido y aliviar la presión sobre el cerebro.

¿A qué se debe la espina bífida?

La espina bífida, a veces, es de carácter heredofamiliar, lo que indica que los genes tal vez desepeñen un papel en algunos casos, pero del 90 al 95 por ciento de los bebés con espina bífida nacen en familias que nunca han tenido hijos con esta afección. Las madres diabéticas, con fiebre alta durante el embarazo, o que hayan tomado un fármaco antiepiléptico llamado ácido valproico, parecen tener mayor propensión a procrear bebés con espina bífida que las madres sin esos antecedentes. También parece haber un vínculo entre la carencia de ácido fólico (vitamina del grupo B) en la dieta de la madre y el bebé con espina bífida. El agregar

Medidas preventivas: El papel del ácido fólico.

Los científicos estiman que el número de casos de espina bífida se podría reducir hasta en un 75 por ciento si todas las mujeres en edad fecunda tomaran 0,4 mg de ácido fólico al día.

La espina bífida se ha vinculado a la carencia de ácido fólico durante las primeras semanas del embarazo. El ácido fólico, una de las vitaminas B, es esencial para el debido funcionamiento del organismo humano. Cuando el cuerpo está creciendo rápidamente, como durante el embarazo y la gestación del feto, necesita más ácido fólico que de costumbre.

Las verduras de hojas frondosas (como la espinaca y el brócoli), los huevos y el jugo o zumo de naranja son buenas fuentes de ácido fólico. Además, la Administración de Fármacos y Productos Alimenticios (FDA) de los Estados Unidos dice que al pan y a los granos enriquecidos se les debe de agregar ácido fólico. Incluso cuando se agregan suplementos de ácido fólico a los alimentos cotidianos, la dieta promedio estadounidense no contiene 0,4 mg de ácido fólico al día. La mayoría de las multivitaminas, sin embargo, ahora contienen la dosis recomendada fólico.

ácido fólico a la dieta reduce considerablemente la probabilidad de espina bífida en el bebé.

Convivencia con la espina bífida

La mayoría de los niños con espina bífida oculta, y muchos de los que presentan meningocele, llevan una vida normal, sin ningún perjuicio. Los que nacen con mielomeningocele, sin embargo, a menudo tienen una serie de problemas atribuibles a la lesión de la médula espinal. La reparación de la brecha vertebral y la implantación de la fístula en el cerebro mediante intervenciones quirúrgicas previene un mayor deterioro del sistema nervioso. Sin embargo, estas intervenciones no eliminarán los problemas que ya estaban presentes al nacer.

La gravedad de los síntomas causados por la mielomeningocele varía de un niño a otro. Los problemas más comunes, sin embargo, incluyen la falta de control de la micción y la defecación. El uso de catéteres* y de pañales, así como el esmero de quienes cuidan a los pacientes alivian hasta cierto punto el agobio que causan estos problemas.

* **catéteres** Tubos flexibles que se introducen en diversas partes del cuerpo para inyectar o drenar líquidos. Los catéteres que se insertan en la vejiga, a través de la uretra (el último tramo del sistema urinario) permiten el paso de la orina a un recipiente externo.

Muchos niños afectados no pueden caminar sin muletas o sin aparatos ortopédicos para las piernas, y gran número de ellos necesitan silla de ruedas. Además, algunos niños tienen problemas en el aprendizaje, en particular el de las matemáticas y la lectura. Las clases de educación especial pueden ser útiles para los niños con estos problemas que se preparan para la escuela.

Los niños con espina bífida suelen volverse sensibles (alérgicos) al látex (goma natural), que se usa en productos para el cuidado de la salud, tales como guantes y catéteres; quizás esto ocurra porque desde una edad muy temprana y con gran frecuencia estos niños entran en contacto con el látex.

Incluso con los impedimentos que causa la espina bífida, los niños afectados suelen vivir hasta bien entrada la edad adulta. Con la ayuda de un precoz y continuo tratamiento médico, psicológico y educativo, pueden disfrutar de una vida plena y productiva.

Fuentes

Association for Spina Bifida and Hydrocephalus, ASBAH House,
42 Park Rd., Peterborough, PE1 2UQ, United Kingdom
Telephone 44 1733 555988
http://www.asbah.org

Spina Bifida Association of America, 4590 MacArthur Blvd. NW,
Ste. 250, Washington, DC, 20007-4226
Telephone (202)944-3285
Toll-Free (800)621-3141
http://www.sbaa.org

March of Dimes Foundation, 1227 Mamaroneck Ave.,
White Plains, NY 10605
Toll-free (888)-MODIMES
http://www.modines.com/

V. tamb.
Defectos de nacimiento o anomalías congénitas
Hidrocefalia
Incontinencia
Parálisis

Esquistosomiasis

PALABRAS CLAVE para búsquedas en Internet y otras fuentes de consulta

Esquistosomiosis

Parásitos

La esquistosomiasis, conocida también como bilharziasis, es una enfermedad causada por gusanos parásitos que afecta a más de 200 millones de personas en todo el mundo.

Su causa son unos gusanos parásitos tipo trematodos del género *Esquistosoma.* Dentro del género, las especies que causan la mayoría de las infecciones son tres: *E. mansoni, E. japonicum, y E. haematobium.* Los trematodos viven en el agua en las zonas tropicales del mundo y son comunes en África, América del Sur (Brasil, Venezuela y Surinam), partes de la región del Caribe (Santa Lucía, Antigua, Montserrat, Martinica, Guadalupe, la República Dominicana y Puerto Rico), algunos países del Oriente Medio, partes de China, las Filipinas y el Sudeste de Asia. La forma más común de contagio de los parásitos es por contacto con aguas contaminadas al bañarse, nadar o vadear ríos.

¿Cuál es el ciclo vital del esquistosoma?

Los ríos de agua dulce, los lagos y los arroyos se contaminan cuando las personas que tienen esquistosomiasis orinan o defecan en el agua y dejan en ella huevos de trematodo. Tras el periodo de incubación, las lar-

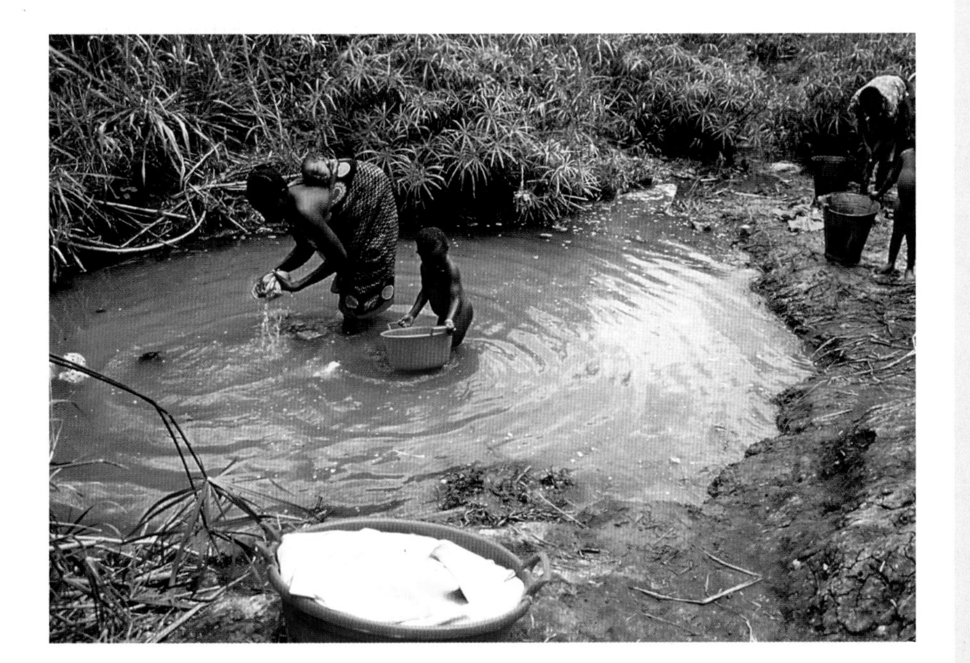

En Morogoro, Tanzanía, una mujer y sus hijos lavan ropa en un estanque que contiene caracoles portadores del gusano conocido por trematodo. El caracol libera al agua dulce larvas infectadas. *Andy Crump, TDR, WHO/Science Photo Library/Custom Medical Stock Photo*

vas* de esquistosoma atacan a ciertas especies de caracoles (si no hay caracoles, las larvas mueren). Una vez que el caracol ha sido parasitado, las larvas crecen y se desarrollan en él. Cuando lo abandonan, si entran en contacto con un ser humano dentro de las siguientes 48 horas, se introducen bajo la piel e invaden los vasos sanguíneos. Los parásitos crecen en el torrente sanguíneo, donde producen más huevos. Algunos de los huevos llegan hasta el hígado. Otros penetran en los intestinos o en la vejiga, desde donde son evacuados del cuerpo con la orina o las heces. Si los huevos llegan a una fuente de agua dulce, el ciclo se inicia nuevamente.

Signos y síntomas

Al principio, se produce picazón y aparece un sarpullido en el lugar donde la esquistosoma penetró en la piel. A medida que el trematodo se desarrolla en el hígado, pueden tenerse escalofríos, fiebre, tos y dolores musculares. También se produce un agrandamiento o disfunción del hígado, diarrea, dolor abdominal y vómitos. Los riñones, a su vez, pueden verse afectados. En casos excepcionales, los huevos llegan al cerebro o a la médula espinal y producen convulsiones. Aún sin tratamiento, la mayoría de los casos cursan sin daño permanente a los órganos, aunque puede haber repercusiones importantes a largo plazo para la salud.

A veces, no obstante, la affección deja en el hígado tantas cicatrices que bloquea parcialmente la circulación hepática de la sangre. Esto causa un estado llamado hipertensión portal, que a veces causa mortíferas hemorragias de venas congestionadas de sangre en el estómago y esófago*.

Diagnóstico y tratamiento

La esquistosomiasis se diagnostica identificando los huevos en las muestras de orina o de heces. Pueden ser necesarios varios análisis para identificar el parásito. Es posible utilizar análisis de sangre para evitar la búsqueda de los huevos, pero por lo general estos análisis no son suficientes para tomar decisiones acerca del tratamiento, que dependerá de la gravedad de la parasitosis. Para el tratamiento suele usarse para tratar un fármaco llamado praziquantel.

Medidas preventivas

En muchas partes del mundo, no hay forma de saber si el agua está contaminada con larvas de trematodo. En las zonas donde se sabe que existe el esquistoma, lo mejor es evitar todo contacto con las aguas dulces. Por lo general, no se considera peligroso nadar en el agua del océano o en piscinas tratadas con cloro.

Fuentes

U.S. Centers for Disease Control and Prevention,
1600 Clifton Rd., Atlanta, GA 30333

Perspectiva internacional

La esquistosomiosis es una de las principales causas de enfermedad en las zonas tropicales del mundo. Según la Organización Mundial de la Salud (OMS), se considera que sólo el paludismo (malaria) está más extendido entre las enfermedades tropicales. Más de 20 millones de personas en todo el mundo padecen las graves consecuencias de la esquistosomiosis, y cerca de 150 millones tienen síntomas de ella. En total, unos 200 millones tienen la parasitosis, y 700 millones corren riesgo de contraerla. La OMS calcula que más del 80 por ciento de las personas afectadas de esquistosomiosis viven en el África subsahariana. La enfermedad produce unas 20 000 muertes al año. Los residentes de los Estados Unidos pueden verse afectados por la esquistosomiosis al viajar a otras partes del mundo donde existe la enfermedad, que incluso ha afectado a algunos estadounidenses que navegaban en canoa por los ríos de África.

* **larvas** Gusanos en estado intermedio de su ciclo vital, entre el huevo y el adulto.

* **esófago** Tubo que conecta la garganta con el estómago.

Telephone (404)639-3534
Telephone (404)639-3311
Toll-free (800)311-3435
Information Hotline (888)-232-3228
TTY (404)639-3312
http://www.cdc.gov/

World Health Organization, 525 23rd St. NW,
Washington, DC 20037
Telephone (202)974-3000
Facsimile (202)974-3663
Telex 248338
http://www.who.int/

V. tamb.
Enfermedades parasitarias

Esquizofrenia

La esquizofrenia es una grave enfermedad mental que produce alucinaciones, delirios y otros pensamientos y conductas confusas que distorsionan la percepción de la realidad.

PALABRAS CLAVE
para búsquedas en Internet y otras fuentes de consulta

Catatonia

Enfermedades mentales

Paranoia

Psicosis

> "¿ ...por qué dirá usted que estoy loco? La enfermedad ha agudizado mis sentidos, no los ha destruido ni embotado. Ante todo estaba el oído agudo. Lo he oído todo en el cielo y en la tierra. He oído muchas cosas en el infierno. ¿Por qué cree, pues, que estoy loco? Escuche, y observe con qué cordura—con qué actitud sana—puedo contárselo todo."
>
> De *El corazón delator* de Edgar Allan Poe (1843)

El cuento de Poe tiene como narrador a un personaje que lucha con los síntomas de una grave enfermedad mental llamada esquizofrenia. Este personaje oye cosas (al final, el latido del corazón de un hombre muerto) que otros no oyen, y cree que la gente lo persigue. Tiene distorsionada la facultad de razonar, y ha perdido contacto con la realidad.

¿Qué es la esquizofrenia?

La esquizofrenia es una de las más graves e incapacitantes enfermedades mentales. Las personas afectadas por esta compleja y con frecuencia malentendida enfermedad tienen alucinaciones*, delirios*, y otros pensamientos o conductas confusas, que distorsionan su percepción de la realidad. Cerca de millón y medio deestadounidenses padecen este mal.

El término *esquizofrenia* proviene del griego y quiere decir "mente dividida." La mente del esquizofrénico tiene periodos de incapacidad para separar las cosas irreales que ve, oye, y piensa de las del mundo real que existe para la mayoría de las personas.

* **alucinaciones** Son falsas percepciones, como oír voces, tener visiones o percibir la sensación de cosas en realidad inexistentes.

* **delirios** Son falsas creencias a las que uno se apega, a pesar de la falta de fundamento en la realidad.

Muchos creen erróneamente que ser esquizofrénico significa tener y manifestar múltiples personalidades. Sin embargo, en realidad existe otra enfermedad mental, llamada trastorno de múltiples personalidades*, en la cual el individuo a presenta dos o más personalidades distintas. La esquizofrenia es diferente.

* **trastorno de múltiples personalidades** Conocido también por trastorno disociativo de la identidad, es una afección mental en la cual la persona presenta dos o más identidades distintas que controlan por turnos su comportamiento.

Con el tratamiento adecuado y el apoyo de la familia, amigos y personal médico profesional, las personas con esquizofrenia tienen mejores perspectivas hoy que en el pasado, cuando a muchos se les recluía en hospitales psiquiátricos donde eran habitualmente maltratados.

¿Qué causa la esquizofrenia?

Nadie está seguro de cuál es la causa de la esquizofrenia. Se da con mayor frecuencia en algunas familias, y la persona cuyos padres tienen la enfermedad corre entre un 10 a un 15 por ciento de riesgo de padecer esquizofrenia. Esto parece indicar que los genes* intervienen hasta cierto punto, aunque se dan casos en que un gemelo tiene esquizofrenia y el otro no, a pesar de tener la misma constitución genética. Muchos científicos creen que los genes predisponen a la persona a padecer esquizofrenia, pero que otros factores en su vida activan los síntomas. Otros estudios sugieren que los neurotransmisores* cerebrales de los esquizofrénicos no funcionan debidamente. Los neurotransmisores son sustancias químicas que hacen posible la comunicación entre las células nerviosas.

* **genes** Sustancias químicas del organismo que determinan los caracteres hereditarios de la persona, como el color de los ojos o el pelo. Se heredan de los padres y forman parte de los cromosomas contenidos en las células del cuerpo.

* **neurotransmisores** Sustancias químicas que transportan mensajes entre las neuronas o células nerviosas.

El desequilibrio de los neurotransmisores parece ser la causa de que las células nerviosas emitan señales equivocadas. Esto explicaría las alucinaciones y la percepción distorsionada de la realidad por parte del esquizofrénico.

Síntomas

La esquizofrenia suele comenzar a manifestarse al final de la adolescencia o alrededor de los 20 años en el varón, y entre los 20 y 30 años en

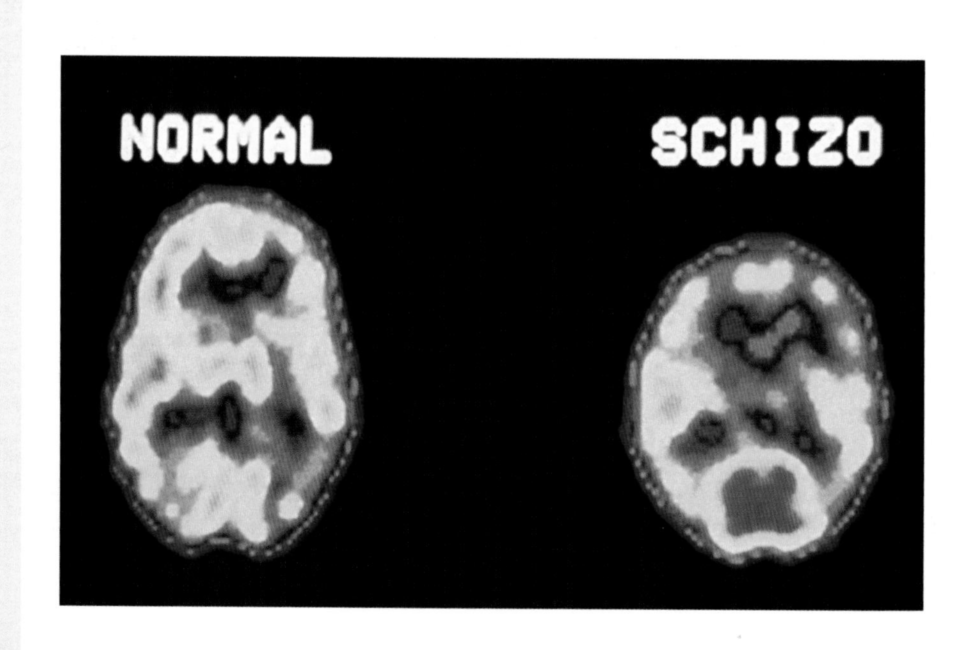

Estas tomografías por emisión de positrones (TEP) son imágenes generadas por medio de un contraste radiactivo, cuyos datos son procesados y presentados en pantalla por una computadora. Sirven para mostrar visualmente cómo está funcionando el cerebro. Compárese la actividad cerebral en una persona sana (izquierda) con la de un esquizofrénico (derecha). La zona roja del cerebro de la derecha muestra la intensa actividad de minúsculas partículas con carga eléctrica positiva, llamadas positrones. *NIH, Science Source/Photo Researchers, Inc.*

la mujer. Y aunque incluso niños de 5 años, o mujeres y hombres viejos, pueden padecer esquizofrenia, tales casos son raros.

Los primeros signos son a menudo difíciles de reconocer. Las personas afectadas se retraen en sí mismas y tienen problemas en el estudio, en el trabajo o con las relaciones sociales. El cuidado de la higiene personal decae. La forma de pensar y de hablar se vuelve desorganizada. Comienzan a manifestar emociones o expresiones faciales inapropiadas, como por ejemplo reírse ante una tragedia. Por supuesto, sólo porque una persona se comporte de esta manera no siempre quiere decir que esté en camino de adquirir la esquizofrenia.

Los esquizofrénicos también tienen otros síntomas. Uno de los más claros son las alucinaciones. La más común es oír una o más voces que

La esquizofrenia en la historia

La psiquiatría es el campo de la medicina que trata del estudio, el tratamiento, y la prevención de las enfermedades mentales. En el siglo XIX, este campo se encontraba aún en su infancia, pero hubo de pasar una verdadera revolución a principios del siglo XX. El progreso en otras áreas de la ciencia, como el estudio del cerebro y del sistema nervioso, aumentó el interés científico por averiguar hasta qué punto los problemas fisiológicos están vinculados a los estados psicológicos.

Un científico a quien le atrajo esta cuestión fue el psiquiatra alemán Emil Kraepelin (1856–1926). Mientras ideaba un sistema de clasificación para las enfermedades psíquicas, Kraepelin definió la demencia precoz como una de las principales formas de psicosis. La demencia precoz es una grave enfermedad mental que provoca pensamientos y conductas fuera de toda realidad. Posteriormente, el psiquiatra suizo Paul Eugene Bleuler (1857–1893) perfeccionó el concepto de demencia precoz y lo rebautizó con el nombre de esquizofrenia.

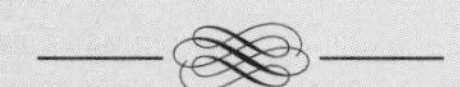

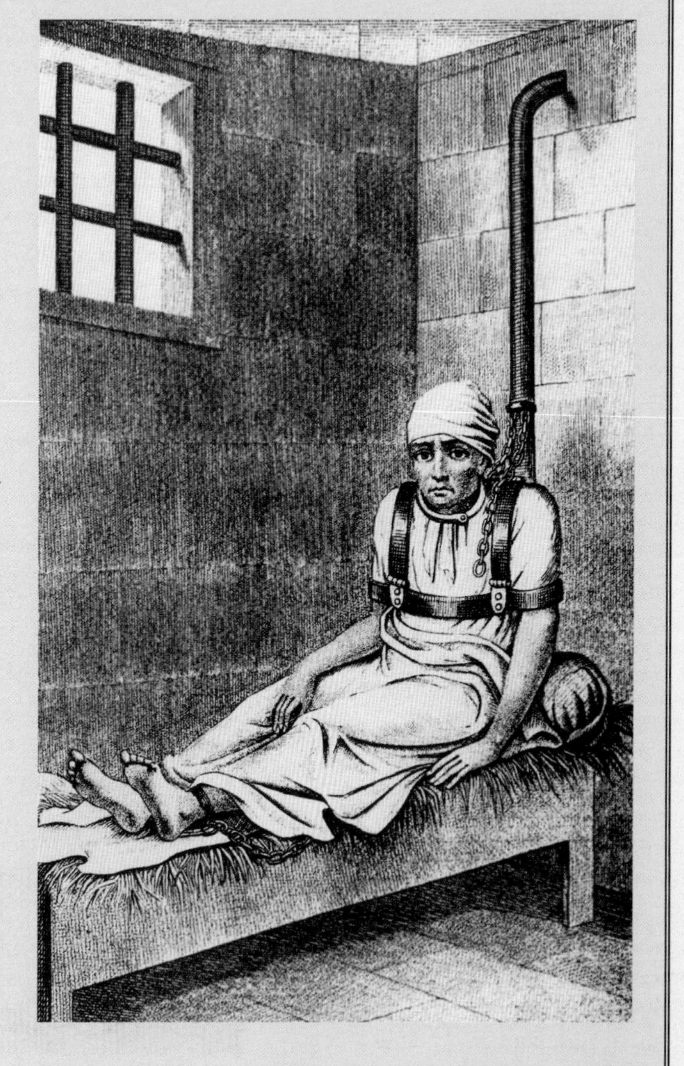

A lo largo de la historia, con frecuencia se trató a los pacientes psiquiátricos como a prisioneros. Este dibujo data de 1812 y fue hecho en Bedlam, el nombre popular para el hospital Santa María de Belén, famoso "manicomio" londinense. Hoy día, la palabra *bedlam* (en inglés) se usa para describir cualquier lugar donde reinen el barullo y la confusión. *Mary Evans Picture Library/Photo Researchers, Inc.*

no existen en la realidad. A veces la voz hace comentarios sobre el mundo o sobre los pensamientos del paranoico. Otras veces, éste oye dos voces que discuten o a alguien que le dice que haga ciertas cosas.

Además, las personas con esquizofrenia suelen tener creencias irracionales. Algunas se vuelven paranoides*, es decir, creen equivocadamente que otras personas las persiguen o que son en sí muy importantes. Los paranoicos creen, por ejemplo, que la policía está en contra de ellos, que unas fuerzas externas controlan sus acciones, o que otras personas están siempre hablando de ellas. Otros esquizofrénicos se vuelven catatónicos*, es decir, muestran perturbaciones extremas en sus movimientos. Las personas catatónicas pueden quedarse rígidamente sentadas, mirando al vacío, y no reaccionar a las cosas que las rodean. En ciertos casos, hacen movimientos que carecen de sentido.

* **paranoide** Conducta que se basa en delirios de grandeza o de persecución. Las personas con estos últimos creen erróneamente que otras personas las persiguen. Los que tienen delirio de grandeza se creen muy importantes, o que tienen gran poder, riqueza, inteligencia o aptitudes.

* **catatónico** Trastorno extremo del movimiento, de origen psicológico. Las personas catatónicas pueden tener una amplia gama de síntomas, entre ellos: volverse inactivas y retraídas, demostrar actividad excesiva sin motivo aparente, negarse a hablar o a seguir instrucciones, ponerse rígido si alguien trata de movilizarlas, hacer gestos o expresiones faciales extrañas, y repetir las palabras o copiar los movimientos de otras personas.

Diagnóstico y tratamiento

Cuando una persona empieza a tener alucinaciones, es ya obvio para la familia y los amigos que se ha planteado un gran problema. Incluso el esquizofrénico se da cuenta durante momentos de claridad. El médico, antes de diagnosticar la enfermedad, se asegura de que los síntomas no sean imputables a otras causas. Algunos virus, fármacos y venenos dan lugar a síntomas parecidos a los de la esquizofrenia.

Con frecuencia es necesaria la hospitalización, al menos al principio. Los medicamentos antipsicóticos* reducen o ponen fin a las alucinaciones y al lenguaje y pensamientos desorganizados. La psicoterapia* permite a veces a los esquizofrénicos y a sus familiares sobrellevar la enfermedad. Con el tratamiento adecuado, un tercio de los pacientes experimentan una considerable y duradera mejoría, otro tercio mejora pero conserva algunos síntomas duraderos y recaídas, y otro tercio más resulta permanente y gravemente afectado.

* **antipsicóticos** Son medicamentos que contrarrestan o reducen los síntomas de las enfermedades mentales graves como la esquizofrenia.

* **psicoterapia** Técnica de tratamiento psicológico que se basa en hablar de las emociones con el terapeuta, quien puede ayudar al paciente a modificar los pensamientos, conductas o relaciones que participan en su desorden mental.

Fuentes

U.S. National Institute of Mental Health, 6001 Executive Blvd., Rm. 8184, MSC 9663, Bethesda, MD 20892-9663
Telephone (301)443-4513
Toll-free 866-615-6464
Facsimile (301)443-4279
TTY (301)443-8431
http://www.nimh.nih.gov/

American Psychiatric Association, 1000 Wilson Blvd., Ste. 1825, Arlington, VA, 22209-3901
Telephone (703)907-7300
Toll-Free (888)357-7924
http://www.psych.org

National Alliance for the Mentally Ill, Colonial Place Three,
2107 Wilson Blvd., Ste. 300, Arlington, VA, 22201-3042
Telephone (703)524-7600
Toll-Free (888)999-NAMI
http://www.nami.org

V. tamb.
Enfermedades mentales
Trastorno de múltiples personalidades

Estrabismo

El estrabismo es una afección en la cual los ojos se desviany entrecruzan o no funcionan normalmente de manera coordinada, lo que puede llevar a la pérdida de la visión de un ojo.

PALABRAS CLAVE para búsquedas en Internet y otras fuentes de consulta

Ambliopía

Oftalmología

Optometría

Visión

Al entrecruzar los ojos, el mundo de repente se duplica. Las imágenes, como las letras de este texto, se vuelven borrosas y parece que hay dos de cada cosa. Cuando los ojos funcionan bien, trabajan coordinadamente para enfocar los objetos y permitir al cerebro que forme una imagen tridimensional del mundo. Pero, cuando los ojos no funcionan conjuntamente, como cuando alguien se pone bizco, el cerebro ve dos de cada cosa. El resultado es una visión doble o diplopía.

Por fortuna, en la mayoría de las personas los ojos trabajan de común acuerdo. Pero hay algunas personas que presentan un trastorno ocular que les impide alinear sus ojos correctamente, lo que causa visión borrosa o doble. Esta afección se llama estrabismo, término que proviene del griego y que significa "entrecerrar los ojos" o "bizquear." A menudo, en el estrabismo uno de los ojos puede mantenes la mirada y el otro dirigirse hacia dentro, como si la persona lo estuviera cruzando.

La causa del estrabismo

Por lo general, el estrabismo comienza en la infancia o en la niñez temprana. En la mayoría de los casos, no existe una causa conocida, aunque a veces varios miembros de la misma familia tienen el trastorno. Esto parece indicar que en algunos casos el estrabismo es hereditario, como el color de los ojos. Otras posibles causas son:

- la hipermetropía, que plantea problemas para enfocar de cerca;
- la lesión de un ojo o de la parte del cerebro que controla los músculos que controlan los movimientos de los ojos;
- otros trastornos que afectan al cerebro, incluidos el síndrome de Down, la parálisis cerebral y la hidrocefalia;
- aunque menos frecuentemente, la visión puede estar bloqueada por un tumor* o una catarata que nubla la lente del ojo (cristalino), que en condiciones normales es transparente.

* **tumor** Crecimiento anormal de un tejido orgánico. Hay tumores malignos (cancerosos) y benignos (bultos de tejido normal)

El estrabismo afecta del 3 al 5 por ciento de los niños estadounidenses. Se da tanto en los niños como en las niñas. Afortunadamente, si se diagnostica y se trata temprano, hay una buena probabilidad de salvar o mejorar la visión del ojo afectado.

Algunos adultos también tienen estrabismo. En su caso quizás se deba a que no recibieron tratamiento cuando eran niños o a que el tratamiento no fue eficaz. Otros adultos padecen de estrabismo debido a un trastorno, tal como una apoplejía* que obliga a los ojos a entrecruzarse o a no funcionar debidamente al unísono.

* **apoplejía** También llamado accidente cerebrovascular, es un trastorno provocado por la interrupción de la irrigación cerebral debido al bloqueo de un vaso sanguíneo (trombosis, embolia) o a su ruptura (hemorragia). Como consecuencia, las células nerviosas del área privada de riego sanguíneo y las partes del cuerpo que éstas controlan dejan de funcionar normalmente.

¿Es posible que seis músculos de cada ojo funcionan como si fueran uno?

Los ojos y los nervios que los conectan al cerebro funcionan como las dos lentes de los binoculares, es decir, fusionan la imágen que cada uno

¿Abraham Lincoln tenía estrabismo?

Al presidente Abraham Lincoln (1809—1865) se le conoce por muchas razones, desde su trabajo en las vías del ferrocarril, pasando por sus legendarios debates con Stephen A. Douglas, hasta el haber sido presidente de los Estados Unidos durante la Guerra de Secesión.

Las características físicas de Lincoln dieron pábilo a grandes discusiones. Con su estatura de 1,93 metros (6 pies, 4 pulgadas), era inusitadamente alto para la época. Además, era demasiado delgado para su altura, ya que pesaba unos 73 kilos (160 libras) cuando fue elegido al Congreso en 1847.

"De ninguna manera era un hombre muy guapo, ni tampoco muy feo," escribió William Herndon. "Era un hombre de aspecto poco llamativo." Semejante apreciación suena como una crítica extraordinariamente dura, si se considera que Herndon era amigo de Lincoln, su socio en una firma de abogados y su biógrafo.

Los historiadores han especulado que Lincoln tenía estrabismo. En las fotografías, sus ojos parecen levemente desviados. Se creía que el ojo derecho tenía una ligera tara y a veces sus biógrafos lo describían como "errante." Los investigadores también creen que Lincoln pudo haber tenido el síndrome de Marfan, raro trastorno que se caracteriza por una estatura excepcional en combinación con piernas, manos y pies muy largos. Otra característica del síndrome son los problemas de los ojos. Se sabe que algunos de los descendientes de Abraham Lincoln tenían el síndrome de Marfan y éste es un trastorno hereditario.

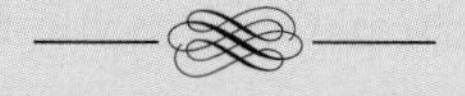

de ellos ve con la que percibe el otro. Hay seis músculos para cada ojo que controlan los movimientos oculares: de izquierda a derecha o de arriba abajo, y viceversa. Para hacer posible que el cerebro plasme una sola imagen tridimensional, estos músculos deben enfocar conjuntamente la mirada, en forma exacta a como lo hacen las dos lentes de los binoculares para enfocar y fusionar bien la imagen.

Las personas con estrabismo tienen problemas con uno o más de los músculos de un ojo. En vez de colaborar, uno de los ojos no marcha al mismo paso que el otro. A veces, el estrabismo da la impresión de aparecer y desvanecerse, según lo cansada que esté la vista, y a veces lo ojos se desacompasan. Hay diferentes tipos de estrabismo:

- Cuando un ojo se desvía hacia dentro, hacia la nariz, lo que hace que la persona parezca bizca. Esta afección se llama isotropía.
- Cuando un ojo se desvía hacia fuera, hacia el lado opuesto de la nariz. Esta afección se llama exotropía o estrabismo divergente.
- Cuando el cerebro "apaga" la visión en el ojo afectado a favor de la visión en el ojo que ve bien. Esta afección se llama ambliopía estrábica u ojo perezoso.

La ambliopía no significa que el ojo sea "perezoso." Lo que ocurre es que el cerebro suprime la imagen que proviene del nervio óptico del ojo afectado, lo que le permite a la persona ver una sola imagen clara del mundo, en vez de tener que ver una imagen borrosa o doble.

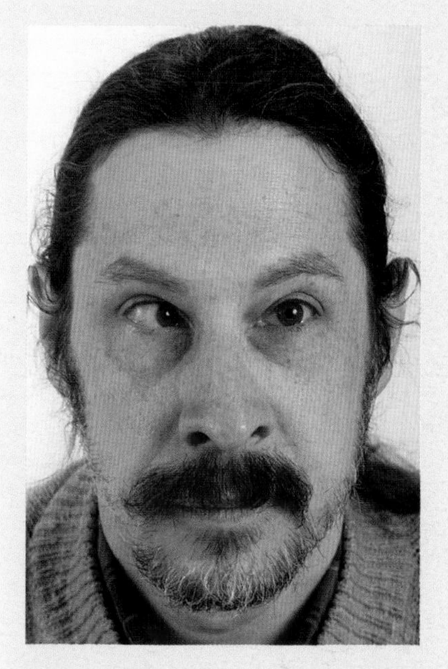

▲

El estrabismo que se deja sin tratar puede hacer que la persona afectada parezca bizca. © *1997 Custom Medical Stock Photo.*

Una pequeña pirata

La señora Apple notó que los ojos de su bebé Rosa con frecuencia no funcionaban de común acuerdo. Había leído en un libro que los bebés a veces parecen tener un ojo mirando en una dirección y el otro ojo en otra. Esto puede ser normal en un bebé. Pero cuando Rosa tenía 4 meses de edad, la señora Apple comenzó a preocuparse. El ojo izquierdo de la niña parecía estar mirando a la nariz cuando la madre se acercaba a su rostro, pero el derecho parecía mirar hacia delante. La señora Rosa llevó al bebé a un oftalmólogo* para que le hiciera una prueba ocular y se enteró de que padecía de estrabismo.

* **oftalmólogo** Médico que se especializa en el diagnóstico y tratamiento de las enfermedades de los ojos.

Generalmente es uno de los padres el primero en notar los signos de estrabismo cuando el hijo es todavía un bebé o está en la edad preescolar. Estos niños son aún demasiado pequeños para quejarse de visión borrosa o doble. Si la señora Apple no hubiese tomado la iniciativa, impulsada por su preocupación, el estrabismo hubiera progresado a una ambliopía y dejado a Rosa sin visión en el ojo desviado. Sin tratamiento, la ambliopía se hubiera vuelto permanente.

El oftalmólogo recomendó que Rosa usara un parche sobre el ojo normal. Les explicó que esto forzaría al ojo más débil a funcionar, a tener visión.

¿Es peligroso entrecruzar los ojos?

Parece que casi todo el mundo ha recibido este regaño por parte del padre o del maestro: "¡No cruces los ojos, que te vas a quedar bizco!" Si bien la advertencia puede ser una forma de lograr que un chico deje de hacer el tonto, no es médicamente correcta. El hacerse el bizco voluntariamente no daña los ojos ni plantea riesgo de estrabismo.

Diagnóstico y tratamiento

Diagnóstico Los médicos usan una diversidad de métodos para diagnosticar el estrabismo y la ambliopía. La mayoría de ellos se basa en observar cómo mira el niño los objetos, dado que por lo general un es aún demasiado pepueño para reconocer las letras de cartel de Snellen (de esos que usan los oftalmólogos y optómetras para determinar la agudeza visual). El médico cubre primero un ojo y luego el otro, mientras sostiene y mueve los objetos, y observa si el niño entrecierra los ojos para ver mejor o si trata de taparse o cerrar un ojo en vez del otro. El médico también comprueba el alineamiento de ambos ojos haciendo brillar una luz en ellos, para ver si el reflejo se produce en el mismo punto en cada pupila (el punto oscuro en el centro del ojo).

A muchos niños no les gusta tener los ojos tapados durante estas pruebas. A veces les asustan los instrumentos que el médico les acerca al rostro. Actualmente se están perfeccionando nuevas técnicas que utilizan computadoras para seguir los movimientos de los ojos a distancia, incluso mientras el niño mira dibujos animados.

Tratamiento El tratamiento más común para el estrabismo consiste en poner un parche como el de Rosa sobre el ojo más fuerte. Así el cerebro comienza a esforzar se para enviar y recibir señales del ojo más débil, y los músculos que lo controlan tratan de hacer que el ojo recobre su enfoque normal. Se suele obtener igual resultado usando gotas para los ojos que nublan la vista en el ojo normal, obligando al otro a esforzarse más. También se recetan lentes especiales a los niños con estrabismo. Algunos de estos lentes usan prismas que cambian la forma en que la imagen se transmite al ojo.

Otras técnicas recientes se destinan a incapacitar o debilitar uno o más músculos del ojo. Esto se hace para forzar a los otros músculos a trabajar más, con el fin de que el ojo afectado pueda enfocarse sobre el mismo punto que el ojo normal. Este resultado se puede obtener quirúrgicamente, cambiando la ubicación de los músculos de un ojo o de ambos ojos. La operación endereza ambos ojos y restituye la visión normal. A veces, aunque los ojos parezcan que miran rectos, todavía se necesitan lentes para ver bien. Otras veces se usan inyecciones para incapacitar temporalmente uno o más músculos oculares. Con esto se pueden lograr resultados semejantes a los de la cirugía.

El tratamiento es más eficaz cuando los niños son aún pequeños, por lo que es muy importantes los exámenes de la vista y el diagnóstico precoz. El estrabismo y la ambliopía no desaparecen por sí mismos, como algunas personas creen. Con tratamiento, los niños como Rosa pueden tener la vista casi normal y disfrutar de la vida plenamente cuando crezcan.

Fuentes

American Optometric Association, 243 N Lindbergh Blvd., St. Louis, MO, 63141
Telephone (314)991-4100
http://www.aoanet.org/

American Academy of Ophthalmology, PO Box 7424, San Francisco, CA, 94120-7424
Telephone (415)561-8500
Toll-Free
http://www.aao.org

V. tamb.
Cataratas
Hipermetropía
Síndrome de Marfan

Estreñimiento

El estreñimiento es un trastorno que comporta dificultades en la defecación (hacer de vientre) por ser las heces (excrementos del cuerpo) sólidas, duras y secas.

PALABRAS CLAVE
para búsquedas en Internet y otras fuentes de consulta

Digestión
Intestinos
Laxantes
Purgantes
Retención fecal

¿Qué es el estreñimiento?

El hábitode defecación varía de una persona a otra. Hay gente que necesita ir al baño después de cada comida, mientras que otros sólo van cada tres días: ambas cosas pueden ser normales.

Los que sufren de estreñimiento se sienten incómodos y sus intestinos presenta movimientos irregulares. El problema radica en la naturaleza dura y seca de las heces. Además, el estreñimiento es un trastorno que acompaña a diferentes enfermedades.

¿A qué se debe el estreñimiento?

Existen varios factores que pueden contribuir al estreñimiento, como no consumir suficiente cantidad de fibras ni beber suficientes líquidos, la inactividad o la ausencia de una rutina constante para ir al baño. Ciertos cuadros clínicos, como el síndrome del intestino irritable o el hipotiroidismo, también provocan estreñimiento. A veces, los medicamentos que se consumen para combatir otras afecciones producen estreñimiento. Las mujeres embarazadas pueden verse también afectadas por este trastorno.

El estreñimiento también surge cuando la persona "retiene" voluntariamente las heces, es decir, se abstiene de ir al baño, de modo que el intestino reabsorbe el agua presente en su interior y hace que los productos de la digestión se endurezcan. Esta retención en su interior tiene lugar en situaciones en las que la persona no se siente cómoda para ir al baño, por ejemplo cuando viaja o cuando considera que el baño no reúne condiciones mínimas de comodidad e higiene.

Tratamiento

Aunque mucha gente toma laxantes para combatir el estreñimiento, los médicos advierten que este tipo de medicamentos no deben tomarse con regularidad, ya que los intestinos pueden volverse perezosos o dependientes de ellos. Con preferencia a los laxantes, se recomienda una dieta rica en fibra. Los alimentos que más fibra contienen son los de grano integral—como el pan de salvado o el de trigo integral—los frijoles, las frutas y las verduras. El consumo de alimentos con gran cantidad de fécula o azúcar, como las galletas o los pasteles, no proporciona al organismo la fibra suficiente para una buena digestión y una evacuación apropiada. Por último, es muy importante beber una cantidad suficiente de agua.

En casos graves de estreñimiento, el enfermo puede necesitar una revisión médica y la administración de un enema. Este proceso consiste en la inserción de líquido en el recto para ayudar al paciente a recuperar sus hábitos intestinales normales.

Cuando un niño presenta un caso serio de estreñimiento, el médico le ayudará a fomentar ciertos hábitos. Además de informar al niño sobre la dieta equilibrada y la necesidad de beber agua, le puede recetar un medicamento que le permita adoptar una rutina de evacuación normal.

Medidas preventivas

La mayoría de la gente puede prevenir el estreñimiento siguiendo una rutina normal de evacuaciones. Para ello convendrá:

- consumir alimentos ricos en fibra;
- evitar comida "basura";
- beber a diario una cantidad de agua suficiente;
- adquirir hábitos consistentes para ir al baño;
- hacer ejercicio con frecuencia;
- descansar suficientemente.

Fuentes

Office of Disease Prevention and Health Promotion, National Health Information Center, P.O. Box 1133, Washington, DC 20013-1133
Telephone (301)565-4167
Toll-free (800)336-4797
Facsimile (301)984-4256
http://www.health.gov/nhic

U.S. National Institutes of Health, 9000 Rockville Pike, Bethesda, MD 20892
Telephone (301)496-4000
http://www.nih.gov/

V. tamb.
Diarrea
Hemorroides
Síndrome de irritabilidad intestinal

ETS *Véase* Enfermedades de transmisión sexual

F

Faringitis *Véase* Amigdalitis estreptocócica

Fenilcetonuria

La fenilcetonuria es una enfermedad metabólica hereditaria en la que el cuerpo no puede metabolizar un aminoácido esencial, la fenilalanina, para transformarlo en otro aminoácido necesario, la tirosina. Si se deja sin tratamiento, la fenilcetonuria con frecuencia ocasiona grave retraso mental, pero si se detecta al nacer y se pone a los niños en un régimen especial, podrán llevar vida normal.

PALABRAS CLAVE
para búsquedas en Internet y otras fuentes de consulta

Enfermedades genéticas hereditarias

Metabolismo

Retraso mental

Un olor extraño

En 1934, una madre con dos niños que tenían retraso mental fue a ver a un médico noruego, Absjørn Følling. El Dr. Følling se interesó por la afección de los niños cuando la madre le describió el extraño olor a moho que despedían. Los chicos, de 4 y 6 años, respectivamente, manifestaban un pronunciado retraso mental. El menor no podía hablar ni caminar, y todavía usaba pañales. El mayor podía hablar sólo unas pocas palabras y tenía problemas para caminar.

El Dr. Følling examinó la orina de los niños y no encontró proteínas o glucosa en ella, pero se sorprendió cuando la orina se volvió verde, en vez de permanecer de color marrón, después de haberle agregado la sustancia química cloruro férrico. El Dr. Følling continuó su investigación con otros niños cuya orina presentaba la misma reacción y llegó a la conclusión de que esa cualidad fuera de lo común de la orina parecía estar relacionada con el retraso mental. Así fue cómo descubrió la fenilcetonuria (conocida también por la abreviatura PKU), que atribuyó a un error genético del metabolismo* de los niños.

¿Cuál es la causa de la fenilcetonuria?

La fenilcetonuria es un trastorno del metabolismo normal. Normalmente, una enzima* del cuerpo llamada fenilalanina hidroxilasa transforma el aminoácido* esencial llamado fenilalanina en otro aminoácido necesario llamado tirosina. Si falta la fenilalanina hidroxilasa, como es el caso en la fenilcetonuria, la fenilalanina se acumula en la sangre y sale del cuerpo en la orina.

* **metabolismo** Es el conjunto de las actividades bioquímicas del organismo que transforman los alimentos y liberan energía para desarrollar procesos vitales o la consumen para producir otras sustancias.

* **enzimas** Sustancias naturales que aceleran determinadas reacciones químicas del organismo.

* **aminoácidos** Elementos básicos de las proteínas. En el ser humano, ciertos aminoácidos son esenciales para la vida.

La fenilcetonuria afecta de promedio a uno entre cada diez mil y quince mil bebés en los Estados Unidos. Dado que la fenilcetonuria es un trastorno heredado, hay una pequeña variación entre diferentes grupos étnicos o raciales. La enfermedad se da con menor frecuencia entre la gente de descendencia africana (uno de cada cincuenta bebés) y en los judíos asquenazíes.

¿Cuáles son las señales y síntomas de la fenilcetonuria?

Los niños con fenilcetonuria tienen por lo general la piel, el pelo y los ojos más claros que el resto de sus familiares, pero los síntomas no aparecen hasta que tienen de tres a seis meses de edad. Los síntomas pueden incluir:

- un sarpullido parecido al eccema;
- convulsiones;
- hipercinesia (hiperactividad);
- un desagradable olor a moho en el cuerpo (producido por el ácido fenilacético en la orina y el sudor);
- retardo mental.

¿Cómo se diagnostica la fenilcetonuria?

Casi todos los bebés que nacen en hospitales de los Estados Unidos se someten a un examen dentro de las primeras cuarenta y ocho horas de haber nacido para detectar si tienen fenilcetonuria mediante un análisis de sangre que mide los niveles de fenilalanina. En las familias que tienen antecedentes de fenilcetonuria, con frecuencia es posible diagnosticar la enfermedad en el feto durante el embarazo. Una mujer embarazada que padezca fenilcetonuria y no haya recibido tratamiento tiene una posibilidad mucho mayor de dar a luz a un bebé con defectos de nacimiento frecuentemente graves.

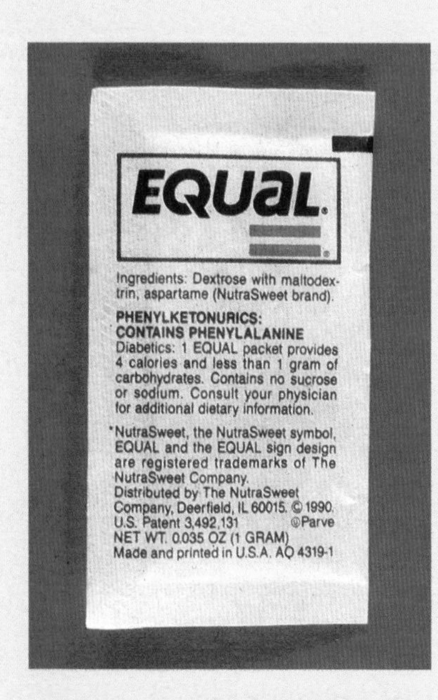

Se incluye al aspartamo en una lista de los ingredientes de un paquete de edulcorante artificial. Se previene a las personas con fenilcetonuria que este producto contiene fenilalanina. © *Leonard Lessin, Peter Arnorld, Inc.*

Convivencia con la fenilcetonuria

Jennifer es una niña feliz de 12 años con piel clara, ojos azules y una vida muy normal, excepto por su dieta. Jennifer tiene fenilcetonuria, que se le diagnosticó al nacer mediante análisis de sangre en el hospital. Ella no puede salir a comer pizza, ni beber refrescos dieté ticos o comer muchas de las comidas que la mayoría de la gente da por descontado.

Los niños con fenilcetonuria deben de comenzar el tratamiento a los pocos días de haber nacido para evitar que desarrollen retardo mental. Deben comer una dieta especial que restrinja el consumo de fenilalanina y que provea la tirosina que el cuerpo no puede producir. Los bebés una fórmula especial toman de leche que contiene bajos niveles de fenilalanina. Las personas con fenilcetonuria no pueden comer alimentos ricos en proteínas, tales como carne vacuna, aves, pescado, leche, huevos, queso, helado y frutos secos; tampoco pueden comer productos que contengan harina común ni productos que contengan el edulcorante artificial aspartamo (también conocido por algunos de sus nombre de marca, como NutraSweet en EE.UU. o Canderel en Europa). Pueden comer, en cambio, comidas con pocas calorías, tales como frutas, verduras y ciertos cereales.

El no seguir este régimen podría causar graves problemas, como una disminución del CI (coeficiente intelectual), y crear problemas con el aprendizaje y el comportamiento. Los expertos no están seguros si supene un riesgo suspender el tratamiento ni a qué edad sería conveniente hacerlo. La mayoría de ellos recomiendan que las personas con fenilcetonuria continúen el régimen especial de por vida.

Las personas como Jennifer, que en otra época hubieran estado destinadas a tener retardo mental, ahora pueden crecer de forma normal. Sin embargo, la mayoría de las personas que no reciben tratamiento para la fenilcetonuria tienen graves retardos mentales y no pueden disfrutar de vidas independientes.

Fuentes

Children's PKU Network, 3790 Via De La Valle, Ste. 120,
Del Mar, CA, 92014
Telephone (858)509-0767
Toll-Free (800)377-6677
http://www.pkunetwork.org

National PKU News, 6869 Woodlawn Ave. NE,
No. 116, Seattle, WA 98115-5469
Telephone (206)525-8140
Facsimile (206)525-5023
http://web47.radiant.net/
pkunews

V. tamb.
Enfermedades genéticas
Enfermedades metabólicas
Retraso mental

Fibroides *Véase* Trastornos de la menstruación

Fibromialgia

Se trata de un trastorno crónico que produce dolor difuso, rigidez y cansancio de los músculos y articulaciones.*

PALABRAS CLAVE
para búsquedas en Internet y otras fuentes de consulta

Aparato locomotor

Trastornos reumáticos

¿Qué es la fibromialgia?

Es un término relativamente reciente acuñado para referirse a un trastorno ya antiguo. Significa dolor de los músculos y de las articulaciones*.

* **crónico** Se dice de la enfermedad o el trastorno de duración prolongada.

* **articulaciones** Estructuras del cuerpo donde se ponen en contacto los huesos, generalmente dotadas de movimiento.

En su día, se usó el término fibrositis para designar la misma afección. Se cree que de 3 a 6 millones de estadounidenses están afectados de fibromialgia, que suele producirse principalmente en las mujeres de 50 años o mayores. Se da en todo el mundo y entre todas las etnias. Rara vez afecta a los niños.

¿Cuál es la causa de la fibromialgia?

Nadie sabe la causa de esta afección, pero existen varias hipótesis. Una de ellas atribuye el origen a una lesión del sistema nervioso central (cerebro y médula espinal), que es el que transmite mensajes a los músculos. Una segunda hipótesis busca su origen en las alteraciones bioquímicas del tejido muscular, que causan fatiga y debilidad. Por último, la tercera hipótesis sugiere que la causa de la fibromialgia tal vez sea un virus. Algunos pacientes con fibromialgia presentan problemas psicológicos, pero no está muy claro si existe una relación de causa y efecto entre estas dos cosas.

Síntomas

La fibromialgia es de evolución lenta. Su síntoma principal es el dolor de músculos y articulaciones. Este dolor es de localización variable, aunque suele ser más frecuente en el cuello, tórax, brazos, piernas, caderas y espalda. Por otra parte, el enfermo puede quejarse de dolor de cabeza, cansancio, trastornos del sueño, perturbaciones digestivas, angustia o depresión. A veces, el diagnóstico de esta afección es frustrante para el médico y para el enfermo. Los músculos duelen pero conservan su aspecto normal. Los análisis de sangre y las radiografías también son normales. Los síntomas se parecen a los de otras enfermedades, incluidas las infecciones, por lo que el médico ha de excluir previamente todas esas posibilidades. La fibromialgia también se parece mucho al síndrome de cansancio o fatiga crónica. De no encontrar ninguna otra explicación de los síntomas, el médico podrá diagnosticar fibromialgia si el dolor es crónico, afecta a muchos y muy distintos músculos y dura más de 3 meses.

Tratamiento

El médico que sospeche la presencia de fibromialgia hará bien en asegurar al paciente que esta afección no perjudica a los músculos. El tratamiento más eficaz consiste en una combinación de ejercicio, medicamentos (que a veces incluyen antidepresivos), fisioterapia y relajación. Otras tácticas, como el masaje y la acupuntura, no parecen ser de gran utilidad. Y no existe ningún medio conocido de prevenir la afección.

Adaptación a la fibromialgia

La fibromialgia es un trastorno crónico, lo cual significa que mejora o empeora pero puede durar meses o años. Muchas comunidades cuentan con grupos de apoyo quienes sufren de fibromialgia.

¿Qué progresos se están haciendo en el tratamiento de esta enfermedad?

Puesto que la fibromialgia plantea serios problemas de discapacidad en mucha gente, algunas organizaciones, como el Instituto Nacional de la Artritis y de Enfermedades Musculoesqueléticas y Cutáneas, vienen patrocinando la investigación científica con miras a facilitar el diagnóstico, tratamiento y prevención de la enfermedad. Por ejemplo, se está investigando la manera en que las estructuras orgánicas del cerebro intervienen en la sintomatología de esta afección. Se emplean también técnicas muy avanzadas de obtención de imágenes para estudiar el comportamiento de los músculos.

Fuentes

American College of Rheumatology, 1800 Century Pl., Ste. 250, Atlanta, GA, 30345
Telephone (404)633-3777
http://www.rheumatology.org

Arthritis Foundation, PO Box 7669, Atlanta, GA, 30357-0669
Telephone (404)872-7100
Toll-Free (800)283-7800
http://www.arthritis.org

V. tamb.
Artritis
Síndrome de cansancio crónico

Fibrosis quística

La fibrosis quística es una afección hereditaria caracterizada por el hecho de que las glándulas producen secreciones demasiado espesas. Estas sustancias pegajosas bloquean los pulmones, el hígado, el páncreas y los intestinos, y dificultan la respiración y la digestión.

PALABRAS CLAVE
para búsquedas en Internet y otras fuentes de consulta

Fenilalanina

Fisio terapia respiratoria

Mucoviscidosis

Sistema pulmonar

Terapia génica

El caso de Raquel

Los padres de Raquel estaban preocupados; creían haber proporcionado a su hija toda la asistencia médica necesaria, lo mismo que hicieron con su hermana mayor cuando era una bebé. Pero Raquel no aumentaba de peso al mismo ritmo que otros niños de su edad, a pesar de que su apetito era normal. Además, sufría más catarros que el resto de los niños y, desde luego, muchos más que su hermana mayor. Tosía a menudo y respiraba con sibilancias. Cerca de la fecha de su segundo cumpleaños, a Raquel le dió neumonía*.

Su incapacidad para aumentar de peso y las frecuentes infecciones respiratorias indujeron al médico a sospechar que Raquel tenía fibrosis quística, enfermedad también conocida por sus iniciales, FQ, y tradicionalmente denominada mucoviscidosis. Los análisis confirmaron el diagnóstico.

* **neumonía** Inflamación de los pulmones, normalmente provocada por bacterias, virus o irritantes químicos.

La fibrosis quística es una enfermedad crónica en la que las glándulas bronquiales producen un moco excesivamente denso que puede obstruir las vías aéreas y dificultar la respiración.

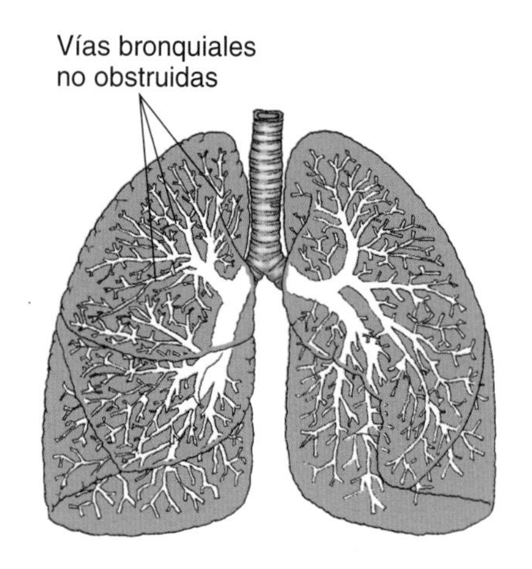

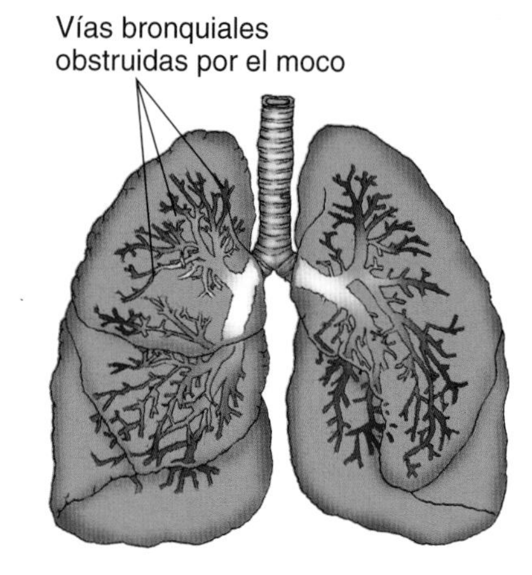

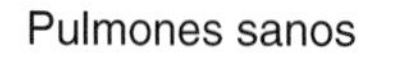

Pulmones sanos

Pulmones con fibrosis quística

La FQ es una enfermedad hereditaria que afecta a cerca de 30 000 niños y adultos en los Estados Unidos. Es la afección hereditaria más común entre personas de ascendencia europea; se da un caso en cada 2 000 nacimientos. Anualmente se diagnostican en los Estados Unidos cerca de 1 000 casos de FQ, normalmente en pacientes menores de tres años de edad.

¿A que se debe la FQ?

La fibrosis quística es una enfermedad crónica y hereditaria que afecta a muchos sistemas de órganos del cuerpo. En esta enfermedad, la mucosidad* ligera que normalmente fluye con facilidad por los sistemas digestivo y respiratorio, se vuelve más densa. Las glándulas* del organismo producen secreciones mucosas para realizar funciones tales como lubricar los pulmones, atrapar el polvo y las bacterias que se inhalan a través de la nariz, y proteger a la membrana que recubre los intestinos de los líquidos ácidos que facilitan la digestión de la comida.

Las glándulas de los enfermos de FQ, en cambio, producen secreciones espesas que taponan los conductos de los pulmones, lo cual dificulta la respiración y provoca infecciones. Esas secreciones mucosas también bloquean el tránsito de los ácidos digestivos y las enzimas por el páncreas* y el hígado* con destino a los intestinos. Sin la cantidad necesaria de estos líquidos digestivos, el enfermo de FQ no puede metabolizar la comida en los componentes necesarios para una adecuada nutrición.

¿Cuál es la causa de la fibrosis quística?

La causa es la mutación de un gen* en el cromosoma 7. El cromosoma 7 es uno de los 23 pares de cromosomas que constituyen la dotación genética de la persona y, en el caso de la FQ, este gen es responsable de la producción de una proteína a la que le falta un importante aminoácido*

* **moco o mucosidad** Mezcla de agua, sal, células y otros materiales que forman el revestimiento que protege a los sistemas digestivo y respiratorio.

* **glándulas** Formaciones celulares que producen secreciones y las abocan torrente sanguíneo para que actúen sobre otras partes del cuerpo o bien las arrojan dentro de otros órganos o las expulsan del organismo.

* **páncreas** Órgano localizado en la parte superior del abdomen. Segrega enzimas que facilitan la digestión y hormonos, como la insulina.

* **hígado** Órgano de gran tamaño con diferentes funciones, entre ellas la de segregar el líquido digestivo llamado bilis.

* **genes** Sustancias químicas del organismo que determinan los caracteres hereditarios de la persona, como el color de los ojos o el pelo. Se heredan de los padres y forman parte de los cromosomas contenidos en las células del cuerpo.

* **aminoácidos** Elementos básicos de las proteínas.

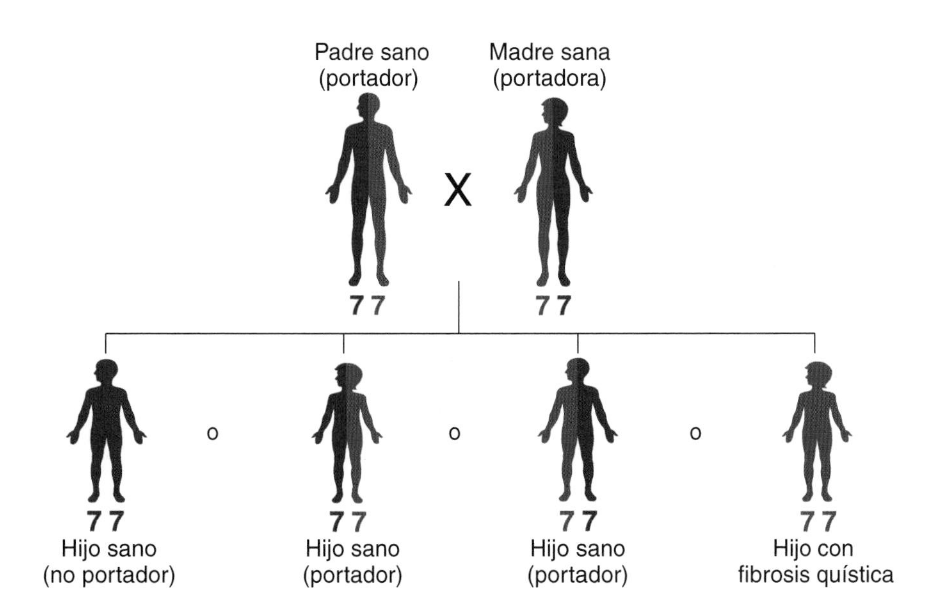

La fibrosis quística es una enfermedad crónica causada por la mutación de un gen localizado en el cromosoma 7. Si los dos padres son portadores del gen de la FQ, hay un 50 por ciento de probabilidad de que su hijo sea portador y un 25 por ciento de que padezca la enfermedad.

llamado fenilanina. Sin ese aminoácido, la proteína disminuye la capacidad del moco de obtener del cuerpo las cantidades necesarias de agua y sal para mantener su textura diluida y resbalosa. Este fenómeno permite que las secreciones mucosas se conviertan en una sustancia densa y pegajosa que tapona los sistemas respiratorio y digestivo.

La obstrucción de los pulmones dificulta la respiración y aumenta el riesgo de infecciones; los problemas del sistema digestivo impiden que el organismo absorba los nutrientes necesarios presentes en la comida. Además, el enfermo de FQ tiene deposiciones voluminosas y fétidas, ya que la grasa de la comida no se aísla ni se absorbe debidamente.

Una persona puede ser portadora del gen de la FQ en una de los dos ejemplares del cromosoma 7 y, sin embargo, no presentar indicio alguno de FQ. Esta persona recibe el nombre de portador/portadora.* Los padres pueden transmitir el gen de la FQ a sus hijos y a las generaciones posteriores. Si una persona tiene el gen de la FQ en sus dos ejemplares del cromosoma 7, padecerá FQ. Si los dos padres son portadores, como en el caso de los padres de Raquel, el hijo tiene un 25 por ciento de probabilidad de padecer FQ. Se estima que 10 millones de estadounidenses, o sea, uno de cada 29, son portadores del gen de la FQ.

* **portadores** Personas de ambos sexos que tienen los genes causantes de una enfermedad pero que no la padecen ellos mismos.

¿Cómo saben los médicos que una persona padece FQ?

Las descripciones de niños con un cuadro de síntomas similar al de la fibrosis quística se remontan al siglo XVII. Sin embargo, sólo desde 1938 se reconoce la fibrosis quística como una enfermedad aparte, porque las afecciones pulmonares son habituales en diversas enfermedades. Incluso hoy los síntomas de la FQ pueden confundirse con los de la neumonía o del asma.

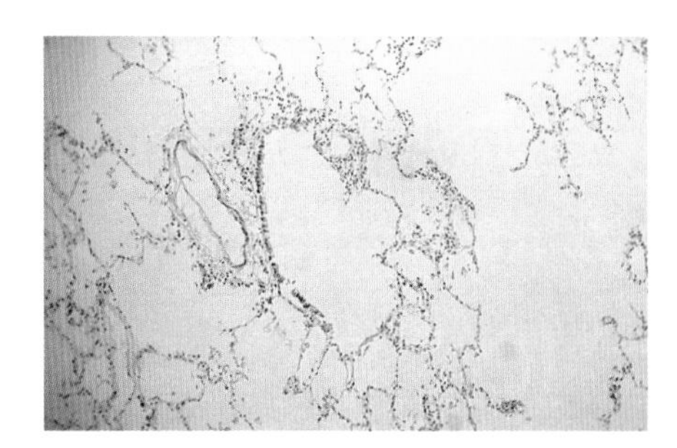

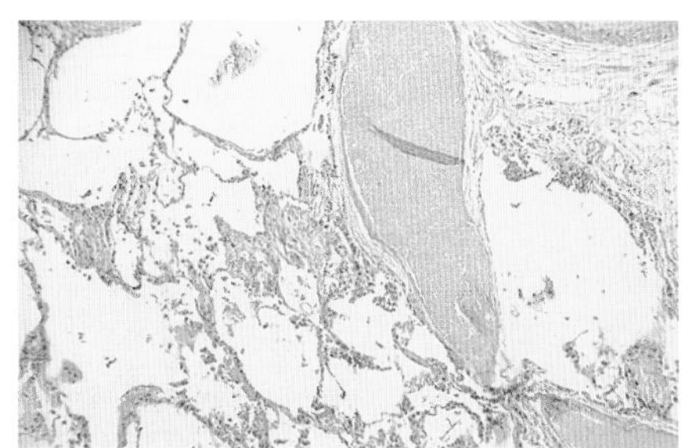

Las infecciones pulmonares son comunes en la fibrosis quística. En la ilustración se observan muestras de tejido de un pulmón sano vistas al microscopio óptico (izquierda) y de un pulmón afectado por fibrosis quística (derecha). © *1998 Custom Medical Stock Photo.*

Síntomas

La fibrosis quística afecta a cada persona de forma diferente. Muchos enfermos de FQ no dan la impresión de estar enfermos. No obstante, casi todos suelen presentar los siguientes síntomas, o algunos de ellos:

- piel con sabor a sal y sudor;
- tos persistente o sibilancias;
- repetidas infecciones respiratorias;
- heces voluminosas y fétidas;
- pólipos nasales (pequeños tumores en la nariz);
- engrosamiento de la punta de los dedos de las manos y de los pies (acropaquia)

Además, los enfermos con FQ comen en gran cantidad y no sacian el hambre. La comida no se digiere debidamente porque el moco bloquea la capacidad de las enzimas* y de los ácidos para descomponer el bolo alimenticio y absorber sus nutrientes. Grandes porciones de esa comida mal digerida son evacuadas por el organismo al defecar (hacer de vientre), por lo que el enfermo puede adelgazar.

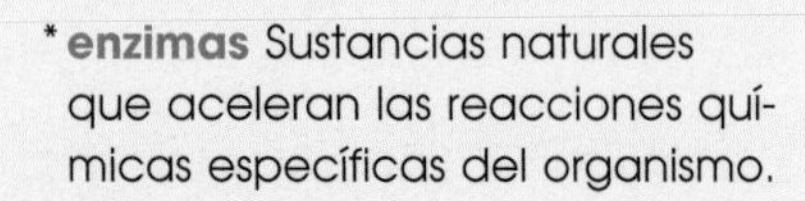

* **enzimas** Sustancias naturales que aceleran las reacciones químicas específicas del organismo.

En una fase más avanzada, el páncreas puede obstruirse y ser incapaz de producir las enzimas esenciales para la digestión normal. El hígado también se obstruye y llega a producirse cirrosis, afección por la que este órgano se endurece y falla. Por último, los enfermos de FQ suelen presentar diabetes al hacerse mayores.

Diagnóstico

Los médicos sospechan de la presencia de FQ poco después del nacimiento si el bebé padece repetidas infecciones respiratorias, no consigue engordar, pese a tener el apetito normal, y muestra otros síntomas de la enfermedad. Además, cerca del 10 por ciento de los niños con FQ padecen obstrucción intestinal por el moco denso que se observa desde el propio nacimiento. Los síntomas de la FQ aparecen también en otras afecciones, por lo que es necesario realizar pruebas específicas para confirmar un caso de FQ.

La prueba del sudor se considera el mejor método para diagnosticar la fibrosis quística, porque es relativamente fácil de realizar y deja poco margen para errores. Esta prueba determina el contenido de sal del su-

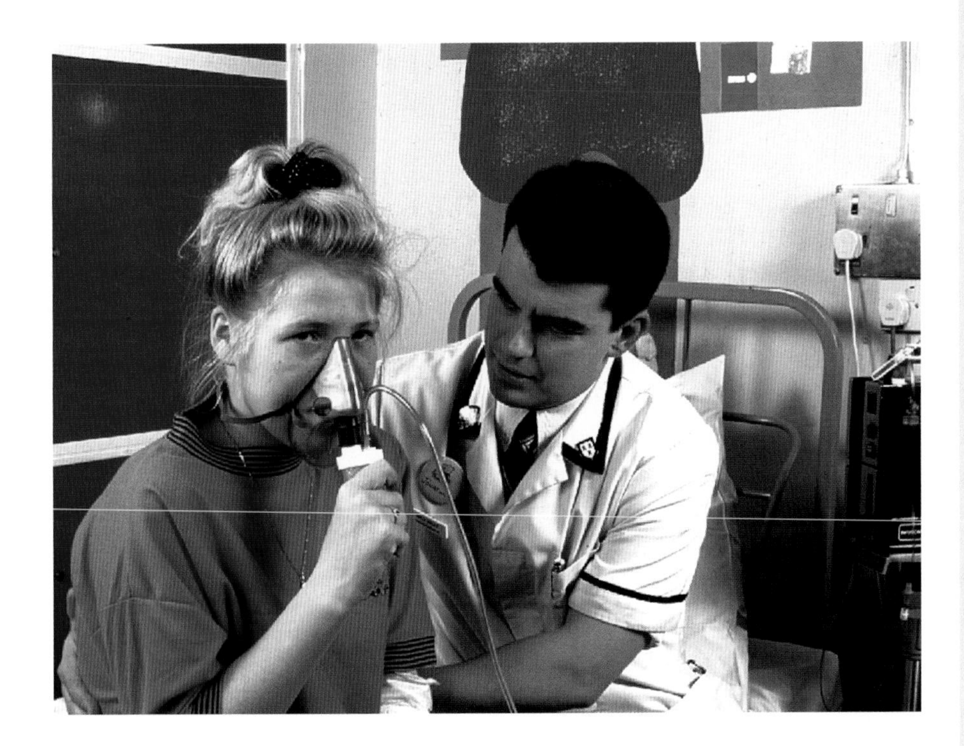

Los enfermos con FQ utilizan un instrumento llamado nebulizador para inhalar el medicamento que sirve para fluidificar las secreciones mucosas de los pulmones. *Simon Fraser/RVI, Newcastle-upon-Tyne, Science Photo Library/Custom Medical Stock Photo.*

◄

dor. Aunque el sudor es salado por naturaleza, en los enfermos de FQ lo es aún más. Existe una prueba más compleja que detecta el gen de la FQ en los dos ejemplares del cromosoma 7.

El ritual matutino de Raquel

Una vez el médico determinó que Raquel tenía fibrosis quística, a sus padres empezó a preocuparles que su hija no tuviera la posibilidad de llevar a cabo las mismas actividades que su hermana y los otros niños. Pero Raquel creció y fue a la escuela, practicó deportes y desarrolló muchas otras actividades.

La mayoría de los enfermos con FQ reciben tratamientos que les facilitan la respiración y les permiten digerir mejor la comida, lo cual hace que la vida cotidiana resulte menos difícil. Los síntomas pueden variar de leves a graves, pero la mayoría de los enfermos de FQ reciben un tratamiento similar.

Raquel, por ejemplo, se somete a fisioterapia respirateria: cada mañana, sus padres le golpean la espalda y el pecho enérgicamente para ayudar a desprender y expectorar el moco denso de sus pulmones. Un fisioterapeuta les enseñó la técnica tras el diagnóstico de la enfermedad.

Otra de las formas principales en que la gente puede expulsar la mucosidad de los pulmones es tosiendo. En la escuela, a los profesores de Raquel les advirtieron que la niña tosería con frecuencia. Alumnos y profesores saben que Raquel sufre la enfermedad, por lo que no le dan importancia a su tos. Raquel guarda una caja de pañuelos de papel en su

Activar el gen de la FQ

En 1989 los científicos descubrieron la localización del gen de la FQ. Si pudieran sustituir este gen por uno normal, podrían curar las células que producen la proteína defectuosa de la FQ. Esto significaría que, en vez de ser espesas y pegajosas, las secreciones mucosas de los sistemas digestivo y respiratorio serían ligeras y fluirían con facilidad.

En 1990, dos equipos de investigadores corrigieron las células de la FQ en placas de laboratorio al añadirles ejemplares normales del gen defectuoso. En la primavera de 1993 se suministró la primera dosis experimental a un enfermo con FQ. En el mes de octubre de ese mismo año, los científicos anunciaron que el tratamiento genético había reparado un gen dañado en un paciente humano.

La genoterapia (terapia génica) es una técnica experimental complicada. Los científicos están empezando a experimentar con los métodos que deben utilizarse para hacer llegar un determinado gen a las partes del cuerpo donde deba realizar su cometido. También se estudia con qué frecuencia habría que repetirse el tratamiento para asegurar el éxito del resultado.

Puede que la genoterapia nunca llegue a curar todos los genes defectuosos, pero sí podría hacer que un número suficiente de genes funcionase bien, de modo que la calidad de vida de los enfermos con FQ se pudiera mejorar.

escritorio, de modo que pueda escupir la mucosidad y tirar los pañuelos a la papelera.

También participa en las clases de educación física. El ejercicio es otro método para hacer que los enfermos de FQ expectoren sus secreciones. Raquel se cansa antes que los otros niños, porque no puede respirar con tanta facilidad como ellos. No obstante, participa en la mayoría de los juegos.

A la hora del almuerzo y de las demás comidas, Raquel se toma sus pastillas de enzimas para facilitar la digestión. Sin esas pastillas, la mucosidad impediría a su sistema digestivo absorber los nutrientes de la comida. Aun con las pastillas de enzimas, Raquel y otros enfermos de FQ suelen necesitar un refuerzo vitamínico y mantener una dieta rica en nutrientes para asegurase de que su alimentación es completa.

También pueden tomar antibióticos para tratar o prevenir las infecciones pulmonares; los antibióticos se toman también en forma de pastillas o se inhalan directamente a los pulmones mediante un nebulizador. A los enfermos de FQ se les recetan con frecuencia medicamentos que aligeran la mucosidad y ayudan a reducir el número de infecciones pulmonares.

Una gran noticia para los enfermos de FQ fue el descubrimiento en 1989 del gen de la FQ. Ese descubrimiento condujo al diseño de una terapia génica.

Boomer contraataca

Cuando a Gunnar Esaison le diagnosticaron fibrosis quística en 1993, su padre, Boomer Esaison, decidió contraatacar. El mariscal de campo de los Bengalas de Cincinati, estrella de la liga nacional de fútbol americano y reportero deportivo, tenía largos antecedentes de fiero competidor. Ahora su principal batalla iba a ser la lucha contra la FQ.

La estrella de la NFL fundó la asociación Boomer Esaison con objeto de encontrar la cura de la FQ. Esta asociación sufraga la investigación básica y los ensayos clínicos que se necesitarán para lograr nuevos tratamientos de la enfermedad.

Convivencia con la FQ

En el pasado, la FQ casi siempre producía la muerte en la infancia, pero en épocas recientes el tratamiento ha permitido a muchos enfermos llegar a adultos. Como ocurre con los niños, los síntomas de un adulto pueden variar de leves a graves, aunque las infecciones pulmonares recurrentes terminan por afectar la capacidad misma de los pulmones para funcionar. Esta es la causa habitual de la muerte de los enfermos de FQ.

La Fundación de la Fibrosis Quística afirma que la expectativa media de vida en los enfermos de FQ es de 31 años, mucho más larga que en el pasado, aunque este dato significa que sólo la mitad de los enfermos viven hasta esa edad; la otra mitad vive más tiempo. Con tratamiento, los enfermos de FQ son capaces de realizar muchas de las actividades que lleva a cabo la gente normal, y con la investigación genética ya empezada se mantiene la esperanza de avanzar hacia una cura.

Fuentes

Cystic Fibrosis Foundation, 6931 Arlington Rd.,
Bethesda, MD, 20814
Telephone (301)951-4422
Toll-Free (800)344-4823
http://www.cff.org

V. tamb.
Asma
Cirrosis
Enfermedades genéticas
Neumonías

Fiebre

Se llama fiebre el aumento de la temperatura corporal por encima de los valores normales que suele producirse durante una infección, inflamación u otras clases de enfermedad. La fiebre de por sí no es una enfermedad, sino más bien uno de los signos de enfermedad más comunes, sobre todo en los niños.

PALABRAS CLAVE
para búsquedas en Internet y otras fuentes de consulta

Convulsiones febriles

Hipertermia

Infección

Inflamación

Pirexia

Temperatura corporal

¿Cómo se regula la temperatura corporal?

El organismo humano regula su temperatura en forma muy parecida a como lo hace el termostato en las casas. Con el termostato casero se puede ajustar la temperatura al valor que se quiera, y hacer funcionar automáticamente el sistema climatizador para que enfríe o caliente el ambiente interior a la temperatura deseada. Alcanzado ese punto, el aire frío o la calefacción se conectan y desconectan automáticamente para mantener la temperatura interior en torno a un valor muy próximo al deseado.

El "termostato" del cuerpo está situado en el hipotálamo, pequeña porción del cerebro que también regula el hambre, la sed, el placer y el dolor. Denominado centro termorregulador, este termostato orgánico suele mantener la temperatura corporal alrededor de los 37 °Celsius (98,6 °Fahrenheit).

Al igual que la casa, el cuerpo humano tiene sensores que avisan al termostato cada vez que la temperatura interna sube o baja. En el ser humano, estos sensores consisten en células de la piel y del cerebro. Si los sensores indican un ascenso de la temperatura, se activa el sistema de enfriamiento para indicarles a esas células que no gasten tanto combustible y que produzcan menos calor. Los vasos sanguíneos se dilatan para dejar escapar el calor de la piel; el sudor, al evaporarse, enfría el cuerpo, y ahora al cerebro se le ocurre una feliz idea: "¿Por qué no vamos a la sombra y nos tomamos un refresco?"

Fiebre Cuando hay fiebre, el termostato del cerebro se reajusta a una temperatura más elevada. En vez de mantener el cuerpo alrededor de los 37 °C (98,6 °F), el sistema de calefacción y enfriamiento del cuerpo tal vez la mantenga entre los 37,8 °C (100 °F) y los 38,9 °C (102 °F) o incluso a un valor más alto.

La temperatura normal varía ligeramente de una persona a otra y de la mañana a la noche, lo que dificulta el saber dónde termina el valor normal y dónde empieza la fiebre. Sin embargo, muchos médicos dicen que debe considerarse fiebre cualquier temperatura mayor de 37,2 o 37,8 °C (99 a 100 °F). Si sube a 40 °C (104 °F) o más, se considerará fiebre elevada.

Hipertermia A veces la temperatura de un individuo asciende por otros motivos. La hipertermia se da cuando el calor exterior es tan alto

Cuestión de altibajos

Por lo regular, la temperatura del ser humano varía diariamente unos 0,6 °C (1 °F). Es más baja por la mañana y mayor a la caída de la tarde. Esta variación diaria se llama "ritmo circadiano". Cuando la persona tiene fiebre, se suele seguir la misma pauta, pero con valores más elevados.

Otros factores pueden afectar a lo que se considera la temperatura normal: en las mujeres en edad fértil; por ejemplo, la temperatura registrada por la mañana temprano suele ser más alta que de costumbre una vez al mes, justo antes de la ovulación, que es cuando el óvulo es liberado por el ovario. Permanece elevada un breve intervalo y luego vuelve a su valor normal.

Fiebre de origen desconocido

A veces la fiebre del paciente dura dos o tres semanas, sin que el médico pueda determinar su causa, a pesar de haber practicado los exámenes y análisis acostumbrados. Esto es lo que suele llamarse fiebre de origen desconocido (y también fiebre idiopática).

En alrededor del 90 por ciento de los casos, a la larga se encuentra la causa de la fiebre, siendo la más común una enfermedad infecciosa. La fiebre de origen desconocido es especialmente frecuente en los infectados por el VIH (virus de la inmunodeficiencia humana, causante del sida).

* **sistema inmunitario** Sistema de defensa, compuesto por diferentes células y órganos, que combate a los gérmenes y sustancias extrañas que penetran en el cuerpo y protege al organismo de infecciones y otras enfermedades.

* **enfermedad autoinmune** La que se debe a una reacción del sistema inmunitario contra los tejidos o proteínas del propio organismo.

* **inflamación** Reacción del cuerpo a una irritación, infección o herida que a menudo causa hinchazón, dolor, enrojecimiento y calor.

* **transfusión sanguínea** Es el trasvase de sangre o productos sanguíneos directamente a la circulación sanguínea del enfermo.

que el sistema enfriador del cuerpo no puede regularlo, por lo que la temperatura corporal aumenta. Los casos más graves de hipertermia ocurren en individuos que no sudan lo suficiente, como la gente mayor y los que toman ciertas medicinas.

¿Cómo producen fiebre las enfermedades?

Las bacterias y los virus de por sí, además de las toxinas (venenos) producidas por algunas bacterias, son capaces de producir altas temperaturas. En ocasiones afectan directamente al cerebro, al ajustar el termostato humano a un valor más elevado que el normal. Con mayor frecuencia hacen que el sistema inmunitario* del organismo produzca unas proteínas denominadas citocinas, que contribuyen a combatir la infección, pero también reajustan el termostato cerebral a un valor más alto, con lo que producen fiebre.

Toda sustancia que produce fiebre se llama pirógeno, de la palabra griega "causante de fuego." Si la sustancia procede del exterior del cuerpo, tal como una toxina bacteriana, se califica de pirógeno exógeno (el prefijo "exo-" quiere decir "externo" en griego). Si la sustancia tiene su origen en el mismo cuerpo, tal como sucede con las citocinas, se le llama pirógeno endógeno, donde el prefijo griego "endo-" significa "interior" o "interno."

A veces, el sistema inmunitario produce pirógenos aun cuando no exista infección. Por ejemplo, esto puede suceder en una persona si:

- adolece de una enfermedad autoinmune*, tal como la artritis reumatoide o el lupus eritematoso;
- presenta inflamación* en cualquier parte del cuerpo;
- padece de cáncer, en forma de leucemia o de linfoma;
- ha recibido una transfusión sanguínea* incompatible con su tipo de sangre;
- manifiesta reacción a una medicina.

Se dice a veces que la fiebre es señal de que el sistema inmunitario ha entrado en funcionamiento para defender al organismo contra la enfermedad de turno. Eso puede ser cierto en algunos casos, pero no siempre. La gente, por ejemplo, a menudo tiene fiebre si su sistema inmunitario está deprimido o lesionado. En realidad, los científicos no están seguros de que la fiebre sea un indicio cierto del estado del sistema inmunitario.

¿A quién afecta la fiebre?

La fiebre pude deberse a una gran variedad de enfermedades, incluidos los resfriados y la gripe, que afectan a todo ser humano multitud de veces en el transcurso de una vida. Los niños de corta edad son especialmente propensos a contraer infecciones bacterianas o víricas que producen fiebre, tales como la faringitis estreptocócica y las infecciones de los oídos. A veces, infecciones víricas de escasa importancia ocasionan fiebre elevada en los niños, mientras que otras enfermedades de mayor gravedad producen fiebres mucho más leves. Se puede experimentar fiebre a todas las edades.

Fiebres útiles. Se tienen pruebas de que la fiebre incrementa la eficacia del sistema inmunitario y debilita a ciertas bacterias. Ahora bien, la mayoría de estas pruebas proceden de animales o de experimentos realizados con células humanas en probetas de laboratorio. Los científicos no saben a ciencia cierta si la fiebre contribuye a combatir las infecciones en la vida real. Puede ser de utilidad en algunas enfermedades y no en otras.

También puede ser útil como señal importante de que la persona está enferma; además, los ascensos y descensos febriles pueden indicar si el enfermo mejora o empeora.

Fiebres nocivas La fiebre a menudo hace más desagradables las enfermedades. Además, el cuerpo con fiebre necesita más oxígeno, lo que significa que el corazón y los pulmones han de trabajar más conforme la fiebre aumenta. Esto puede plantear problemas a los que padecen ya del corazón o de los pulmones.

La fiebre agudiza los problemas mentales de la gente mayor que padece demencia, tipo de confusión mental y de pérdida de memoria que evoluciona gradualmente con la edad. La fiebre elevada puede también provocar una confusión mental temporal, llamada delirio, incluso en personas sanas.

Convulsiones febriles A los menores de cinco años puede plantearseles otro problema si su temperatura corporal sube bruscamente, ya que a veces experimentan una especie de crisis convulsiva conocida por el nombre de convulsiones febriles. Es posible que los músculos se contraigan en forma espasmódica y que el paciente pierda el conocimiento durante varios minutos. Por lo general, las convulsiones febriles no requieren tratamiento y no suelen repetirse. Ahora bien, son a veces muy perturbadoras y alarmantes. Además, en algunos casos conducen a lesiones, como cuando un niño se cae.

Las temperaturas extremadamente elevadas, de unos 41,7 °C (107 °F) o más, si duran mucho, pueden producir lesiones cerebrales permanentes a cualquier edad. Estas altas temperaturas suelen ser producidas por hipertermia relacionada con enfermedades, no por fiebre.

¿Cómo se diagnostica la fiebre?

La persona con fiebre generalmente siente calor, cansancio, dolorimiento y malestar general. A veces tiene escalofríos cuando le sube la temperatura. Los escalofríos contribuyen a elevar la temperatura al nivel febril más elevado que ahora exige el termostato del cuerpo. El paciente podrá sudar profusamente cuando la fiebre remita (empiece a desaparecer) o

El nombre parece familiar

A muchas enfermedades infecciosas se les ha dado el nombre de un síntoma importante de la fiebre. La mayoría de los que figuran en la lista a continuación conducen a fiebres de aproximadamente 39 a 40 °C (102 a 104 °F). Las fiebres del dengue, de Lassa y la amarilla son causadas por virus; las demás, por bacterias.

- El dengue es una enfermedad infecciosa que produce una repentina elevación de la temperatura, dolor de cabeza, cansancio extremo, fuertes dolores articulares y musculares, hinchazón de los ganglios linfáticos y sarpullido. Se propaga por medio de los mosquitos.
- La fiebre de Lassa produce, además de fiebre, dolor de cabeza, tos seca, dolor de espalda, vómito, diarrea, dolor de garganta e hinchazón facial. La propagan las ratas y el contagio de una persona a otra.
- La fiebre Q produce un brusco ascenso de la temperatura corporal, fuerte dolor de cabeza y escalofríos. La propagan el ganado de las granjas agropecuarias y los insectos.
- La fiebre reumática causa dolor e hinchazón de las articulaciones, fiebre y soplos cardíacos (ruidos anormales producidos por el corazón). La causa de esta fiebre es la misma bacteria que origina la faringitis estreptocócica.
- La fiebre debida a mordeduras de rata produce repentinos escalofríos, fiebre, dolor de cabeza, vómito, dolor de espalda, sarpullido en manos y pies y artritis (inflamación de las articulaciones) temporal. Es propagada por ratas y ratones.

(*continúa*)

- La fiebre recurrente ocasiona súbitos escalofríos y altas temperaturas corporales, taquicardia (latir rápido del corazón), intenso dolor de cabeza, vómito, dolor muscular y a veces confusión mental. Estos síntomas pueden repetirse en diversas ocasiones. Se propaga por medio de garrapatas y piojos.
- La enfermedad llamada fiebre maculosa de las Montañas Rocosas ocasiona fiebre, dolor de cabeza, úlceras en la piel y erupciones cutáneas (sarpullido o exantema). Se propaga por medio de garrapatas.
- La escarlatina es una enfermedad que cursa con fiebre elevada, dolor de garganta, rubor en los carrillos y una erupción cutánea, especialmente en el niño. Su causa es la misma bacteria que produce la faringitis estreptocócica.
- La fiebre tifoidea origina altas temperaturas junto con dolor abdominal, dolor de cabeza y cansancio extremo. Se propaga mediante productos alimenticios y aguas potables contaminados por la bacteria salmonela.
- La fiebre amarilla causa fiebre súbita, pulso lento, náuseas, vómito, estreñimiento, dolores musculares, insuficiencia hepática (del hígado) y cansancio muy pronunciado. Se propaga por medio de los mosquitos.

descienda temporalmente como parte de la curva gráfica de ascensos y descensos. La sudoración, al contrario que los escalofríos, permite reducir la temperatura al nuevo valor de ajuste, más bajo, que el termostato exige al cuerpo.

Aunque la manera clásica de determinar si hay fiebre es tocarle la frente al enfermo para ver si está caliente, esto no siempre da resultado. La única forma segura de determinar si la persona tiene fiebre es tomarle la temperatura con un termómetro. Se pueden usar al efecto tres clases de termómetros, a saber: digitales, de mercurio y timpánicos.

Los termómetros digitales, que generalmente se usan en consultorios médicos, en clínicas y en hospitales, son electrónicos. Para tomar la temperatura oral, se colocan debajo de la lengua; para la rectal, en el recto, y para la axilar, en el hueco de la axila. En general, la temperatura rectal es alrededor de 0,6 °C (1 °F) más elevada que la oral.

El termómetro de mercurio, que en un tiempo era el único que se usaba, se compone de un tubo de vidrio que contiene mercurio líquido. Viene en dos versiones: oral y rectal. En cualquiera de éstas se puede usar también como termómetro axilar. Son más económicos que los digitales, pero no tan rápidos como estos.

Los termómetros timpánicos constituyen una clase especial de termómetros digitales que se colocan en el oído. Mientras que los demás termómetros requieren unos minutos para cada lectura, el timpánico lo hace en sólo unos segundos. No obstante, los termómetros timpánicos son más caros y pueden dar medidas inexactas si no se colocan correctamente en el oído.

¿Cuándo conviene consultar al médico?

Se debe consultar al médico si la fiebre alcanza valores elevados, dura más de unos días o se acompaña de otros síntomas, como una erupción cutánea, dolor de las articulaciones, cuello u oídos, somnolencia inusitada, o sensación de confusión o de estar muy enfermo. Para los menores de tres meses, convendrá consultar al médico para toda fiebre que se presenten.

El médico intentará diagnosticar y tratar la causa subyacente de la fiebre. Muchas infecciones bacterianas, como las que originan dolores de oídos y de garganta, suelen curarse con antibióticos. Pero no existe ninguna medicina para combatir la mayoría de las infecciones víricas.

Tratamiento

En el adulto o el niño ya mayorcito que disfrutan fundamentalmente de buena salud, por lo regular no hay necesidad de tratar la fiebre en sí a menos que esté muy elevada. Es más, si se reduce con medicinas, se hará más difícil determinar si la persona va mejorando en realidad o si son las medicinas las que mantienen la fiebre a niveles más bajos. En la primera infancia, sin embargo, los médicos a menudo tratan la fiebre cuando llega a los 37,7° o 38,3 °C (100 o 101 °F), hasta cierto punto para evitar la aparición de convulsiones febriles. Por supuesto, si la persona, de cualquier edad, está muy incómoda o no puede conciliar el sueño, se le puede tratar la fiebre, por leve que sea, para aliviar esos síntomas.

La fiebre se puede reducir con medicamentos llamados antipiréticos, para los cuales no se necesita receta. Los principales son el acetaminofeno o paracetamol, el ibuprofeno y la aspirina. Pero la aspirina no debe administrarse a los niños con fiebre. Si padecen de una enfermedad vírica, como la gripe o la varicela, la aspirina aumentará la probabilidad de contraer una enfermedad infrecuente pero peligrosa denominada síndrome de Reye. Esto no sucede con el acetaminofeno (paracetamol) ni con el ibuprofeno.

Los antipiréticos vienen en pastillas para adultos, comprimidos (tabletas) masticables para niños y gotas para lactantes. El acetaminofeno se expende también en forma de supositorios, o paracetamol que se introducen en el recto. Se usan en las personas que por algún motivo no pueden tomar la medicina por la vía oral.

Los baños en agua templada también sirven para reducir la temperatura corporal elevada. En cambio, el agua fría o las friegas con alcohol pueden ser perjudiciales al provocar escalofríos, los cuales no hacen sino elevar todavía más la temperatura corporal. Además de los tratamientos citados, es muy importante que la persona con fiebre beba abundantes cantidades de líquidos, para evitar la deshidratación. En casos extremos, si la fiebre es muy alta, se internará a la persona en un hospital, donde se la podrá envolver en una sábana refrigerada especial o sumergir en agua a la que se ha añadido hielo.

Medidas preventivas

Muchas de las enfermedades que causan fiebre pueden prevenirse mediante la vacunación. Entre ellas figuran la gripe, el sarampión, las paperas, la rubéola, la varicela, la difteria y la fiebre tifoidea. Un cierto número de enfermedades que ocasionan fiebres muy difundidas en las naciones subdesarrolladas suelen prevenirse en los países más desarrollados con buenos sistemas de evacuación de aguas negras y con el acceso a aguas potables incontaminadas. Otras enfermedades más, como los resfriados y la faringitis estreptocócica, se pueden prevenir a menudo lavándose bien las manos antes de sentarse a comer y, de ser posible, evitando el contacto con los que ya padecen estas infecciones.

Fuentes

American College of Emergency Physicians,
1125 Executive Cir., Irving, TX, 75038-2522
Telephone (972)550-0911
Toll-Free (800)798-1822
http://www.acep.org

Lenguaje pirotécnico

Muchos términos médicos que tienen que ver con la fiebre empiezan por el prefijo "piro-" o "pir-," que en griego significa "fuego." La propia fiebre se llama también pirexia. Las sustancias que causan fiebre se conocen por pirógenos, y las medicinas que reducen la fiebre, por antipiréticos.

La misma raíz griega ha dado lugar a palabras sin relación alguna con la medicina. La pira funeral es una hoguera que incinera los restos de difuntos (los reduce a cenizas). Piromanía es la tendencia patológica a provocar incendios. Pirotecnia es otra manera de decir fuegos artificiales. Pyrex (pirex) es el nombre comercial de una clase de cristal utilizado en vajillas refractarias, por ser muy resistente a las altas temperaturas.

V. tamb.

Amigdalitis estreptocócica
Convulsiones
Dengue
Difteria
Escarlatina
Fiebre amarilla
Fiebre hemorrágica de Lassa
Fiebre maculosa de las Montañas Rocosas
Fiebre reumática
Fiebre tifoidea
Gripe
Infección
Infecciones bacterianas
Infecciones víricas
Lesiones relacionadas con el calor
Paperas
Resfriado
Rubéola
Sarampión
Síndrome de Reye
Varicela

Fiebre amarilla

Enfermedad infecciosa provocada por un virus y transmitida al ser humano por un mosquito. Se le dio el nombre de fiebra amarilla por acompañarse ictericia* y fiebre elevada.*

PALABRAS CLAVE
para búsquedas en Internet y otras fuentes de consulta

Aedes aegypti

Epidemias

Mosquito

Vacunación

* **virus** Agente infeccioso microscópico que carece de metabolismo propio y sólo puede reproducirse en el interior de las células que infecta.

* **ictericia** Coloración amarillenta de la piel provocada por la acumulación de pigmentos biliares. Es un síntoma que acompaña a muchas enfermedades del hígado y de los conductos biliares.

* **epidemias** Brotes de enfermedad muy difundida, en los que el número de casos es mucho mayor que de costumbre.

¿Qué es la fiebre amarilla?

Esta enfermedad, que en su día causó epidemias* en muchas partes del mundo, incluidos los Estados Unidos, en la actualidad se limita casi totalmente a las regiones tropicales de África y Sudamérica, donde se dan dos formas: la urbana y la selvática.

La forma urbana se propaga de una persona a otra en zonas de gran densidad de población, mediante la picadura del mosquito *Aedes aegypti.* La fiebre amarilla selvática se da entre seres humanos y especies de simios en las selvas tropicales y maniguas, en las cuales se propaga por otras

La Comisión Rockefeller

La fiebre amarilla es endémica principalmente en las Américas, especialmente en las regiones del litoral de América del Sur. En 1914, poco antes de la inauguración del Canal de Panamá, los países asiáticos temían que la fiebre amarilla se propagase desde los Estados Unidos al Hemisferio Oriental como consecuencia del establecimiento reciente de nuevas rutas de comercio marítimo.

En respuesta a las protestas de países como el Japón, los expertos médicos estadounidenses declararon ante una comisión que la forma más eficaz de combatir la fiebre amarilla sería su erradicación a escala mundial. La idea parecía factible, a juzgar por el éxito obtenido con programas de control regionales.

La Comisión Rockefeller Contra la Fiebre Amarilla ideó un plan para destruir los focos de infección donde existían las mayores concentraciones de mosquitos portadores de la fiebre amarilla. En la década de 1920 se llevaron a cabo campañas de erradicación al parecer eficaces, pero en el decenio siguiente se hizo cada vez más evidente que no sería posible la erradicación total y que se necesitaba recurrir a la inmunización.

En 1928, el médico inglés Edward Kindle preparó la primera vacuna contra la fiebre amarilla. El bacteriólogo Max Theiler logró poner a punto otras dos vacunas en 1937, que le valieron el premio Nobel de medicina.

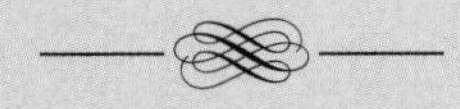

especies de mosquitos que no son el *Aedes aegypti.* La fiebre amarilla no se contagia directamente de una persona a otra.

La erradicación, hace ya muchos años, del mosquito portador del virus de la fiebre amarilla en zonas de gran densidad demográfica, ha reducido sensiblemente la incidencia mundial de esta infección. No obstante, todavía hoy se producen epidemias de fiebre amarilla de vez en cuando en algunas ciudades de África. La enfermedad es endémica* en la selva y las poblaciones de numerosos países tropicales.

Síntomas

El virus de la fiebre amarilla ataca al sistema nervioso central* y otros órganos, sobre todo el hígado, los riñones y el corazón. De 3 a 6 días después de contraerse la infección, aparecen bruscamente fiebre, dolor de cabeza y de los huesos. A menudo estos síntomas se acompañan de hemorragias nasales y malestar del estómago. La mayoría de los casos son de carácter leve y el individuo se recupera en 2 o 3 días.

En los casos graves, se produce un breve periodo en que los síntomas se aminoran, al cabo del cual reaparece la fiebre y el corazón late con lentitud inusitada. La piel se vuelve amarillenta y la hemorragia gástrica provoca el llamado vómito negro. Estos pacientes pueden recuperarse, sufrir delirio mental y caer en un coma* que los lleva a la muerte. La mortalidad de la fiebre amarilla se calcula, por término medio, en un

El Canal de Panamá

Es probable que la fiebre amarilla se originase en África. La enfermedad se propagó a Europa Oriental y a las colonias americanas en el siglo XVIII, y en el XIX intensas epidemias azotaron periódicamente a los puertos marítimos de los Estados Unidos llegando tan al norte como Nueva York. También había brotes epidémicos en Latinoamérica, que ocasionaron grandes mortandades.

El médico cubano Carlos J. Finlay sugirió en 1881 que la enfermedad era transmitida por el mosquito *Aedes Aegypti,* idea que fue confirmada a principios del siglo XX por el médico castrense (militar) de los Estados Unidos Walter Reed. Posteriormente, William Gorgas, otro médico castrense, instituyó medidas de control de los mosquitos que prácticamente acabaron con la fiebre amarilla de La Habana. La terminación del Canal de Panamá en 1914 fue posible gracias a la aplicación de esas medidas de control a la zona del canal.

En 1937, Max Theiler, médico sudafricano, puso a punto una vacuna eficaz contra la fiebre amarilla.

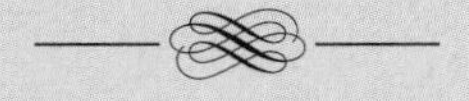

* **endémico/a** Enfermedad que está siempre presente en una población o zona geográfica.

* **sistema nervioso central** Compuesto por el encéfalo (cerebro, cerebelo y tronco encefálico) y la médula espinal, órganos que coordinan la actividad de todo el sistema nervioso.

* **coma** Estado de inconsciencia similar al sueño muy profundo. La persona en coma no se puede despertar, no puede moverse, ni hablar u oír.

Perspectiva internacional

- La fiebre amarilla existe en África, en Sudamérica y en las islas del Caribe próximas al ecuador terrestre. A nivel mundial, la cifra de infectados se calcula en 200 000 casos anuales, de los cuales mueren más de 30 000 enfermos. Algunos investigadores sospechan que la cifra real es aún más elevada, ya que no todos los casos se declaran.
- Europa y Norteamérica fueron azotadas por brotes de fiebre amarilla antes de 1900, hasta que se confirmó que la enfermedad era transmitida por picadura de mosquitos. Las medidas de control de los mosquitos y de inmunización contribuyeron a la resolución del problema en las naciones desarrolladas.
- El brote más reciente registrado en los Estados Unidos ocurrió en Nueva Orleans y otros puertos marítimos del sur del país. Sin embargo, las epidemias continúan produciéndose en África, donde casi 500 millones de habitantes corren el riesgo de padecer la fiebre amarilla.

10 por ciento de los infectados, pero es mayor en casos de carácter grave. Los pacientes que se recuperan gozan de inmunidad* vitalicia.

* **inmunidad** Estado de resistencia del ser humano que le protege de una enfermedad infecciosa.

Diagnóstico y tratamiento

Los casos graves de fiebre amarilla son fáciles de diagnosticar a partir de los síntomas, los cuales pueden confirmarse mediante análisis de sangre apropiados para detectar el virus causante de la enfermedad y los anticuerpos* que el sistema inmunitario produce para defender el cuerpo.

La fiebre amarilla no tiene cura conocida. El tratamiento consiste más que nada en reposo completo en cama y reposición de líquidos corporales. Hoy se dispone de una vacuna eficaz. Una sola inyección de la vacuna* contra la fiebre amarilla brinda protección durante 10 años o más. La vacunación es esencial en los países donde prevalece esta enfermedad y para las personas que piensen viajar a esos países. Desde el punto de vista de la salud pública, la clave de la prevención está en el control de los mosquitos.

* **anticuerpos** Son unas proteínas producidas por el sistema inmunitario que combaten determinadas enfermedades.

* **vacuna** Preparado de gérmenes muertos o atenuados, o de proteínas elaboradas por dichos gérmenes, que se administra para prevenir, aliviar o tratar una enfermedad.

Fuentes

U.S. Centers for Disease Control and Prevention,
1600 Clifton Rd., Atlanta, GA 30333
Telephone (404)639-3534
Telephone (404)639-3311
Toll-free (800)311-3435
Information Hotline (888)-232-3228
STD Hotline (800)227-8922
Traveler's Health Hotline 877-394-8747
Traveler's Health Faxline (888)-232-3299
Information Line (888)-443-7232
TTY (404)639-3312
http://www.cdc.gov/

World Health Organization, 525 23rd St.
NW, Washington, DC 20037
Telephone (202)974-3000
Facsimile (202)974-3663
Telex 248338
http://www.who.int/

Travel Health Online, c/o Shoreland, Inc.,
PO Box 13795, Milwaukee, WI 53213-0795
Facsimile (414)290-1907
http://www.tripprep.com/

V. tamb.
Fiebre
Ictericia
Infección
Infecciones virales
Mordeduras y picaduras

Fiebre de Ébola

Llamada también fiebre hemorrágica de Ébola, esta enfermedad es una infección de carácter grave ocasionada por el virus de Ébola, nombre que proviene del río Ébola, en el Congo (ex Zaire). Esta enfermedad cursa con fiebre elevada, erupciones y hemorragias por todo el cuerpo. Aunque los científicos saben que el culpable es un virus, todavía no han descubierto su origen ni el modo de transmisión a los seres humanos.

El virus de Ébola, como los de Marburgo y Reston, pertenece al grupo de los filovirus. Los científicos identificaron el virus de Marburgo en 1967, a raíz de un pequeño brote de infección entre monos importados de África por un laboratorio de Marburgo (Alemania). En 1976, un filovirus que lleva el nombre del río Ébola, en Zaire (posteriormente, el Congo), causó una epidemia en África Central en la que perecieron cientos de congoleños. Desde entonces, se han producido brotes menores en diversas partes de África. En 1989 y 1990, muchos de los monos importados de África por un laboratorio de Reston (Virginia, EE.UU.) murieron de una enfermedad causada, según se descubrió, por un filovirus.

¿Cómo se contrae la fiebre de Ébola?

El virus de Ébola se transmite de una persona a otra por contacto con la sangre y los líquidos corporales de la persona infectada. Los médicos creen también que se transmite por el aire cuando el enfermo portador del virus tose o estornuda. Quienes trabajan en hospitales corren un riesgo muy elevado de contagiarse durante un brote, al entrar en contacto con la sangre y líquidos corporales de los enfermos a quienes atienden. Los pacientes infectados suelen morir rápidamente, lo que limita hasta cierto punto la posibilidad de transmisión del virus a muchas personas más. Esto puede ser también la causa de que los brotes de esta enfermedad no se hayan difundido mucho.

Síntomas

Unos 5 a 10 días después de haber contraído la infección, el enfermo presenta fiebre, dolor de cabeza y dolorimiento corporal. Con frecuencia, estas manifestaciones se acompañan de náuseas, vómito, diarrea, tos, dolor de pecho y dolor de garganta. A menudo hay también sensibilidad a la luz (fotofobia), inflamación de ganglios linfáticos, erupciones cutáneas y otros síntomas. Además, los enfermos empiezan a sangrar por los puntos en que se les ha aplicado inyecciones. Durante la segunda semana de la infección, el paciente puede mejorar, pero frecuentemente se producen intensas hemorragias en diversas partes del cuerpo. Cuando ocurre esto, lo más probable es que el paciente no sobreviva.

PALABRAS CLAVE
para búsquedas en Internet y otras fuentes de consulta

Fiebre hemorrágica

Filovirus

Virus de Marburgo

Perspectiva internacional

Confirmación de la enfermedad

- En 1976 se produjo un brote de fiebre de Ébola en el Sudán y en Zaire, hoy República Democrática del Congo. Más de 600 ciudadanos de estos dos países africanos contrajeron la infección, y de ellos murieron 397.
- Otro brote de fiebre de Ébola, el segundo más importante, ocurrió en 1995, en Zaire. De los 315 casos registrados, se produjeron 244 muertes.
- Según datos de la Organización Mundial de la Salud, desde 1976 se han producido cerca de 2 100 casos de infección por todo el mundo, con un saldo total de 793 muertes.

¿Fue el virus de Ébola el culpable?

- Los investigadores se preguntan si el virus de Ébola fue el causante de la muerte de un médico de Zaire, en 1972. Ese médico murió tras haber practicado una autopsia. ¿Se debió también su muerte al virus de Ébola?
- En 1961 y 1962 hubo una epidemia de fiebre amarilla en Etiopía, país contiguo a Sudán. ¿Fue factor importante en esa epidemia el virus de Ébola?
- Los investigadores hasta se preguntan si una epidemia de peste bubónica que azotó a Atenas hace más de 2 400 años se debió al virus de Ébola.

Tratamiento

El tratamiento de la fiebre de Ébola incluye medidas de apoyo, como transfusiones sanguíneas, pero no existe todavía una vacuna o medicamento que impida o cure la infección por el virus de ese nombre. La probabilidad de un brote infeccioso puede reducirse aislando a los ya contagiados y, cuando haya que atender a estos pacientes en el hospital, protegiéndose con mascarillas, guantes y batas.

La ciencia todavía no ha podido averiguar qué especie animal es la portadora de los filovirus ni cómo evitar que se produzcan nuevos brotes de fiebre hemorrágica. Están estudiando la hipótesis de que el virus se transmite a los seres humanos a partir de monos que en África o en las Filipinas se matan para comer su carne. No obstante, por ahora, las causas y el tratamiento de la fiebre de Ébola siguen siendo un enigma.

Fuentes

World Health Organization, 525 23rd St. NW, Washington, DC 20037
Telephone (202)974-3000
Facsimile (202)974-3663
Telex 248338
http://www.who.int/

▶ *V. tamb.*
Infecciones víricas

Fiebre de Lassa

Esta enfermedad corresponde a una infección vírica muy contagiosa, a veces mortal, que se da en la parte occidental de África.

PALABRAS CLAVE
para búsquedas en Internet y otras fuentes de consulta

Fiebres hemorrágicas

¿Qué es la fiebre de Lassa?

Es una enfermedad infecciosa causada por un virus. Su nombre deriva del lugar de Nigeria donde se descubrió el virus. La mayoría de los infectados por éste presentan síntomas leves; pero 1 de cada 5 individuos contagiados se enferma de gravedad. La fiebre de Lassa afecta anualmente a unos 100 000–300 000 habitantes de esa región.

El virus causante de la enfermedad se propaga al hombre por un roedor, la rata *Mastomys natelensis*, que se alberga en las praderas y bosques del África tropical, así como en las casas de vivienda. La persona puede contagiarse del virus al tocar los objetos contaminados por la orina y excrementos de dicha rata. También es posible contraer el virus respirando el aire de los lugares donde las ratas han depositado sus excrementos y comiendo las ratas como alimento. Además, la transmisión de una persona a otra es muy común en las aldeas y en los hospitales.

Entre los síntomas de la fiebre de Lassa figuran: fiebre, dolor de pecho, dolor de garganta, tos, vómito y diarrea. El virus es tan infeccioso que el personal médico que diagnostica la enfermedad se ve obligado a tomar precauciones especiales. Un tercio de los afectados padecen sordera, que en ocasiones se hace permanente. El 1 por ciento de los infectados por el virus mueren.

Tratamiento y prevención

A veces resulta eficaz el tratamiento con un antivírico llamado ribavirina, si se administra en los primeros 6 días de la enfermedad. Por cuanto la rata *Mastomys* vive en toda la región occidental africana, parece poco probable que se puedan exterminar todas las ratas para prevenir el contagio por el virus. Otros métodos de prevención más prometedores consisten en enseñar a la población a exterminar las ratas caseras y en perfeccionar una vacuna contra el virus.

Perspectiva internacional

La fiebre de Lassa se identificó en 1969.

- Desde 1969, la fiebre de Lassa ha venido segando vidas a razón de 5 000 al año, a la vez que infectaba a más de 300 000 en la parte occidental de África, que es la única región en donde se da la enfermedad. Esas cifras tal vez sean muy bajas, por la deficiente declaración de enfermedades en algunos de los países afectados.
- Alrededor del 15 al 20 por ciento de los hospitalizados por fiebre de Lassa mueren de esta enfermedad. En algunas zonas con gran incidencia de fiebre de Lassa, como Sierra Leona y Liberia, aproximadamente el 15 por ciento de las hospitalizaciones corresponden a pacientes con fiebre de Lassa.

Fuentes

U.S. National Institute of Allergy and Infectious Diseases, Bldg. 31, Rm. 7A-50, 31 Center Dr., MSC 2520, Bethesda, MD 20892-2520
Telephone (301)496-2263
http://www.niaid.nih.gov/default.htm

World Health Organization, 525 23rd St.
NW, Washington, DC 20037
Telephone (202)974-3000
Facsimile (202)974-3663
Telex 248338
http://www.who.int/

▶ *V. tamb.*
Infecciones víricas

Fiebre del heno *Véase* Alergias

Fiebre Reumática

La fiebre reumática es una complicación de las infecciones estreptocócicas de la faringe (garganta) que puede conducir a una lesión permanente del corazón y a la muerte. Se da con mayor frecuencia en los niños.*

PALABRAS CLAVE
para búsquedas en Internet y otras fuentes de consulta

Corea de Sydenham

Enfermedades del corazón

Infección estreptocócica

Hasta hace poco, los médicos creían que la fiebre reumática había desaparecido casi por completo de los Estados Unidos. En 1950, antes de la utilización masiva de los antibióticos para combatir las infecciones

* **Amigdalitis estreptocócica** Es una infección contagiosa de la garganta causada por la bacteria conocida por *Estreptococos.*

estreptocócicas*, murieron más de 22 000 personas a causa de esta fiebre y de las enfermedades del corazón que produce. En los años 50 del siglo XX, casi 25 de cada 100.000 estadounidenses padecían de fiebre reumática cada año. Pero, a medida que el uso de antibióticos como la penicilina se hizo más asequible en la década de los 60, y los niños pobres tuvieron acceso a mejor atención médica, la fiebre reumática se hizo muy poco común.

Al principio de la década de los 80, sólo 1 de cada 100 000 estadounidenses la contraía. Pero en 1985, la enfermedad volvió a ser un problema de magnitud en ciertas comunidades. Hubo epidemias en Salt Lake City, Nueva York, San Diego, Akron y Columbus.

Los médicos estaban desconcertados y renovaron su interés por combatir la fiebre reumática. El número de casos sigue siendo bajo en Estados Unidos, pero en los países pobres y menos desarrollados no ha dejado de ser un gran problema. Los médicos no están seguros si la reaparición de la enfermedad en los Estados Unidos es temporal, pero tal reaparición ha demostrado que todo el mundo debe estar en guardia contra los efectos de las infecciones estreptocócicas.

De un dolor de garganta a una lesión del corazón

La fiebre reumática aparece cuando el sistema inmunitario del organismo reacciona ante una infección bacteriana por estreptococos del Grupo A

El descubrimiento de la aspirina

A mediados del siglo XIX, el reverendo Edmund Stone descubrió sin darse cuenta el primer tratamiento para la fiebre reumática y otras enfermedades caracterizadas por reumatismo. Stone, como otros médicos de su época, creía que Dios hacia crecer las hierbas curativas para tratar enfermedades específicas en las zonas donde ocurrían de forma natural. Dispuesto a poner a prueba esta idea, dio corteza de sauce, que él mismo había probado, a unas 50 personas afectadas por la fiebre reumática. Este tratamiento dio buen resultado en todos los casos, según informó Stone. Posteriormente se supo que la corteza del sauce contiene un ingrediente activo, la salicina, que fue extraído y analizado por primera vez por el Dr. Thomas MacLagan en 1839. Otros químicos produjeron posteriormente el grupo de fármacos basado en el salicilato, del que se obtuvo el salicilato sódico en 1899. El fármaco llegó a ser conocido como aspirina y se convirtió en un remedio útil para tratar los síntomas asociados con la fiebre reumática y para aliviar los dolores en general.

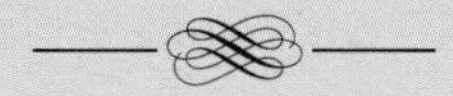

(conocida comúnmente como estreptocia). La misma bacteria que causa la infección estreptocócica de garganta puede producir otras enfermedades, tales como la escarlatina.

Cuando el cuerpo se infecta con el estreptococo, el sistema inmunitario produce anticuerpos para combatir la infección. La fiebre reumática se presenta cuando estos anticuerpos empiezan a afectar a otras partes del cuerpo en vez de combatir sólo la infección. Los anticuerpos reaccionan contra órganos como el corazón como si éstos fueran el estreptococo propiamente dicho, quizás porque partes de dichos órganos son químicamente semejantes a la bacteria.

Los médicos no están exactamente seguros de porqué algunas de las infecciones estreptocócicas se convierten en fiebre reumática, mientras que otras no. La enfermedad ataca con mayor frecuencia a niños de 5 a 15 años, aunque puede atacar también a niños más jóvenes y a los adultos.

De mal en peor

Las primeras señales de fiebre reumática suelen presentarse a las pocas semanas de una infección estreptocócica de garganta (faringitis o amigdalitis estreptocócica). A veces, el enfermo parece haberse recuperado de la infección de la garganta, pero de repente empieza a manifestar otros síntomas como:

- dolores musculares y de las articulaciones, así como hinchazones semejantes a las de la artritis. El dolor suele irradiar de una articulación a otra;
- fiebre, vómito y a veces hemorragia nasal;
- sarpullido rojizo, especialmente en el pecho, los brazos y piernas, que a veces desaparece en unas horas. También pueden aparecer bultos bajo la piel;
- cansancio y problemas respiratorios porque el corazón está afectado. El latido del corazón puede ser anormal;
- corea de Sydenham (véase recuadro) que consiste en sacudidas corporales y retorcimientos incontrolables.

La consecuencia más peligrosa de la fiebre reumática es la inflamación y debilitamiento del músculo del corazón (miocardio). Las válvulas que controlan el flujo de la sangre en el corazón pueden dañarse y por consiguiente no cerrarse y abrirse correctamente. Esta afección se llama cardiopatía reumática.

La importancia de los antibióticos

El médico puede sospechar una infección estreptocócica de la garganta si el paciente presenta también fiebre y fuertes dolores de cabeza. Sin embargo, los síntomas y los resultados de la revisión física en las personas con infección estreptocócica de garganta son muy parecidos a los una infección vírica o de otras causas. Por lo tanto, las infecciones

Corea de Sydenham

Corea de Sydenham es el nombre que se da a las sacudidas (temblores) y retorcimientos corporales involuntarios que manifiestan algunos pacientes con fiebre reumática.

"Corea," proviene de la palabra griega para utilizada "danza." Durante la Edad Media, se usaba el término corea para describir a las personas que peregrinaban a la capilla de San Vito, en lo que hoy es Alemania. Aparentemente, algunas de ellas sufrían afecciones caracterizadas por movimientos del cuerpo parecidos a los de la epilepsia, y esperaban sanar en el santuario. (Los católicos consideran a San Vito como el santo patrón de quienes sufren de epilepsia, así como de los bailarines y actores.)

El Dr. Thomas Sydenham, prominente médico inglés del siglo XVII, empleó el término "corea" en relación con ciertas enfermedades infecciosas como la escarlatina. Más tarde, cuando también se vinculó a la fiebre reumática con la infección estreptocócica, el término escogido para describir los temblores de las extremidades superiores y de la cara producidos por la inflamación del cerebro fue corea de Sydenham.

A veces a la corea de Sydenham también se le llama baile de San Vito.

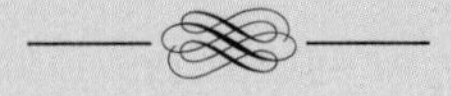

estreptocócicas se deben confirmar por medio de análisis de laboratorio. Los médicos usan un hisopo de algodón para hacer un frotis de la garganta con fines de análisis microscópico en busca del estreptococo.

Si el estreptococo es la causa de la infección, el médico por lo general receta un antibiótico como la penicilina, que debe tomarse durante 10 días. Se hace hincapié en tomar los antibióticos recetados hasta acabarlos, incluso si los síntomas de la infección desaparecen pronto.

No todas las infecciones que se dejan sin tratar tienen complicaciones como la fiebre reumática. En los pacientes con fiebre reumática, el medico recetará antibióticos y otros farmacos para reducir la inflamación y aliviar el dolor. También vigilará atentamente el corazón, para asegurarse de que la sangre circula por él sin problemas. Si las válvulas del corazón están dañadas, tal vez sea necesario recurrir a la cirugía para reparar una o más de ellas.

La mejor forma de evitar la fiebre reumática es tratar la infección estreptocócica cuanto antes con antibióticos. Los médicos, sin embargo, están preocupados porque algunas bacterias se están volviendo resistentes a los antibióticos tradicionales. Los investigadores continúan trabajando para encontrar la mejor manera de usar los antibióticos y también para crear nuevos fármacos que combatan las infecciones.

Fuentes

U.S. Centers for Disease Control and Prevention, 1600 Clifton Rd., Atlanta, GA 30333
Telephone (404)639-3534
Telephone (404)639-3311
Toll-free (800)311-3435
Information Hotline (888)-232-3228
TTY (404)639-3312
http://www.cdc.gov/

World Health Organization, 525 23rd St. NW, Washington, DC 20037
Telephone (202)974-3000
Facsimile (202)974-3663
Telex 248338
http://www.who.int/

V. tamb.
Amigdalitis estreptocócica
Artritis
Enfermedades del corazón
Fiebre

Fiebre tifoidea

Esta infección bacteriana es frecuente en numerosas partes del mundo. Se propaga mediante las aguas y las comidas contaminadas y afecta principalmente al tubo digestivo.

PALABRAS CLAVE
para búsquedas en Internet y otras fuentes de consulta

Enfermedades de transmisión hídrica (por medio del agua)

Enfermedades transmitidas por las comidas

Intoxicación alimentaria

Samonella typhi

¿En qué consiste la fiebre tifoidea?

Es un gran problema de salud pública en numerosos países. Se calcula que afecta anualmente a 16 millones de personas, de las cuales mueren más de medio millón. Es especialmente frecuente en partes de Asia, África y América del Sur, en lugares donde no existe un buen suministro de agua potable y el tratamiento de aguas residuales es limitado. Y en muchos de esos países, los niños son los más propensos a la fiebre tifoidea.

La fiebre tifoidea, en su día, fue también un problema epidemiológico serio en los Estados Unidos A principios del siglo XX, antes de que se contara con buenos suministros de agua potable y sistemas de tratamiento de aguas residuales, causaba alrededor de 35 000 mil casos de enfermedad al año. Los progresos tecnológicos en materia de conducciones de agua y alcantarillados casi han hecho desaparecer la fiebre tifoidea en los países industrializados. Hoy día, apenas se registran anualmente en los Estados Unidos unos 400 casos. Y en la mayoría de ellos, se trata de gente que viaja al exterior.

¿A qué se debe la fiebre tifoidea?

La causa de la fiebre tifoidea es la bacteria *Salmonella typhi*, que tiene algún parentesco con la especie de salmonella que produce la intoxicación

Perspectiva internacional

Por todo el mundo, se registran anualmente alrededor de 16 millones de casos de fiebre tifoidea, con una mortalidad cifrada en más de 600 000.

La enfermedad es frecuente en numerosos países subdesarrollados del mundo, especialmente en Asia y en América del Sur, en lugares en que se carece de buenos suministros de agua potable y de condiciones sanitarias. El problema se agrava cada vez más porque los gérmenes de la enfermedad se hacen más y más resistentes a algunos antibióticos utilizados tradicionalmente para combatirlos.

En los Estados Unidos se registran alrededor de 400 casos al año, pero el 60 por ciento de ellos son individuos que han viajado o viajan al exterior.

En el periodo de 1998–1999, 13 habitantes del estado de la Florida se contagiaron de la enfermedad al beber batidos hechos con frutas tropicales congeladas y contaminadas por *Salmonella typhi.*

Se sospecha que la fiebre tifoidea tuvo algo que ver con la defunción de figuras famosas como Alejandro Magno, Wilbur Wright (uno de los dos hermanos que levantaron vuelo por primera vez en un avión) y el poeta Gerard Manley Hopkins.

***estreñimiento** Defecación dificultosa, con frecuencia constituida por heces endurecidas.

alimentaria, aunque no son exactamente idénticas. La *Salmonella typhi* está presente en las heces de los infectados, incluso en las de ciertos "portadores sanos" que no manifiestan síntomas. La bacteria se propaga si las heces contaminan el agua de beber y la utilizada para el riego de tierras de cultivo o para lavar productos alimenticios. En ocasiones, la fiebre tifoidea también se transmite por intermedio de personas infectadas que trabajan en la preparación comercial de comidas. Una vez ingerida, la bacteria atraviesa la pared del tubo digestivo e irrumpe en el torrente sanguíneo. Por medio de éste, invade al hígado, bazo, vesícula biliar y ganglios linfáticos.

¿Qué sucede con los que contraen fiebre tifoidea?

Síntomas Los síntomas de la fiebre tifoidea aparecen en forma gradual. Al principio, la enfermedad cursa con dolor de cabeza, dolor de estómago y estreñimiento*. El enfermo se queja de fiebre y de pérdida del apetito. En ciertos casos, pueden brotarle manchas o erupciones rosáceas, principalmente en el abdomen y en el pecho. Conforme los síntomas se

Mary, la Tifosa

Ciertas personas, denominadas "portadoras," están infectadas por la bacteria *Salmonella typhi* pero no tienen síntomas de fiebre tifoidea. Ahora bien, cuando se dedican a preparar comidas para otros, pueden contaminar los alimentos que tocan y que luego comen los demás, con peligro de enfermarse.

La más famosa portadora de *Salmonella typhi* fue Mary Mallon, motejada Mary, la Tifosa, que trabajó de cocinera en algunos hogares neoyorquinos en los albores del siglo XX. A ella se le atribuyeron 51 casos de fiebre tifoidea, que dieron lugar a 3 muertes. Sin embargo, Mary no estuvo enferma en ningún momento y nunca reconoció que hubiese infectado a otros.

Las autoridades recluyeron a Mary, contra su voluntad, en un hospital que se alzaba en una islita del Río del Este de la ciudad de Nueva York. Tres años después, en 1910, se la dejó salir en libertad condicional, siempre que nunca más volviera a trabajar de cocinera. Pero en 1915 la fiebre tifoidea azotó a un hospital de Manhattan (la isla central de Nueva York) y resultó que Mary Mallon había estado cocinando en él. El resto de su vida (23 años) los pasó recluida de nuevo en la islita del Río del Este.

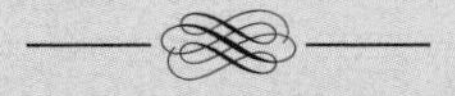

agravan, la fiebre puede alcanzar los 39,5 a 40 °C (103 a 104 °F). Los enfermos de fiebre tifoidea a menudo sufren diarrea, se deshidratan (pierden líquidos corporales más deprisa de lo que pueden reponerlos) y empiezan a confundirse y desorientarse. En casos agudos, el paciente puede caer en coma, que es un estado de inconsciencia profunda, e incluso sucumbir a la enfermedad.

Diagnóstico y tratamiento El análisis de la sangre y la orina generalmente descubre la presencia de la bacteria causante de la fiebre tifoidea. Los antibióticos, fármacos que combaten las infecciones bacterianas, pueden aliviar la enfermedad, acortarla y evitar complicaciones. Es posible que también se administren líquidos para contrarrestar los efectos de la diarrea. La enfermedad, en su fase grave, a veces provoca una perforación del intestino, en cuyo caso es necesaria la intervención quirúrgica.

Prevención

La mejor manera de prevenir la fiebre tifoidea es contar con un suministro de agua potable limpia y sistemas eficaces de eliminación de aguas residuales, los que no siempre se tienen disponibles en muchos países. Existe también una vacuna que previene la enfermedad en un setenta por ciento de los casos.

Los que viajan a países donde es frecuente la fiebre tifoidea, deben beber exclusivamente agua hervida o de botella. Procurarán también comer sólo alimentos suficientemente cocinados o frutas que ellos mismos hayan pelado y que no han sido lavadas con agua del grifo. El Centro de Control y Prevención de Enfermedades de los Estados Unidos da al viajero el siguiente consejo: "Hiérvalo, cocínelo, pélelo u olvídelo."

Fuentes

U.S. Centers for Disease Control and Prevention,
1600 Clifton Rd., Atlanta, GA 30333
Telephone (404)639-3534
Telephone (404)639-3311
Toll-free (800)311-3435
Information Hotline (888)-232-3228
TTY (404)639-3312
http://www.cdc.gov/

World Health Organization, 525 23rd St. NW,
Washington, DC 20037
Telephone (202)974-3000
Facsimile (202)974-3663
Telex 248338
http://www.who.int/

V. tamb.
Fiebre
Gastroenteritis
Infecciones bacterianas
Salmonelosis

Fisura palatina

La fisura palatina es una abertura o división en dos de la bóveda bucal (paladar). Este defecto congénito obedece a que el paladar del feto no se desarrolla debidamente durante los primeros meses del embarazo.

PALABRAS CLAVE
para búsquedas en Internet y otras fuentes de consulta

Cirugía reconstructiva

Otorrinolaringología

Síndromes craneofaciales

Sensaciones encontradas

Tonya y Phil se emocionaron al oír llorar por primera vez a su bebé, pero sufrieron una gran conmoción al verlo. El recién nacido tenía el labio superior partido por la mitad. El médico les dijo que el niño había nacido con fisura palatina y labio leporino, y que ambos eran defectos congénitos relativamente habituales. Por lo demás, Phillip era un bebé sano: los problemas ocasionados por estos defectos pueden superarse. El cirujano plástico arreglará el paladar y el labio de Phillip, y un equipo de especialistas atenderá los problemas de dientes, de la audición y del habla.

¿Qué es la fisura palatina?

Fisura significa hendidura o partición, y paladar es la bóveda interna de la boca. Se produce una fisura palatina cuando la bóveda bucal del feto* no se desarrolla adecuadamente durante el embarazo, lo que crea un orificio de paso entre la nariz y la boca.

* **feto** En el ser humano, producto de la concepción desde las nueve semanas de la fecundación hasta el nacimiento. Antes de las nueve semanas, se llama embrión

El paladar se extiende desde los dientes superiores hasta la úvula o campanilla (pequeña pieza de tejido que cuelga en la parte posterior de la garganta). Se divide en la citada bóveda, o parte dura y ósea que sentimos al tocar con la lengua justo detrás de los dientes, y el velo del paladar, o parte blanda, que corresponde a la zona muscular y blanda que queda justo detrás de la bóveda. Para separar la boca de la nariz y la garganta es necesario un paladar completamente formado, puesto que éste sirve de barrera para que la comida no llegue a la nariz cuando la impulsamos hacia el fondo de la garganta al tragar. El paladar también es importante para articular sonidos del habla, por cuanto no deja que el aire espirado salga por la nariz en vez de por la boca.

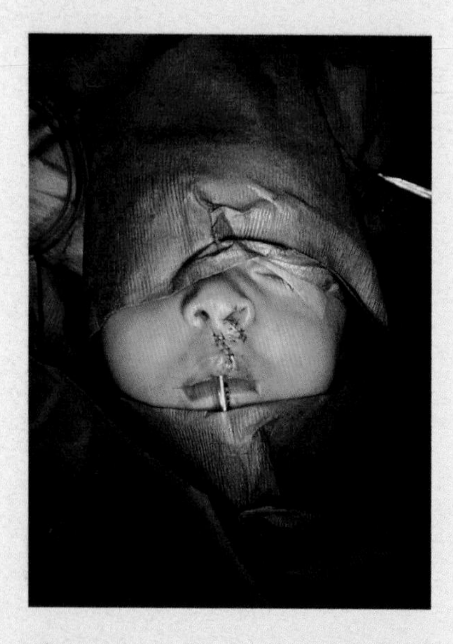

▲

De bebé, Shantell fue sometida a cirugía para corregir su fisura palatina completa y su labio leporino. En la foto se aprecia el aspecto que tenía antes (izquierda) y después (derecha) de la operación. *Courtesy of Janet Salomonson, M.D., Santa Monica, CA/Cleft Palate Foundation.*

La boca y la nariz del feto se desarrollan en una etapa temprana del embarazo, entre la quinta (5) y la duodécima (12) semanas. La formación del rostro del feto requiere la fusión de tres áreas faciales en desarrollo. Normalmente, los elementos componentes del paladar ajustan entre sí como las dos partes de una cremallera cerrada, pero cuando el proceso de crecimiento se ve perturbado por cualquier circunstancia, la cremallera no acaba de cerrarse y queda la fisura. La formación del paladar y del labio superior son procesos distintos pero asociados, por lo que muchos bebés que nacen con fisura palatina presentan también labio leporino, lo cual afecta a la capacidad de succionar y de hablar del niño, así como también a su aspecto. La magnitud y gravedad de la fisura depende de hasta qué punto el paladar o el labio se hayan cerrado.

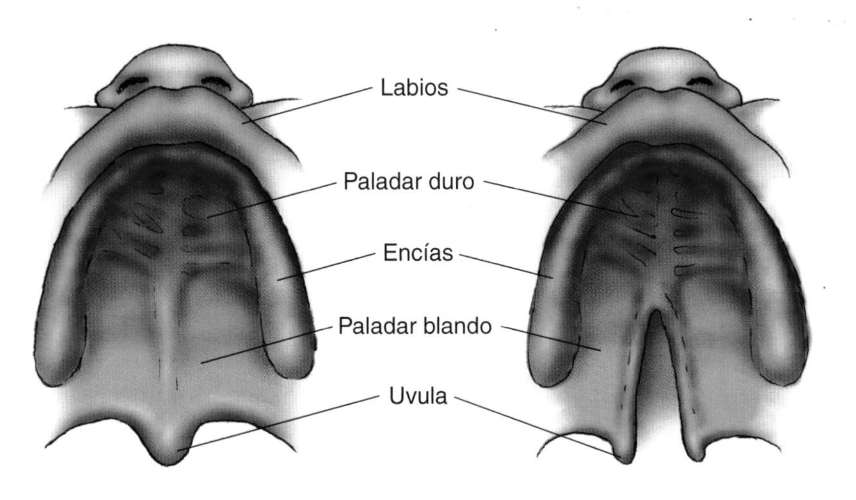

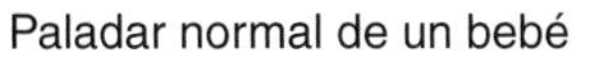
Paladar normal de un bebé

Fisura palatina parcial

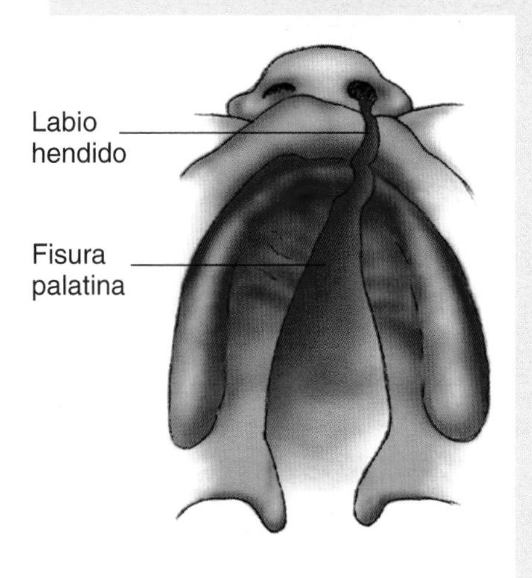

Fisura palatina completa y labio hendido

▲

La fisura palatina es una hendidura en la bóveda del paladar. La formación y fusión completa del paladar (izquierda) es parte habitual del desarrollo del feto. Si el paladar no se cierra completamente puede crearse una fisura palatina parcial (centro) o una fisura palatina completa acompañada de labio leporino (derecha).

La fisura puede ser una partición vertical en el centro (fisura unilateral) o dos particiones (fisura bilateral).

¿Por qué nacen niños con fisura palatina y labio leporino?

Estos defectos de nacimiento son el resultado de una combinación de factores. En uno de cada cinco casos, el defecto es hereditario, probablemente debido a la interacción de diversos genes*. En la mayoría de los casos, sin embargo, las hendiduras parecen estar causadas por agentes ambientales a los que el feto queda expuesto en la fase temprana del embarazo. El virus del la rubéola (sarampión alemán) y otras afecciones—una deficiencia de vitaminas, ciertos medicamentos y el consumo de drogas o alcohol durante el embarazo—son factores que parecen aumentar la probabilidad de que el bebé nazca con el paladar partido o labio hendido. Los esfuerzos para la prevención de esta enfermedad se centran principalmente en concienciar a la opinión pública sobre los peligros qué acechan al embarazo.

* **genes** Sustancias químicas del organismo que determinan los caracteres hereditarios de la persona, como el color de los ojos o el pelo. Se heredan de los padres y forman parte de los cromosomas contenidos en las células del cuerpo.

¿Qué les pasa los niños con fisura palatina o labio leporino?

Síntomas Un paladar y un labio mal formados afectan de diversas formas a la salud física y emocional del niño:

- El labio leporino es una malformación claramente visible, y la fisura palatina deforma el rostro. Estos defectos congénitos, si no reciben tratamiento, pueden acarrear serios problemas de autoestima.

Perspectiva internacional

- La fisura palatina es uno de los defectos congénitos más comunes en todas partes. Aproximadamente 1 de cada 700 bebés nace con fisura palatina y con labio leporino.
- Cada año, más de 5 000 bebés se ven afectados en los Estados Unidos por este problema congénito.
- Entre las personas que lo sufren, el 50 por ciento presentan fisura palatina y labio leporino, el 30 por ciento sólo fisura palatina y el 20 por ciento restante sólo labio leporino.
- La posibilidad de presentar labio leporino, o fisura palatina acompañada de labio leporino, es dos veces mayor en los niños que en las niñas. Sin embargo, las niñas tienen el doble de posibilidades de presentar únicamente fisura palatina.
- Las personas de ancestro asiático, europeo e indio de origen estadounidense son más propensos a este defecto que otros grupos étnicos.
- Las personas de ascendencia africana tienen menos probabilidades de presentar las hendiduras de paladar y labio.

"Operación Sonrisa"

La reconstrucción de una fisura palatina requiere operaciones quirúgicas múltiples, pero muchas personas no tienen los medios económicos para costear la asistencia médica que se necesita. En 1982, el Dr. William P. Magee, cirujano plástico, y su mujer Kathleen, enfermera y trabajadora social, fundaron la "Operación Sonrisa" para cambiar este panorama.

- Al hablar, la persona produce distintos sonidos si expulsa el aire por la nariz o por la boca. Para la emisión de ciertos sonidos es necesario un labio superior completamente formado, pero cuando hay fisura palatina, el aire nunca deja de salir por la nariz, lo que ocasiona la emisión de sonidos inusitados.
- Normalmente, el paladar actúa como barrera al impedir que la comida o los líquidos salgan por la nariz. Pero cuando hay un orificio o hendedura de paso en el paladar, la barrera desaparece, con el consiguiente problema.
- Los niños con fisura palatina son propensos a infecciones de los oídos y a sinusitis, porque la fisura del paladar permite que los líquidos invadan los senos paranasales y los conductos auditivos.
- Muchos niños con fisura palatina y labio leporino sufren problemas dentales como falta de estructura ósea, ausencia de dientes o malformación y maloclusión (los dientes superiores e inferiores no se ajustan correctamente). Estos problemas dificultan la masticación y pueden ocasionar deformaciones faciales.
- Algunos niños con fisura palatina padecen también enfermedades congénitas del corazón, trastornos del crecimiento y dificultades para aprender.

Tratamiento

La reparación del defecto congénito de Phillip requerirá varias operaciones. Cuando tenga tres meses, el cirujano plástico coserá los bordes del labio utilizando al efecto trozos de piel tomada de otras partes de la boca. La fisura palatina de Phillip será objeto de cirugía más adelante, cuando tenga de 6 meses a 1 año de edad. Si es propenso a las infecciones de los oídos, el cirujano le colocará un tubito en cada oído para drenar la supuración producida por la infección. Estas medidas deben adoptarse tan pronto como sea posible para evitar problemas de habla o de oído.

Phillip podría tambien necesitar intervenciones adicionales de cirugía estética para adaptar sus rasgos faciales según crece, así como tratamiento dental para fomentar el crecimiento del hueso de la mandíbula y fortalecer los dientes. El audiólogo (especialista en audición) tendrá que revisar los oídos de Phillip con frecuencia, y éste tendrá que someterse además periódicamente a la terapia que le aconseje un logopeda con el fin de entrenar los músculos del paladar para que funcionen correctamente.

Phillip y sus padres tienen mucho que hacer durante los próximos años, pero el pronóstico es optimista. Los médicos esperan que cuando comience la escuela primaria, Phillip hable correctamente y sólo le quede una pequeña cicatriz en el lugar donde tuvo el labio leporino.

Fuentes

U.S. National Institute of Dental and Craniofacial Research,
45 Center Dr., MSC 6400, Bethesda, MD 20892-6400
Telephone (301)496-4261
http://www.nidcr.nih.gov/

American Cleft Palate-Craniofacial Association, 104 S Estes Dr.,
Ste. 204, Chapel Hill, NC, 27514-2866
Telephone (919)933-9044
http://www.cleftpalate-craniofacial.org

American Speech-Language-Hearing Association,
10801 Rockville Pike, Rockville, MD 20852
Toll-free (800)638-8255
http://www.asha.org/

Operation Smile, 6435 Tidewater Dr., Norfolk, VA, 23509
Telephone (757)321-7645
Toll-Free 880OPSMILE
http://www.operationsmile.org

La "Operación Sonrisa"y sus voluntarios ofrecen cirugía (de corrección y reconstrucción) y otros servicios médicos gratis a niños estadounidenses y de 20 países en vías de desarrollo. Desde 1982 han brindado cirugía facial a 50 000 niños. En 1999, el "Tour Mundial de la Esperanza 1999" atendió a 5 000 niños de 19 países.

V. tamb.
Alcoholismo
Complicaciones del embarazo
Defectos congénitos
Enfermedades del corazón
Enfermedades genéticas
Infección
Infecciones de los oídos
Infecciones víricas
Rubéola
Soplo cardíaco
Toxicomanía
Trastornos del crecimiento

Flebitis

Es la inflamación de una vena, que puede dar lugar a la formación de coágulos de sangre.

PALABRAS CLAVE
para búsquedas en Internet y otras fuentes de consulta

Sistema circulatorio

El caso de Terry

Terry decidió visitar a su médico porque le dolía la parte inferior de la pierna izquierda, que también parecía estar hinchada y roja e incluso un poquito caliente al tocarla.

El médico pareció preocuparse cuando Terry le explicó los síntomas. Le preguntó a la muchacha si pasaba mucho tiempo sentada. Ella le contestó que, como recepcionista en una oficina de mucho trajín, a veces se pasaba horas sin poder levantarse de su escritorio.

Puesto que Terry pasaba tanto tiempo sentada y tenía la pierna roja e hinchada, el médico sospechó una flebitis.

Peligro invisible

Las venas devuelven la sangre desde las distintas partes del cuerpo al corazón. El corazón late unas 100 000 veces al día, impulsando la sangre por todo el cuerpo a través de las arterias, y de regreso al corazón a través de las venas.

A veces, sin embargo, la sangre de las venas no circula bien. Fluye con lentitud o se estanca, como el agua de un charco. Esto puede ocurrir por muchas razones. Como en el caso de Terry, pasar demasiado

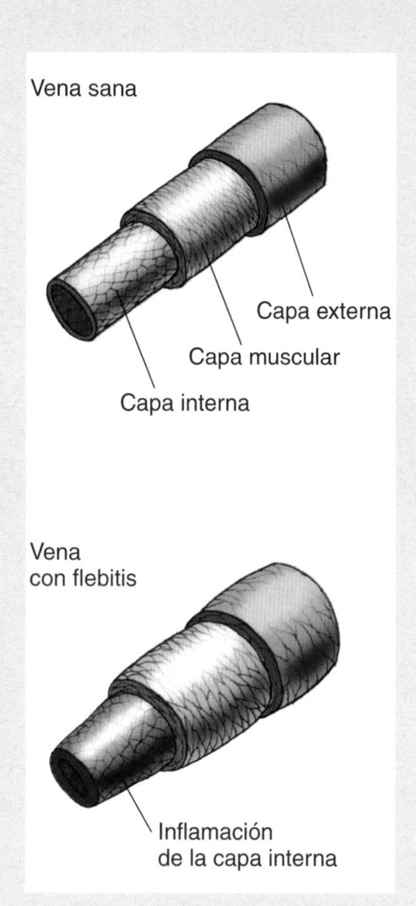

Una vena sana frente a una vena con flebitis.

* **menopausia** Período de la vida de la mujer en que se produce la última menstruación, a partir del cual deja de tener ovulaciones y ya no puede tener más hijos.

tiempo sentada en la oficina (o en viajes largos en automóvil o avión) puede restringir la circulación de la sangre en las piernas. También una herida, un tumor o una operación quirúrgica pueden causar daños a las venas, con lo que se lentificará el flujo sanguíneo. Los enfermos que tienen que pasar mucho tiempo en cama son susceptibles de sufrir estancamientos de sangre en las venas. Las mujeres embarazadas también corren un riesgo mayor de lo normal, así como las que toman estrógeno —la hormona femenina contenida en las píldoras anticonceptivas y en los medicamentos que algunas mujeres toman después de la menopausia*. El tabaco es otro gran factor de riesgo.

El estancamiento de la sangre hace que las paredes de la vena se distiendan y se inflamen. También puede desencadenar la coagulación. Los coágulos son densas masas de sangre que generalmente cumplen una función benéfica, como cuando paran la sangre que emana de una herida. Pero, cuando los coágulos se forman dentro de las venas, producen lo que se llama trombosis. Si el coágulo se desprende puede causar una embolia, fenómeno que ocurre cuando el coágulo, arrastrado por el torrente sanguíneo, se desplaza y obstruye los rasos que irrigan los pulmones u otros órganos e impiden el aflujo de sangre a éstos, lo que puede causar problemas graves, incluso la muerte repentina.

La flebitis ocurre generalmente en las piernas, aunque también puede ocurrir en otras partes del cuerpo. Los síntomas incluyen dolor, inflamación y enrojecimiento.

Cuando la flebitis ocurre en las venas que están cerca de la piel, se llama superficial. Si ocurre en lo hondo de la pierna, se llama flebitis profunda.

Diagnóstico

Los médicos se valen de exámenes y pruebas para detectar los coágulos de las piernas. Una de las pruebas consiste en inyectar un colorante en la pierna y luego tomar una radiografía para localizar los coágulos. Pueden también emplear un ecógrafo o para crear imagenes internas de la pierna similares a las radiografías. Pueden, además, utilizar una máquina que mide la presión arterial en diferentes puntos de la pierna; si la presión es diferente en la parte superior que en la inferior de la pierna, quiere decir que la vena está obstruida.

Tratamiento

El peligro de la flebitis es que puede provocar una trombosis. Si no hay un coágulo presente, los médicos tratan a los pacientes con bolsas de agua caliente y con antiinflamatorios como el ibuprofeno. Aconsejan al paciente que tenga la pierna levantada para facilitar el riego sanguíneo de la misma. A veces recetan anticoagulantes, como la heparina o la warfarina, con el fin de disolver los coágulos o evitar que se formen. Por último, mantienen al paciente bajo revisión periódica para asegurarse de que no se formen más coágulos en el futuro.

Medidas preventivas

La mejor prevención es mantenerse activo. También, dado que el fumar y el tener sobrepeso aumentan los riesgos de flebitis y de trombosis, es recomendable evitar el tabaco y mantenerse en un peso saludable.

Fuentes

U.S. National Heart, Lung, and Blood Institute, Bldg. 31, Rm. 5A52,
31 Center Drive, MSC 2486, Bethesda, MD 20892
Telephone (301)592-8573
Facsimile (301)592-8563
TTY (240)629-3255
http://www.nhlbi.nih.gov/

V. tamb.
Enfermedades del corazón
Trombosis

Fobias

Una fobia es una forma especial de miedo: un miedo intenso y persistente a una cosa o situación en particular. Existen muchas clases de fobias. Por ejemplo, una fobia social es el miedo intenso y persistente a pasar vergüenza en un ámbito social. La agorafobia es el miedo a estar en una situación susceptible de provocar un ataque de pánico, o de la cual sería difícil escapar.

PALABRAS CLAVE
para búsquedas en Internet y otras fuentes de consulta

Angustia
Conducta
Pánico
Psicología
Psiquiatría

Cuandoquiera que Bethani, que acaba de cumplir los 15 años, entra en un edificio de más de dos plantas, lo inspecciona para ver si tiene escaleras. Le produce un miedo intenso montar en ascensor. Aunque sus amigas se burlan de ella, y ella misma reconoce que sus temores son "tontos," una vez que las puertas del ascensor se cierran, comienza a sudar y su corazón empieza a latir de forma descontrolada. "Es como si estuviera atrapada," les dice. "Como si nunca, nunca pudiera escaparme."

¿Qué son las fobias?

Las fobias se presentan de varias maneras. Si bien todas las personas, en un momento u otro, se sienten incómodas en una situación social, las fobias van más allá de una simple torpeza social. En una fobia, el encontrarse en una determinada situación produce una angustia tan enorme que puede derivar en un ataque de pánico*. La persona será capaz de casi todo con tal de evitar la situación.

Fobias sociales Las fobias sociales pueden producir persistentes temores a la humillación o a la vergüenza en ciertas situaciones sociales como entrar en un aula o salir a la calle. El individuo se siente como si todo el mundo lo estuviera observando. La fobia, por ejemplo, puede persistir

* **ataque de pánico** Es un periodo de malestar o miedo intensos, acompañado de una sensación de catástrofe inminente y de deseo de huir. La persona tiembla, suda, está falta de aliento y siente dolor de pecho.

Los nombres de todas las fobias

Para nombrar todas las fobias que afectan a la gente, no bastaría el alfabeto entero, desde ablutofobia (miedo a lavarse o a bañarse), hasta zoofobia (miedo a los animales). Entre otras fobias comunes (o poco comunes) se encuentran las siguientes:

- Araquibutirofobia: miedo a que la manteca de maní se pegue al paladar.
- Aritmofobia: miedo a los números.
- Genufobia: miedo a las rodillas.
- Ictiofobia: miedo a los peces.
- Pupafobia: miedo a las marionetas.
- Pteromeranofobia: miedo a volar.
- Examinofobia: miedo a los exámenes.

hasta el punto de que la persona afectada, al estar en una fiesta, se pasa todo el tiempo escondiéndose para no tener que tratar con los demás.

Causas La persona afectada, cuando se enfrenta a una situación que desencadena su fobia específica, puede padecer altos grados de angustia, capaces de conducir a un ataque de pánico. La persona con fobias específicas, como el miedo de Bethani a los ascensores, se dan cuenta de que sus temores son "tontos" o "irracionales," pero, aun así, el miedo produce gran consternación. A veces, especialmente tratándose de niños, la persona puede no entender que su miedo es excesivo o infundado.

Traumas Con frecuencia, determinadas fobias tienen su origen en experiencias traumáticas específicas. Las fobias sociales suelen comenzar en la adolescencia, a la edad promedio de 15 a 20 años, al iniciarse, aunque algunas fobias sociales pueden comenzar en la infancia. Las fobias pueden comenzar a cualquier edad. Algunas investigaciones han demostrado que en muchas fobias sociales interviene el factor hereditario.

¿Cuáles son las fobias más comunes?

El tipo de fobia más común es la social, que es un miedo persistente a la humillación o a la vergüenza en ciertas situaciones sociales. Íntimamente relacionada con la fobia social está la agorafobia (literalmente "miedo los lugares públicos") que es el miedo de estar en un sitio o situación de los que sería difícil o vergonzante escapar, en caso de necesidad. La gente que padece de agorafobia cree que podría darle un ataque de pánico repentino. Para sobrellevar ese miedo, quienes sufren de agorafobia sencillamente evitan toda situación difícil o la soportan con angustia.

Otras fobias, tales como la aracnofobia (miedo a las arañas), o la hidrofobia (miedo al agua), pueden llevar a la gente a eludir situaciones específicas en las cuales tendrían que enfrentarse a estímulos que les causan miedo.

Tratamiento

Existen en el comercio una serie de medicamentos de venta libre para el tratamiento de la fobia social. Las personas con fobias específicas también pueden beneficiarse de la orientación psicológica o de la psicoterapia encaminada a un desensibilización sistemática del paciente. En esta forma de terapia, al hablar con el terapeuta en un ámbito seguro, la persona entra en contacto gradualmente con las situaciones u objetos que le producen miedo. Aprende técnicas de relajamiento, de visualización y de respiración profunda que le permiten tener la oportunidad de resolver sus temores paulatinamente.

Fuentes

U.S. National Institute of Mental Health, 6001 Executive Blvd., Rm. 8184, MSC 9663, Bethesda, MD 20892-9663
Telephone (301)443-4513
Toll-free 866-615-6464
Facsimile (301)443-4279
TTY (301)443-8431
http://www.nimh.nih.gov/

V. tamb.
Angustia
Trastornos de angustia
Trastorno de estrés postraumático
Trastornos mentales

Fumar *Véase* Enfermedades relacionadas con el tabaco

Furúnculos *Véase* Absceso

G

Gangrena

La gangrena es un proceso patológico que conduce a la muerte de los tejidos orgánicos. Se debe a la obstrucción del flujo sanguíneo o a infecciones bacterianas.

PALABRAS CLAVE
para búsquedas en Internet y otras fuentes de consulta

Arteriosclerosis

Cámara hiperbárica

Congelación

Desbridamiento

Infecciones bacterianas

¿Qué es la gangrena?

Es un proceso en que el tejido vivo (piel, músculo o hueso) muere y entra en putrefacción. Con mayor frecuencia afecta a piernas, brazos y dedos de la mano, pero puede afectar también a órganos internos tales como los intestinos o la vesícula biliar, cuando se obstruye la circulación sanguínea a una región del cuerpo o cuando ciertas clases de bacterias* invaden una herida.

Gangrena seca Este tipo de gangrena se produce cuando queda bloqueado el aflujo de sangre a una determinada parte del cuerpo. Si los tejidos corporales se ven privados del alimento y oxígeno transportados por la sangre, empiezan a morir. La gangrena seca puede ser resultado de congelación* o de lesiones corporales, pero más frecuentemente es una de las complicaciones de la diabetes. En algunos diabéticos se produce el endurecimiento de las arterias (arteriosclerosis), lo que restringe el flujo sanguíneo. Esto sucede con especial frecuencia en piernas y pies.

La gangrena seca empieza habitualmente por los dedos de los pies. El primer indicio es a veces el entumecimiento y hormigueo en éstos. A medida que la gangrena avanza en su evolución y los tejidos empiezan a morir, el enfermo experimenta dolores agudos en la zona afectada. A la larga, esos tejidos se vuelven negros, lo que delata los lugares en que el tejido ha muerto ya. Esta clase de gangrena debe tratarse de urgencia, pero no es, por lo general, peligrosa para la vida.

Gangrena húmeda Se presenta cuando ciertos tipos de bacterias invaden una zona lesionada del cuerpo. Esto suele suceder más bien a raíz de una lesión producida por obstrucción del flujo sanguíneo, debida a un coágulo o a un vendaje muy apretado. La falta de circulación sanguínea ocasiona la muerte (necrosis) de algunas células, con la consiguiente fuga de líquido, que humedece el tejido circundante. El ambiente húmedo permite a ciertas bacterias, como los estreptococos y los estafilococos, invadir la herida y multiplicarse. La gangrena húmeda produce

* **bacterias** Microorganismos unicelulares de forma redonda, en espiral o de bastón, sin núcleo diferenciado. Comúnmente se multiplican por división celular. Algunas clases pueden causar enfermedades en humanos, animales y plantas.

* **congelación** Lesiones de los tejidos orgánicos por exposición a temperaturas ambientales muy bajas.

Medicina Militar

Guerra de Secesión de EE.UU. (1861–1865)

Lo más mortífero de esta contienda no fue la muerte instantánea por bala de fusil o de cañón, sino las heridas contaminadas. Alrededor de 388 500 soldados murieron de heridas y de otras enfermedades, incluida la gangrena. Las manos sucias de los médicos, sin saberlo ellos, infectaron esas heridas con bacterias productoras de gangrena, mientras atendían a los soldados heridos.

En el transcurso de esa guerra, los médicos observaron que las heridas de algunos soldados estaban infestadas de gusanos, correspondientes a larvas de las moscas domésticas y moscardas. Esas heridas agusanadas solían curar más deprisa que las que carecían de gusanos, porque estos devoraban los tejidos muertos o en putrefacción atribuibles a la infección gangrenosa, y con ello permitían la curación de los tejidos restantes. Hacían, pues, el mismo trabajo que los cirujanos de hoy hacen por medio del desbridamiento.

Primera Guerra Mundial (1914–1918)

Durante la Primera Guerra Mundial, casi 25 000 km (15 000 millas) de trincheras surcaban el frente occidental europeo. Las tropas que habían pasado muchas semanas en estas trincheras frías y embebidas de agua a menudo tenían las extremidades embotadas, inflamadas y con los nervios sensitivos lesionados, conjunto de síntomas al que se dio el nombre de "pie de trinchera" (congelación húmeda del pie).

El pie de trinchera no tardaba en ser invadido por la gangrena, con pérdida de tejidos, y a veces era necesaria la amputación de las extremidades. Los médicos y la oficialidad reaccionaron a este problema instituyendo estrictas normas de higiene, las cuales pasaron a ser parte de un continuo régimen militar preventivo.

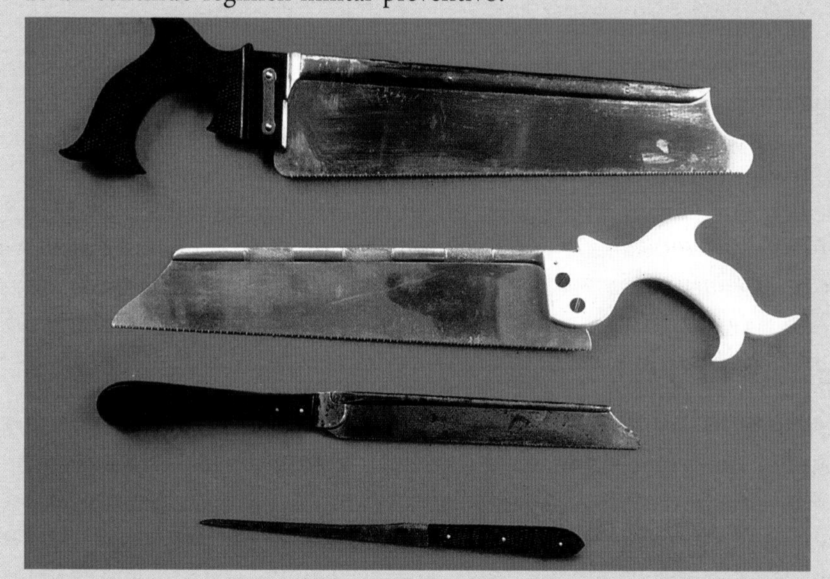

Las sierras para la amputación de las extremidades gangrenosas formaban parte del equipo de campaña de los médicos militares. © *John Watney/Photo Researchers, Inc.*

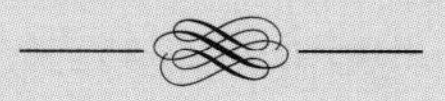

hinchazón y ampollas en la piel, así como un hedor nauseabundo. Una vez instaurada, se propaga rápidamente a los tejidos circundantes. De no recibir atención médica, puede matar al herido o lesionado en unos días.

Gangrena gaseosa Es una clase de gangrena húmeda ocasionada generalmente por bacterias del género *Clostridium.* Estas bacterias, que necesitan muy poco oxígeno para vivir, liberan gases y toxinas como productos de desecho. La gangrena gaseosa da origen a fiebre elevada, pus* y burbujas de gas en la piel.

* **pus** Líquido espeso y cremoso, generalmente de color amarillo o verdoso, que se forma en el foco de una infección.

Tratamiento

Cuando el individuo afectado tiene diabetes, ha sufrido congelación o presenta una lesión, es de importancia capital impedir que la gangrena se difunda. En el diabético es esencial para la prevención de la gangrena tomar medicamentos, mantener una buena circulación de la sangre, evitar lesiones de los pies y abstenerse de fumar. La pronta limpieza de heridas con objeto de prevenir las infecciones bacterianas puede impedir la aparición de la gangrena húmeda.

Si el individuo es atacado por la gangrena, será necesario extirpar quirúrgicamente los tejidos muertos antes de que pueda empezar la intervención curativa (el desbridamiento). Los médicos procuran mejorar la circulación a la zona afectada por medio de medicamentos y los cirujanos extirpan el tejido necrosado. Por cuanto las formas bacterianas de gangrena son de rápida propagación, toda o parte de la extremidad afectada tal vez requiera amputación*. Los afectados de gangrena húmeda reciben también antibióticos*. A veces se les trata en cámaras hiperbáricas, en las que quedan expuestos a un ambiente de oxígeno a presiones muy elevadas, para propiciar la curación de los tejidos gangrenosos..

* **amputación** Escisión quirúrgica de una extremidad u otro anexo o excrecencia del cuerpo.

* **antibióticos** Son medicamentos que matan a las bacterias o impiden su desarrollo.

▶ *V. tamb.*

Diabetes

Infecciones bacterianas

Lesiones relacionadas con el frío

Gastroenteritis

Es una enfermedad caracterizada por la inflamación del revestimiento interno del estómago y de los intestinos que da por resultado lo que a veces se denomina "descompostura de estómago" o "gripe intestinal."

PALABRAS CLAVE
para búsquedas en Internet y otras fuentes de consulta

Infección

Inflamación

Intoxicación alimentaria

Sistema gastrointestinal

¿En qué consiste la gastroenteritis?

Gastroenteritis es el término general que designa la inflamación* del segmento gastrointestinal que forma parte del tubo digestivo y comprende el estómago, el intestino delgado y el intestino grueso. Los síntomas más frecuentes de la gastroenteritis son: pérdida del apetito, vómito, cólicos, náuseas* y diarrea*. En los Estados Unidos suele ser una enfermedad de carácter leve, pero es a veces mortal en países en que el suministro de aguas está contaminado, el tratamiento de aguas residuales es insuficiente o donde escasean las instalaciones médicas.

* **inflamación** Reacción del cuerpo a una irritación, infección o herida que a menudo causa hinchazón, dolor, enrojecimiento y calor.

* **náuseas** Sensación de tener el estómago descompuesto y necesidad de vomitar.

* **diarrea** Deposición frecuente de heces acuosas.

¿Cuál es la causa de esta enfermedad?

Son muchas y muy distintas las causas posibles. En Estados Unidos, las más comunes son las infecciones víricas. Por otra parte, ciertas bacterias y parásitos pueden invadir los comestibles o el suministro de aguas, lo que también conduce a la gastroenteritis. Asimismo, pueden provocarla las alergias o sensibilidad exagerada a ciertos alimentos, los efectos secundarios de determinados fármacos y el alcohol u otras sustancias tóxicas.

Tratamiento

Cuando es leve, no suele durar más de dos o tres días. A menudo, el único tratamiento que se necesita es el reposo y la ingestión abundante de líquidos. La gastroenteritis adquiere caracteres más graves si el vómito y la diarrea producen deshidratación, estado anómalo consecutivo a la pérdida de líquidos y sales corporales más deprisa de lo que es posible reemplazarlos bebiendo. Si la persona se deshidrata, puede llegar a necesitar hospitalización para que se le administre una terapia de restitución de líquidos por vía intravenosa. En esta forma de tratamiento se inyectan líquidos y sales directamente en la circulación mediante una pequeña aguja introducida en una vena.

¿Cómo se puede prevenir?

El lavarse bien las manos después de usar el baño y antes de tocar cualquier alimento o de comerlo, es una medida relevante en la prevención de la gastroenteritis infecciosa. La preparación y almacenamiento apropiados de los alimentos son también factores preventivos de importancia. Para los viajeros que piensan visitar ciertos países en desarrollo, existen vacunas* contra algunas de las causas de la gastroenteritis.

* **vacunas** Preparados a base de un germen muerto o atenuado o de un fragmento del mismo. Las vacunas estimulan el sistema inmunitario para que combata el germen patógeno (que causa enfermedad), sin producir infección grave.

V. tamb.
Diarrea
Infecciones víricas
Intoxicación alimentaria

Fuentes

U.S. Centers for Disease Control and Prevention, 1600 Clifton Rd., Atlanta, GA 30333
Telephone (404)639-3534
Telephone (404)639-3311
Toll-free (800)311-3435
Information Hotline (888)-232-3228
TTY (404)639-3312
http://www.cdc.gov/

Giardiasis

Infestación del intestino delgado por el parásito Giardia lamblia, *que se transmite de una persona a otra o por contacto con aguas o alimentos contaminados. Su síntoma principal es la diarrea.*

PALABRAS CLAVE
para búsquedas en Internet y otras fuentes de consulta

Enfermedades transportadas por el agua

Sistema gastrointestinal

¿En qué consiste la giardiasis?

Se trata de una infestación muy común debida al protozoo *Giardia lamblia,* microorganismo unicelular que vive como parásito*. La contaminación por *Giardia* puede ocurrir con cualquier tipo de agua, desde la de los manantiales de montaña a la mal filtrada que suministran las instalaciones municipales. Los portadores o vectores más comunes de la giardiasis son el perro, el castor y el ser humano. La enfermedad se transmite fácilmente de una persona a otra si no se practica la debida higiene.

La giardiasis se da en todas partes del mundo, tanto en países desarrollados como en desarrollo, y en los climas templados como en los tropicales. En las naciones en desarrollo, se dan a veces tasas de infestación del 20 por ciento. Se calcula que en Estados Unidos esta parasitosis afecta a un 20 por ciento de la población, siendo los niños pequeños que asisten a guarderías muy populosas quienes corren un riesgo especial.

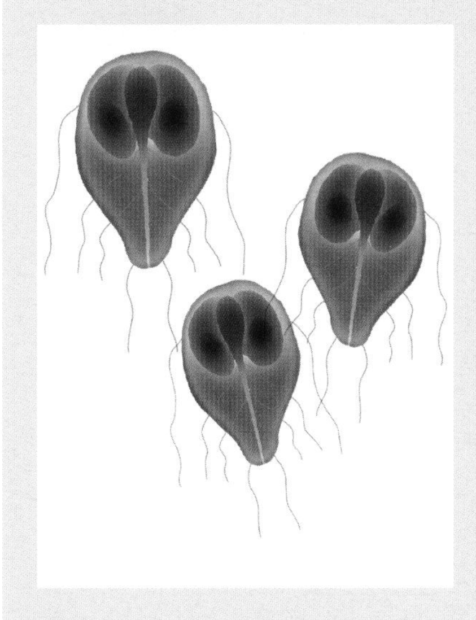

▲

Protozoos de la especie *Giardia lamblia.*

* **parásitos** Seres que viven y se alimentan a costa de otros organismos. La planta o el animal del que se nutre el parásito se llama huésped.

Síntomas

Se calcula que más del 50 por ciento de los afectados de giardiasis no tienen síntomas o sólo presentan molestias leves. Cuando aparecen síntomas, pueden empezar gradual o bruscamente, por lo regular de 1 a 3 semanas después de la exposición al parásito. La enfermedad suele empezar por una diarrea frecuente, de consistencia acuosa y sin sangre ni mucosidad. Por cuanto la giardosis afecta a la capacidad del organismo humano para absorber grasas e hidratos de carbono de los alimentos ingeridos (malabsorción), a menudo produce heces hediondas y grasientas flotantes. Los síntomas pueden incluir también dolores abdominales, abdomen hinchado o agrandado, exceso de gases, náuseas, vómito, pérdida de apetito y, a veces, febrícula. Estos síntomas, si persisten, conducen a pérdida de peso y deshidratación.

Diagnóstico

El diagnóstico se basa en el examen al microscopio de muestras de heces, en busca de trofozoítos activos dentro del protozoo *Giardia,* o detección de quistes, formados por protozoos envueltos en una pared protectora, que es la forma que presenta el protozoo durante la fase de reposo de su ciclo vital. La detección de este parásito es difícil, por lo que a menudo es necesario repetir los exámenes de heces varias veces antes de que se pueda confirmar o excluir la infestación por *Giardia.* Las pruebas diagnósticas requieren a veces hasta 4 o 5 semanas de espera.

Tratamiento

Existen medicinas disponibles para el tratamiento de la giardiasis, siendo algunas de ellas muy eficaces con una sola dosis. A veces es necesaria una segunda dosis de medicación. Existe algo de controversia entre los médicos acerca de cómo tratar a los individuos portadores del parásito pero que no presentan síntoma alguno de giardiasis. En ocasiones, se considera el tratamiento medicamentoso, pues los portadores pueden transmitir la infección a personas sanas y en algún momento mostrar los síntomas ellos mismos.

Medidas preventivas

No existe ninguna vacuna o fármaco profiláctico (que prevenga la enfermedad) para la giardiasis. La prevención dependerá de contar en todo momento con un suministro de agua potable incontaminada, de la eliminación sanitaria de desechos humanos y animales, del lavado de frutas y verduras antes de comerlas o cocinarlas y de una higiene adecuada que incluye el lavarse las manos después de pasar por el baño y antes de comer.

El protozoo *Giardia* puede filtrarse del agua, pero es difícil de destruir. Capaz de sobrevivir en agua fría durante 2 meses como máximo, es también resistente a las concentraciones de cloro que se utilizan para purificar el agua de los suministros municipales. Cuando el agua de estos acueductos ha sido aprobada por las autoridades de salud pública de la localidad, puede considerarse como buena para beber. Pero cuando se acampa en un determinado lugar o se va de viaje, conviene cerciorarse de que el agua potable, la de cocinar y la de los cubitos de hielo provienen de fuentes incontaminadas. Las aguas límpidas de los manantiales de montaña pueden parecer incontaminadas, pero lo cierto es que igual pueden contener el parásito *Giardia.*

Fuentes

U.S. Centers for Disease Control and Prevention,
1600 Clifton Rd., Atlanta, GA 30333
Telephone (404)639-3534
Telephone (404)639-3311
Toll-free (800)311-3435
Information Hotline (888)-232-3228
TTY (404)639-3312
http://www.cdc.gov/

World Health Organization, 525 23rd St. NW,
Washington, DC 20037
Telephone (202)974-3000
Facsimile (202)974-3663
Telex 248338
http://www.who.int/

V. tamb.
Diarrea
Gastroenteritis

Gigantismo *Véase* Trastornos del crecimiento

Gingivitis *Véase* Enfermedades de las encías

Glaucoma

Trastorno caracterizado por un aumento de la presión del líquido intraocular y que puede dar lugar a pérdida de la visión.

PALABRAS CLAVE
para búsquedas en Internet y otras fuentes de consulta

Oftalmología

Visión

Si llenamos de agua un globo poco a poco, llegará un punto en que éste reventará. Pero si el mismo globo tiene en un extremo varios agujeritos del diámetro de un alfiler, será posible continuar agregando agua al globo a fin de mantener su forma esférica sin que reviente, siempre que la cantidad de agua añadida sea igual a la que escapa por los agujeritos.

El ojo humano posee un sistema parecido, en el que el líquido entra y sale continuamente de una pequeña cámara situada en la parte anterior del ojo. El problema que aqueja a los glaucomatosos (los que padecen de glaucoma) es que el desagüe o drenaje del líquido de salida está bloqueado o no funciona como es debido. Es el mismo problema que el del globo que rellenábamos de agua. Si no queda espacio para recibir el líquido que entra en la cámara, la presión interna de ésta aumentará. El ascenso de la presión no hará explotar el ojo, pero sí puede lesionar los nervios de su parte posterior, que son los que llevan las imágenes al cerebro.

El glaucoma es una de las principales causas de ceguera en los Estados Unidos. Afecta a más de 3 millones de estadounidenses, especialmente a la gente mayor y a la de ascendencia africana. Es una de las enfermedades oculares más engañosas. La presión intraocular puede ir subiendo año tras año sin que se noten sus efectos sobre la vista. Generalmente, para cuando se notan, la destrucción está ya consumada.

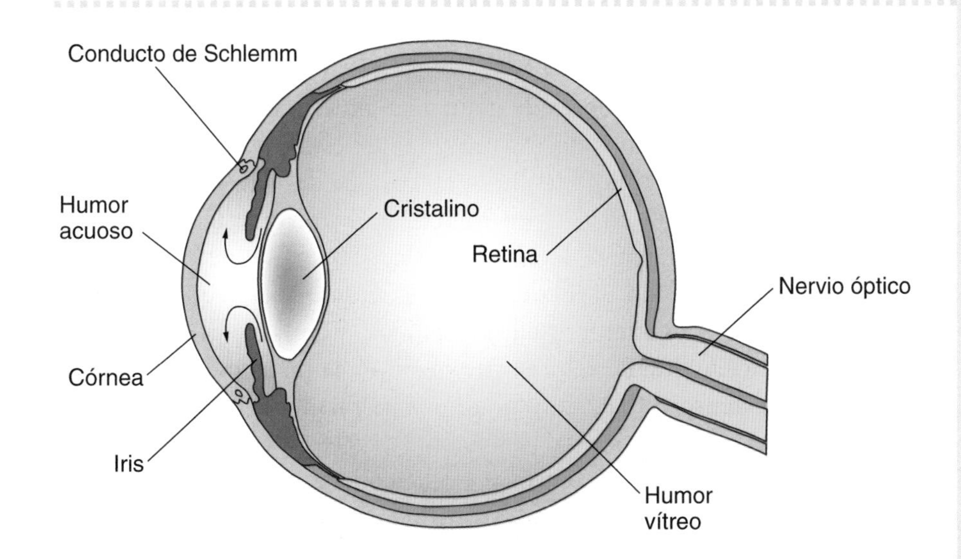

◀ Anatomía del ojo. Las flechas indican el flujo de humor acuoso, a través de la pupila, desde detrás del iris a la parte anterior del ojo, donde se vacía en el conducto de Schlemm.

¿Cómo afecta el glaucoma al ojo?

El ojo es aproximadamente del tamaño de una pelota de ping-pong, y se divide en dos compartimentos o cámaras. La cámara mayor es la de la parte posterior del globo ocular y contiene una sustancia de consistencia gelatinosa, denominada humor vítreo. Esta sustancia contribuye a mantener la forma del ojo y deja pasar la luz. La cámara anterior es más pequeña y está llena de un líquido claro llamado humor acuoso. Este líquido trae consigo sustancias nutricias esenciales para la salud del ojo y se lleva los deshechos que pudieran lesionarlo.

El humor acuoso fluye desde detrás del iris, que es la porción anterior coloreada del globo ocular y, a través de la pupila, abertura que ocupa el centro del iris, pasa a la cámara anterior del ojo. Cruza esta cámara y sale por un pequeño conducto de desagüe recubierto por una especie de malla muy fina. El agujerito de salida se sitúa en el ángulo donde el iris se junta con la córnea, que es el disco cóncavo—convexo (abombado por delante y excavado por detrás) y transparente de la parte anterior del globo ocular.

Alrededor del 90 al 95 por ciento de los seres humanos afectados de glaucoma tienen dificultades con este sistema de drenaje. Se desconoce su causa, y además no se advierte que haya bloqueo alguno a simple vista. Parece que las células de la malla que recubre el conducto de desagüe no funcionan como es debido o han perdido, con el paso del tiempo, su capacidad para permitir el desagüe apropiado. Como resultado de esto, el glaucoma se instaura gradualmente en el ojo, pero hay una forma aguda*, menos frecuente, que aparece bruscamente cuando el iris cierra el conducto de desagüe y da lugar a un cuadro doloroso de urgencia que requiere atención médica inmediata.

* **agudo** Dicho de un proceso o enfermedad que aparece bruscamente, es de corta duración y tiene carácter grave.

Aunque se desconoce la causa o causas del glaucoma en la mayoría de los casos, se sabe que las personas de ascendencia africana, los diabéticos, los que tienen familiares con glaucoma o los que han sufrido lesiones oculares son más propensos a él. Otro factor de riesgo es la edad avanzada.

Diagnóstico

Salvo en los casos infrecuentes de glaucoma agudo de aparición brusca, la mayoría de los afectados no saben que tiene esta afección. Conforme aumenta la presión del líquido intraocular, van destruyéndose muchas de las células nerviosas, cifradas en millones, que ocupan la parte posterior del globo ocular. Las primeras fibras nerviosas que perecen son las responsables de la visión periférica, o sea la de los objetos que quedan a ambos extremos del campo visual normal. Cuando la pérdida de visión se hace lo suficientemente importante para que la persona la advierta, el daño es tan extenso que es muy poco lo que puede hacerse para corregirlo.

La mejor manera de diagnosticar el glaucoma es practicar un examen ocular en el que se haga uso de un instrumento, el tonómetro, que mide la presión intraocular. Hay una clase de tonómetro que registra la presión contactando muy ligeramente la superficie del ojo. Se usan unas gotas para los ojos a efectos de impedir que el examen produzca dolor. El médico o el especialista de los ojos (oftalmólogo u optómetra) puede valerse también de un oftalmoscopio, aparato que emite un rayo luminoso para examinar el fondo del ojo en busca de posibles lesiones del nervio óptico. Se acostumbra a determinar también la visión periférica.

¿Por qué son tan importantes el diagnóstico y tratamiento tempranos?

Diagnóstico El diagnóstico precoz (temprano) del glaucoma constituye la clave para prevenir la pérdida de la visión. Si se descubre la presencia de glaucoma antes de que la presión intraocular haya destruido muchas fibras del nervio óptico, la vista podrá salvarse en muchos casos. Son muy importantes los exámenes oculares periódicos, con pruebas diagnósticas de glaucoma, sobre todo después de los 35 años de edad. Estas medidas adquieren importancia especial para las personas más propensas al glaucoma, incluidas las de ascendencia africana, las que tienen parientes afectados de glaucoma y las que han sufrido lesiones oculares.

Tratamiento El tratamiento más frecuente requiere el uso de colirios (medicamentos líquidos para los ojos) que reduzcan la presión intraocular. A veces es necesaria una intervención quirúrgica para desobstruir el conducto de desagüe del ojo o para crear uno nuevo.

Fuentes

Glaucoma Research Foundation, 490 Post St., Ste. 1427,
San Francisco, CA, 94102
Telephone (415)986-3162
Toll-Free (800)826-6693
http://www.glaucoma.org

U.S. National Eye Institute, 2020 Vision Pl.,
Bethesda, MD 20892-3655
Telephone (301)496-5248
http://www.nei.nih.gov/

No hay cumbre inescalable

El glaucoma rara vez aparece en edad temprana, pero Erik Weilenmayer nació con una enfermedad ocular que le originó glaucoma. A los 13 años estaba ya totalmente ciego. Erik no permitió que el glaucoma le hiciera desistir de ser profesor de escuela ni de hacerse montañista. Ha escalado algunas de las cumbres más altas y difíciles, incluso la McKinley, en Alaska, la más elevada de todas las existentes en territorio estadounidense.

"Al principio de mi ceguera me preguntaba qué podría hacer," comentó Weilenmayer en 1998. "Me da un gran placer eso de poder hacer cosas extremas y hacerlas bien—sin más peligro que para cualquier otra persona."

Los logros de Erik nos recuerdan que las dificultades y diferencias físicas no tienen por qué impedir que la gente participe en las actividades más difíciles y exigentes.

V. tamb.
Cataratas
Ceguera

Gonorrea

La gonorrea es una infección bacteriana que suele contagiarse de persona a persona durante el acto sexual, lo que hace de ella una enfermedad venérea (o de transmisión sexual). También la puede transmitir una madre infectada a su bebé durante el parto. Si se deja sin tratar, la gonorrea puede dar por resultado esterilidad en la mujer, entre otros problemas.

PALABRAS CLAVE
para búsquedas en Internet y otras fuentes de consulta

Antibióticos
Enfermedades de transmisión sexual
Enfermedades venéreas
Infección
Resistencia a los antibióticos

La bacteria *Neisseria gonorrhoeae*, que se multiplica rápidamente en los tejidos cálidos y húmedos de las zonas genitales, es la causante de la gonorrea. La infección puede originar dolor al orinar, así como la secreción de un exudado (líquido) de aspecto purulento. A veces, sin embargo, los síntomas son tan leves que las mujeres no les hacen caso. No obstante, si la gonorrea se deja sin tratamiento puede abocar en una enfermedad inflamatoria pélvica o pelviperitonitis, en una infección del bebé durante el parto y en esterilidad (infertilidad o infecundidad) de la mujer.

¿Quién tiene a riesgo de adquirir la gonorrea?

Toda persona que tenga contacto sexual con otra infectada por la bacteria. El riesgo es mayor cuando no se usan condones o cuando se tiene

Historia: Antigua y Moderna

La gonorrea se conoce desde la Antigüedad. Su nombre procede del griego y quiere decir "flujo de semillas," por lo visto refiriéndose a la secreción que constituye uno de sus síntomas principales.

Sin embargo, hasta el siglo XIX los investigadores no conocían muy bien la diferencia entre la sífilis, causada por el *Treponema pallidum*, y la gonorrea, originada, como hemos indicado ya, por la bacteria *Neisseria gonorrhoeae*. Esta bacteria fue identificada en 1879 por el biólogo alemán Albert Neisser, a quien se debe el nombre.

En las décadas de los 30 y los 40 del siglo XX, se descubrió que los antibióticos eran un tratamiento eficaz contra la gonorrea. Gracias a este tratamiento, disminuyó el número de individuos que podían propagar las dos enfermedades citadas, y por eso el total de afectados descendió en forma pronunciada en los Estados Unidos. Pero posteriormente, las cifras empezaron a elevarse otra vez. Algunos investigadores creen que el cambio de actitud ante el sexo durante las décadas de los 60 y los 70 del siglo XX contribuyó a este aumento de casos, coincidente con el hecho de que los jóvenes comenzaban su actividad sexual en edad más temprana y con mayor número de compañeros o compañeras.

En los años 80, ante el problema del sida, la gente comenzó a practicar lo que se dio en llamar "sexo seguro." Eso significaba, entre otras cosas, el uso de condones y el tratar con más ahínco de tener relaciones sexuales monógamas, en las que las parejas se limitan al contacto exclusivo con su compañero o compañera. Se hicieron también mayores esfuerzos por instruir a la gente en materia de los beneficios sanitarios y sociales de la abstinencia sexual y de no llevar una vida sexualmente activa a partir de una edad temprana. Desde principios de la década de los 80, las tasas de gonorrea y sífilis de Estados Unidos han experimentado un descenso general.

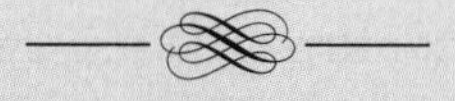

contacto con múltiples compañeros o compañeras. La gonorrea se propaga por coito genital y anal o por contacto orogenital. En Estados Unidos, las tasas más altas de infección corresponden a los adolescentes y a los adultos de edad comprendida entre los 20 y 30 años. Los que padecen infecciones clamidiales (clamidiasis) u otras enfermedades de transmisión sexual tienen mayor probabilidad de contraer también la gonorrea. Las autoridades de salud pública recomiendan que todo joven y toda joven sexualmente activos se sometan periódicamente a exámenes para detectar tanto la gonorrea como las infecciones por clamidias.

Síntomas de la gonorrea

Muchas mujeres y algunos hombres afectados de gonorrea no tienen síntomas o tienen algunos tan leves que pasan desapercibidos. Hay mujeres, sin embargo, que experimentan síntomas especialmente intensos. Tanto para el varón como para la mujer, estos síntomas pueden incluir:

- sensación de ardor al orinar;
- necesidad frecuente de orinar;
- secreción por la vagina o el pene de un exudado de aspecto purulento;
- dolor o sensibilidad al tacto en la zona genital o en el abdomen;
- en las mujeres, sangrado intermenstrual (entre menstruaciones).

De producirse infección del recto, es posible que exista dolor y exudado purulento. Si la infección se localiza en la garganta (como resultado del acto sexual orogenital) puede también aparecer dolor de garganta. Si la bacteria *Neisseria gonorrhoeae* invade la circulación sanguínea, podrá diseminarse por el interior del cuerpo y ocasionar fiebre leve, dolores articulares y una erupción cutánea, especialmente en la palma de las manos. Esta afección recibe el nombre de infección gonocócica diseminada. La persona afectada puede experimentar hinchazón y extremo dolor en una o dos articulaciones, con dolor a la palpación, afección conocida como artritis gonocócica.

Diagnóstico de la gonorrea Existen tres pruebas para diagnosticar la gonorrea, a saber:

- **Prueba de la tinción de Gram:** Se hace un frotis del exudado genital y se tiñe con un colorante para examinarlo al microscopio en busca de bacterias *Neisseria gonorrhoeae.* Esta prueba, de resultado inmediato, se emplea principalmente para los varones.
- **Detección génica de bacterias:** Se emplean en ella métodos de alta tecnología para confirmar la presencia de ADN (material génico) en una muestra de orina o en un frotis de líquido procedente del cuello uterino (la parte inferior del útero o

¿Cómo actúan los antibióticos?

Los antibióticos atacan a las bacterias de dos maneras. Algunos fármacos (como la penicilina) destruyen la pared celular de la bacteria, con lo que ésta se desintegra. Otros antibióticos bloquean la producción de proteínas en el interior de la bacteria, lo que impide su reproducción.

matriz). Es un método de fiar para ambos sexos y da resultado inmediato, pero no lo ofrecen todos los laboratorios.

- **Cultivo:** Se coloca una muestra de la secreción genital en un medio de cultivo contenido una placa. El medio de cultivo es un material de consistencia gelatinosa (se llama, a veces, gelosa) que contiene sustancias nutricias promotoras del desarrollo de las bacterias. De haber presencia de bacterias de la especie *Neisseria gonorrhoeae*, se multiplicarán en un día o dos, al cabo de los cuales podrán identificarse. Es también una prueba muy fiable para ambos sexos, pero el resultado no es inmediato.

Tratamiento La gonorrea puede tratarse con uno o más antibióticos. Los médicos generalmente recetan uno que se pueda administrar por via oral o por inyección, y con eso es posible curar la enfermedad en una o dos semanas. Si la persona con gonorrea tiene también clamidiasis, el médico tal vez le recete una combinación de antibióticos a fin de tratar las dos infecciones al mismo tiempo.

Medidas preventivas

Puesto que es casi imposible saber si la persona con quien se tiene el contacto sexual está afectada de gonorrea, la abstinencia (el no tener actividad sexual) proporciona la mejor protección. El uso de condones puede hacer más seguro el sexo, siempre que estos profilácticos se utilicen correctamente y se lleven puestos cada vez que ocurre el contacto sexual. El tener menos compañeros o compañeras sexuales o el limitarse a uno solo puede reducir el riesgo, pero nunca se elimina del todo, a menos que la persona sepa que su pareja no está infectada. Esto resulta muy difícil de determinar, puesto que muchos de los infectados no tienen síntomas de gonorrea ni saben que son portadores de la infección.

¿Qué se prevé para el futuro tratamiento de la gonorrea?

Resistencia bacteriana En una época, se recetaba la penicilina de forma rutinaria para curar la gonorrea, pero las bacterias se hicieron resistentes a este antibiótico, hasta el punto de que algunas de ellas lograban sobrevivir al tratamiento penicilínico. Al principio se recetaron dosis de penicilina más elevadas, pero ya para la década de los 80, esas dosis habían perdido su eficacia. Los médicos pasaron a usar entonces nuevas clases de antibióticos, más caras; así y todo, algunas cepas de bacterias productoras de la gonorrea comienzan a manifestar señales de resistencia a los más comunes de los nuevos antibióticos (la ceftriaxona, por ejemplo). Y aunque existen muchos otros antibióticos en el comercio, las autoridades de salud pública de todo el mundo vigilan atentamente la resistencia bacteriana.

Vacunación Con una nueva táctica, el Instituto Nacional de Alergias y Enfermedades Infecciosas de Estados Unidos patrocina actualmente investigaciones para determinar la posibilidad de perfeccionar una vacuna que prevenga las infecciones gonocócicas.

Fuentes

U.S. Centers for Disease Control and Prevention,
1600 Clifton Rd., Atlanta, GA 30333
Telephone (404)639-3534
Telephone (404)639-3311
Toll-free (800)311-3435
Information Hotline (888)-232-3228
National STD Hotline (800)227-8922
TTY (404)639-3312
http://www.cdc.gov/

American Social Health Association, PO Box 13827,
Research Triangle Park, NC, 27709
Telephone (919)361-8400
http://www.ashastd.org

V. tamb.
Complicaciones del embarazo
Enfermedades de transmisión sexual
Enfermedades inflamatorias pélvicas
Infecundidad (esterilidad)
Infecciones clamidiales/ Clamidiasis
Sífilis

Gota

Se trata de una enfermedad inflamatoria y dolorosa provocada por el depósito de cristales de ácido úrico en las articulaciones.

PALABRAS CLAVE
para búsquedas en Internet y otras fuentes de consulta

Hiperuricemia

Inflamación

¿En qué consiste la gota?

El ácido úrico es un producto residual de procesos metabólicos normales del organismo humano, así como de la degradación química de ciertas sustancias alimenticias, siendo eliminado normalmente por la vía urinaria. A veces, el ácido úrico se acumula y forma cristales como los del azúcar, que se concentran en algunas articulaciones, especialmente la del dedo gordo del pie. Esto puede dar lugar a una afección inflamatoria y dolorosa que recibe el nombre de gota.

La gota no es una amenaza para la vida, pero sí es intensamente dolorosa. El ataque de gota cursa con dolor e inflamación (hinchazón, sensibilidad al tacto y enrojecimiento) en una articulación. Si se hace crónica, es decir si el ataque se repite muchas veces a lo largo de un período dilatado, puede producir cálculos renales (del riñón) y deformidades de las articulaciones.

El 90 por ciento de los gotosos son varones de más de 40 años de edad. La enfermedad no es contagiosa. Los médicos creyeron en su día

Gente Rica y Comida Rica

A lo largo de la historia europea, algunos integrantes de las clases privilegiadas solían padecer de gota. Los investigadores creyeron en un tiempo que esta circunstancia se debía al frecuente consumo de carne, féculas y vinos fuertes. Las investigaciones actuales atribuyen la propensión a la edad (varones por encima de los 40 años), antecedentes familiares, obesidad y otros factores.

Entre los nombres famosos de la historia compatibles con ambas hipótesis figuraron:

- Ambroise Paré (1510–1590), cirujano mayor de tres reyes de Francia;
- Felipe II (1527–1598), rey de España;
- Thomas Sydenham (1624–1689), médico inglés, llamado a veces "el Hipócrates inglés";
- Isaac Newton (1642–1727), hombre de ciencia inglés;
- Benjamin Franklin (1706–1790), filósofo, diplomático y estadista norteamericano;
- Samuel Johnson (1709–1784), lexicógrafo y escritor inglés.

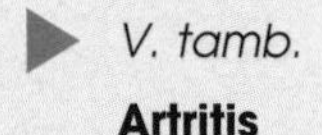

V. tamb.
Artritis

PALABRAS CLAVE
para búsquedas en Internet y otras fuentes de consulta

Infección vírica

Sistema inmunitario

Vacunación

que la gota se debía a excesos de comida y a la ingestión de demasiado alcohol. Hoy, sin embargo, se cree que otros factores, como la edad, los antecedentes familiares de gota, la obesidad y algunos más, son de mayor importancia en la instauración de esta enfermedad.

Diagnóstico y tratamiento

Hay diversas maneras de diagnosticar la gota, incluidos los análisis de sangre, el examen del líquido de las articulaciones en busca de cristales de ácido úrico y la radiografía.

El tratamiento de la gota incluye a menudo el adelgazamiento, una dieta con menos proteínas, analgésicos (que alivian el dolor) y medicamentos que reduzcan la concentración de ácido úrico en la sangre. El beber líquidos en abundancia contribuirá a eliminar el ácido úrico del cuerpo.

Fuentes

Arthritis Foundation, PO Box 7669, Atlanta, GA, 30357-0669
Telephone (404)872-7100
Toll-Free (800)283-7800
http://www.arthritis.org

Gripe

Infección vírica sumamente contagiosa que causa fiebre, dolor de cabeza, dolorimientos corporales, cansancio extremo, dolor de garganta y otros síntomas.

El caso de Joseph

Joseph no se siente bien, pero a pesar de ello decide asistir a clase. Tose, estornuda y empieza a sentirse muy cansado. Durante el almuerzo, varios amigos le preguntan qué tal se siente.

Al contestar, estornuda bruscamente. Esto sucede tan de improviso, que no tiene tiempo de cubrirse la nariz con la mano. Ninguno de los amigos ve ni siente las gotitas microscópicas que expele la nariz de Joseph a una velocidad de 150 kilómetros por hora. Tampoco son conscientes de los virus contenidos en esas gotitas que respiran con el aire atmosférico.

A la mañana siguiente, Joseph no aparece por la escuela. El médico dice que tiene gripe (llamada también influenza).

Durante un par de días, los amigos de Joseph siguen sintiéndose bien. Pero el virus que inhalaron se propaga por su organismo, se fija a la superficie de las células sanas y las infecta. Luego, una mañana los amigos

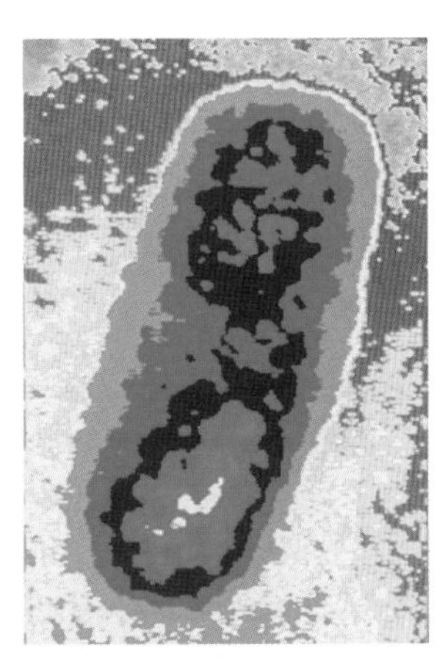
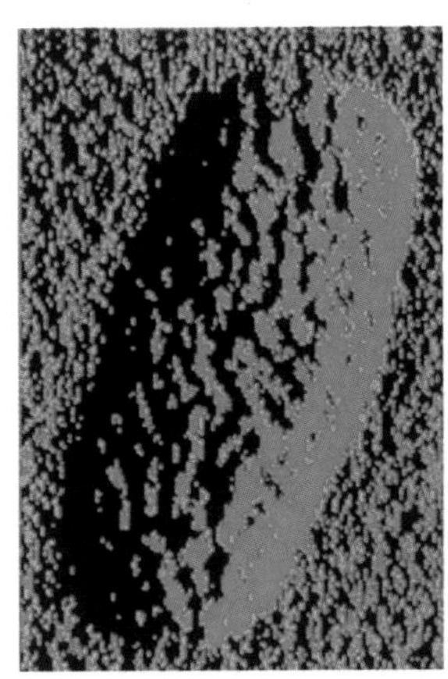
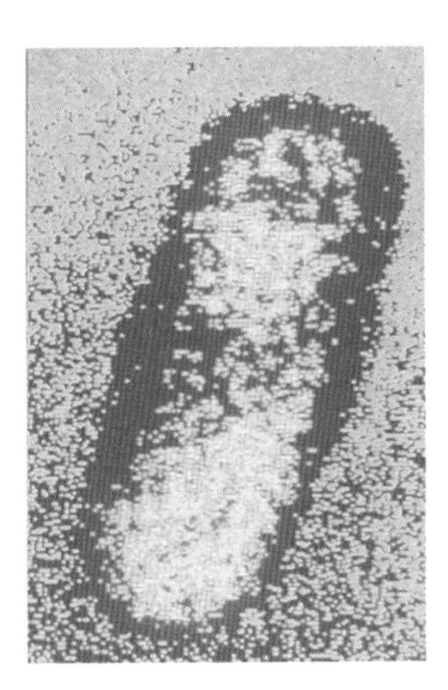

Tres imágenes digitales del virus de la gripe de tipo A. © *1993, J. L. Carson. Foto especial de archivo médico.*

de Joseph despiertan con fiebre y golpes de tos. A las pocas horas, se sienten como si hubiesen perdido todas las fuerzas. Ellos ahora también tienen gripe.

Algo más que un fuerte resfriado

La gripe es una infección vírica de las vías respiratorias, en las que están incluidas la nariz, la boca, la garganta y los pulmones. Aunque hay quien llama gripe a cualquier resfriado fuerte, es una afección distinta del resfriado común.

La gripe se propaga por el aire y es fácil de contagiar. Y si bien la mayoría de la gente sana que sufre de gripe se recupera totalmente, a veces esta infección puede ser mortal, sobre todo si la persona tiene neumonia o algún problema clínico subyacente. Por lo regular, la vacuna previene esta infección. Así y todo, alrededor de 20 000 estadounidenses mueren anualmente de gripe o de sus complicaciones. La infección suele contraerse en invierno o a principios de primavera, que es cuando se pasa más tiempo en lugares cerrados y en contacto con otras personas. La gripe afecta a todas las edades, pero en especial a la gente mayor y a los que padecen problemas crónicos de salud.

¿Influencias planetarias?

La palabra "influenza," como también se llama a la gripe, deriva de "influencia," porque los ciudadanos del siglo XVI creían que las epidemias se debían sólo a la influencia que sobre ellos ejercían ciertas alineaciones de planetas y otros astros.

Tipos de gripe

El virus de la gripe presenta tres variedades o tipos: A, B y C. El virus del tipo A es el más peligroso para el ser humano, porque tiende a mutar cada varios años o a transformarse en nuevas cepas capaces de infectar a las personas. Los seres humanos poseen la facultad de combatir los virus que encuentran, sobre todo si han tenido previamente una enfermedad infecciosa como la gripe. Pero cuando aparece el virus de la gripe de tipo A, el sistema inmunitario del organismo humano está menos preparado que de costumbre para combatirlo. Esto puede dar lugar a epidemias como la de 1916 a 1918, en la que fallecieron 500 000 personas en Estados Unidos y 20 millones más en el resto del mundo (véase el comentario al margen de la página siguiente).

Más mortal que la guerra

En la I Guerra Mundial fallecieron más de 8 millones de soldados y casi 7 millones de civiles, pero al terminar la guerra apareció en el horizonte otra gran causa de mortandad: la gripe. Había habido otras epidemias de gripe a lo largo de la historia, pero ninguna se puede comparar con la que azotó a nuestro planeta en esa ocasión. Más de 20 millones de personas murieron, entre ellas casi 500 000 estadounidenses.

La gripe empezó a propagarse en la primavera de 1918, circunscrita al principio a campamentos militares de los Estados Unidos y Francia. Posteriormente se declaró en España una epidemia, que fue objeto de gran publicidad, razón por la cual a veces la epidemia mundial se conoce por el nombre de la "gripe española." Conforme los soldados oriundos de distintos países entraron en contacto entre sí y con la población civil de Europa y el Lejano Oriente, la epidemia se propagó por todo el mundo. Estas epidemias a escala internacional se llaman pandemias.

Mucha gente optó por ponerse mascarillas que cubrían la nariz y la boca, con la esperanza de evitar la gripe. A veces no se permitía la entrada a oficinas o a transportes públicos a menos que se llevara puesta la mascarilla. En la tentativa de eliminar el virus, algunas ciudades incluso contrataron a individuos que rociaban la atmósfera con desinfectantes.

La pandemia aceleró la investigación científica sobre la gripe y la búsqueda de una vacuna. Para la década de 1930, se había logrado aislar el virus y reproducirlo en huevos de gallina fecundados. Con el tiempo, estos experimentos condujeron a vacunas antigripales que todavía se cultivan en huevos de gallina.

El virus del tipo B también puede acarrear graves consecuencias, pero no cambia su estructura tan rápidamente como el tipo A. El virus de la gripe tipo C causa formas más benignas de gripe y es mucho menos frecuente que el tipo A o el tipo B.

¿Cómo se propaga la infección?

Las secreciones respiratorias (flema y moco) de la persona infectada contienen el virus, que se propaga al estornudar o toser. Hasta el aliento exhalado contiene a veces las gotitas microscópicas que albergan el virus. La infección puede difundirse de muchas maneras cuando la persona—Joseph, digamos—estornuda en proximidad de otras o cuando el aire de un ambiente cerrado se recicla mediante los sistemas de calefacción y refrigeración por aulas, oficinas o el interior de aviones. El virus se puede propagar incluso tocando la manija o picaporte de una puerta que ha tocado una persona infectada y seguidamente restregarse la boca, la nariz o los ojos.

Epidemia

Más de 20 millones de seres humanos murieron en la epidemia mundial de gripe ocurrida en los años 1918 y 1919. Es sabido que los virus de la gripe sufren frecuentes mutaciones, y ya no existen muestras de la cepa viral de 1918 que puedan estudiarse, por lo que la virulencia (capacidad de causar enfermedad e incluso la muerte) de aquel virus sigue siendo un enigma.

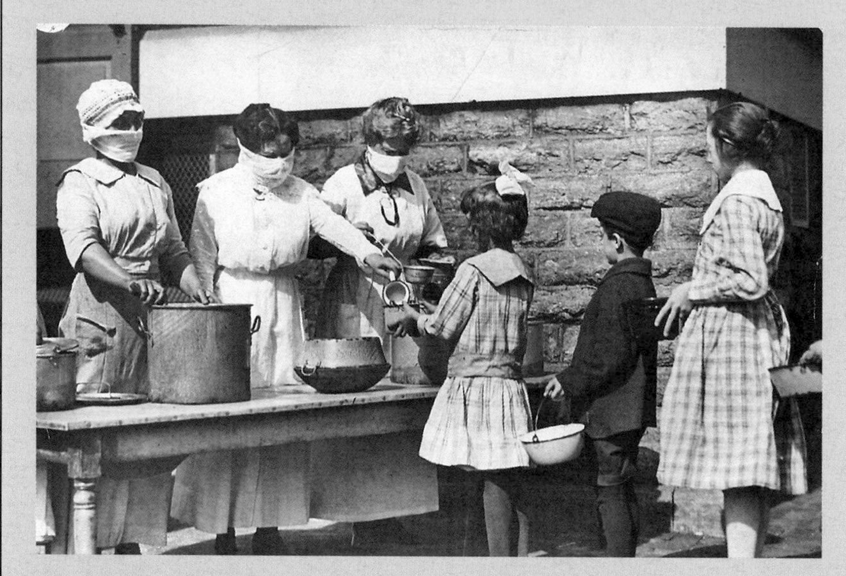

Voluntarios en Cincinnati, Ohio, llevan puestas las mascarillas de gasa en plena epidemia mundial de gripe. © *Corbis-Bettman.*

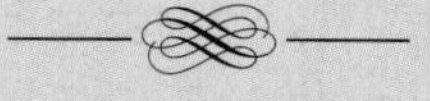

Cuando alguien inhala el virus, éste entra en el torrente sanguíneo y empieza a atacar a las células sanas. Para multiplicarse, el virus utiliza la capacidad que tienen las células de producir proteínas, que le permiten atacar no sólo a la célula que ocupa sino también a las circundantes. Estas invasiones celulares desencadenan la respuesta del sistema inmunitario, que envía glóbulos blancos (leucocitos) a combatir al virus. Uno o dos días después de la exposición al virus, los individuos afectados empiezan a manifestar indicios de gripe.

Signos y síntomas

El día después de experimentar los primeros síntomas de la gripe en la escuela, Joseph se despierta y se encuentra con que no puede levantarse de la cama. Tiene fiebre elevada—de 38,9 a 40 °C (102 a 104 °F)—escalofríos, y la cabeza, músculos y todo el cuerpo adoloridos. El pecho está congestionado, como si le hubieran puesto encima unos cuantos ladrillos. Le duele la garganta y de cuando en cuando tose.

El virus de la gripe combate las defensas del organismo. La fiebre y los dolores representan la lucha que sostiene el cuerpo por contenerlo y destruirlo. Los glóbulos blancos producen una proteína llamada interleucina, que da lugar a dolorimientos, fiebre y cansancio, hasta que por fin el virus queda eliminado.

A menudo la fiebre se resuelve en el plazo de 5 días. Otros síntomas empiezan a desaparecer a la semana, pero el cansancio puede durar a veces 2 o 3 semanas.

La gripe se transforma a veces en neumonía o bronquitis. La neumonía es una infección de los pulmones, que ocasiona inflamación y a veces acumulación de líquido. Esto interfiere con el paso del oxígeno a

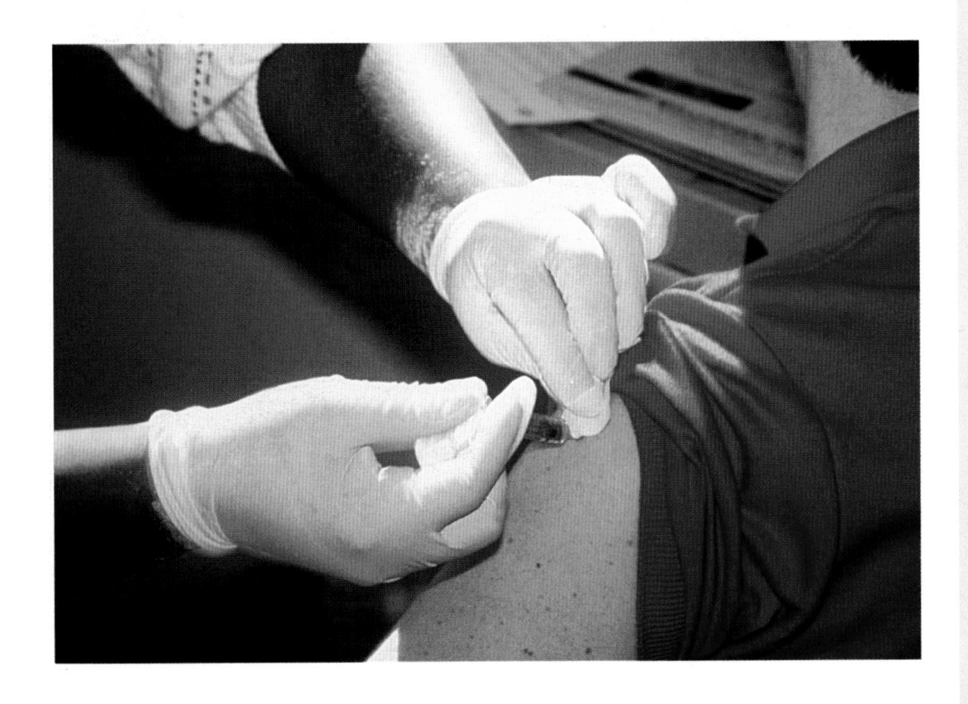

◀ Vacunación: Un auxiliar médico inyecta la vacuna contra la gripe durante una feria de salud comunitaria en el estado de Nueva Jersey. © *Jeff Greenberg/ Visuals Unlimited.*

Síntomas del resfriado común y de la gripe		
Síntomas	Resfriado	Gripe
Fiebre elevada	Raras veces	A menudo
Dolor de caboose	A veces	A menudo
Dolores y dolorimientos	Leves	A menudo fuertes
Cansancio	Leve	Habitual, puede durar semanas
Estornudos	Frecuentes	Ocasionales
Goteo nasal	Habitual	Ocasional
Dolor de garganta	Frecuente	Ocasional
Malestar de pecho	Moderado	Habitualmente pronunciado
Tos	Sí	Sí

la sangre y puede a veces ocasionar la muerte. En la bronquitis, las vías respiratorias pulmonares de mayor calibre (los bronquios) también se inflaman.

Diagnóstico y tratamiento

Para diagnosticar la gripe, los médicos se basan en los síntomas. Muchos virus causantes de resfriados pueden dar lugar a síntomas parecidos a los de la gripe, pero por lo general no son tan pronunciados ni duran tanto.

El tratamiento consiste en guardar cama y beber líquidos en abundancia para evitar la deshidratación*. La fiebre, los dolores y la tos pueden aliviarse con remedios de venta libre, pero conviene evitar la aspirina durante la gripe u otra infección vírica, por su relación peligrosa con el síndrome de Reye.

* **deshidratación** Pérdida de líquidos corporales.

Una inyección preventiva

Ciertas cepas de gripe pueden prevenirse mediante la vacuna antigripal, administrada en el otoño. Esta vacuna contiene versiones inactivas de los virus que, según los investigadores, tienen mayor probabilidad de causar la gripe en los meses venideros de invierno y principios de primavera. Puesto que el virus de la vacuna ha sido inactivado, no es posible contagiarse de gripe por culpa de la inyección. El virus inactivado estimula al organismo humano a producir anticuerpos. Cuando un virus activo (vivo) invade el organismo, los anticuerpos están preparados para impedir que se fije a las células y las infecte.

La vacuna no garantiza la inmunidad contra la gripe, pero sí es eficaz en el 70 al 90 por ciento de los casos cuando su composición corresponde acertadamente con la cepa del virus causante. Se recomienda especialmente la vacunación antigripal para personas de grupos de alto riesgo, tales como los ancianos y los enfermos del corazón o de los pulmones. A los niños se les puede vacunar también, pero pocas veces reciben la inyección, a menos que tengan problemas clínicos como la diabetes, infección por VIH, enfermedades del corazón o afecciones pulmonares como el asma. En ocasiones, las personas expuestas a la gripe reciben medicamentos antivíricos como la amantadina.

Otras medidas preventivas consisten en evitar el contacto con personas infectadas y el lavarse bien las manos para evitar la transmisión del virus.

Fuentes

American Lung Association, 61 Broadway, 6th Fl.,
New York, NY, 10006
Telephone (212)315-8700
Toll-Free (800)LUNGUSA
http://www.lungusa.org

U.S. Centers for Disease Control and Prevention,
1600 Clifton Rd., Atlanta, GA 30333
Telephone (404)639-3534
Telephone (404)639-3311
Toll-free (800)311-3435
Information Hotline (888)-232-3228
Public Health Emergency Preparedness & Response
(888)-246-2675 (English)
Public Health Emergency Preparedness & Response
(888)-246-2857 (Spanish)
Public Health Emergency Preparedness & Response
TTY 866-874-2646
Office of Public Inquiries (800)311-3435
TTY (404)639-3312
http://www.cdc.gov/

KidsHealth.org, c/o Nemours Foundation, PO Box 5720,
Jacksonville, FL 32247
Telephone (904)390-3600
Facsimile (904)390-3699
http://www.kidshealth.org/

V. tamb.
Neumonía
Síndrome de Reye

Gusano cilíndrico *Véase* Anquilostomiasis; Ascariasis; Gusanos

Gusanos (Parásitos)

Los gusanos (parásitos) son animales invertebrados, lo que significa que carecen de columna vertebral. Pueden causar diversas clases de infestación parasitaria* en el ser humano.

PALABRAS CLAVE
para búsquedas en Internet y otras fuentes de consulta

Cestodos
Infestación
Nematodos
Parásitos
Trematodos

* **infestación** Invasión por parásitos de la superficie o el interior del cuerpo humano o de otros huéspedes.

* **parásitos** Seres que viven y se alimentan a costa de otros organismos. La planta o el animal del que se nutre el parásito se llama huésped.

Las enfermedades causadas por gusanos son tan diversas como las clases de gusanos que las causan. Los vermes parásitos* presentan miles de especies distintas, incluyendo los nematodos, redondos, y los planos, trematodos, así como las sanguijuelas. Los hay que son microscópicos y otros que alcanzan 9 metros de longitud (casi 30 pies).

Algunas especies provocan enfermedades dolorosas o deformantes, mientras que otras apenas pasan poco menos que inadvertidas por el huésped. Algunas de las manifestaciones desaparecen en poco tiempo, mientras que otras plantean problemas que afectan a numerosos órganos y que incluso pueden causar la muerte. Las lombrices comunes de jardín o huerto no enferman al ser humano.

Las infecciones por estos gusanos pueden prevenirse lavándose las manos con frecuencia, cuidando la higiene, proporcionando buenas condiciones de saneamiento y utilizando aguas limpias. El diagnóstico temprano y el tratamiento adecuado de un médico contribuirán a selucionar las infecciones por vermes.

Fuentes

World Health Organization, 525 23rd St. NW,
Washington, DC 20037
Telephone (202)974-3000
Facsimile (202)974-3663
Telex 248338
http://www.who.int/

U.S. National Institute of Allergy and Infectious Diseases, Bldg. 31, Rm. 7A-50, 31 Center Dr., MSC 2520, Bethesda, MD 20892-2520
Telephone (301)496-2263
http://www.niaid.nih.gov/default.htm

V. tamb.
Ascariasis
Anquilostomiasis
Enfermedes parasitarias
Esquistosomiasis
Oxiuriasis (Enterobiasis)
Tenias
Toxocariasis
Triquinosis

H

Halitosis

Halitosis equivale a mal aliento

PALABRAS CLAVE
para búsquedas en Internet y otras fuentes de consulta

Mal aliento

Odontología

Xerostomía

Se da el nombre médico de halitosis al mal aliento. A menudo la persona con halitosis ni siquiera se ha enterado de que la tiene. La causa puede ser muy diversa:

- el comer ciertos condimentos como el ajo y la cebolla que, tras haber sido absorbidos en el torrente sanguíneo y pasar por los pulmones, despiden un fuerte olor al ser exhalados;
- deficiente higiene de la boca, al dejar en ella partículas alimentarias que atraen bacterias productoras de malos olores;
- caries dentales;
- enfermedades de las encías (periodontitis);
- tabaquismo;
- infecciones de los senos paranasales o de las vías respiratorias;
- xerostomía o sequedad anormal de la boca;
- trastornos clínicos tales como enfermedades del hígado (hepatopatías), del riñón (enfermedades renales) o diabetes;
- consumo de ciertos medicamentos;
- el seguir una dieta que conduzca a la acumulación de cuerpos cetónicos* en el organismo.

* **cuerpos cetónicos** Sustancias químicas producidas por el organismo como residuos del metabolismo de las grasas utilizadas para obtener energía, entre ellas la acetona.

Tratamiento y prevención

El tratamiento dependerá de la causa. El dentista sabe identificar las causas orales responsables de la mayoría de los casos de halitosis y preparar un plan de tratamiento adecuado. Para la halitosis debida a periodontitis, puede remitir al paciente a especialistas en esas dolencias, llamados periodoncistas. Y a los que tienen bocas sanas pero con halitosis, habrá que remitirlos a los médicos con fines de diagnóstico y tratamiento.

La debida higiene de los dientes, importantísima en la prevención de la halitosis, comprende:

- cepillado de los dientes por lo menos dos veces al día;
- cepillado de la lengua;

- extracción de las partículas de comida de los espacios interdentales por medio de hilo dental todos los días;
- periódicamente, revisiones y limpiezas dentales profesionales.

Es también muy importante para los que llevan dentaduras postizas el sacárselas todas las noches y limpiarlas bien antes de volver a ponérselas.

Fuentes

American Dental Association, 211 E. Chicago Ave.,
Chicago, IL, 60611
Telephone (312)440-2500
http://www.ada.org

V. tamb.
Enfermedades de las encías
Infecciones bacterianas

Hantavirus

El síndrome pulmonar por hantavirus es una enfermedad de los pulmones causada por un virus del que son portadores los roedores, especialmente el ratón ciervo.

PALABRAS CLAVE
para búsquedas en Internet y otras fuentes de consulta

Fiebres hemorrágicas
Infección
Sistema pulmonar
Sistema renal

¿Qué es el síndrome pulmonar por hantavirus, o SPH?

Es una enfermedad mortífera poco común. Causada por el virus conocido como hantavirus, del que son portadores ciertos roedores*, especialmente una especie norteamericana denominada ratón ciervo (*Peromiscus maniculatus*).

Esta enfermedad fue identificada en 1993, con motivo de un brote en la región geográfica estadounidense compartida por Nuevo México, Arizona, Colorado y Utah y conocida como Cuatro Esquinas. Fue allí donde varios adultos jóvenes y sanos experimentaron bruscamente graves problemas respiratorios. Casi la mitad de ellos murió poco después. Los científicos no tardaron en descubrir que la misteriosa enfermedad se debía al denominado entonces virus "Sin Nombre," tipo de hantavirus del que es portador el ratón ciervo. Resultó que aquel año había gran número de ratones ciervos y ratones de patas blancas en Cuatro Esquinas, como resultado de las lluvias primaverales.

Desde 1993, el síndrome se ha descubierto en más de la mitad de los estados de la Unión, especialmente en el Oeste. Para mediados de 1999 se había informado de más de 200 casos en todos los Estados Unidos.

* **roedores** Mamíferos de pequeño tamaño, que roen el alimento con sus dientes frontales grandes y afilados. Se incluyen en esta denominación las ratas, los ratones y las ardillas. Estos animalitos son portadores de enfermedades infecciosas que afectan al ser humano.

¿Cómo se contrae el síndrome?

Ciertos roedores excretan el hantavirus con la orina, las defecaciones y la saliva. Entre ellos están el ratón ciervo, la rata algodonera, la del arroz, y el ratón de patas blancas; pero no el ratón casero. Si se agitan la orina, los excrementos y los materiales de las madrigueras de estos roedores, es posible contaminar el aire atmosférico con gotículas del virus lo suficientemente diminutas para que las respire el ser humano.

Toda persona, cualquiera que sea su edad o sexo, puede contagiarse del síndrome pulmonar por hantavirus (SPH). Entre las actividades que su ponen un peligro figuran la apertura de cabañas y galpones que han estado cerrados durante el invierno, la limpieza de casas y establos, el alojarse en refugios del camino cuando se va de senderismo o campamento, y el trabajo en sótanos de poca altura debajo de los edificios.

¿Qué les sucede a los afectados del síndrome pulmonar por hantavirus?

Síntomas Los primeros síntomas aparecen entre una y cinco semanas después de haber entrado en contacto con el hantavirus. Incluyen cansancio, fiebre y dolorimiento muscular. Puede también haber dolores de cabeza, mareos, escalofríos, náuseas, vómito, diarrea o dolor de estómago. De 4 a 10 días después, el enfermo empieza a toser y le va faltando la respiración conforme los pulmones se le llenan de líquido.

Diagnóstico Se puede averiguar rápidamente, mediante un análisis de sangre, si hay o no infección por hantavirus. Téngase presente, sin embargo, que a veces aparecen síntomas similares en enfermedades más comunes. Por este motivo, el médico tal vez no sospeche que se trata de una infección por hantavirus a menos que se haya producido un brote de SPH en la zona.

Tratamiento Los afectados del síndrome pulmonar por hantavirus necesitan atención médica intensiva, y cuanto antes la reciban, tanto mejor. En el hospital se les puede dar oxigenoterapia para que respiren mejor. El personal del hospital vigila también atentamente a los enfermos por si surgen problemas con los niveles de líquidos y con la tensión arterial, a fin de que puedan tratarse en seguida.

Medidas preventivas

La manera más eficaz de prevenir el síndrome es cerciorarse de que los hogares, sitios de trabajo y parajes de acampar no atraigan a los roedores. Al efecto convendrá:

- tener bien limpia la casa, para que los roedores no encuentren alimento fácilmente;
- ponerle al cubo de la basura una tapa que ajuste bien;
- al final del día, desechar toda sobra de comida;
- tapar todo agujero de entrada que pueda haber en las paredes;
- limpiar bien la base y alrededores de la casa de toda maleza o broza que pueda servir de material para las madrigueras;

Perspectiva internacional

- Se conocen por lo menos 14 variedades del hantavirus. Su nombre deriva del río Hantaan, en Corea.
- En América del Norte y en la del Sur, ciertos tipos de hantavirus ocasionan el síndrome pulmonar por hantavirus (SPH).
- En Asia y Europa, otros tipos del virus causan la enfermedad denominada síndrome de fiebre hemorrágica con afectación renal (SFHR).
- Alrededor de 190 000 a 200 000 personas son hospitalizadas todos los años en todo el mundo con el síndrome de fiebre hemorrágica con afectación renal (SFHR).
- Más de la mitad de los casos de SFHR ocurren en China.
- Rusia y Corea tienen también centenares o miles de casos al año.
- Además, anualmente se registran centenares de casos en Japón, Suecia, Finlandia, Bulgaria, Grecia, Hungría, Francia y en los países balcánicos que antes integraban Yugoeslavia.

Síndrome de fiebre hemorrágica con afectación renal (SFHR)

El síndrome de fiebre hemorrágica con afectación renal (SFHR) es similar al síndrome pulmonar por hantavirus (SPH), pero se da con mayor frecuencia en Asia y Europa.

Los síntomas van de leves a graves. La forma aguda comienza por un intenso y repentino dolor de cabeza, acompañado de dolor de espalda, fiebre y escalofríos. A los pocos días, el enfermo puede presentar puntos violáceos

(*continúa*)

en la piel y tener los ojos inyectados de sangre, señales, en ambos casos, de diminutas fugas de sangre de los vasos sanguíneos. A medida que se agudiza la hemorragia interna, puede producirse una caída brusca y peligrosa de la tensión arterial, que dé lugar al colapso circulatorio e incluso producir la muerte.

Del 5 al 10 por ciento, aproximadamente, de los casos más graves de SFHR tienen desenlace mortal. Incluso cuando la tensión arterial vuelve a sus valores normales, el enfermo puede experimentar problemas renales (de los riñones). La recuperación total de la forma grave de la enfermedad requiere a veces semanas o meses.

V. tamb.
Infecciones víricas
Neumonía

- evitar el contacto con los roedores cuando se va de campamento o senderismo;
- no perturbar las madrigueras de los roedores ni acampar junto a ellas.

Fuente

U.S. Centers for Disease Control and Prevention, 1600 Clifton Rd., Atlanta, GA 30333
Telephone (404)639-3534
Telephone (404)639-3311
Toll-free (800)311-3435
Information Hotline (888)-232-3228
TTY (404)639-3312
http://www.cdc.gov/

World Health Organization, 525 23rd St. NW, Washington, DC 20037
Telephone (202)974-3000
Facsimile (202)974-3663
Telex 248338
http://www.who.int/

Hemofilia

PALABRAS CLAVE
para búsquedas en Internet y otras fuentes de consulta

Factores de coagulación
Fibrina
Hematología
Transfusiones de sangre
Trastornos hemorrágicos
Trastornos de la coagulación

La hemofilia es un trastorno hereditario debido al cual la sangre no coagula normalmente, lo que ocasiona sangrados o hemorragias excesivos.

La mayoría de la gente considera naturales ciertas funciones orgánicas como la respiración, la digestión y la cicatrización de heridas. No pensamos en ellas; suceden por sí solas. La coagulación de la sangre es otra de estas funciones—o por lo menos lo es a menudo. Sin embargo, para alrededor de los 20 000 estadounidenses afectados de hemofilia tipo A o tipo B, una cosa tan sencilla como el extraerse una muela o el caerse de una bicicleta puede tener repercusiones mortales. Esto sucede porque la sangre de estas personas no coagula normalmente. Y sin coagulación, cualquier herida sangrará sin parar.

¿Qué es la hemofilia?

Es un déficit heredado de un factor de coagulación de la sangre que redunda en hemorragias excesivas. Cuando un individuo sano se lesiona, sobreviene una secuencia de fenómenos que hacen que la sangre líquida se solidifique, forme un coágulo y cese de fluir. Primero, las plaquetas (diminutas células sanguíneas en forma de cápsulas) empiezan a adherirse

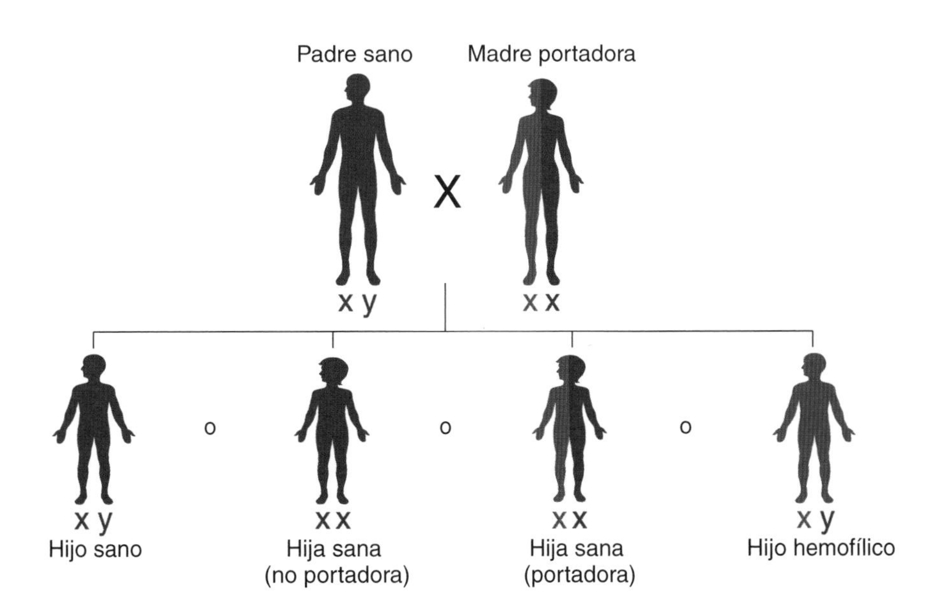

El gen de la hemofilia se transmite involuntariamente de la madre (XX) a sus hijos varones (XY) mediante el cromosoma X. El hijo que hereda de la madre un cromosoma X defectuoso no cuenta con otro cromosoma X normal con el cual suplir la deficiencia del primero, como lo tienen las mujeres (XX).

unas a otras y a formar un coágulo pequeño en el punto de salida de la sangre. Las plaquetas contienen una enzima, o proteína, que convierte una sustancia disuelta en la sangre denominada fibrinógeno en otra sustancia dura e insoluble llamada fibrina. Como si fueran bomberos corriendo hacia el lugar de un incendio, la fibrina fluye rápidamente hacia la zona de la lesión vascular (del vaso sanguíneo) y se agolpa en ella para ayudar a las plaquetas a cerrar la brecha y a detener la pérdida de sangre.

La fibrina sólo puede realizar esta tarea con la colaboración de unas sustancias fabricadas por el organismo que contiene la sangre: los factores de coagulación. Estos factores están numerados del I (uno) al XIII (trece). En la hemofilia tipo A, el factor deficitario es el VIII (ocho). Los factores I a VII (uno a siete) funcionan normalmente, pero el proceso de coagulación se detiene enseguida y la pérdida de sangre a partir de la herida continúa. La hemofilia tipo B, menos frecuente que la de tipo A, se debe a deficiencia del factor de coagulación IX (nueve). Enviar a la fibrina a que participe en la coagulación de la sangre sin estos factores es como mandar a los bomberos a que apaguen el incendio sin agua.

La gravedad de la hemofilia es variable. La hemofilia es de gravedad variable. La mayoría de los individuos sanos tienen niveles del 100 por ciento del factor VIII (ocho) o el IX (nueve) en la sangre. Por contraste, los individuos con las formas más graves de hemofilia tienen menos del 1 por ciento de la concentración normal. Totalmente incapaces de coagular la sangre, estas personas pueden incluso experimentar hemorragias internas aun cuando no tengan heridas externas.

Si la hemofilia es de carácter moderado, el individuo tendrá concentraciones de factor VIII (ocho) ó IX (nueve) en la sangre comprendidas entre el 1 y el 5 por ciento. La pérdida excesiva de sangre se produce con heridas menores, así como con extracciones dentarias o

¿Qué son los cromosomas y los genes?

El cromosoma es una estructura filiforme (en forma de hilo o cadena), que viene en pares, situada en el núcleo o parte central de control de las células orgánicas y que determina los caracteres hereditarios de cada individuo. Uno de esos es obviamente la posibilidad de que el producto de la concepción sea varón o mujer. La mujer posee dos cromosomas X, mientras que el varón tiene un cromosoma X y otro Y.

Los cromosomas se componen de genes, unidades que determinan toda clase de caracteres, desde el color de los ojos a cómo funciona el organismo humano. El cromosoma X es portador de genes que controlan la producción de los factores de coagulación VIII y IX. En los hemofílicos, estos genes hacen que el organismo produzca insuficientes concentraciones de uno de dichos dos factores. Ahora bien, incluso si una mujer (XX) tiene uno de sus cromosomas con el gen de la hemofilia, su segundo cromosoma X será probablemente normal, por lo que su organismo producirá suficiente cantidad de factor VIII o IX para asegurarse de que su sangre se coagulará cuando sea necesario. En cambio, el cromosoma Y del varón no interviene para nada en la producción de los factores de coagulación de la sangre. Los varones (XY) que heredan de la madre un cromosoma X defectuoso, no tienen un segundo cromosoma X que pueda sustituir al defectuoso, por lo que son susceptibles de heredar la hemofilia.

intervenciones quirúrgicas. La hemofilia leve afecta a los que tienen concentraciones de factor VIII ó IX del 6 al 50 por ciento. Para este grupo, la pérdida excesiva de sangre suele asociarse sólo con lesiones mayores, intervenciones quirúrgicas o extracciones dentarias. Es posible que a los hemofílicos leves no se les diagnostique el trastorno hasta que se vuelven adultos, cuando una hemorragia inesperada acompaña a la operación o a la visita al dentista.

¿A qué se debe la hemofilia?

La hemofilia no es contagiosa como el resfriado o la gripe. Es generalmente un trastorno heredado, lo que significa que a menudo tiene carácter familiar, y afecta casi exclusivamente a los varones. Su causa es un gen defectuoso transmitido involuntariamente de las madres a los hijos varones mediante el cromosoma X.

Por lo regular, las mujeres "portadoras" de la hemofilia presentan concentraciones normales de los factores de coagulación. Pero si un varón se casa con una mujer "portadora" del gen defectuoso, será posible, aunque muy poco frecuente, que engendren una hija hemofílica. Hasta un tercio de las personas con hemofilia no tiene familiares hemofílicos o que sean portadores del gen defectuoso. En tales casos, una mutación (alteración de un gen) habrá producido un nuevo gen causante de hemofilia, el cual puede transmitirse a generaciones posteriores.

Síntomas

¿Cómo sabe uno que tiene hemofilia? Aunque la hemofilia es un trastorno congénito (está presente al nacer), los recién nacidos que no son circuncidados (operación quirúrgica para quitar la piel móvil que recubre el glande o cabeza del pene) casi nunca experimentan dificultades hasta que empiezan a gatear. En cuanto comienzan a tropezar con superficies duras o a caerse al suelo, les sangran los músculos y articulaciones (donde se juntan dos huesos). Semejantes hemorragias internas pueden causar cardenales o morados, así como hinchazón dolorosa, en las articulaciones.

Las hemorragias articulares son de pronóstico reservado, por cuanto pueden derivar en una artritis (inflamación de las articulaciones), deformidades e incapacidad física. A medida que los niños hemofílicos se hacen mayores, suelen aprender a reconocer las hemorragias articulares, antes de que aparezca el dolor y la hinchazón, por una sensación extraña como de hormigueo.

Las hemorragias musculares, que afectan generalmente a la pantorrilla, al muslo o al antebrazo, se deben generalmente a una lesión, pero a veces se producen también espontáneamente. La hinchazón resultante, que puede ir desarrollándose en un plazo de varios días, crea presión en el interior del músculo, con posibilidad de que se dañen los nervios y vasos sanguíneos. Los síntomas incluyen compresión muscular, dolor, alteración de la temperatura corporal, hormigueo y entumecimiento. Es

La realeza europea y la hemofilia

La portadora del gen de la hemofilia más famosa en toda la historia fue la reina Victoria de Inglaterra (1819–1901), abuela de la mayoría de la realeza europea. En 1853, la reina Victoria, que había tenido ya 7 hijos, dio a luz a Leopoldo, duque de Albany, hemofílico que murió a los 31 años a consecuencia de una hemorragia interna ocasionada por una caída.

Dos de las cuatro hijas de la reina Victoria, Alicia (nacida en 1843) y Beatriz (nacida en 1857), eran también portadoras del gen de la hemofilia, y posteriormente lo transmitieron a tres nietos y seis bisnietos de Victoria. Alejandra, hija de Alicia, fue asimismo portadora del gen de la hemofilia y transmitió la enfermedad a su hijo Alexis (nacido en 1904), cuyo padre fue el zar Nicolás II de Rusia (1868–1918). Alexis es tal vez el más famoso hemofílico de la realeza europea. Alexis era el heredero del trono de su padre, por lo que su estado de salud fue motivo de gran preocupación en la casa real. Todavía hoy, los historiadores polemizan sobre el papel que desempeñó la enfermedad de Alexis en la revolución rusa de 1918.

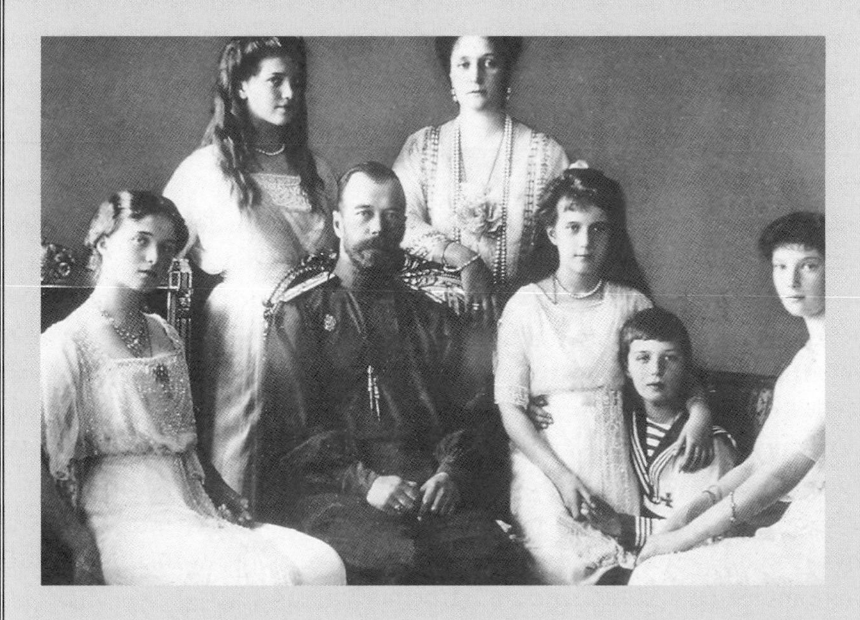

El Zar Nicolás II de Rusia con su familia, fotografiados allá por el año de 1916. Con el zar aparecen su esposa, Alejandra (portadora del gen de la hemofilia), sus cuatro hijas y, en primer término, su hijo Alexis, tal vez el más famoso de los hemofílicos reales europeos. *Popperfoto/Archive Photos/Hulton/Archive.*

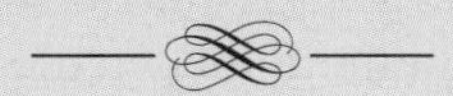

El VIH y la hemofilia

Uno de los riesgos más graves que afrontaron los hemofílicos en la década de 1970 y principios de la década de 1980 fue la posibilidad de contraer el VIH (virus de la inmunodeficiencia humana, causante del sida). Esto sucedió como consecuencia de las transfusiones de factores de coagulación obtenidos de la sangre infectada con ese virus. Se calcula que alrededor del 55 por ciento de hemofílicos resultaron infectados con el VIH entre los años 1979 y 1985 por transfusiones de factores de coagulación.

En esa época, la sangre donada no se analizaba para determinar si contenía el VIH. Los hemofílicos tenían especial propensión a infectarse, por dos razones: recibían muchas transfusiones y cada una de ellas contenía factores de coagulación combinados, procedentes de muchos, muchísimos donantes, a efectos de conseguir las concentraciones suficientes de factores. Sólo con que uno de los donantes tuviera el VIH, la persona con hemofilia corría el riesgo de contraerlo.

En la actualidad, el suministro de sangre donada es mucho más seguro. Los donantes son examinados y analizados en busca del VIH, y toda la sangre se analiza para ver que no contenga ese virus. Estas medidas se aplican a todas las transfusiones de sangre. Además, los factores de coagulación extraídos de esa sangre se tratan por calor y otras técnicas destinadas a matar o inactivar a éste y otros virus; estos métodos no se utilizan para otras clases de transfusiones, puesto que pueden perjudicar a los productos sanguíneos.

Las medidas de seguridad produjeron un resultado espectacular. De 1986 a 1999, según la Fundación Nacional de la Hemofilia, ningún hemofílico contrajo el VIH en los Estados Unidos como resultado de una transfusión. Hoy en día, la nueva tecnología de la ingeniería genética permite la obtención de factores de coagulación sin las donaciones de sangre.

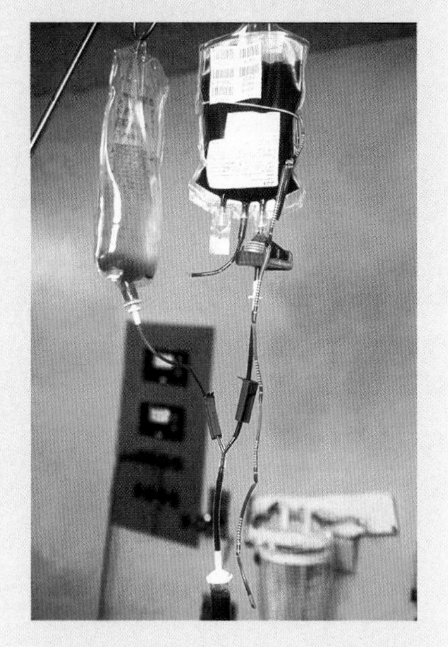

Los factores de coagulación suelen transfundirse a través de una vena, a menudo en un hospital o consultorio médico. Con la debida instrucción, los hemofílicos o sus padres pueden hacer las transfusiones en casa. © *SIU/Visuals Unlimited*

necesario un tratamiento temprano para impedir la parálisis o la inmovilidad permanente.

Todo tipo de lesión del cuello o de la cabeza es, potencialmente, de sumo peligro para cualquier hemofílico. Las hemorragias de cuello y de garganta a veces obstruyen la respiración. Las lesiones de la cabeza, incluso una caída de poca importancia en una persona normal o un golpe en la cabeza pueden ser causa de hemorragia cerebral. Sus síntomas son: irritabilidad, dolor de cabeza, confusión mental, náuseas, vómito y visión doble (diplopía).

Los hemofílicos son muy propensos a los cardenales, pero las hemorragias de la piel casi nunca revisten gravedad. La pérdida de sangre a partir de cortaduras y raspaduras puede atajarse generalmente presionando con firmeza la zona afectada durante varios minutos. Las cortaduras profundas, por el contrario, suelen sangrar profusamente y requieren tratamiento médico.

Diagnóstico

El análisis del ADN (análisis directo de los genes) permite determinar si una mujer es portadora del gen de la hemofilia. Con los análisis de sangre se miden las concentraciones de los factores de coagulación presentes en ella. Se pueden también realizar exámenes del feto para determinar si ha heredado la hemofilia.

Tratamiento

El hemofílico a menudo necesita que se le administre el factor de coagulación de que carece. Los factores pueden obtenerse de donaciones previamente purificadas de sangre procedente de muchas personas. O bien, desde mediados de la década de 1990, son fabricados por ingeniería genética, que no requiere donaciones de sangre. La transfusión de factores de coagulación se hace a través de una vena, por lo general en un hospital o en el consultorio del médico. Con la debida instrucción, el paciente puede hacerse las transfusiones él mismo en su casa, o los padres pueden hacérselas a los hijos.

Un medicamento que no debe emplearse para los hemofílicos es la aspirina, analgésico que interfiere con la coagulación normal de la sangre e incrementa la tendencia a las hemorragias.

La frecuencia de las transfusiones dependerá de la gravedad del trastorno y de las veces que el hemofílico se lesione. Cuando las lesiones son graves o necesitan intervención quirúrgica, es posible que la persona afectada necesite transfusiones dos o tres veces al día durante semanas o meses. Incluso cuando no tengan lesiones, algunos hemofílicos graves pueden necesitar transfusiones con regularidad, para evitar otros problemas. Los que tienen hemofilia de carácter leve rara vez necesitan transfusiones.

Hay un medicamento, denominado desmopresina (la sigla en inglés es DDAVP), que no es un producto sanguíneo, pero que a veces facilita la liberación de depósitos acumulados de factor VIII (ocho) en individuos con hemofilia de tipo B leve o moderada. Este remedio transitorio tal vez le permita a la persona evitar una transfusión tras una lesión de poca importancia, por ejemplo.

Medidas preventivas

Tan pronto como un niño haya sido diagnosticado de hemofilia, los padres deberán tratar de prevenir o reducir las hemorragias. Los médicos recomiendan el uso de juguetes blandos, sin aristas, y ropa acolchada (sobre todo en codos y rodillas) mientras el niño aprende a caminar. Los niños deben vacunarse, pero las inyecciones se aplicarán por debajo de la piel (subcutáneas), en vez de penetrar en un músculo (intramusculares), a fin de evitar las hemorragias. Se les enseñará también a cepillarse los dientes con regularidad y a ir al dentista para impedir las caries y las enfermedades de las encías.

Convivencia con la hemofilia

La hemofilia no es, por lo general, una enfermedad mortal, y los hemofílicos a menudo viven y permanecen activos muchos años. Las actividades como nadar, caminar y montar en bicicleta refuerzan los músculos que sostienen las articulaciones. Los deportes con contacto físico, como el rugby o la lucha libre, están prohibidos para el hemofílico por el riesgo elevado de lesiones en el cuello y en la cabeza.

El explicar lo que es la hemofilia a los familiares y amigos puede mitigar la timidez o complejo de quien sufre este trastorno, y a la vez sirve para dar a conocer a otros la importancia de un tratamiento rápido.

El futuro

No existe en la actualidad ninguna cura para la hemofilia, pero ya se están llevando a cabo estudios de tratamiento mediante terapia génica. Muchas de estas investigaciones se centran en la sustitución del gen causante de la hemofilia por otro normal que, al elevar la concentración de factor de coagulación deficiente, normalizaría el mecanismo de coaglación de la sangre.

Otros investigadores, por medio de la ingeniería genética, han producido células animales en las que se ha introducido la secuencia génica productora del factor VIII del ser humano.

Fuentes

National Hemophilia Foundation, 116 West 32nd St., 11th floor,
New York, NY, 10001
Telephone (212)328-3700
Toll-Free (800)42-HANDI
http://www.hemophilia.org

¿Sabía usted que...?

- La hemofilia tipo A afecta aproximadamente a uno de cada 5 000 varones recién nacidos; y la de tipo B, aproximadamente a uno de cada 30 000.
- El hemofílico típico recibe por transfusión 80 000 a 100 000 unidades de factores de coagulación al año.
- La atención médica y hospitalaria del hemofílico grave cuesta típicamente de 100 000 a 150 000 dólares al año
- La hemofilia grave representa el 60 por ciento del total de hemofílicos.

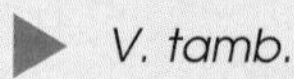

V. tamb.
Coagulación
Enfermedades genéticas
Hemorragia
Sida y VIH

World Federation of Hemophilia, 1425 Rene Levesque Blvd. W, Ste. 1010, Montreal, QC, Canada H3G 1T7
Telephone (514)875-7944
Facsimile (514)875-8916
http://www.wfh.org/

Hemorragia

PALABRAS CLAVE
para búsquedas en Internet y otras fuentes de consulta

Hematología

Trastornos de la coagulación

Hemorragia significa escape de sangre de los vasos sanguíneos. El término hemorragia generalmente se refiere a una pérdida de sangre considerable.

¿Cuál es la causa de la hemorragia?

Se llama hemorragia a todo sangrado copioso, bien sea interno o externo, que se produce a partir de los vasos sangúineos. La causa más obvia de hemorragia la constituyen los traumatismos o heridas que recibe un vaso sanguíneo. La hemorragia se debe a veces a un aneurisma (algún punto débil que aparece en la pared de una arteria y que con frecuencia está presente desde el nacimiento). Con el tiempo, las paredes del vaso sanguíneo en el sitio del aneurisma tienden a adelgazarse y a sobresalir en forma de globo, a medida que la sangre circula por el vaso, lo cual las hace propensas a roturas y filtraciones de sangre.

La hipertensión, o tensión arterial alta, es a menudo un factor contribuyente en las hemorragias cerebrales, que pueden provocar una apoplejía. En otros casos, los vasos sanguíneos se desgastan con los años. La diabetes incontrolada puede igualmente debilitarlos, especialmente a los de los ojos (retinopatía). El uso de medicamentos que afectan a la coagulación de la sangre, incluida la aspirina, facilitan en ocasiones la producción de hemorragias.

Los trastornos de la coagulación también pueden dar lugar a pérdidas de sangre. Entre ellos se cuenta la hemofilia, afección hereditaria que impide la correcta coagulación de la sangre.

Síntomas

La señal más clara de hemorragia es el sangrado visible, pero a veces la única manera de determinar si ha habido una hemorragia interna es estar atento a síntomas o manifestaciones de una enfermedad, como la apoplejía. En las hemorragias cerebrales, y dependiendo de la localización de la hemorragía, los síntomas pueden incluir dolor de cabeza, pérdida funcional en un lado del cuerpo, cambios visuales, debilidad o entumecimiento y dificultad para hablar, tragar, leer o escribir; problemas de equilibrio físico, disminución de la atención, vómito, rigidez de nuca, confusión, letargo o coma.

Diagnóstico

Si hay sangrado visible, la causa de la mayoría de las hemorragias es obvia. Los análisis de sangre y de líquido cefalorraquídeo también pueden revelar la presencia de hemorragia. La tomografía computada (TC) es una importante exploración radiológica que permite evaluar el cerebro y otros tejidos orgánicos para determinar si han sido afectados por una hemorragia.

Tratamiento

El primer objetivo del tratamiento es detener la hemorragia. Las hemorragias debidas a traumatismos o a la rotura de vasos sanguíneos se pueden contener por pinzamiento del vaso sanguíneo o por reparación de la rotura. Las que se deben a la ruptura vascular por causa de hipertensión arterial pueden tratarse con medicamentos que reducen la tensión arterial (antihipertensivos), el espasmo muscular de las arterias (antiespasmódicos) y el dolor (analgésicos). Para aliviar la presión cerebral ocasionada por la acumulación de sangre derramada, tal vez sea necesaria una intervención quirúrgica. Y las personas que sufren de trastornos de coagulación pueden ser tratadas con factores de coagulación.

Medidas preventivas

Una dieta sana, el ejercicio regular, la reducción del consumo excesivo de sodio con la sal de mesa, el mantenimiento de un peso normal y la toma correcta de los medicamentos recetados por el médico suelen ser suficientes para normalizar la tensión arterial alta. La abstención de drogas nocivas también contribuye a prevenir las hemorragias. El consumo de cocaína, anfetaminas y alcohol, sobre todo en los jóvenes, se asocia con mayor frecuencia a las hemorragias cerebrales. Usar casco cuando se monta en bicicleta, monopatín o patín intregral, y llevar abrochado el cinturón de seguridad en los vehículos automotores, protege de lesiones graves al cerebro. La retinopatía puede prevenirse o reducirse con un buen control de la diabetes; es decir, manteniendo los azúcares de la sangre a un nivel más o menos normal.

V. tamb.
Anemia
Apoplejía
Coagulación
Hemofilia
Hemorragia nasal/epistaxis
Hipertensión

Hemorragia nasal/Epistaxis

La pérdida de sangre que tiene su origen en las fosas de la nariz se llama hemorragia nasal. Su nombre médico es epistaxis.

PALABRAS CLAVE
para búsquedas en Internet y otras fuentes de consulta

Hemorragia

Epistaxis

¿Qué es la hemorragia nasal?

Muchas de estas hemorragias se producen en niños y en personas de edad avanzada y son de corta duración. En casos excepcionales, las hemorragias nasales se deben a otras dolencias.

¿Cuál es la causa?

Las hemorragias nasales suelen deberse a un golpe en la nariz o bien a que la mucosa que tapiza las fosas nasales se irrita, o está llena de costras o reseca. Esto suele suceder cuando alguien tiene un resfriado, una infección o una alergia que afecta la cantidad de moco que secreta la nariz. La fiebre elevada puede también resecar la mucosa nasal y dar origen a hemorragias. Cuando se arrancan las costras puede haber sangrado.

Tratamiento

La mayoría de las hemorragias nasales pueden detenerse en corto tiempo pinzando firmemente las fosas nasales durante unos minutos entre los dedos índice y pulgar. La persona que sangra por la nariz debe sentarse e inclinarse ligeramente hacia adelante, respirar por la boca y mantener pinzada la nariz. La hemorragia debe de cesar en cuestión de 10 a 15 minutos. Debe evitar sonarse la nariz por espacio de 12 horas tras el sangrado, ya que ese acto puede reiniciar la hemorragia. Si el sangrado continúa después de varias tentativas de pinzar las fosas nasales durante 10 a 15 minutos cada vez, será hora de llamar al médico. Es posible que el médico coloque en la fosa o fosas sangrantes del paciente una torunda de algodón impregnada de medicamento, a fin de detener la pérdida de sangre. Para evitar nuevas hemorragias tal vez se receten unas gotas para la nariz durante algunos días.

La hemorragia prolongada puede ser indicio de lesiones encefálicas (de la cabeza) graves o de enfermedades como la hipertensión arterial o el bloqueo de los senos paranasales.

Entre los cuadros clínicos graves que excepcionalmente pueden ser la causa de hemorragia nasal se pueden citar la leucemia (cáncer de los glóbulos blancos de la sangre), las enfermedades hepáticas (del hígado), la arterosclerosis (conocida también por endurecimiento de las arterias), así como algunos trastornos hemorrágicos hereditarios, como la hemofilia, en la que la sangre no coagula debidamente.

Prevención

La mejor manera de prevenir las hemorragias nasales es procurar que la nariz no reciba golpes y no hurgarla. Los que participan en deportes de contacto físico, como el fútbol americano o el boxeo, corren mayor riesgo de traumatismos en la cabeza o la nariz seguidos de hemorragias. Para evitar estas lesiones, es preciso contar con cascos o protección faciales. Es también útil humedecer el aire de los lugares interiores en invierno, cuando el ambiente suele estar seco por efecto de la calefacción central.

V. tamb.
Hemorragia
Hipertensión
Trastornos hemorrágicos

Hemorroides

Conocidas también por su nombre de origen árabe "almorranas," las hemorroides son venas dilatadas del recto, es decir, de la parte inferior del tubo digestivo. Son parecidas a las venas varicosas (varices) de las piernas, y pueden dar lugar a hemorragias pequeñas y causar dolor.

PALABRAS CLAVE
para búsquedas en Internet y otras fuentes de consulta

Sistema vascular

Trastornos anorrectales

Tubo digestivo

¿Dónde están localizadas las hemorroides?

En dos lugares: en la parte superior del recto, en cuyo caso se llaman hemorroides internas, y en la parte inferior, las cuales reciben el nombre de hemorroides externas. Se dice que hay prolapso cuando las hemorroides descienden desde su posición original y salen fuera del recto a través del orificio anal.

¿A qué se deben las hemorroides?

La hemorroides tienen diversas causas. Se dan con frecuencia en las mujeres embarazadas y en las a que acaban de tener un bebé. El estreñimiento crónico es otro factor de riesgo, por causa de la presión añadida a la zona rectal durante la defecación de heces duras y secas.

Síntomas

El dolor durante la defecación y las heces sanguinolentas son los síntomas típicos asociados a las hemorroides. A veces hay una secreción de mucosidad, y pueden experimentarse también picazón, sensación de ardor y dolor en la zona anal. En la vena dilatada del recto a veces se forma un coágulo que puede ser muy doloroso (se trombosa). En ocasiones, las hemorroides se acompañan de anemia* por deficiencia de hierro (anemia ferropénica), debida a la pérdida de sangre.

* **anemia** Estado caracterizado por una insuficiente cantidad de glóbulos rojos o de hemoglobina para transportar con la sangre el oxígeno que necesita el organismo.

Diagnóstico y tratamiento

El médico empieza por examinar la zona rectal mediante un instrumento visualizador denominado anoscopio, a efectos de excluir otras afecciones con síntomas parecidos. Para las hemorroides leves, el médico tal vez recete:

- un régimen dietético con suficiente cantidad de fibra (cereales integrales, verduras y frutas) para evitar el estreñimiento;
- beber abundantes líquidos, con el mismo fin de evitar el estreñimiento;
- baños de asiento superficiales en agua tibia;
- medicamentos que ablandan las heces, para facilitar su paso;
- cremas que se aplican a las hemorroides para reducir el dolor, la inflamación y la picazón.

Si las hemorroides son internas, pueden eliminarse mediante una intervención quirúrgica sencilla realizada en el propio consultorio médico, en el que se estrangulan ligándolas por su base con unas gomitas elásticas. Luego de este procedimiento, las hemorroides se desprenden sin causar ningún dolor.

Las hemorroides internas que estan prolapsadas, o las externas en las que se han formado coágulos, pueden extirparse quirúrgicamente. Este método generalmente se realiza de manera ambulatoria* y con anestesia local*.

* **ambulatorios** Se dice de los pacientes que acuden al hospital o al consultorio médico para una intervención quirúrgica pero que no necesitan pasar la noche en ellos.

* **anestesia local** Método en el que se utilizan medicamentos para bloquear o suprimir el dolor en una determinada parte del cuerpo, mientras el paciente permanece despierto. En cambio, la anestesia general bloquea el dolor en todo el cuerpo del paciente, que permanece dormido durante la operación.

Fuente

U.S. National Digestive Diseases Information Clearinghouse, 2 Information Way, Bethesda, MD 20892-3570
Telephone (301)654-3810
Toll-free (800)891-5389
Facsimile (301)907-8906
http://www.niddk.nih.gov/health/digest/nddic

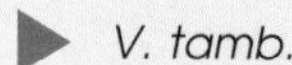
V. tamb.
Estreñimiento
Varices

Hendidura palatina *Véase* Fisura palatina

Hepatitis

Es la inflamación del hígado, trastorno que daña a las células hepáticas. Suele ser causada por el virus de la hepatitis A, B o C, pudiendo presentar carácter agudo* o crónico*, leve o sumamente grave. Otros gérmenes pueden también provocar hepatitis, al igual que ciertas sustancias químicas tóxicas o incluso determinadas medicinas.*

PALABRAS CLAVE para búsquedas en Internet y otras fuentes de consulta

Cirrosis
Ictericia
Inflamación
Necrosis hepática
Trasplante de hígado

* **inflamación** Reacción del cuerpo a una irritación, infección o herida que a menudo causa hinchazón, dolor, enrojecimiento y calor.

* **agudo** Dicho de un proceso o enfermedad que aparece bruscamente, es de corta duración y tiene carácter grave.

* **crónico** Se dice de la enfermedad o el trastorno de duración prolongada.

* **sistema inmunitario** Sistema de defensa, compuesto por diferentes células y órganos, que combate a los gérmenes y sustancias extrañas que penetran en el cuerpo y protege al organismo de infecciones y otras enfermedades.

¿Qué es la hepatitis?

El hígado, de color rojo y forma de cuña, está situado en la parte superior del abdomen. Es el órgano interno más grande del ser humano y el que más funciones desempeña: se deshace de sustancias tóxicas provenientes de los alimentos, elimina las células sanguíneas viejas, contribuye a la labor de digerir las grasas, produce los factores químicos de la coagulación de la sangre y asegura que la sangre lleva a todas las células del cuerpo un suministro equilibrado de grasas, azúcares y aminoácidos (materiales de construcción de las proteínas).

Al ser tan complejo, el hígado puede presentar una amplia gama de problemas, muchos de los cuales se conocen como "hepatitis," término que significa inflamación hepática.

La hepatitis se debe a multitud de causas: abuso del alcohol, sobredosis o efectos secundarios de los medicamentos, inhalación de humos y vapores tóxicos o problemas relacionados con el sistema inmunitario. Puede también atribuirse a infección por una diversidad de microbios.

La mayor parte de las hepatitis son causadas por virus de la hepatitis del tipo A, B o C. Cada uno de estos virus es capaz de provocar hepatitis viral aguda, una inflamación del hígado que normalmente dura de 4 a 6 semanas. Habitualmente, la persona que sufre hepatitis viral aguda se siente agotada y tanto el cutis como el blanco de los ojos adquieren una coloración amarillenta, trastorno conocido como ictericia. En raras ocasiones, la hepatitis viral aguda provoca una hepatitis fulminante,* que hace peligrar la vida del enfermo; pero generalmente son leves, y la persona se recobra sin necesidad de atención especial. A menudo la hepatitis viral no presenta ningún síntoma.

* **virus** Agente infeccioso microscópico que carece de metabolismo propio y sólo puede reproducirse en el interior de las células que infecta.

* **fulminante** Que se produce súbitamente y reviste carácter sumamente grave.

Las hepatitis de tipo B y C, sin embargo, pueden producir también daños a largo plazo. Alrededor del 75 al 85 por ciento de las personas infectadas por el virus C (y del 5 al 10 por ciento de los infectados por el virus B) son incapaces de combatir el virus. Sufren recaídas periódicas, lo que significa que el virus ha permanecido activo en su organismo más de 6 meses. En la mayor parte de los casos la infección persiste durante décadas.

Como el hígado es un órgano voluminoso y resistente, generalmente puede seguir funcionando bien, a pesar del virus. De hecho, la mayoría de las personas con hepatitis crónica llevan vida normal y no siempre saben que son portadoras del virus. Pero al cabo de 10, 20, 30 años o más, algunas personas con infecciones crónicas tendrán graves daños hepáticos, como la cirrosis con retracción cicatricial (endurecimiento del hígado). Estos enfermos desafortunados tienen un riesgo mucho mayor que el normal de contraer una clase de cáncer de hígado denominado carcinoma hepatocelular. Tanto la cirrosis como el cáncer de hígado son complicaciones graves y a menudo mortales.

En los Estados Unidos, la hepatitis C es la segunda causa de lesiones (daños) hepáticas, después del alcoholismo, y es el motivo principal de trasplantes* hepáticos. La hepatitis C es menos susceptible que la hepatitis B de ocasionar una enfermedad aguda perceptible, por lo que la mayoría de los infectados ni saben que la han contraído, aunque tiene mayor tendencia a producir una infección crónica.

* **trasplantes** Reemplazo de un tejido u órgano enfermo por otro sano procedente de un donante.

Se cree que la hepatitis C ha infectado a 170 millones de personas en todo el mundo, y las autoridades sanitarias temen que será un problema de salud pública muy importante en el futuro. Con todo, la HVC (hepatitis por virus C) no es tan conocida como muchas otras enfermedades que son menos frecuentes. El virus no se identificó hasta 1988, y queda todavía mucho por averiguar acerca de su comportamiento. Aparentemente, uno de sus efectos es hacer al alcohol todavía más tóxico para el hígado: muchas personas con lesiones hepáticas debidas al alcohol tienen también la hepatitis C.

Además de los tipos A, B y C, los científicos han descubierto otros tres virus menos conocidos causantes de hepatitis:

- El de la hepatitis D, que parece ser compañero de fatigas del de la hepatitis B. Se encuentra sólo en las personas que ya tienen hepatitis B, a las que hace aún más enfermas
- El de la hepatitis E, que se da únicamente en los países en desarrollo. Se parece al de la hepatitis A en que sólo produce una enfermedad de corta duración, pero puede ser más peligrosa, sobre todo en mujeres embarazadas. Se transmite a traves de la ingestión de agua contaminada, a menudo tras inundaciones por aguas que contienen materia fecal.
- En 1966 se identificó el virus de la hepatitis G, pero no está todavía muy claro si es capaz de causar alguna enfermedad.
- También hay algunos indicios de la existencia del virus de la hepatitis F, pero los científicos no están seguros.

¿Cómo se propaga la hepatitis A?

De cuando en cuando, el periódico local informa de un brote de hepatitis. A menudo, los noticiarios dicen que los que comieron en un restaurante particular o asistieron a una determinada guardería infantil en las últimas semanas deben consultar al médico con fines preventivos relacionados con esta infección.

El virus de la hepatitis A es el causante de este tipo de brote epidémico. Llamada a veces hepatitis infecciosa, la hepatitis A es sumamente contagiosa*, pero casi nunca deja daños permanentes. En Estados Unidos la hepatitis A suele propagarse en guarderías a los niños de la primera infancia y a sus padres. La vía de propagación es la que los médicos denominan "orofecal." Es decir, el virus contenido en las heces de la persona infectada llega, de alguna manera, a la boca de otro u otros. Esto sucede, por ejemplo, si el que cambia un pañal o el que usa el retrete no se lava las manos y luego se pone a preparar o servir comidas. A lo mejor, un pequeñín recoge la taza o el chupete de otro. Por otra parte, las aguas residuales que no han sido tratadas químicamente pueden contaminar el suministro de agua potable. Los mariscos procedentes de aguas contaminadas propagan el virus si se comen crudos o poco cocinados.

* **contagiosa** Que puede transmitirse de una persona a otra.

Una vez que las personas se recuperan de la hepatitis A, no tienen necesidad de preocuparse más del problema. Dejan de ser "portadores" del virus y no pueden infectar a otros.

¿Cómo se previene la hepatitis de tipo A?

Una buena higiene, incluido el lavado de manos después de ir al retrete y antes de tocar cualquier comida, puede impedir el contagio por la hepatitis A.

También hay disponible una vacuna* contra la hepatitis A que se recomienda para los niños y adultos que viajan a países en desarrollo, para niños que vivan en comunidades con altas tasas de hepatitis A (como las

* **vacunación** Forma de inmunización mediante la cual se administra a la persona un germen muerto o atenuado, o algún elemento que forma parte del germen, con fines de prevención, alivio o tratamiento de una enfermedad.

de los aborígenes norteamericanos) y para niños que viven en estados o provinicias con niveles de esta enfermedad más elevados de lo común.

Una vez que una persona se expone al virus, puede prevenir todavía la hepatitis A con una inyección de inmunoglobulina, sustancia que potencia al sistema inmunitario. Pero la inmunoglobulina debe aplicarse dentro de las dos semanas de haber sido expuesto al virus.

¿Cómo se propagan las hepatitis tipos B y C?

Principalmente por contagio con la sangre de una persona infectada. Los enfermos crónicos de hepatitis B o C son "portadores," lo cual significa que pueden contagiar a otras personas aun cuando ellos no tengan síntomas de hepatitis.

En los Estados Unidos, estos dos virus (B y C) se suelen propagar entre drogadictos que comparten el uso de agujas para inyectarse en una vena. Por ejemplo, se cree que alrededor del 90 por ciento de los que se inyectan drogas ilícitas por vía intravenosa están infectados de hepatitis C.

El pinchazo accidental con una aguja hipodérmica, riesgo común entre los que atienden a los enfermos, constituye otra manera de propagar estos virus. Lo mismo puede suceder con los trasplantes de órganos, tatuajes, perforaciones de partes del cuerpo para adornos y el compartir navajas de afeitar, cepillos de dientes y otros objetos manchados superficialmente con pequeñas cantidades de sangre.

Las transfusiones con sangre infectada eran antes la principal causa de contagio infeccioso. Los que sufren de hemofilia, enfermedad caracterizada por problemas de coagulación de la sangre, tenían especial propensión a las infecciones cuando recibían transfusiones de productos sanguíneos obtenidos de una gran diversidad de donantes. Hoy en día, sin embargo, tanto los donantes como su misma sangre son objeto de examen cuidadoso en busca del virus de las hepatitis C y B, por lo que el riesgo de contagiarse a causa de una transfusión es sumamente bajo. Pero todo el que recibió transfusiones antes del mes de julio de 1992 necesita ser examinado para determinar si tiene o no la hepatitis C.

La hepatitis B es más contagiosa que la hepatitis C. También es más contagiosa que el VIH, el virus causante del sida*. La hepatitis B se transmite fácilmente por contacto sexual. Las mujeres y los hombres que mantienen relaciones sexuales con muchas parejas, especialmente los homosexuales, corren mayor riesgo de contraer este tipo de hepatitis.

* **sida** Sigla del "síndrome de inmunodeficiencia adquirida." Es la enfermedad ocasionada por el virus de la inmunodeficiencia humana (VIH). En casos graves, se caracteriza por un profundo debilitamiento del sistema inmunitario.

Hay menor probabilidad de contagio de la hepatitis C por contacto sexual, aunque no se sabe a ciencia cierta con qué facilidad se propaga por ese medio. En varios estudios realizados con matrimonios en los que el esposo o la eposa tienen hepatitis C, ninguno de los dos cónyuges parecía tener un mayor riesgo de contraerla. Pero aquéllos que tienen contacto sexual con diferentes parejas sí parecen correr más riesgo de contagiarse. Las mujeres, al parecer, se contagian más fácilmente de la hepatitis que los hombres.

Perspectiva internacional

Se calcula que en los Estados Unidos el número de personas con hepatitis crónica de tipo C es de 4 millones (el 1,8 por ciento de la población) y que de 8 000 a 10 000 personas al año mueren de esta enfermedad. Se estima que de 1 millón a 1,5 millones de personas tienen hepatitis B, de las cuales 5 000 a 6 000 mueren al año.

La hepatitis de tipo B es más común en el resto del mundo, con 400 millones de personas infectadas. En el Sudeste de Asia y en el África Subsahariana, donde es más frecuente la hepatitis B, del 10 al 25 por ciento de la población es posiblemente portadora del virus. En estas zonas suele ser muy común también el carcinoma hepatocelular (cáncer del hígado relacionado con la hepatitis crónica). El total mundial de casos de hepatitis C crónica se calcula en 170 millones de habitantes.

En los Estados Unidos la hepatitis B se da con mayor frecuencia en adultos jóvenes (drogadictos que utilizan drogas endovenosas), en prestadores de servicios médicos, presos, y en aquellos que tienen contacto sexual con distintas parejas, especialmente los homosexuales masculinos.

En los países en desarrollo, la hepatitis B es más frecuente en los niños de corta edad, por contagio a través de la madre o de otros familiares. En el niño infectado, la hepatitis B tiene una gran probabilidad de hacerse crónica. Por eso la hepatitis B crónica es mucho más común en Asia y África que en los Estados Unidos.

La hepatitis B, y con mucha menos frecuencia la hepatitis C, puede asimismo transmitirse de madres infectadas a sus hijos recién nacidos.

Por último, en más del 10 por ciento de los casos de hepatitis C no se conoce ninguna causa obvia de contagio. Es posible que todavía quede por identificar alguna modalidad de transmisión desconocida.

En cambio, no existe evidencia de que la hepatitis B o la C se transmitan por el aire, el agua o los alimentos. Una persona no puede contagiarse por acercarse a otra persona que esté infectada o por abrazarla; tampoco contraer la infección en el trabajo o en la escuela o por nadar en una misma piscina con personas infectadas.

¿Cómo se previene la hepatitis B?

Existe una vacuna contra la hepatitis B. Desde 1991, las autoridades sanitarias de Estados Unidos han recomendando que todo recién nacido reciba las tres inyecciones necesarias. Todos los niños de 11 o 12 años de edad deben ser vacunados si no lo fueron cuando recién nacidos. Las citadas autoridades confían en que la vacuna permita eliminar esta enfermedad en la generación más joven del país.

Esta vacuna también se recomienda para todo aquel que tenga un mayor riesgo contraer la hepatitis B. Entre ellos se encuentran los profesionales de la salud, los que han tenido contacto sexual con múltiples compañeros o compañeras; y cualquiera que conviva con una persona infectada de hepatitis B, que haya tenido contacto sexual con ella o que la tenga bajo su cuidado.

Una vez la persona ha sido expuesta a la hepatitis B, el tratamiento inmediato con la inmunoglobulina antihepatítica y la vacuna, puede impedir la infección. Cuando las madres tienen hepatitis B, el tratamiento inmediato del recién nacido puede evitar que el bebé contraiga la hepatitis.

Los que no han sido vacunados pueden prevenir la hepatitis B si no tienen relaciones sexuales sin protección, si usan condón y si se abstienen de inyectarse drogas intravenosas.

Además, conviene evitar el contacto con la sangre de otros. No debe compartirse el uso de maquinillas de afeitar, cepillos de dientes, o todo otro artículo que tenga el menor indicio de sangre. Las personas infectadas deberán cubrir cualquier herida y desechar o lavar cualquier ropa o toalla higiénica que pueda contener sangre personal.

¿Cómo se previene la hepatitis C?

No existe una vacuna contra la hepatitis C, ni tampoco hay ningún tratamiento fiable tras la exposición al virus. La prevención consiste en no compartir agujas hipodérmicas, evitar todo contacto con la sangre de otros y usar condones, de la misma forma que para la hepatitis B.

Síntomas

La hepatitis aguda puede ocasionar inapetencia, náuseas, vómito, cansancio, fiebre, ictericia, orina oscura (coluria), dolor abdominal, artritis (dolor de las articulaciones) y erupciones cutáneas (sarpullido). A menudo los síntomas son tan leves, que pasan desapercibidos.

El período de incubación* de la hepatitis A es de 15 a 45 días; el de la hepatitis C, de 15 a 150; y el de la hepatitis B, de 50 a 180.

La hepatitis crónica puede causar inapetencia, sensación de cansancio, fiebre muy leve (febrícula) y malestar general. También en este caso, es frecuente la ausencia de síntomas.

Si la enfermedad daña el hígado, se pueden producir otros síntomas como debilidad, pérdida de peso, picazón de la piel, agrandamiento del bazo* (esplenomegalia), acumulación de líquido en el abdomen (ascitis), y la aparación de una red de vasos sanguíneos rojos que se transparentan bajo la piel.

En casos graves, pueden producirse hemorragias muy copiosas en el estómago y el esófago*, que exigirán tratamiento de urgencia. Si el hígado ya no es capaz de eliminar las toxinas de los alimentos, puede afectarse el cerebro y causar letargo, confusión e incluso coma*.

* **periodo de incubación** Tiempo comprendido entre la infección y la aparición de los primeros síntomas.

* **bazo** Órgano voluminoso situado en la parte superior izquierda del abdomen, que sirve para acumular y filtrar la sangre; además, desempeña un papel importante en la producción y degradación de las células sanguíneas y ayuda al organismo a combatir las infecciones.

* **esófago** Tubo que conecta el la garganta con el estómaga.

* **coma** Estado de inconsciencia similar al sueño muy profundo. La persona en coma no se puede despertar, no puede moverse, ni hablar u oír.

Diagnóstico

La hepatitis viral se identifica por los síntomas y por varios tipos de análisis de sangre. La medición de los niveles sanguíneos de las enzimas hepáticas indica si hay inflamación del hígado. Si está inflamado, se intentará descubrir con análisis de sangre si hay indicios específicos de hepatitis B o C. Además, estos análisis permitirán diferenciar entre los casos agudos y los crónicos.

En la hepatitis crónica el médico trata de averiguar, por medio de una biopsia, si el hígado está dañado. Esta prueba se hace atravesando la piel con una aguja hueca que recoge una muestra de tejido del hígado para su examen microscópico.

En muchos casos, el primer indicio de hepatitis se obtiene por medio de un análisis de sangre rutinario en el que aparecen señales de anor-

La hepatitis, de un vistazo

	Hepatitis A	Hepatitis B	Hepatitis C	Hepatitis D	Hepatitis E
¿Vía de transmisión?	Orofecal	Sangre	Sangre	Sangre	Orofecal
¿Existe una vacuna preventiva?	Sí	Sí	No	No	No
¿Puede hacerse crónica o causar daños permanentes?	No	Sí	Sí	Sí	No
¿Se propaga por medio de los alimentos o del agua?	Sí	No	No	No	Sí
¿Se propaga por el aire?	No	No	No	No	No

Vacuna contra la hepatitis A

Se cree que esta vacuna protege contra la hepatitis A durante por lo menos 20 años, aunque es posible que su efecto persista toda la vida. Se administra en 2 o 3 dosis durante un intervalo de seis meses.

Las pruebas de la vacuna se efectuaron en Tailandia, en una zona con cifras de infección elevadas. Más de 40 000 niños de 1 a 6 años de edad recibieron 2 o 3 dosis de la vacuna. Los niños tratados con 2 dosis lograron el 94 por ciento de protección y los tratados con 3, casi el 100 por ciento. En los casos en que se produjo la infección, ésta fue más leve y de duración más corta.

Aquellas personas que tengan pensado viajara zonas con una alta incidencia de hepatitis A, deben consultar a su médico sobre la conveniencia de vacunarse. Entre los candidatos para recibir la vacuna figuran:

- El personal militar
- Los empleados de guarderías
- Los auxiliares de atención médica institucional
- Los técnicos de laboratorio que manipulan el virus vivo de la hepatitis A
- Los que cuidan de primates que pudieran ser portadores del virus de la hepatitis A
- Los que viven o vayan a a mudarse a comunidades con una alta prevalencia de hepatitis A
- Los residentes de lugares en que se haya declarado un brote epidémico de hepatitis A
- Los que se dedican a actividades sexuales de alto riesgo
- Los que usan estupefacientes inyectables.

malidad del hígado. En otros casos, la persona trata de donar sangre y es rechazado después de un análisis sanguíneo.

Tratamiento

Para la hepatitis aguda no hay tratamiento específico. En casos graves, es necesario a menudo hospitalizar al enfermo para que pueda recibir los líquidos necesarios, mantener vigilada la fiebre y contar con los debidos cuidados de enfermería.

Para la hepatitis viral crónica, el principal tratamiento ha sido, desde hace años, el interferón alfa, sustancia natural que interfiere con la capacidad de los virus para reproducirse. Este tratamiento requiere inyecciones 3 veces a la semana durante por lo menos 6 meses, y con frecuencia produce síntomas falsos de gripe u otros efectos secundarios todavía más intensos. Suele haber recaídas después del tratamiento, lo cual quiere decir que el virus no se ha eliminado completamente.

Ahora bien, en años recientes la investigación científica ha puesto a nuestro alcance tratamientos prometedores. Un fármaco denominado lamivudina (conocido también como 3TC), destinado originalmente a la terapia de las infecciones por VIH, parece ser también eficaz para el tratamiento de la hepatitis B crónica. En cuanto a la hepatitis C crónica, la asociación de dos sustancias, el interferón alfa y el fármaco ribavirina, es al parecer más eficaz que el interferón alfa solamente. Además, se están investigando varios tratamientos más.

Los que padecen de hepatitis crónica necesitan ser vigilados detenidamente por su médico, que tal vez quiera examinarlos una o dos veces al año. Les hará análisis de enzimas hepáticas para determinar el estado funcional del hígado, y es posible que ordene otros análisis de sangre, ecografías o incluso biopsias del hígado para evaluar la posibilidad de cáncer.

En casos de cirrosis o de cáncer de hígado, a veces el trasplante de hígado es la única posibilidad de tratamiento. Consiste en la sustitución del hígado enfermo por otro sano extraído de una persona que ha fallecido. Si se llega a tiempo con el trasplante, cosa que no siempre es factible, por lo general el resultado es satisfactorio, aunque a la larga el virus puede dañar también el nuevo hígado.

Convivencia con la hepatitis crónica

La mayoría de los afectados de hepatitis crónica hacen vida normal. Asisten a la escuela, practican deportes, trabajan, tienen hijos y viven como cualquiera otra persona.

No obstante, no deben recargar el hígado. Según la opinión de la mayoría de los expertos, eso significa que no deben consumir bebidas alcohólicas. y sí abstenerse de tomar medicamentos comunes de venta libre o hierbas medicinales, a menos que el médico los apruebe específicamente con anterioridad. Tampoco deben usar drogas ilícitas. En la mayoría de los casos, les conviene que se vacunen contra las hepatitis A y B, si no tienen ya esas infecciones.

Como suele suceder con otras enfermedades crónicas, los que padecen de hepatitis a menudo manifiestan sentimientos de profunda pena, preocupación y aislamiento. Los hay que se sienten estigmatizados por la asociación de la enfermedad con el abuso de drogas, aunque existan otras maneras de contraerla. Como el común de la gente no sabe mucho acerca de la hepatitis, los amigos e incluso los familiares pueden abrigar temores infundados de contagio y tratar de distanciarse de la persona infectada. El asesoramiento psicológico para toda la familia a veces es muy útil.

La enfermedad en sí, y a veces su tratamiento, pueden dar lugar a cansancio y depresión. Los enfermos necesitarán el apoyo de familiares y amigos, buscar tratamiento para su depresión, o modificar sus actividades diarias para no esforzarse demasiado. En la actualidad hay numerosos grupos que ofrecen consejos, apoyo y solidaridad para los enfermos de hepatitis crónica.

Fuentes

Hepatitis Information Network, 2235 Sheppard Ave. E,
Toronto, ON, Canada M2J 5B5
Telephone (416)491-3353
Toll-free (800)563-5483
Facsimile (416)491-4952
http://www.hepnet.com/

U.S. Centers for Disease Control and Prevention,
1600 Clifton Rd., Atlanta, GA 30333
Telephone (404)639-3534
Telephone (404)639-3311
Toll-free (800)311-3435
Information Hotline (888)-232-3228
Office of Public Inquiries (800)311-3435
Hepatitis Information Line (888)-443-7232
TTY (404)639-3312
http://www.cdc.gov/

World Health Organization, 525 23rd St. NW,
Washington, DC 20037
Telephone (202)974-3000
Facsimile (202)974-3663
Telex 248338
http://www.who.int/

Hepatitis sin virus

No todas las hepatitis se deben a la presencia de un virus. La enfermedad puede ser provocada también por sustancias químicas tóxicas, tales como el tetracloruro de carbono, disolvente que se emplea en algunos productos de limpieza utilizados en las tintorerías, y también ciertos medicamentos.

Muchos fármacos de uso frecuente, como el antiepiléptico fenitoína (Dilantin), o la isoniazida utilizada para el tratamiento de la tuberculosis, causan hepatitis en un reducido grupo de individuos susceptibles. Pero cuando se suspenden estos medicamentos, el hígado se recupera. Ahora bien, pueden darse casos de hepatitis que hace peligrar la vida cuando se ingieren sobredosis, accidental o intencionadamente, de muchas medicinas, incluido el acetaminofeno (paracetamol), analgésico de venta libre muy común.

Por último, hay personas que experimentan una afección crónica denominada hepatitis autoinmune, en la que el sistema inmunitario del organismo ataca a las propias células del hígado. Aunque la afección mejora a veces con el tratamiento a base de corticosteroides a menudo se produce un desenlace mortal si no se recurre a un trasplante de hígado.

V. tamb.
Alcoholismo
Cirrosis hepática
Ictericia
Infección
Infecciones víricas
Sida y VIH

Hernia

Se llama hernia a la protrusión de un órgano a través de una abertura anormal en el tejido que normalmente lo envuelve.

PALABRAS CLAVE
para búsquedas en Internet y otras fuentes de consulta

Sistema digestivo

Tracto gastrointestinal

Hernia significa ruptura

La palabra *hernia,* procedente del latín, quiere decir ruptura. Se refiere a una abertura o separación en el músculo, tejido o membrana que normalmente envuelve a un órgano y lo mantiene en su sitio. Esta abertura permite al órgano o víscera salir o desplazarse a través de estos tejidos envolventes. Las hernias pueden producirse por debilidad muscular, por levantar objetos pesados, esfuerzos excesivos, enfermedades, obesidad o embarazo.

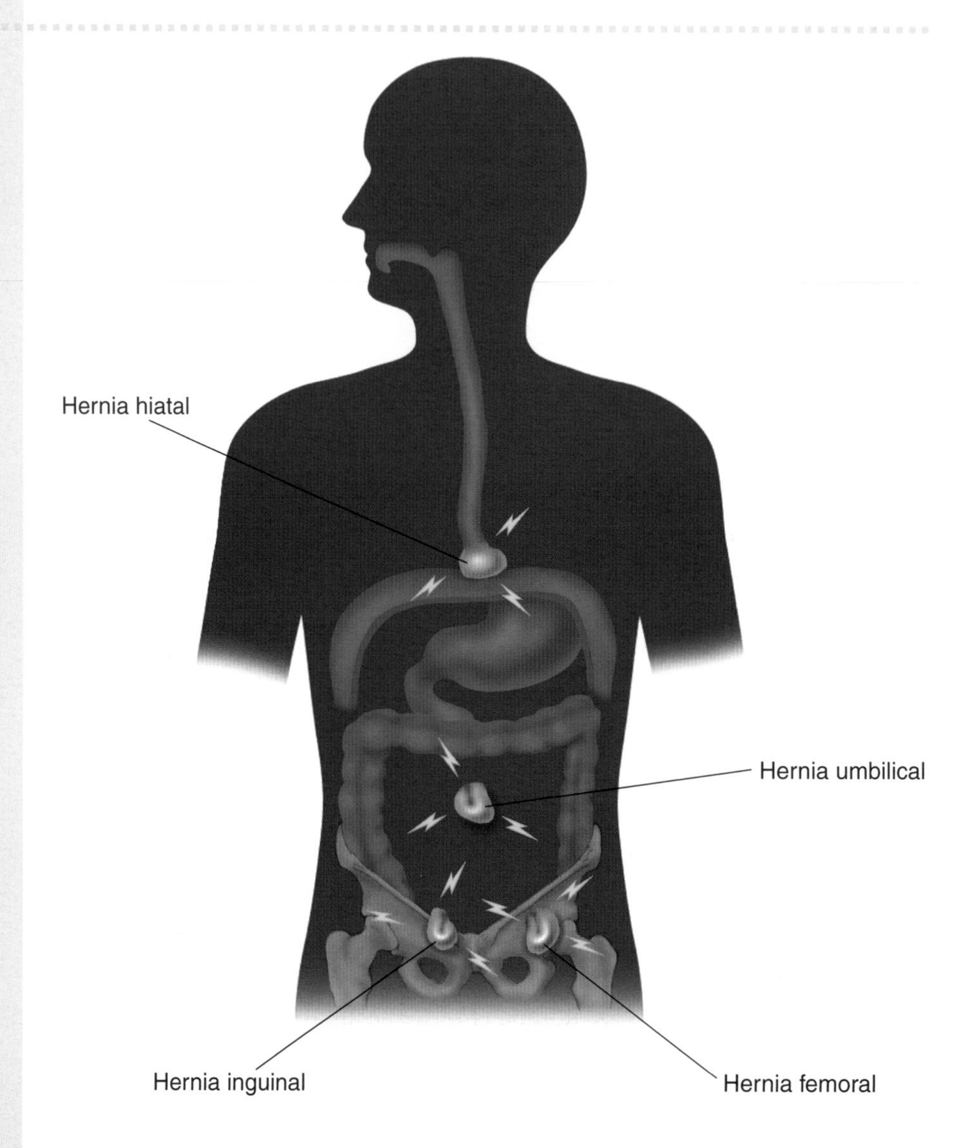

Las hernias se producen en distintas partes del cuerpo, si bien es difícil que un solo individuo reúna las cuatro clases de hernias que aquí se ilustran. La hernia hiatal ocurre cuando el estómago se desplaza hacia la cavidad torácica a través del diafragma. La hernia umbilical aparece en la zona del ombligo y se da principalmente en los recién nacidos. La hernia inguinal se produce en la ingle, donde el muslo se encuentra con el tronco corporal; es más frecuente en el hombre que en la mujer. La hernia femoral aparece entre el abdomen y las piernas, pero es más frecuente en la mujer que en el hombre.

Con frecuencia, las hernias se producen en la ingle y de ahí que se llamen hernias inguinales, en el ombligo (hernias umbilicales), en el tórax (hernias hiatales) y en el abdomen (hernias abdominales).

Hernias inguinales La pared del abdomen se compone de músculo grueso, pero existen en ciertos lugares orificios naturales, como es el caso de la ingle, que son atravesados por estructuras como los vasos sanguíneos. Las hernias suelen producirse cuando los intestinos empujan hacia afuera a través de estas zonas más debiles. Las hernias pueden ser peligrosas si la porción de intestino que hace protrusión se estrangula, es decir, se obstruye impidiendo el paso de alimentos y líquidos por el intestino herniado, llegando a veces a detener el flujo de sangre en esa parte del intestino.

Las hernias inguinales, las más comunes, son visibles a veces en forma de sacos grandes, aunque la mayoría de las personas con hernias inguinales no sienten nada, mientras que otros se quejan de fuertes dolores. La única manera de reparar esta hernia es mediante una intervención quirúrgica, utilizando puntos de sutura o una malla para tapar el agujero. Sin la operación, es probable que la hernia inguinal siga agrandándose con el tiempo.

Hernias hiatales Otro tipo común de hernia es la hiatal. El esófago, o tubo de alimentación, llega al estómago a través de una abertura en el diafragma* denominada hiato. La hernia hiatal se produce cuando el estómago hace protrusión en la cavidad torácica a través del diafragma. No hay protuberancias visibles, pero los que sufren de estas hernias presentan síntomas como ardor de estómago. Las hernias hiatales no requieren siempre intervención quirúrgica. A veces los síntomas desaparecen al modificar el estilo de vida, adelgazar y evitar el cigarrillo, las bebidas alcohólicas y las comidas picantes o muy condimentadas.

* **diafragma** Músculo que separa la cavidad torácica (tórax) de la cavidad abdominal (abdomen). Es el principal músculo utilizado en la respiración.

Hernias umbilicales Son muy comunes en los niños. El 20 por ciento de los bebés tienen este tipo de hernia, que por lo general se cura espontáneamente.

Hernias abdominales Las hernias abdominales o intraabdominales se producen con menos frecuencia que las otras. Aparecen cuando una víscera abdominal asoma a través de las membranas que la sujetan en su sitio.

¿Tienen hernias los niños?

A Karen le gustaba cuidar de su hermanito pequeñín. Una vez, mientras le cambiaba el pañal, notó que tenía un bulto del tamaño de una ciruela en la cara interna de la ingle, donde se junta el tronco con el muslo. Cada vez que el bebé lloraba el bulto se agrandaba, como si fuera un globo que alguien estuviera hinchando. Era un bulto extraño, pero el bebé no parecía sentir dolor alguno. De todos modos, los padres de

Karen llevaron al hermanito al médico, que le diagnosticó una hernia inguinal.

El médico les explicó que un 5 por ciento de los bebés sanos nacen con hernia inguinal, y del 80 al 90 por ciento de estas hernias congénitas se producen en los niños, no en las niñas. Esta clase de hernias se deben a que ciertas aberturas no se cierran como debieran tras el nacimiento, lo que permite al intestino salir por esos orificios. El médico programó una operación para reparar quirúrgicamente la hernia del bebé, no sin antes asegurar a los padres de Karen que la operación era una intervención muy común y sin peligro.

Los bebés tienen también a veces hernias umbilicales, pero éstas se suelen curar por sí solas sin necesidad de intervención quirúrgica.

Fuente

U.S. National Institute of Diabetes and Digestive and Kidney Diseases, Office of Communications and Public Liaison, Bldg. 31, Rm. 9A04, Center Dr., MSC 2560, Bethesda, MD 20892-2560
Telephone (301)435-8115
http://www.niddk.nih.gov/

V. tamb.
Ardor de estómago

Hernia de disco

La hernia de disco es una afección en que un disco intervertebral de la columna vertebral se desplaza de su posición normal y presiona los nervios raquídeos, lo que causa dolor y a veces debilidad muscular.

PALABRAS CLAVE
para búsquedas en Internet y otras fuentes de consulta

Columna vertebral

Trastornos del esqueleto

¿Qué es un disco herniado?

La columna vertebral esta compuesta por huesos llamados vértebras que protegen la delicada médula espinal. Las vértebras están separadas unas de otras y amortiguadas por discos que contienen un núcleo interior blando y una capa exterior dura. Si la capa exterior se rompe, el contenido puede salirse y presionar los nervios de la columna vertebral. Esto provoca intenso dolor, así como debilidad muscular. Los discos desplazados también se llaman "herniados," "protruidos" y "salidos."

La mayoría de los discos herniados suelen estar localizados en la parte baja de la espalda, en la región lumbar. Sin embargo, igual se pueden herniar los de cualquiera otra parte de la columna, incluso los de las vértebras cervicales (del cuello).

¿A que se deben las hernias de disco?

En la mayoría de los casos, el problema es de evolución gradual a lo largo de los años. La persona puede no darse cuenta en absoluto de que

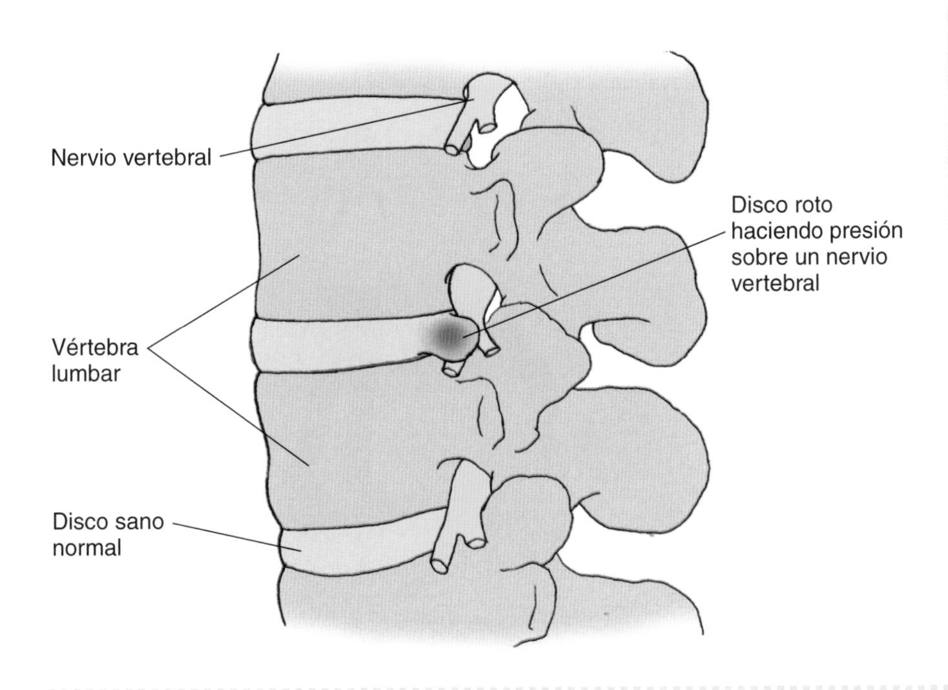

Disco intravertebral sano, comparado con otro herniado que presiona un nervio de la columna vertebral.

hay algo que anda mal, hasta que el disco comienza a causarle dolor. En un pequeño número de casos la hernia de disco se produce cuando el individuo hace un movimiento brusco y arduo, como levantar un objeto pesado o contorsionar el cuerpo en extrañas posiciones. Los discos herniados también pueden ser el resultado del desgaste normal por envejecimiento.

¿Con qué frecuencia se hernian los discos?

La hernia de disco es un trastorno bastante común que afecta principalmente a personas de 30 a 40 años. Sin embargo, puede ocurrirles a personas más jóvenes e incluso a los niños. Después de los 40 años, los discos se vuelven más estables, porque se forma tejido adicional a su alrededor. Entre los 30 y 40 años, tienden a perder líquido y se vuelven menos resistentes a las presiones que han de resistir. La hernia discal, que también se llama así, es más común en el hombre que en la mujer. En ambos sexos, sin embargo, quienes permanecen sentados durante largos periodos son más susceptibles de padecer esta afección.

Diagnóstico

Quien sufra de un repentino y fuerte dolor en la espalda debe hacerse revisar por un médico para ver si tiene hernia de disco, especialmente si presenta debilidad muscular o dolor y entumecimiento de las piernas o los pies. Tras haber indagado sobre la historia médica del paciente, el médico le hará ciertas pruebas para comprobar los reflejos de los nervios y la fortaleza de los músculos.

Entre las pruebas que se hacen para localizar la hernia y confirmar un diagnóstico figuran las radiografías y diversas técnicas de obtención

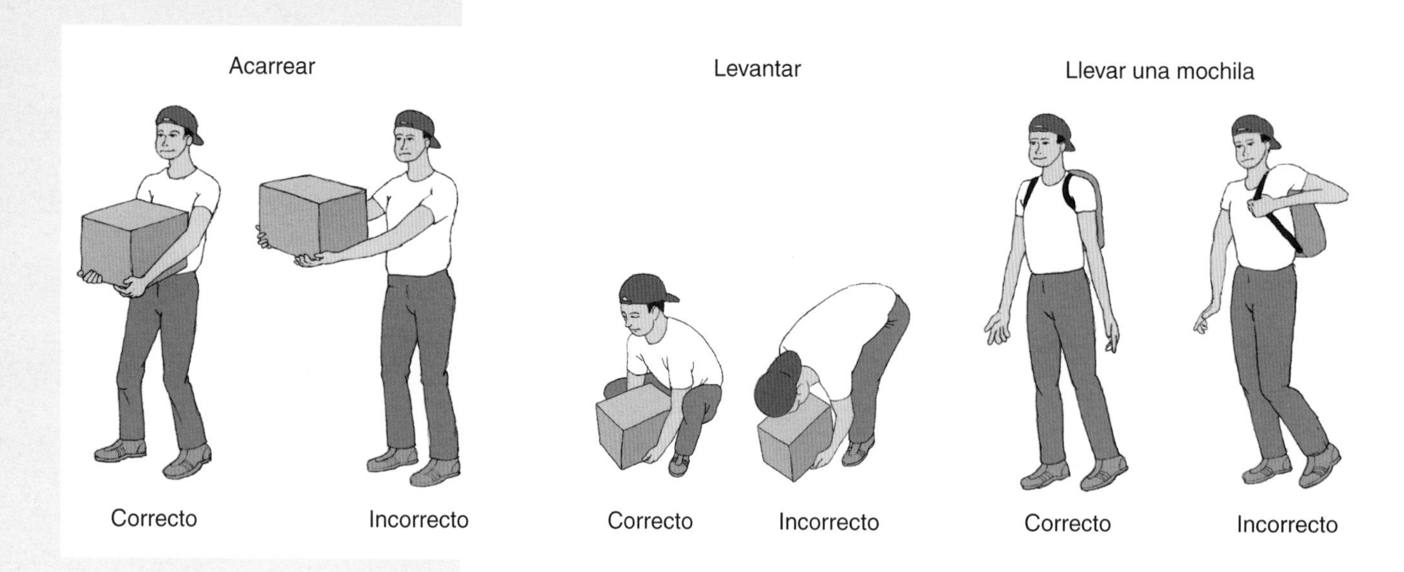

La postura correcta comparada con la incorrecta: al transportar pesos, levantar objectos pesados y cargar una mochila en la espalda.

de imágenes. Otra prueba, el electromiograma, permite determinar la actividad eléctrica de los músculos y determinar el grado de las lesiones que el paciente padece en músculos y nervios.

Tratamiento

Antes, se solía recetar reposo absoluto en cama durante dos semanas. Ahora, los médicos no ven gran beneficio en guardar cama tanto tiempo y por eso les dicen a los pacientes que lo hagan sólo durante dos o tres días. También les dan medicamentos para relajar los espasmos musculares y aliviar el dolor. Tan pronto hayan mejorado los síntomas iniciales, los pacientes deben realizar ciertos ejercicios para fortalecer los músculos de la espalda y del abdomen. Pero evitarán doblar la columna vertebral. Para levantar pesos, se deben flexionar primero las rodillas y mantener la columna vertebral recta. La mayoría de los pacientes se recuperan en cuestión de unos tres meses.

No obstante, si estos tratamientos no resultan ineficaces, tal vez sea necesaria una operación. La cirugía consiste en extirpar parte del disco que se ha deslizado contra un nervio. Tras la intervención quirúrgica, se recomienda hacer ejercicio, controlar el peso y modificar el estilo de vida, con el fin de evitar las recaídas.

V. tamb.
Ciática

Herpes

El herpes simple es una infección ocasionada por un virus, que a veces produce una erupción en forma de vesículas en torno a la boca o en la zona genital.

PALABRAS CLAVE
para búsquedas en Internet y otras fuentes de consulta

Herpes simple

Virus herpético

Infecciones herpéticas

La erupción oral, en forma de vesículas de color violáceo, rojizo o blancuzcas, es la manifestación más conocida del herpes, una de las infecciones virales más comunes en el mundo. Su nombre completo es infección por el virus *Herpes simplex*, y se da en todo el planeta, incluso en sitios remotos poblados por algunas tribus de indios del Brasil.

El herpes se caracteriza por vesículas que se producen alrededor de los labios y en la zona genital. Estas vesículas desaparecen espontáneamente, para reaparecer semanas, meses o incluso años después. Si bien pueden ser dolorosas y motivo de preocupación, generalmente no revisten gravedad, y los brotes repetidos de herpes simple se hacen cada vez más leves. Si las erupciones aparecen en la zona genital, se consideran enfermedad de transmisión sexual.

En casos excepcionales, el *Herpex simplex* puede infectar los ojos o algunos órganos internos, incluido el cerebro, en donde da lugar a una infección conocida por encefalitis vírica. Si el virus se contagia a un recién nacido o a personas que tienen debilitado el sistema inmunitario, puede ser grave y hasta mortal. Lo más frecuente es que el herpes simple no produzca síntomas o bien que éstos sean tan leves que la persona afectada no se dé cuenta de que es portadora del virus.

¿Qué es el herpes simple?

Hay dos variedades de este virus, y las dos pueden infectar la boca o la región genital. No obstante, por lo general las vesículas en torno a la boca se deben al virus *Herpes simplex* 1 (VHS-1) y las de la región genital, al virus *Herpes simplex* 2 (VHS-2).

VSH-1 Este virus, que infecta a más del 90 por ciento de los estadounidenses, es muy común en niños de corta edad. Se propaga por contacto con una superficie infectada—por ejemplo, al besar a una persona—o por medio de la saliva. Aunque no suele contagiarse a través de los objetos inanimados, algunos expertos recomiendan el lavado de los cubiertos de mesa, servilletas y toallas de baño antes de que los toque otra persona.

VSH-2 La propagación de este virus tiene lugar por contacto sexual con una persona infectada. Alrededor del 20 por ciento de los adultos estadounidenses son portadores del virus. Esa cifra ha aumentado notablemente desde 1980 y con mayor rapidez entre los adolescentes. El VSH-2 es más contagioso* cuando hay vesículas visibles o cuando están a punto de aparecer. Sin embargo, puede ser contagioso aun en ausencia de vesículas, por lo que a menudo se transmite sin que los infectados sepan que lo están. Por ese motivo, el herpes genital se conoce a veces como una epidemia silenciosa.

Si una mujer se contagia de herpes durante el embarazo, puede transmitir la infección al feto, con posibilidad de nacimiento prematuro, enfermedad grave e incluso muerte del bebé.

* **contagioso/a** Que puede transmitirse de una persona a otra.

¿Sabía usted qué...?

- Más del 90 por ciento de los adultos estadounidenses están infectados con el virus *Herpes simplex* 1, capaz de producir erupciones vesiculares.
- Otro 20 por ciento de los adultos de Estados Unidos son portadores del virus del *Herpes simplex* 2, causante de erupciones vesiculares en la zona genital.
- Entre los estadounidenses sospechosos de ser portadores del virus del herpes genital, probablemente sólo el 10 por ciento saben que lo tienen.
- Además de los virus del herpes simple, hay otros virus herpéticos que causan diversas enfermedades, inclusive la varicela, el zoster o culebrilla y el citamegalovirus.

Se puede evitar la infección absteniéndose de todo contacto sexual. Las personas sexualmente muy activas pueden reducir el contagio limitando el número de contactos sexuales y usando condones. Las personas portadoras del virus deben informar a sus posibles compañeros o compañeras que están infectados, por muy difícil que les resulte confesarlo. Además, deben abstenerse del contacto sexual durante los brotes o cuando presientan la inminencia de éstos.

¿Qué sucede durante el primer brote de herpes?

Tanto en el herpes oral como en el genital, los primeros indicios suelen ser picazón, fiebre y dolor. Pocas horas o días después, aparecen en la superficie cutánea erupciones en grupitos de vesículas pequeñas llenas de un líquido seroso. A la semana o dos, las vesículas empiezan a secarse y a formar costras amarillentas. Por lo general, al cabo de tres semanas no queda rastro de ellas. La primera vez que aparecen los síntomas, son generalmente intensos, sobre todo en los niños de corta edad, que presentan multitud de vesículas orales dolorosas, encías inflamadas, fiebre y dolores musculares. En recaídas posteriores, los síntomas suelen ser más leves. Y aunque el primer brote se produce dentro de un período de 10 días del contagio, a veces la persona afectada no manifiesta vesículas hasta años después de contraer la infección.

¿Por qué se repiten los brotes de herpes?

Al desaparecer las vesículas, el virus se esconde en las células nerviosas, donde vive en estado latente* o inactivo. Semanas, meses o años más tarde, se reactiva y empieza a multiplicarse en la piel. Durante estos periodos de actividad, se hace nuevamente contagioso, tanto si hay vesículas visibles como si no. ¿Qué es lo que desencadena estos periodos de actividad? Demasiado sol, los resfriados y la gripe, la tensión nerviosa en el hogar, en la escuela o en el trabajo—todos ellos son factores desencadenantes.

* **latente** Se dice de la infección que se mantiene inactiva y que más adelante puede o no provocar signos y síntomas de enfermedad

El médico que, por los síntomas, sospecha herpes en un paciente, podrá obtener un frotis* de las vesículas (frotándolas con un hisopo*) para recoger una muestra de las células, que luego examinará al microscopio. Otra posibilidad es que envíe la muestra a un laboratorio para confirmar el diagnóstico.

* **frotis** Preparación o extensión hecha por frotamiento de un hisopo sobre un portaobjetos de vidrio, que luego se examina al microscopio.

* **hisopo** Palito con una torunda de algodón en uno o ambos extremos que sirve para frotar los tejidos humanos infectados y recoger muestras para su posterior examen microscópico.

Las vesículas del herpes simple generalmente no necesitan tratamiento, aunque el dolor puede aliviarse con hielo o bebidas refrescantes. Deben evitarse las cremas a base de esteroides (cortisona), porque a veces hacen que las vesículas duren más.

Para acortar la duración de los episodios de herpes genital, es posible que el médico recete un medicamento antiviral como el aciclovir, en forma de crema o de píldoras. Aunque el herpes simple no tiene cura, puede llegar a controlarse y causar solamente pequeñas molestias.

Fuentes

Café Herpes, c/o Novartis Pharmaceutical Corporation, 1 Health Plz., East Hanover, NJ 07936-1080
Toll-free (888)-669-6682
http://www.genitalherpes.com/

National Herpes Hotline, c/o American Social Health Association, PO Box 13827, Research Triangle Park, NC 27709
Telephone (919)361-8488
Telephone (919)361-8400
Facsimile (919)361-8425
http://www.ashastd.org/

U.S. Centers for Disease Control and Prevention, 1600 Clifton Rd., Atlanta, GA 30333
Telephone (404)639-3534
Telephone (404)639-3311
Toll-free (800)311-3435
Information Hotline (888)-232-3228
National STD Hotline (800)227-8922
Office of Public Inquiries (800)311-3435
TTY (404)639-3312
http://www.cdc.gov/

V. tamb.
Aftas
Citomegalovirus
Complicaciones del embarazo
Encefalitis
Enfermedades de transmisión sexual
Infecciones víricas
Varicela
Verrugas
Verrugas genitales
Zóster

Herpes labial *Véase* Herpes

Hidrocéfalo o hidrocefalia

Se trata de un trastorno que aparece cuando existe demasiado líquido dentro del cráneo. Este exceso de líquido a menudo produce presión sobre el cerebro y puede dar lugar a deficiencias psíquicas (mentales) y físicas.

PALABRAS CLAVE
para búsquedas en Internet y otras fuentes de consulta

Líquido cefalorraquídeo

Neurología

Sistema ventricular

¿Por qué tiene la cabeza tan grande el bebé?

Liz se conmovió al ver el aspecto de su hermanito en la sala de recién nacidos del hospital. Le pareció que el niño tenía la cabeza enorme. El médico le explicó que John padecía de hidrocefalia, es decir, tenía demasiado líquido dentro del cráneo. Por ser recién nacido, aún no se le habían soldado los huesos de la cabeza, lo que permitía a ésta agrandarse bajo la presión del líquido excesivo. El médico advirtió a los familiares

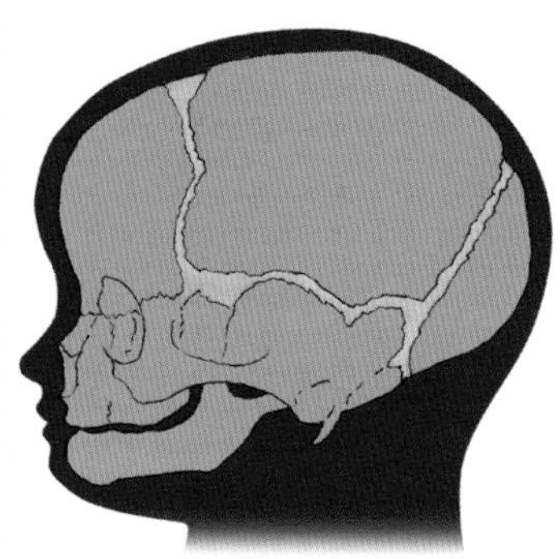
Niño sano

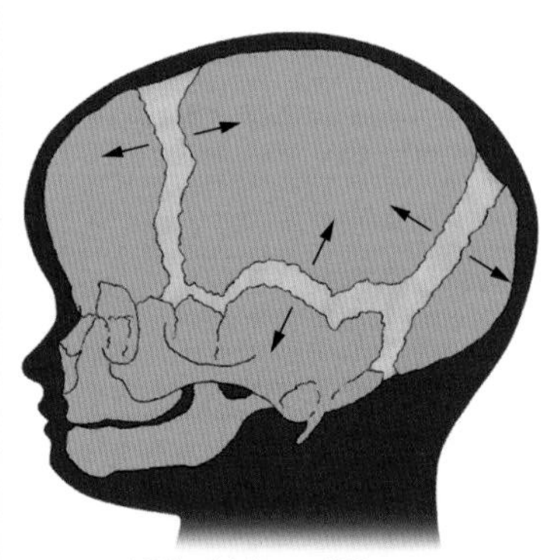
Niño hidrocefálico

En los niños con hidrocefalia de nacimiento, el líquido y la presión intracraneales excesivos hacen que los huesos del cráneo (todavía no soldados) se separen más y que la cabeza se haga más voluminosa.

que el cerebro de John podía haber sufrido compresión y daños por el exceso de líquido, pero que todavía era muy temprano para averiguarlo.

¿Qué es la hidrocefalia?

Hidrocefalia se refiere a la acumulación de líquido en el cerebro y en torno a él. El término deriva de dos palabras griegas: "hidro", que quiere decir agua, y "cefalia," que significa cabeza. Aunque a veces se oye decir de la hidrocefalia que es "agua en el cerebro," en realidad tanto el cerebro como la médula espinal están rodeados por líquido cefalorraquídeo (LCR), que es una mezcla de agua, proteínas, glucosa (azúcar) y minerales producida por los tejidos que tapizan el interior del cerebro y que le sirven de material amortiguador y protector.

El cerebro contiene cuatro cavidades llamadas ventrículos. El LCR fluye normalmente por los ventrículos y pasa, a través de unos agujeritos en la base del cerebro, a la superficie de éste y circula en torno a la médula espinal. En condiciones normales, la presión ejercida por el LCR sobre el cerebro se mantiene dentro de límites constantes, por cuanto el LCR excesivo se reabsorbe a la circulación sanguinea.

La hidrocefalia se produce al quedar bloqueado el flujo del LCR (hidrocéfalo obstructivo) o cuando no puede absorberse el exceso de líquido (hidrocéfalo comunicante). En ambos casos hay acumulación de LCR y la presión excesiva resultante oprime el cerebro e interrumpe su flujo sanguíneo. Sin el oxígeno y la glucosa que transporta la sangre, el cerebro no puede funcionar debidamente; con el tiempo, los vasos sanguíneos y las células nerviosas se dañan, lo que da lugar a problemas de aprendizaje, pensamiento y movilidad. La gravedad de la hidrocefalia varía de una persona a otra.

¿Cuál es la causa de hidrocefalia?

A menudo la causa es desconocida, pero en muchos casos es posible dar con ella. En la hidrocefalia congénita, que afecta a 1 de cada 1 000 neonatos, el niño nace ya con ese trastorno. Otras veces, el cerebro no se desarrolla debidamente o el feto ha adquirido previamente una infección viral o parasitaria, tal como rubéola, herpes, citomegalovirus o toxoplasmosis. El defecto congénito denominado espina bífida, en el que la médula espinal y la columna vertebral presentan una fisura, por lo menos el ochenta por ciento de los recién nacidos con este trastorno tienen también algún grado de hidrocefalia.

En el lactante, en el niño de corta edad y en el adulto, los tumores cerebrales pueden ocasionar hidrocefalia al interrumpir el paso del líquido cefalorraquídeo. La hidrocefalia puede ser causada también por la meningitis, que es una inflamación de las meninges, las membranas que recubren y protegen el cerebro y la médula espinal, así como por un derrame cerebral, que es una de las causas de apoplejía*, o bien por una lesión en la cabeza. Los niños que nacen prematuros con frecuencia experimentan hemorragias en los ventrículos cerebrales, lo que a su vez conduce a me-

* **apoplejía** También llamado accidente cerebrovascular, es un trastorno provocado por la interrupción de la irrigación cerebral debido al bloqueo de un vaso sanguíneo (trombosis, embolia) o a su ruptura (hemorragia). Como consecuencia, las células nerviosas del área privada de riego sanguíneo y las partes del cuerpo que éstas controlan dejan de funcionar normalmente.

nudo a una hidrocefalia. Este trastorno se da con menor frecuencia en el adulto.

Tratamiento

Los lactantes en los que se sospecha hidrocefalia se vigilan detenidamente. A John siguió creciéndole la cabeza, y al final el médico recurrió a una tomografía computada (TC)* y a imágenes por resonancia magnética nuclear* para examinarle el cerebro.

Algunas formas de hidrocefalia no requieren intervención quirúrgica, pero en el caso de John sí fue necesaria. El cirujano le implantó en el cerebro una desviación para drenar el exceso de líquido. Estas desviaciones consisten en tubos flexibles delgados que se introducen a través de la pared craneal para extraer parte del LCR excesivo y llevarlo a la circulación sanguínea o al abdomen para que sea reabsorbido por el cuerpo. Esta intervención disminuye la presión sobre el cerebro, pero no cura el daño cerebral que se haya producido previamente.

La mayoría de los bebés nacidos con hidrocefalia sobreviven si reciben tratamiento, pero el 60 por ciento de ellos presentan deficiencias psíquicas y físicas. El hermanito de Liz fue afortunado, por figurar entre el 40 por ciento de los niños con hidrocefalia congénita cuyas facultades psíquicas y físicas no quedaron afectadas.

* **tomografía computada (TC)** También llamado tomografía axial computarizada (TAC) o escáner, es un estudio radiológico que, gracias a un tratamiento informático especial, permite obtener imágenes del interior del cuerpo en secciones o "rodajas".

* **resonancia magnética nuclear** Técnica diagnóstica que utiliza las ondas electromagnéticas producidas por un gran imán y ondas de radiofrecuencia para explorar el cuerpo y obtener imágenes precisas interior del organismo.

Fuentes

Association for Spina Bifida and Hydrocephalus, ASBAH House, 42 Park Rd., Peterborough, PE1 2UQ, United Kingdom
Telephone 44 1733 555988
http://www.asbah.org

Hydrocephalus Association, 870 Market St., Ste. 705, San Francisco, CA, 94102
Telephone (415)732-7040
Toll-Free (888)598-3789
http://www.hydroassoc.org

U.S. National Institute of Neurological Disorders and Stroke, c/o NIH Neurological Institute, P.O. Box 5801, Bethesda, MD 20824
Telephone (301)496-5751
Toll-free (800)352-9424
TTY (301)468-5981
http://www.ninds.nih.gov/

V. tamb.
Apoplejía
Citomegalovirus
Espina bífida
Herpes
Meningitis
Rubéola
Toxoplasmosis
Tumor cerebral

Hiedra venenosa *Véase* Trastornos cutáneos

Hiperactividad *Véase* Trastorno por déficit de atención e hipercinesia

Hipermetropía

Es un trastorno ocular por el cual aparece borrosos y desenfocados los objetos cercanos, aunque los distantes se vean claramente.

PALABRAS CLAVE
para búsquedas en Internet y otras fuentes de consulta

Hiperopia

Oftalmología

Optometropía

Visión

Para el hipermétrope, las palabras de este texto debieran parecerle borrosas, a menos que lleve puestos los lentes normales (gafas) o los de contacto recetados para corregir el problema. Pero si levanta la vista de la página para leer un letrero al otro lado de la habitación, lo más probable es que no tenga la menor dificultad en leerlo.

¿Qué es la hipermetropía?

En general, es un fenómeno que se produce cuando el globo ocular (globo del ojo) tiene menos profundidad de la normal. Para que un objeto se pueda percibir claramente, la luz que atraviesa el ojo necesita enfocarse sobre la retina, que es una capa de células fotosensibles* situada en la parte posterior del ojo. La retina actúa en forma parecida a la película de una máquina fotográfica. Es la superficie sobre la cual se proyecta la imagen luminosa que atraviesa el ojo y que luego se transmite al cerebro por medio del nervio óptico.* En el cerebro, la imagen se "revela" para presentárnosla tal como la vemos. Si el globo ocular es demasiado corto, la imagen de los objetos cercanos proyectada sobre la retina resulta borrosa. Al individuo que tiene este defecto se le llama hipermétrope.

* **fotosensible** Quiere decir "sensible a la luz."

* **nervio óptico** El que transmite mensajes o conduce impulsos del ojo al cerebro, posibilitando con ello la visión. Se conoce también como segundo nervio o par craneal.

La hipermetropía suele ser un defecto congénito, heredado de los progenitores, aunque el hecho de que el padre o la madre sea hipermétrope no quiere decir necesariamente que el hijo haya de serlo también. Por lo regular, los lactantes y los niños de corta edad logran adaptarse al problema. Los músculos en torno al globo ocular pueden alterar la forma del ojo alargándolo, para permitir el enfoque correcto de la imagen sobre la retina. Pero a medida que el niño se hace mayor, esos músculos pierden parcialmente la capacidad de cambiar las dimensiones del globo ocular, y de ahí que las imágenes cercanas se desenfoquen.

Diagnóstico y tratamiento

Pueden pasar muchos años antes de que los síntomas de la hipermetropía se hagan perceptibles, pero a la larga, el hipermétrope se da cuenta de que le es difícil ver los objetos cercanos, mientras que los lejanos siguen siendo para él claramente visibles. Puede también que empiece a sufrir dolores de cabeza después de mucho leer o de hacer otros trabajos en que tiene que ver de cerca, y tal vez sienta fatiga ocular.

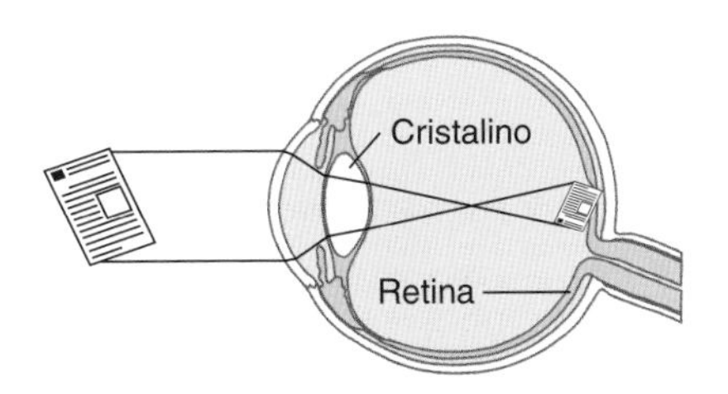

En la visión normal, los objetos cercanos se enfocan correctamente sobre el plano de la retina.

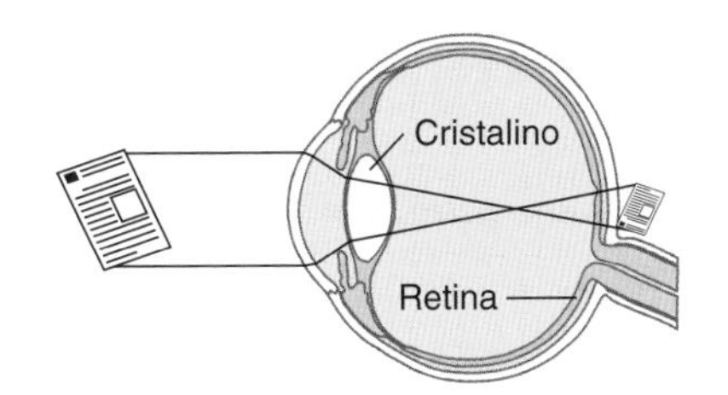

En la hipermetropía, los objetos cercanos se enfocan detrás de la retina.

Anatomía del ojo. Si el globo ocular es demasiado corto, los objetos cercanos se ven borrosos al proyectarse su imagen por detrás la retina.

Los oftalmólogos* diagnostican la hipermetropía y la corrigen fácilmente con gafas o lentes de contacto. Estas lentes alteran el enfoque de las imágenes que entran en el globo ocular, para que queden correctamente proyectadas sobre la retina. También se puede hacer la corrección por medio de intervenciones quirúrgicas, aunque éstas no son tan frecuentes como las destinadas a corregir la miopía.

Presbicia o presbiopía Mucha gente se hace más y más hipermétrope con la edad, al adquirir la afección llamada presbiopía, que en latín significa "ojos viejos," en la cual los objetos parecen desenfocarse a medida que se pasa de la visión lejana a la próxima. La presbicia se produce cuando el cristalino (lente natural del ojo), situado en la parte delantera del globo ocular, se hace más grueso y menos flexible con la edad, lo que dificulta el enfoque correcto de las imágenes que lo atraviesan. Los primeros signos de presbiopía suelen notarse al pasar de los cuarenta años. La persona empieza a darse cuenta de que no puede leer el periódico con la facilidad de antes. A eso se debe el que algunos afectados de presbicia digan, con sorna, que se les han acortado los brazos, porque han de sostener el periódico o el libro a mayor distancia para poder ver el texto claramente. Pasada la cuarentena, el presbíope necesita lentes más potentes. Y los miopes tal vez necesiten lentes bifocales o multifocales.*

* **oftalmólogo** Médico especializado en el tratamiento de enfermedades de los ojos.

* **bifocales o multifocales (progresivos)** Los primeros son lentes divididos en dos segmentos: el inferior permite ver claramente los objetos cercanos y el superior, los lejanos. Los segundos tienen una graduación progresiva que permite adaptar la visión a cualquier distancia que se pretenda enfocar la mirada.

Fuentes

U.S. National Eye Institute, 2020 Vision Pl.,
Bethesda, MD 20892-3655
Telephone (301)496-5248
http://www.nei.nih.gov/

American Academy of Ophthalmology, PO Box 7424,
San Francisco, CA, 94120-7424
Telephone (415)561-8500
Toll-Free
http://www.aao.org

V. tamb.
Miopía
Presbicia/Presbiopía

Hipertensión

PALABRAS CLAVE
para búsquedas en Internet y otras fuentes de consulta

Enfermedades del corazón

Conocida también como tensión arterial alta y como presión sanguínea alta, la hipertensión es una enfermedad en la cual la tensión ejercida por la sangre contra las paredes de las arterias está anormalmente elevada.

¿Qué es la hipertensión?

Es la manera en que los médicos denominan la tensión (presión) arterial alta. Las arterias son los vasos que llevan la sangre del corazón al resto del organismo humano. La tensión arterial alta se produce cuando aumenta el caudal de sangre propulsada por el corazón o cuando aumenta la resistencia de las arterias al paso de la sangre, o ambas cosas a la vez. En términos numéricos, se considera hipertensión una cifra de 140/90 o mayor en el adulto en reposo. La tensión normal es más baja en los niños pero aumenta con la edad.

A todos nos sucede que nos suba la tensión arterial cuando estamos muy emocionados o nerviosos, si bien esto se considera un reflejo normal. La hipertensión se considera como una afección clínica solamente cuando se prolonga mucho. Si se hace persistente, puede plantear un peligro para la salud: cuanto más elevada y cuanto más tiempo transcurra sin tratarla, tanto mayor el riesgo.

Las personas hipertensas tienen mayor probabilidad de sufrir apoplejías, ataques al corazón, cuando no insuficiencias renales (de los riñones) o cardíacas (del corazón). Por este motivo, y porque generalmente el paciente carece de síntomas, se ha llamado a la hipertensión "el asesino silencioso."

¿A quiénes afecta la hipertensión?

Decididamente, la hipertensión no es una enfermedad que una persona pueda contagiar a otra. Sus causas son variadas y complejas: intervienen en ella factores hereditarios (genéticos), enfermedades clínicas o medicamentos administrados. En la mayoría de los casos, no se encuentra una causa única.

Con todo, cabe hacer ciertas generalizaciones respecto a su prevalencia* en una determinada población. Se ha calculado que 60 millones de estadounidenses padecen de tensión arterial elevada, lo que viene a representar alrededor del 20 por ciento de los habitantes del país, o sea, 1 de cada 5 personas. Se cree que esta prevalencia es la misma en la mayor parte del mundo occidental industrializado, pero es relativamente baja en los países en desarrollo o del llamado Tercer Mundo.

* **prevalencia** Proporción de individuos que padecen una enfermedad o trastorno con respecto al total de la población.

Se calcula también que de un tercio a la mitad de los hipertensos no saben que tienen tensión arterial alta. Se enteran cuando van a hacerse un reconocimiento médico rutinario.

El significado de los números

La hipertensión se mide en unidades llamadas milímetros de mercurio (mm Hg). Se escribe en dos cifras, una encima de la otra, como si fuera una fracción decimal (que no lo es). El número de encima es la tensión o presión sistólica (que ocurre cuando el corazón se contrae). La cifra inferior es la tensión o presión diastólica (que corresponde a la relajación y dilatación del corazón en el intervalo entre un latido y el siguiente).

TENSIÓN ARTERIAL EN EL ADULTO

Tensión (o presión) normal	Sistólica (mm Hg)		Diastólica (mm Hg
Ideal	menos de 120	y	menos de 80
Normal	menos de 130	y	menos de 85
Normal elevada	130 a 139	o bien	85 a 89
Hipertensión			
Etapa 1 (leve)	140 a 159	o bien	90 a 99
Etapa 2 (moderada)	160 a 179	o bien	100 a 109
Etapa 3 (pronunciada)	180 o mayor	o bien	110 o mayor

La prevalencia de la hipertensión es ligeramente más elevada en las mujeres que en los hombres. Tanto los hombres como las mujeres de ascendencia africana suelen tener mayor riesgo de hipertensión que otros grupos étnicos. La hipertensión comienza generalmente después de los 20 o los 30 años y es poco común en niños y adolescentes. Además de la edad, sexo y raza, los factores ligados a la hipertensión comprenden: obesidad, tabaquismo, dieta hipersódica (en la que se ingiere mucha sal), uso excesivo de bebidas alcohólicas y antecedentes familiares de esta afección.

¿Cómo regula el organismo la tensión arterial?

Conforme el corazón propulsa la sangre a través de las arterias, la sangre se mantiene bajo tensión (presión) constante. Muchas veces al día ocurre que esa tensión arterial aumenta cuando el corazón late con mayor rapidez para suministrar sangre a las partes del organismo que la necesitan. Por ejemplo, las piernas del corredor necesitarán más sangre durante la carrera. Terminada ésta, la tensión arterial vuelve a su nivel normal.

A largo plazo, y con la persona en reposo, el organismo regula la tensión arterial de dos maneras: contrayendo o estrechando las arteriolas, que son pequeños vasos sanguíneos derivados de las arterias; o bien regulando el volumen de líquido de la sangre.

Los riñones desempeñan un papel de capital importancia en esas dos funciones. Al segregar la hormona llamada renina, hacen que las arteriolas se contraigan, con lo que aumenta la tensión arterial; además, regulan

¿Sabía usted qué...?

- La gente casi nunca sabe si tiene o no tensión arterial alta (hipertensión), a juzgar por lo que siente.
- Alrededor de un tercio a la mitad de los hipertensos no saben que tienen tensión arterial elevada.
- A la hipertensión se la llama "asesino silencioso" porque puede causar apoplejías o ataques al corazón sin síntomas previos.
- A muchos de los hipertensos leves se les puede tratar sin medicamentos.
- Las pautas para prevenir la hipertensión son las mismas que las observadas por las personas que llevan vida sana.

el volumen de líquido de la sangre reteniendo sodio o excretándolo con la orina. Tanto el volumen de la sangre como la tensión arterial aumentan con la retención de sodio por el organismo.

¿Cúal es la causa de la hipertensión?

La causa es el desequilibrio entre los sistemas corporales encargados de mantener la debida proporción entre el diámetro de las arteriolas y el volumen de líquido de la sangre. Este desequilibrio puede deberse a enfermedades u otros factores. Apenas un 10 por ciento de los casos de hipertensión son atribuibles a enfermedades tales como trastornos renales (de los riñones), algunos tumores o ciertos trastornos arteriales. En la gran mayoría de los hipertensos la causa sigue siendo desconocida, y de ahí que se llame esta clase de hipertensión "hipertensión primaria" o "hipertensión esencial."

Se sabe que ciertos factores contribuyen a la hipertensión, entre ellos las dietas ricas en grasas y la falta de ejercicio (que puede conducir a la obesidad), así como el uso excesivo de sal en las comidas. La hipertensión se da también ocasionalmente en mujeres que toman anticonceptivos orales. Otros factores incluyen la diabetes, el cigarrillo y el consumo excesivo de bebidas alcohólicas.

¿Cómo afecta al cuerpo la hipertensión?

Es poco frecuente que la hipertensión de por sí manifieste síntomas. Para cuando estos aparecen, la tensión arterial suele estar ya sumamente elevada. Los síntomas incluyen a veces dolores de cabeza, pequeñas hemorragias nasales, mareos, confusión y convulsiones. La tez congestionada y roja no es, como se cree a menudo, señal de hipertensión.

La tensión arterial alta acelera el proceso de la aterosclerosis, es decir, de formación de placa (ateroma) en el interior de las arterias. En este proceso, el colesterol y otras materias transportadas por la sangre se acumulan en diversos puntos a lo largo de la pared arterial lesionada por la hipertensión de muchos años. Si la acumulación produce una obstrucción en las arterias coronarias, que suministran sangre al propio corazón, sobreviene lo que se conoce vulgarmente como ataque al corazón (o infarto de miocardio). Si el bloqueo arterial se localiza en el cerebro, el resultado es una apoplejía o accidente cerebrovascular. Si se dañan las arteriolas, es posible que se produzca una hemorragia cerebral (otra de las causas de apoplejía), insuficiencia renal (de los riñones) o ceguera. Al cabo de los años, la hipertensión puede ocasionar insuficiencia cardíaca por sobrecarga del corazón.

El curso de la hipertensión que permanece sin tratar varía de una persona a otra. En la mayoría, sin embargo, tiende a aumentar gradualmente con los años.

Hipertensión durante el embarazo En el 7 por ciento aproximadamente de las mujeres se produce, en la segunda mitad del emba-

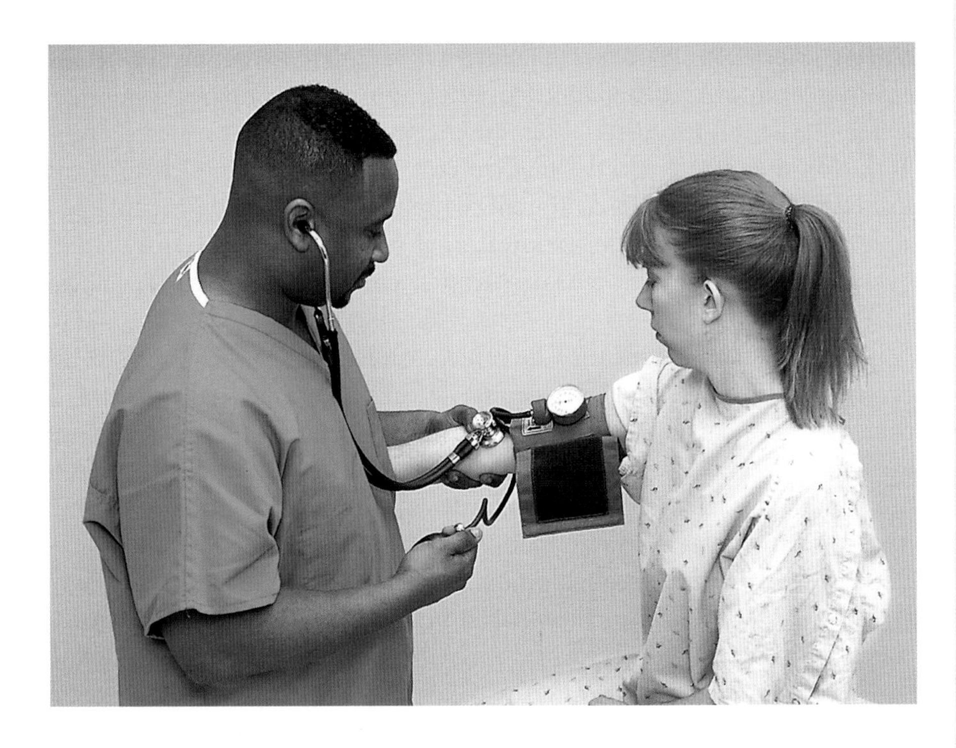

La enfermera se vale del esfigmomanómetro para determinar la tensión arterial. © *Delmar Publishers, Inc.*

razo, un trastorno serio denominado preeclampsia, que se caracteriza por una elevación brusca de la tensión arterial acompañada de fuertes dolores de cabeza, perturbaciones visuales y retención de líquidos corporales. La preeclampsia es más común en las primíparas (las que tienen hijos por primera vez) y en las menores de 25 años o mayores de 35. La preeclampsia sin tratar puede conducir a una eclampsia, caracterizada por convulsiones y por una tensión arterial sumamente elevada, capaz de causar la muerte de la madre o del bebé.

Expresión numérica de la hipertensión

La tensión arterial se expresa mediante dos cifras: la cifra más alta representa la tensión sistólica, que, como su nombre indica, ocurre durante la sístole, cuando el corazón se contrae; la cifra menor representa la tensión diastólica, que ocurre durante la diástole, cuando el corazón se relaja y dilata en el intervalo entre latido y latido.

Estas cifras se obtienen con un instrumento llamado esfigmomanómetro. En la escritura, las dos cifras suelen separarse mediante una barra inclinada. La tensión normal del adulto, tomada en reposo, es de unos 120/80 mm Hg, expresados verbalmente como "120 sobre 80" o, directamente, "120,80." No obstante, en el adulto joven y sano se registran típicamente cifras del orden de 110/75, y la tensión normal es todavía más baja en los niños de corta edad. Como se ha mencionado ya, las tensiones de 140/90 o mayores denotan hipertensión en el adulto.

Diagnóstico de la hipertensión

Es posible que para diagnosticarla el médico tome más de una lectura o medida, especialmente si la primera es alta. Esto obedece a que la

¿Qué es el esfigmomanómetro?

Es el instrumento con que se mide la tensión arterial. Consiste en un manguito o brazalete inflable que se coloca en torno a la parte superior del brazo, una perilla de goma (caucho) que sirve para inflarlo y un manómetro (instrumento indicador de la presión).

Para medir la tensión arterial, se infla el brazalete hasta interrumpir momentáneamente la circulación en el brazo (sin causarle dolor al paciente). Seguidamente, se deja escapar gradualmente el aire insuflado en el brazalete, mientras que un dispositivo para escuchar los latidos del corazón (estetoscopio) se ha colocado directamente encima de la arteria del brazo, un poco más abajo del brazalete. La presión a la cual se oye una pulsación cuando empieza a circular de nuevo la sangre es la tensión arterial sistólica (cifra mayor). Conforme escapa más aire del brazalete, el sonido de la pulsación se amortigua y desaparece. La presión en ese punto es la tensión arterial diastólica (cifra menor).

Las presiones se leen en el manómetro o indicador de presión, que puede adoptar la forma de una columna de mercurio encerrada en un envase de cristal (el tipo más antiguo), o bien la forma de un dial o cuadrante o la de un indicador digital. En algunos instrumentos se lee directamente la tensión arterial sin necesidad de usar el estetoscopio. Las cifras indicadas representan milímetros de mercurio (mm Hg), basadas en el primitivo manómetro de columna de mercurio. El vocablo "esfigmomanómetro" se deriva del griego *sphygmos,* que significa pulso, y de manómetro, que significa "medidor de presión."

tensión arterial oscila de un momento a otro. Además, algunos pacientes experimentan lo que se llama "hipertensión de bata blanca," que significa que la tensión arterial les sube cuando van al consultorio o clínica, donde la presencia del médico con su bata o delantal blanco los intranquiliza. Con el fin de obtener la mayor exactitud de medida posible, el médico tratará de tranquilizar al paciente. Si es la primera vez que a éste se le toma la tensión arterial, convendrá explicarle que no va a sentir ningún dolor.

Ahora bien, el diagnóstico de hipertensión no es sólo cuestión de cifras. El médico tratará de determinar la causa, para lo cual indagará al paciente sobre sus hábitos alimentarios y de ejercicio. Es importante la existencia de antecedentes familiares de tensión alta. De seguro que le preguntará al paciente qué cantidad de sal, bebidas alcohólicas, tabaco, medicamentos tales como anticonceptivos orales o drogas estupefacientes consume. Es muy probable también que se le extraigan al paciente muestras de sangre para determinar la funcionalidad de los riñones y las concentraciones de colesterol.

Por lo común, la tensión arterial tiende a aumentar con la edad. Si bien esto es cierto desde el punto de vista estadístico, no significa que sea admisible desde el punto de vista de la salud pública. Cuando las cifras de tensión arterial superan los 140/90 mm Hg, suelen considerarse motivo de preocupación para individuos de cualquier edad.

Tratamiento de la hipertensión

Para el pequeño porcentaje de individuos cuya hipertensión se debe a determinadas afecciones de los riñones, a ciertos tumores o a trastornos arteriales, se recurre a menudo a una intervención quirúrgica como tratamiento de elección capaz de curar al enfermo. Sin embargo, para la gran mayoría de los hipertensos, el tratamiento de elección consistirá probablemente en modificar el estilo de vida, en el uso de medicamentos o en ambas medidas.

Hábitos saludables. Muchas personas que padecen hipertensión leve (no mucho más de 140/90) pueden reducir la tensión arterial adoptando ciertas modificaciones de su estilo de vida y dieta, sin necesidad de usar medicamentos. Estas modificaciones implican a veces adelgazamiento, ejercicio fisíco o cambio de la dieta en determinadas formas.

El sobrepeso y especialmente la obesidad pueden influir en la elevación de la tensión arterial. Para adelgazar, lo mejor suele ser lograrlo en forma gradual y hacer hincapié en la reducción de grasas ingeridas. Todo programa de adelgazamiento debe incluir, además, ejercicio con regularidad, como caminar deprisa o al trote (con la previa aprobación del médico en el caso de adultos). Muchos expertos están convencidos de que es imposible adelgazar permanentemente con sólo hacer dieta.

La mayoría de los hipertensos puede reducir su tensión arterial con una dieta hiposódica, es decir, que contenga poca sal. Se ha demostrado en investigaciones clínicas la posibilidad de obtener toda la sal que uno necesita de los alimentos ingeridos, sin agregarles sal. Son buenas pautas el agregar menos sal de mesa o de cocinar y comprar comestibles hiposódicos. En las etiquetas de las latas o paquetes de comestibles se indica la cantidad de sodio que contienen por cada ración.

Otro factor que posiblemente intervenga en la hipertensión es la sobrecarga nerviosa o emotiva (el estrés), que si bien es inevitable hasta cierto punto en la vida cotidiana, su presencia frecuente y sin tregua puede resultar perjudicial. Vale la pena buscar la forma de reducir los niveles de tensión nerviosa, con técnicas de relajación por ejemplo. El ejercicio físico es una manera eficaz de aminorar esa tensión nerviosa y la arterial en muchas personas.

El sentido común aconseja evitar sustancias perjudiciales para la salud, tanto a los que tienen bien la tensión arterial como a los que la tienen muy alta. No se aconseja a los adultos de cualquier edad que fumen o que consuman más de una o dos bebidas alcohólicas al día. La nicotina de los cigarrillos acelera el ritmo del corazón y contrae los vasos sanguíneos. El abuso del alcohol se ha asociado con un mayor riesgo de hipertensión y de muchos otros problemas de salud. Los estupefacientes como la cocaína pueden afectar directamente al corazón y elevar la tensión arterial.

Medicación Si la hipertensión es moderada o pronunciada, o si la hipertensión leve no responde a las alteraciones de la dieta, al ejercicio y a otros cambios en el estilo de vida, podrán recetarse medicamentos. Hoy los médicos tienen la opción de escoger de entre una gran diversidad de fármacos*, según las necesidades de un determinado paciente.

* **fármacos** Preparados farmacéuticos que el médico receta pero que a veces pueden obtenerse en el comercio sin receta. Es una palabra equivalente a medicamentos.

Entre los antihipertensivos de uso más común figuran los diuréticos, que aumentan el flujo urinario y reducen el volumen de la sangre. Otro grupo lo constituyen los betabloqueantes, que alteran el funcionamiento del sistema nervioso como corregulador de la presión arterial. Un tercer grupo, denominado de vasodilatadores, relajan y dilatan los vasos sanguíneos, con lo que disminuyen la resistencia de las arterias al flujo de la sangre. Es posible que se receten también otros tipos de antihipertensivos.

Los fármacos de venta bajo prescripción médica a veces producen diversos efectos secundarios, que dependen del fármaco y de la persona que lo toma. Ahora bien, si se reduce demasiado la tensión arterial, todos los antihipertensivos son capaces de producir mareos y desmayos. Es de suma importancia consultar al médico antes de suspender la toma del fármaco recetado una vez se ha empezado a usarlo.

Los médicos que tratan la hipertensión querrán en ciertos casos que el paciente se tome él mismo la tensión arterial con regularidad. Para esto, hay una serie de dispositivos disponibles en el comercio.

Medidas preventivas

Para el adolescente y el adulto joven, que tienen poca probabilidad de sufrir de hipertensión en época temprana de la vida, esta enfermedad les parecerá un motivo remoto de preocupación. Sin embargo, la adopción de un estilo de vida sano en el que la persona se mantenga en buenas condiciones y forma por medio del ejercicio y las buenas costumbres alimentarias, y a la vez sin fumar, contribuyen a prevenir futuros problemas de salud como la hipertensión. Esto reza en particular para los que tienen antecedentes familiares de hipertensión.

Por último, es muy importante para todos tomarse la tensión arterial con regularidad. Aunque esto no prevenga la hipertensión, le permitirá al hipertenso recibir tratamiento en fase más temprana, con lo que podrá regularla y reducir el riesgo de graves problemas de salud tales como ataques al corazón y apoplejías.

V. tamb.
Apoplejía
Aterosclerosis
Diabetes
Enfermedades del corazón

Hipertiroidismo *Véase* Enfermedades de la glándula tiroidea

Hipertrofia de la próstata

La hipertrofia de la próstata es el crecimiento de esta glándula, que ocurre como el resultado normal del envejecimiento de los hombres.

PALABRAS CLAVE
para búsquedas en Internet y otras fuentes de consulta

Hiperplasia benigna de la próstata
Impotencia
Proctología

¿Qué es la hipertrofia prostática?

Se conoce más comúnmente por el nombre de hiperplasia benigna de la próstata. Si descomponemos este nombre en sus tres partes es más fácil entenderlo.

"De la próstata" quiere decir que esta enfermedad afecta a la próstata, la glándula masculina del tamaño de una nuez que se encuentra situada debajo de la vejiga y delante del recto*. La próstata rodea la parte superior de la uretra, el conducto que permite vaciar la orina de la vejiga a través del pene. La próstata produce un líquido viscoso que forma parte del semen y tiene una función importante en el transporte de los espermatozoides*.

"Hiperplasia" quiere decir que hay una excesiva formación de células. Indica una enfermedad en la que el tejido prostático crece demasiado, lo que da a la próstata un tamaño mayor que el normal.

Por último, "benigna" significa que este tejido adicional no es canceroso y que no se propagará a los tejidos cercanos o a otras partes del cuerpo.

La hipertrofia benign de la próstata afecta principalmente a los hombres mayores de 50 años. Los médicos creen que casi la mitad de los mayores de 60 años, y 8 de cada 10 hombres mayores de 80 padecen esta afección. Los investigadores no están seguros de la causa de esta enfer-

* **recto** Porción final del intestino grueso que conecta el colon con la apertura exterior del ano.

* **espermatozoides** Diminutas células con forma de renacuajo que los varones producen en los testículos y que, si fertilizan un óvulo femenino, dan origen a un feto.

medad, pero creen que podría deberse a cambios en los niveles de las hormonas* relacionados con el envejecimiento.

*hormonas Sustancias químicas producidas por las glándulas de secreción interna que actúan como embajadoras: se elaboran en un lugar del cuerpo y son enviadas a otros sectores del organismo para llevar a cabo funciones de regulación.

Diagnóstico

Muchos hombres que tienen la próstata agrandada no presentan ningún síntoma. Otros pueden tener dificultad para orinar. El médico puede darse cuenta de si la próstata está aumentada de tamaño mediante el tacto rectal. Este procedimiento consiste en introducir en el recto un dedo protegido con un guante y palpar próstata a través de la pared del recto.

Puesto que una próstata aumentada de tamaño suele ser señal de cáncer de próstata, con frecuencia el médico solicita una muestra de sangre y la analiza para ver si contiene una sustancia llamada antígeno específico prostático, o AEP. Por lo general, cuando un hombre tiene cáncer de próstata esta sustancia se encuentra presente a niveles anormalmente altos. Si los niveles están dentro del promedio normal, esto será para el medico indicio de que el paciente posiblemente tiene hipertrofia benigna de la próstata. Si todavía no está seguro, podrá realizar algunas pruebas más antes de excluir definitivamente la presencia de cáncer.

Tratamiento

Raramente la hipertrofia benigna de la próstata es una enfermedad mortal, pero puede ser necesario tratarla para aliviar los síntomas. A medida que la próstata se agranda, comprime a la uretra y a la vejiga, con lo que bloquea el flujo normal de orina, como si fuera una abrazadera en una manguera de jardín. Los hombres que padecen de esta afección sienten la necesidad de orinar con más frecuencia porque no pueden vaciar la vejiga completamente. A menudo los médicos recetan medicamentos que reducen el tamaño de la próstata y mejoran el funcionamiento de la vejiga. En algunos casos puede que sea necesaria una intervención quirúrgica.

Fuente

U.S. National Kidney and Urologic Diseases Information Clearinghouse, 2 Information Way, Bethesda, MD 20892-3570
Telephone (301)654-3810
Toll-free (800)891-5389
Facsimile (301)907-8906
http://www.niddk.nih.gov/health/digest/nddic.htm

▶ *V. tamb.*
Cáncer de próstata

Hipo

El hipo sobreviene cuando el diafragma se contrae bruscamente al respirar. Las cuerdas vocales se cierran con rapidez y emerge de la garganta un sonido extraño. El hipo es involuntario. Se desconoce su causa y no parece tener ningún fin útil.*

PALABRAS CLAVE
para búsquedas en Internet y otras fuentes de consulta

Singulto (hipo)

Sistema pulmonar

Sistema respiratorio

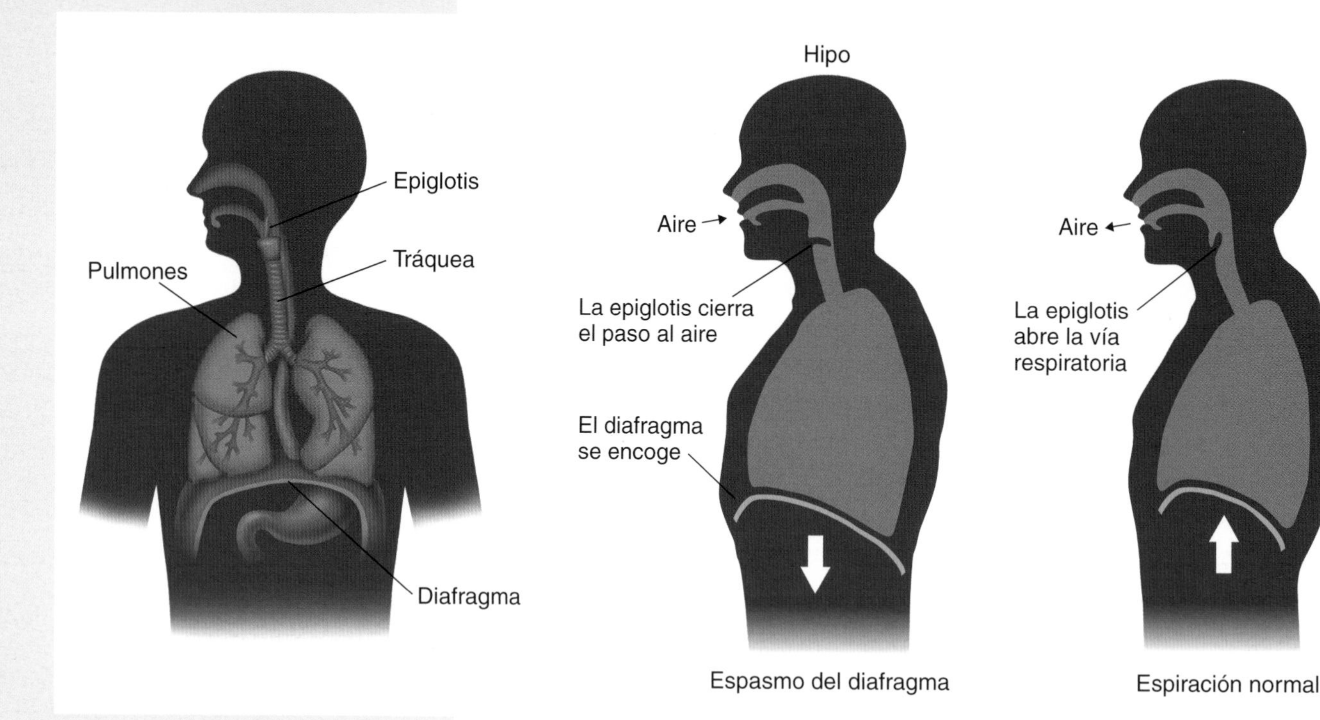

El hipo se debe a la contracción brusca del diafragma y de los pulmones al respirar.

* **diafragma** Músculo que separa la cavidad torácica de la abdominal. Es el músculo principal utilizado para la respiración.

¿Qué remedio casero tiene usted para el hipo?

Todos tenemos un recurso especial de parar el hipo, aunque ninguno de estos remedios vale para todos los casos. He aquí algunas de las curas caseras más comunes:

- Aguantar la respiración y luego espirar despacio
- Cerrar la nariz con dos dedos
- Respirar dentro de una bolsa de papel

¿Es peligroso el hipo?

Por lo general, no. Su frecuencia suele ser de 4 a 6 contracciones diafragmáticas por minuto. Por lo general presenta (incluso en recién nacidos y fetos), dura un minuto o dos, y desaparece. No obstante, hay casos en que el hipo se hace persistente y peligroso, sobre todo para los enfermos por otras causas o para aquellos cuya vitalidad puede agotarse si no buscan asistencia médica.

¿Cuántas clases de hipo existen?

Lo hay de diversas categorías. El ataque de hipo puede durar de unos pocos segundos a varios días. Se conoce por "hipo persistente" el que dura varios días o semanas. El hipo que se prolonga más de dos meses se considera "hipo intratable." En casos excepcionales, el hipo intratable puede durar años.

Tratamiento

Todo el mundo parece tener su cura favorita para el hipo, pero por lo general este desaparece espontáneamente. En casos graves, el médico tal vez trate de interrumpir el mecanismo neurológico, conocido también por "arco reflejo" del hipo, mediante la estimulación de partes del aparato respiratorio o con medicamentos miorrelajantes (que relajan los músculos afectados). Cuando todo lo demás falla, se recurre a la cirugía para bloquear las señales nerviosas que, procedentes del nervio frénico, llegan al diafragma. El objeto de la intervención quirúrgica es paralizar parte del diafragma.

- Chupar cubitos de hielo
- Chupar un caramelo
- Beber agua del borde superior (más apartado) del vaso
- Hacer gárgaras
- Tirar de la lengua con los dedos
- Morder un limón
- Tragar azúcar granulado
- Tragar corteza de pan dura
- Estornudar
- Pelar cebollas
- Doblarse de manera que la cabeza quede por debajo del nivel del pecho
- Sorprender o asustar a la persona que tiene hipo
- Darle una palmada en la espalda

Hipocondría

Se llama hipocondría a un trastorno psíquico en el que la persona afectada cree estar enferma, sin que sus síntomas guarden relación con ninguna enfermedad orgánica.

¿Qué es la hipocondría?

Los investigadores han determinado que del 4 al 9 por ciento de las visitas al médico corresponden a hipocondríacos. Estas personas dicen estar enfermas y a menudo dan explicaciones pormenorizadas del por qué. A veces se quejan de dolores de pecho o de cabeza. Pero cuando el médico los examina en busca de síntomas de una determinada enfermedad o trastorno, no encuentra ningún indicio físico que justifique los síntomas o la preocupación del paciente. La hipocondría es algo más que un temor ocasional de enfermarse que manifiesta la gente sana; es más bien la convicción persistente de que hay algo que no anda bien en el organismo y que ocasiona problemas en la vida cotidiana.

¿Cuál es la causa de la hipocondría?

A menudo la hipocondría se relaciona con otros trastornos de carácter psíquico, como la depresión* y la ansiedad.* Hay también casos de niños que ven a sus padres manifestar constantemente síntomas de hipocondría y que acaban por manifestar los mismos síntomas al hacerse adultos. Muchos individuos que han combatido una enfermedad grave empiezan a manifestar hipocondría porque temen que reaparezca.

Diagnóstico y tratamiento

Este trastorno da origen a quejas que en el examen médico no resultan causadas por enfermedades o trastornos orgánicos objetivos. Durante ese examen, el hipocondríaco dirá incluso que entiende el hecho de que no tenga ningún problema físico. Sin embargo, posteriormente puede volver a experimentar los mismos síntomas y a consultar a otro médico, hasta encontrar uno que le trate la enfermedad que cree tener. Los hipocondríacos a veces se expresan con vehemencia cuando hablan de su salud. Parecería que les preocupen demasiado el ejercicio y la dieta. El tratamiento consiste en convencer al paciente de que no tiene ningún mal físico o tratar el trastorno relacionado, tal como la depresión o la ansiedad.

PALABRAS CLAVE
para búsquedas en Internet y otras fuentes de consulta

Hipocondría

Psicología

Síndrome de Münchausen

Síndrome facticio

Trastornos somatoformes

* **depresión** Enfermedad mental caracterizada por sentimientos de tristeza, melancolía, ideas negativas, desesperanza y desánimo.

* **ansiedad** Trastorno psíquico caracterizado por sentimientos extremados, desagradables e indeseables de aprensión o temor, acompañados a veces de síntomas físicos. Se le llama también angustia.

Síndrome de Münchausen

Se trata de otro trastorno mental parecido a la hipocondría. Se basa en el hecho de que ciertas personas se fingen enfermas para hacerse objeto de atención.

Una de sus formas, denominada síndrome de Munchausen, denota al padre o madre de un niño al que atribuyen falsamente una enfermedad. En casos extremos, el padre puede llegar a lesionar al hijo para crear un malestar físico que requiera atención médica.

Tanto el síndrome de Münchausen como la hipocondría origina quejas de carácter físico que no se deben a ninguna enfermedad clínica objetiva. Sin embargo, en la hipocondría los síntomas no son fingidos intencionadamente.

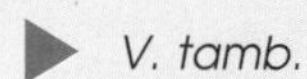

V. tamb.

Trastornos de angustia

Trastornos depresivos

Trastornos mentales

PALABRAS CLAVE
para búsquedas en Internet y otras fuentes de consulta

Glucógeno

Insulinoma

Metabolismo de los hidratos de carbono

***coma** Estado de inconsciencia similar al sueño muy profundo. La persona en coma no se puede despertar, no puede moverse, ni hablar u oír.

Fuentes

American Psychological Association, 750 First St. NE,
Washington, DC, 20002-4242
Telephone (202)336-5500
Toll-Free (800)374-2721
http://www.apa.org/

U.S. National Institute of Mental Health, 6001 Executive Blvd.,
Rm. 8184, MSC 9663, Bethesda, MD 20892-9663
Telephone (301)443-4513
Toll-free 866-615-6464
Facsimile (301)443-4279
TTY (301)443-8431
http://www.nimh.nih.gov/

Hipoglucemia

Trastorno que se produce cuando la glucemia (nivel de azúcar en la sangre) desciende demasiado.

El caso de Melinda

Melinda recorre con unas amigas el centro comercial, cuando empieza a sentirse débil y desorientada. De pronto le da un dolor de cabeza pulsátil, se pone a temblar y a sudar y se le nubla la vista. Como tiene diabetes, el médico le ha advertido de la posibilidad de experimentar estos síntomas, por lo que sabe que denotan un bajón de la glucemia (azúcar en la sangre), conocido como hipoglucemia. En la mochila que lleva a cuestas guarda siempre unos dulces expresamente para estas ocasiones. Melinda les dice a las amigas que no debía haberse saltado el almuerzo, pues la hipoglucemia requiere para su prevención en los diabéticos una dieta sensata y regularidad en las comidas. Les explica también que si la hipoglucemia se deja sin tratamiento puede provocar el coma*. A los pocos minutos de comerse una barrita de dulce, Melinda se siente mejor.

¿Qué es la hipoglucemia?

En la palabra hipoglucemia, el prefijo "hipo-" significa " baja" y "glucemia" quiere decir "glucosa o azúcar en la sangre." La hipoglucemia no es una enfermedad; es más bien un síntoma, que refleja la dificultad del organismo para regular esa concentración de glucosa en la sangre. El estado contrario, es decir, la hiperglucemia, significa exceso de glucosa en la sangre, que es una de las manifestaciones características de la diabetes.

Son muchos los diabéticos que experimentan hipoglucemia. La diabetes es una enfermedad que se caracteriza por la presencia de elevadas concentraciones de azúcar en la sangre, al no poder el organismo producir cantidades suficientes de la hormona insulina o al no responder normalmente a la acción de esta hormona. Los que reciben insulina de fuentes externas para el tratamiento de su diabetes, a veces toman dosis excesivas de esta hormona o no comen bastante, como le pasó a Melinda en su recorrido por el centro comercial. Es más, alrededor del noventa por ciento de los diabéticos dependientes de la insulina experimentan en ocasiones episodios de hipoglucemia.

La hipoglucemia aguda se llama a veces "choque hipoglucémico," porque se da en individuos que toman demasiada insulina exógena (de fuentes externas) o cuyo organismo produce un exceso de esta hormona, con lo que desciende excesivamente el azúcar en la sangre. Es poco común en la persona que no padece diabetes experimentar episodios de hipoglucemia. Las dos categorías principales de hipoglucemia son la reactiva y la que sobreviene en ayunas.

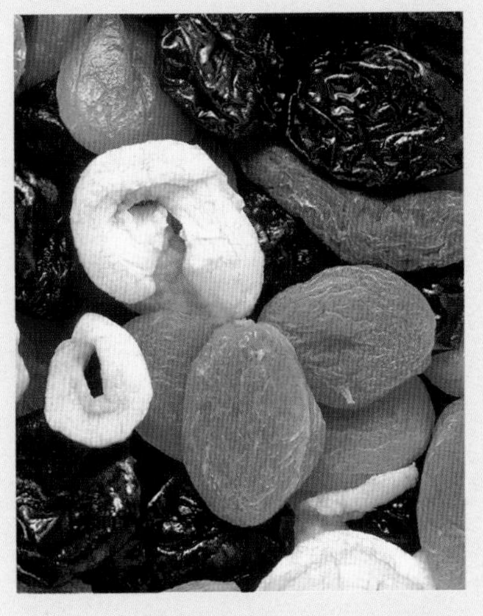

Frutas secas para aplacar el hambre: manzana, albaricoque, ciruela, pera. *Adrianne Hart-Davis/Fototeca, Library Researchers, Inc.*

Hipoglucemia reactiva Se produce luego de comer, sobre todo una comida que contenga mucho azúcar y féculas. El azúcar ingerido induce al organismo a producir rápidamente una gran cantidad de insulina para impedir que la concentración de azúcar en la sangre ascienda demasiado. Pero lo que sucede a veces es que la cantidad de insulina que produce el organismo es tan grande, que da lugar a un efecto contrario: la reducción excesiva del azúcar en la sangre.

Hipoglucemia en ayunas Es la que se origina varias horas después de la última comida. Suelen experimentarla los diabéticos, pero también las personas que sufren de otros trastornos como la anorexia nerviosa*, el hambre forzada, un tumor de páncreas* (glándula que segrega la insulina), cáncer y ciertas enfermedades hormonales o metabólicas.

* **anorexia nerviosa** Trastorno emotivo caracterizado por el temor de engordar, lo que conduce a privarse de comer, al adelgazamiento peligroso y a la desnutrición.

* **tumor** Crecimiento anormal de un tejido orgánico. Hay tumores malignos (cancerosos) y benignos (bultos de tejido normal)

Diagnóstico de la hipoglucemia

Para determinar la presencia de hipoglucemia, el médico pregunta al paciente si tiene los síntomas y si estos desaparecen cuando come cosas dulces. El médico le hará un examén físico y confeccionará una historia clínica en busca de indicios de trastornos asociados con la hipoglucemia. Los análisis de sangre realizados cuando el paciente manifiesta síntomas de hipoglucemia permiten confirmar la existencia de bajas concentraciones de azúcar en la sangre y determinar también las concentraciones de insulina y otras hormonas y sustancias químicas que intervienen en la regulación del azúcar en la sangre.

Fuente

American Diabetes Association, 1701 N. Beauregard St.,
Alexandria, VA, 22311
Telephone (703)549-1500
Toll-Free (800)DIABETES
http://www.diabetes.org; www.diabetes.org/

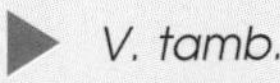

V. tamb.
Cáncer
Cáncer pancreático
Diabetes
Enfermedades metabólicas
Trastornos alimentarios

Hipotermia *Véase* Lesiones relacionadas con el frío

Hipotiroidismo *Véase* Enfermedades de la glándula tiroides

Huesos rotos y fracturas

PALABRAS CLAVE
para búsquedas en Internet y otras fuentes de consulta

Traumatología

Los huesos del cuerpo humano son muy fuertes, pero pueden romperse (fracturarse) como consecuencia de un traumatismo. Las roturas difieren en gravedad: desde fisuras del grosor de un cabello, que requieren un tratamiento mínimo, a huesos rotos que necesitan cirugía y pueden acarrear un daño permanente.

El codo de Ken

Ken sabía que la escalera del ático (desván, altillo) era muy empinada; pero cuando su hermanita escapó corriendo con su avión de juguete y él salió detrás de ella, saltando los escalones de dos en dos, a mitad de camino resbaló, rodó por el suelo y empezó a dar alaridos de dolor. Al levantarse, tenía el brazo torcido en forma rara y no podía doblar el codo.

El hueso es el tejido más duro del cuerpo humano, pero cuando está sujeto a presiones que exceden su fuerza, puede romperse por diferentes sitios.

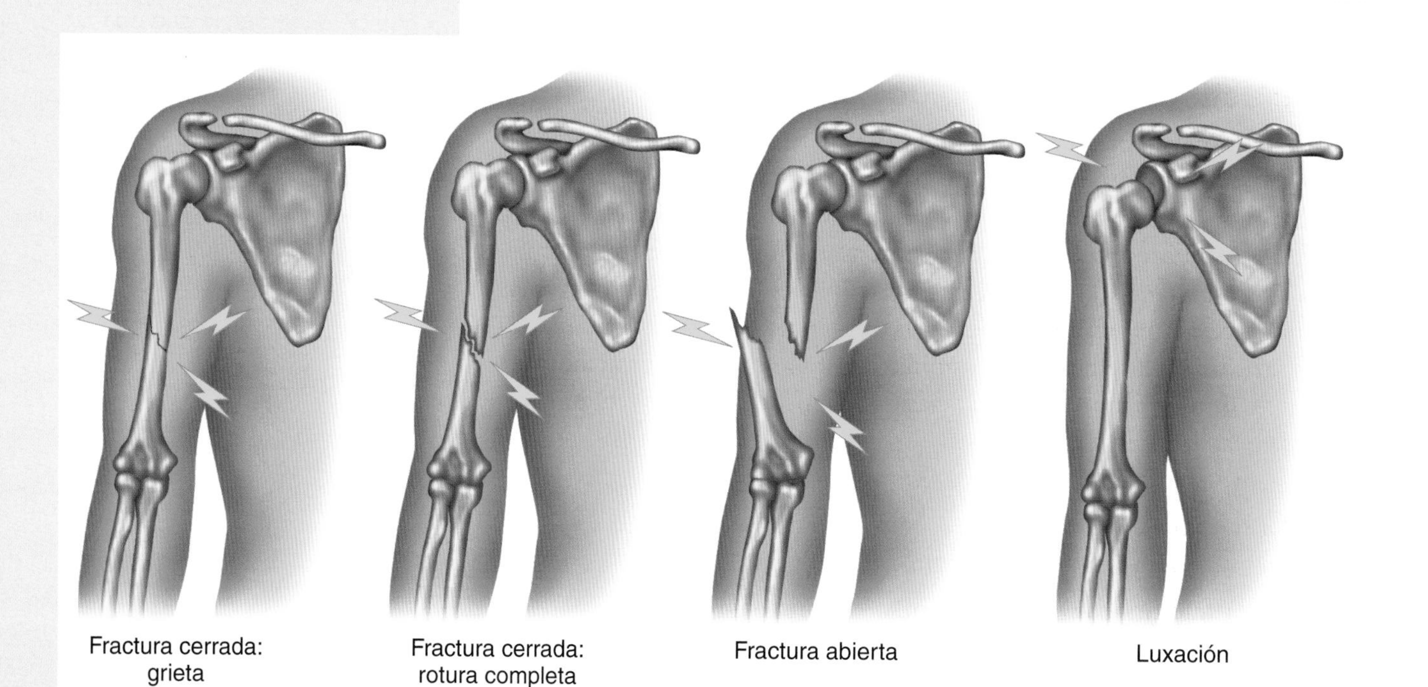

La madre de Ken lo llevó a Urgencias a toda prisa, donde le tomaron radiografías del brazo. Se había roto el codo y el hueso superior del brazo. Las fracturas presentaban tan mal aspecto que hubo que operar a Ken aquella misma tarde. El médico le puso un clavo metálico en el codo para inmovilizar los huesos mientras se curaban. Después de la operación, Ken tuvo el brazo en tracción durante dos semanas, lo que significa que permaneció ese tiempo en cama, boca arriba y con el codo siempre en la misma posición, mantenida por un dispositivo especial colgado del techo. Este dispositivo ejercía tensión sobre el brazo y el codo en los puntos necesarios para que se curasen. Tras salir del hospital, Ken llevó todo el brazo escayolado durante ocho semanas más. El brazo y el codo se curaron completamente, pero a veces, cuando juega al béisbol, todavía le duele el codo.

¿Qué es una fractura de hueso?

El hueso es el tejido más duro del cuerpo humano, pero cuando se le somete a presiones que exceden su resistencia, puede romperse. Los términos "rotura" y "fractura" son sinónimos.

- La fractura simple (o cerrada) es la más común. En este caso, el hueso se rompe pero no atraviesa la piel.
- La fractura compleja (abierta) se produce cuando el hueso atraviesa la piel al romperse. Este tipo de rotura es muy serio porque, además de la lesión del hueso, el riesgo de infección es mayor que en las fracturas cerradas. A veces los bordes fragmentados del hueso rompen vasos sanguíneos y causan hemorragia.
- Las fracturas en tallo verde son roturas incompletas. Estas fracturas afectan a menudo a los niños que tienen los huesos elásticos y resistentes. La mejor manera de imaginarse lo que es una fractura en tallo verde, tal vez sería equipararla a una pequeña rama que tratáramos de arrancar de un árbol en crecimiento. Probablemente no se rompería: para arrancarla habría que retorcerla, y eso produciría repelones y astillas o esquirlas. En una fractura de hueso en tallo verde el proceso de ruptura es similar: el hueso se agrieta y se astilla, pero no se rompe. Si, por el contrario, el hueso se fragmentara en dos mitades separadas, estaríamos ante una fractura completa.
- Las fracturas por presión son fisuras del grosor de un pelo, que se producen cuando se ejerce presión reiterada sobre el hueso.
- La fractura impactada aparece cuando un hueso se rompe y los dos fragmentos que quedan chocan y quedan encajades entre sí.
- En la fractura conminuta el hueso se rompe en numerosos pedazos.
- Las fracturas también se producen en las articulaciones.

Anatomía de los huesos

El esqueleto humano está formado por 206 huesos que sustentan el cuerpo y le permiten moverse. En el cráneo hay 29 huesos, en cada mano 27, y 26 en cada pie.

El hueso es un tejido vivo compuesto de células, vasos sanguíneos, tejido conectivo (llamado también conjuntivo), proteínas, fibras y minerales como el calcio y el fósforo. Cada hueso contiene masa ósea trabecular y masa ósea cortical. La trabecular ("esponjosa") tiene aspecto de panal. A pesar de su porosidad, es muy resistente. La sustancia cortical (de la corteza), por el contrario, es sólida y densa; vista en corte transversal presenta una serie de capas concéntricas, como las que se observan en el tronco de un árbol; forma el recubrimiento exterior de los huesos. Muchos huesos contienen además médula ósea, que es donde se producen las células sanguíneas.

El porcentaje de masa trabecular y cortical depende del tipo de hueso. Los huesos que tienen mucha masa trabecular rodeada por una fina capa cortical componen la columna vertebral, el cráneo, las costillas y el esternón (hueso del pecho), mientras que los huesos de brazos y piernas están formados primordialmente por masa cortical con una cantidad reducida de componente trabecular en ambos extremos.

- A veces, aunque no se haya fracturado el hueso, puede haber una rotura de ligamentos (filamentos robustos de tejido conectivo que unen los huesos con las articulaciones). La rotura de ligamentos suele producirse en tobillos y rodillas.
- La luxación (o dislocación) tiene lugar cuando los huesos de una articulación se separan o desplazan el uno del otro. Las roturas de ligamentos y las fracturas se acompañan a menudo de luxaciones.

¿A qué obedecen las fracturas?

Los huesos se fracturan cuando se les somete a una fuerza o tensión extremas. La probabilidad de rotura depende de la ubicación del hueso en el cuerpo, su densidad y las circunstancias en las cuales se aplique la presión. Los huesos que se rompen con mayor frecuencia son los de la muñeca, la cadera y el tobillo.

El hueso es un tejido vivo y, como otros tejidos vivos del cuerpo, se ve afectado por factores genéticos y hormonales, la dieta, la actividad física, la enfermedad y los medicamentos. Todos estos factores pueden hacer que los huesos sean más o menos proclives a una lesión. Además, la fuerza del hueso y las tensiones aplicadas a éste varían con la edad, por lo que el tipo de fractura y el número de afectados también varían según avanza el ciclo vital.

Existen diferentes clases de traumatismos que pueden provocar la ruptura de un hueso (por ejemplo, los que ocurren en accidentes automovilísticos o de esquí). Sin embargo hay personas más propensas que otras a las fracturas de hueso, ya sea por factores hereditarios o por enfermedades óseas que debilitan los huesos, tales como:

Hace 150 años

La práctica de la medicina militar durante la Guerra de Secesión fue muy importante para el desarrollo de los conocimientos médicos en Estados Unidos. Las roturas de huesos eran muy frecuentes en el campo de batalla. Los médicos militares dieron cuenta de las técnicas de tratamiento en detallados informes que después se publicarían en el volumen "*Historia médica y quirúrgica de la Guerra de Secesión*," escrito por Otis A. George y Joseph J. Woodward. Los estudios de observación de soldados heridos, las estadísticas sobre la naturaleza de las heridas y la eficacia de los distintos tratamientos recogidos en el libro sirvieron de base para el perfeccionamiento de tratamientos de heridas y fracturas en las décadas siguientes.

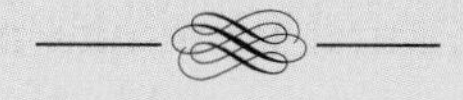

- La osteogénesis imperfecta, (formación imperfecta de los huesos), conocida también por "enfermedad de los huesos de cristal." Los afectados por esta enfermedad heredaron los genes causantes de un defecto en la producción de hueso, por lo que tienen huesos débiles que se rompen con facilidad.
- La osteoporosis, enfermedad que reduce el volumen de la masa ósea y debilita a los huesos, con lo que los hace más propensos a fracturas. Afecta a los adultos de edad avanzada, especialmente a las mujeres después de la menopausia.
- La osteopetrosis, enfermedad hereditaria poco común que aumenta el volumen óseo. Se manifiesta de diversas formas, algunas de las cuales plantean problemas de las articulaciones. La osteopetrosis congénita, por ejemplo, se descubre en la lactancia o la primera infancia y afecta a la médula ósea; sin un trasplante de médula ósea, esta afección es mortal. Otra forma de osteopetrosis es la llamada "enfermedad de los huesos de mármol", que se manifiesta también en el lactante y conlleva estatura reducida y retraso mental.
- Otras enfermedades, como el cáncer de huesos, la osteomalacia (raquitismo adulto), la enfermedad de Paget (en la que los huesos se alargan, se debilitan y se deforman) y la exposición a radiaciones pueden debilitar los huesos y predisponerlos a fracturas.

Diagnóstico y tratamiento

Diagnóstico El médico sospecha que puede haber algún hueso roto al examinar el aspecto del área afectada: la rotura de un hueso produce inflamación y dolor en la zona de la rotura. En el caso de Ken, por ejemplo, el hueso fracturado (de una extremidad) presentaba aspecto deforme y le dolía al moverse. A veces, la rotura es obvia porque el hueso atraviesa la piel. El médico suele determinar si hay rotura tocando o ejerciendo presión sobre el área afectada. Para confirmar la rotura se utilizan las radiografías, aunque ciertas fracturas por presión resultan difíciles de detectar con esa técnica.

Tratamiento El tratamiento más habitual para un hueso roto consiste en su reducción, o sea, en la realineación de los fragmentos a su posición inicial, manteniéndolos juntos mientras se curan.

El tratamiento de un hueso roto depende de su ubicación en el cuerpo y la gravedad de la rotura. En el caso de una fractura por compresión, puede recurrirse a un dispositivo llamado "tablilla" que inmoviliza el área dañada mientras se cura. Cuando la fractura es simple, el médico ajusta los huesos a su posición natural (si resulta necesario) y a continuación inmoviliza la zona dañada con un molde (férula) de yeso o de fibra de vidrio.

¿Se rompió?

Podemos rompernos un hueso en cualquier sitio y en cualquier momento. Para evaluar esta situación, los médicos buscan indicios de rotura y preguntan sobre los síntomas. Entre los indicios que los médicos buscan figuran:

- ¿Presenta inflamación la zona afectada? ¿Duele?
- ¿Cuelga la extremidad en cuestión con un ángulo extraño?
- ¿El hueso parece fuera de sitio?
- ¿El hueso fracturado atraviesa la piel?

Entre los síntomas por los que preguntan los médicos están:

- ¿Sintió u oyó el herido que algo se rompiera?
- ¿Puede mover la zona afectada?
- ¿Le duele esa zona al tacto?

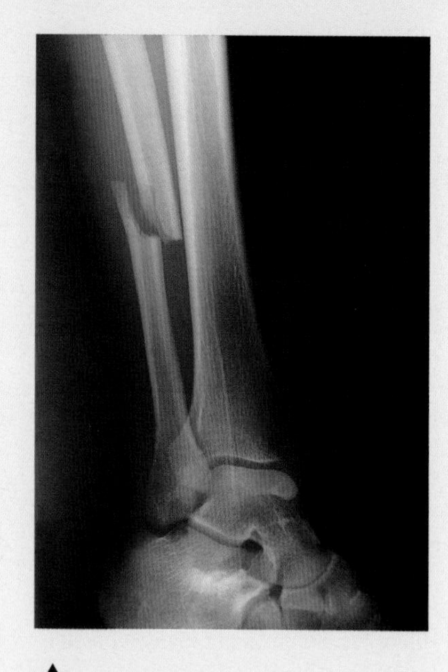

▲

Los médicos utilizan las radiografías para confirmar el diagnóstico de fractura. Esta radiografía muestra una fractura abierta de un hueso de la pierna, el peroné. © *1991 Scott Camazine/Photo Researcher, Inc.*

Otros casos más graves de rotura requieren cirugía. A Ken, por ejemplo, no se le podían realinear los huesos directamente. El cirujano ortopédico (especialista en huesos) tuvo que abrir la zona de la rotura quirúrgicamente e implantar clavos y placas metálicos para mantener temporalmente los huesos juntos mientras se curaban. Ken tuvo el brazo en tracción durante varias semanas y después estuvo escayolado otros dos meses.

Curación Para mantener los huesos en posición mientras se consolida la fractura se utilizan tablillas, enyesados y mecanismos de tracción. La consolidación requiere que se forme un callo de tejido conjuntivo que una las partes rotas. El tiempo de consolidación varía con la edad. Una fractura que en el niño de 4 años tarda tres semanas en curarse, puede llevar hasta tres meses en el adulto. Para roturas simples, se lleva una escayola durante un periodo de entre seis a ocho semanas, pero en otras más serias el periodo necesario es mucho más largo.

Con frecuencia, la consolidación de una rotura o fractura de hueso es completa, pero puede haber alguna complicación, como la osteomielitis, que es una infección del hueso. Normalmente ésta afecta a los huesos largos de brazos y piernas, y se medica con antibióticos. Asimismo, las fracturas en articulaciones aumentan el riesgo de artritis en la zona afectada. Las personas mayores, que a menudo padecen osteoporosis, pueden tener dificultades para recuperarse completamente de una rotura de hueso.

Fuentes

American Association of Orthopedic Surgeons,
6300 N River Rd., Rosemont, IL 60018-4262
Telephone (847)823-7186
Toll-free (800)346-AAOS
Facsimile (847)823-8215
http://www.aaos.org/wordhtml/home2.htm

Osteogenesis Imperfecta Foundation, 804 W Diamond Ave.,
Ste. 210, Gaithersburg, MD, 20878
Telephone (301)947-0083
Toll-Free (800)981-2663
http://www.oif.org

▶ *V. tamb.*
Artritis
Distensiones y esguinces
Osteomielitis
Osteoporosis
Raquitismo
Traumatismos

I

Ictericia

Coloración amarillenta de la piel y del blanco de los ojos, debida a la acumulación en el cuerpo de un pigmento biliar denominado bilirrubina. La ictericia no es en sí una enfermedad, sino más bien un signo de diversas enfermedades que afectan al hígado, a la sangre, a la vesícula biliar o a la bilis, que es el líquido segregado por el hígado para facilitar la digestión de las grasas.

PALABRAS CLAVE
para búsquedas en Internet y otras fuentes de consulta

Bilirrubina

Función hepática

Hemólisis

Hepatitis

¿Qué son la bilirrubina y la bilis?

En condiciones de buena salud, el pigmento* biliar llamado bilirrubina se forma a partir de la degradación normal de la hemoglobina, o sea, la sustancia portadora de oxígeno de los glóbulos rojos (eritrocitos) de la sangre. Este proceso se produce naturalmente en el organismo a medida que los eritrocitos se desgastan y son reemplazados. En tales circunstancias, la bilirrubina es transportada por el torrente sanguíneo al hígado, donde se combina con la bilis.

* **pigmento** Se dice de una sustancia que proporciona una determinada coloración a otra.

La bilis, denominada también hiel, adquiere su color amarillo verdoso a partir de la bilirrubina. Es un líquido segregado por el hígado que se acumula en la vesícula biliar y que facilita la digestión de las grasas ingeridas como parte de la alimentación. Durante la digestión, la bilis es impulsada por la vesícula biliar hacia el intestino delgado a través de un tubo que recibe el nombre de conducto biliar. El tono oscuro de las heces se debe en gran parte a los pigmentos biliares.

¿Cuál es la causa de la ictericia?

Hay distintas formas de ictericia, pero todas ellas se producen cuando el proceso que acabamos de describir se perturba y da lugar a la acumulación excesiva de bilirrubina en la sangre.

Ictericia hemolítica La ictericia hemolítica* acontece cuando la desintegración de los eritrocitos se produce más rápidamente y en mayor cantidad de lo normal, lo que conduce a la sobreproducción de bilirrubina. Esto sucede en enfermedades como el paludismo (malaria), la anemia drepanocítica y la septicemia (infección de la sangre).

* **hemolítico** Relativo a la destrucción de los glóbulos rojos de la sangre, con liberación de hemoglobina al torrente sanguíneo.

Ictericia hepatocelular La ictericia hepatocelular* se produce cuando las lesiones del hígado reducen su capacidad de metabolizar la bilirrubina

* **hepatocelular** Perteneciente a las células del hígado.

Anatomía del hígado. La obstrucción del colédoco puede originar ictericia. ▶

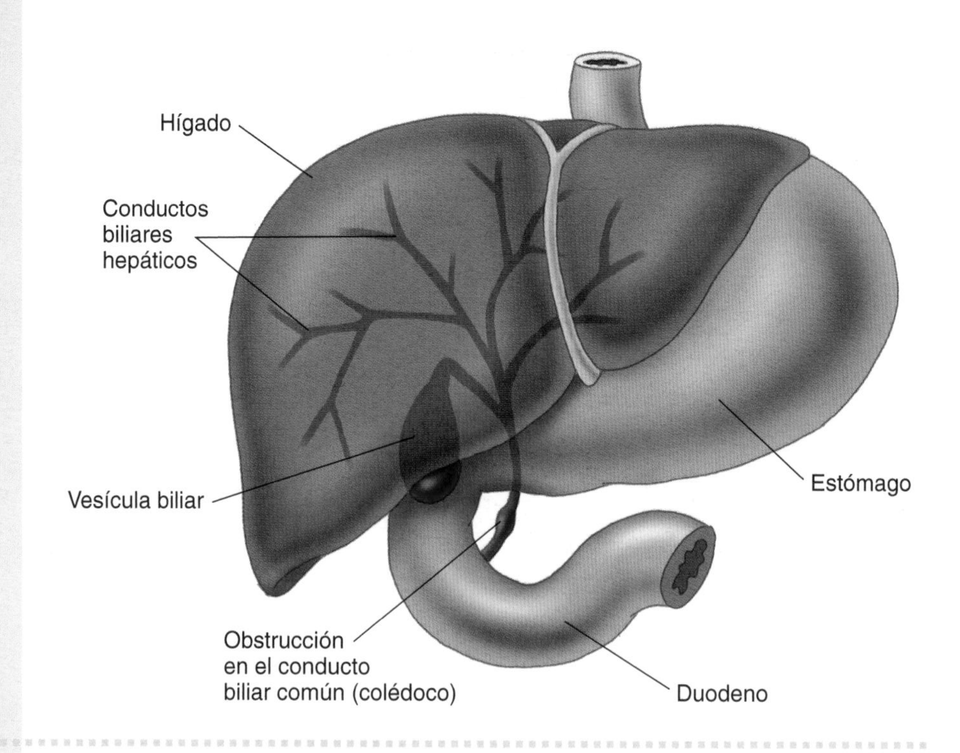

de la sangre. Este trastorno suele darse en la hepatitis, la cirrosis del hígado y el cáncer de hígado. Ingerir o inhalar sustancias químicas tóxicas y el alcoholismo en fases avanzadas pueden también dar lugar a ictericia por lesiones del hígado.

Ictericia obstructiva Es una forma de ictericia muy común. Ocurre cuando el conducto que conecta la vesícula biliar con el intestino delgado se estrecha o se bloquea, lo que ocasiona el reflujo de bilirrubina y su acumulación en la sangre. La ictericia obstructiva puede deberse a cálculos biliares, lesiones, tumores o inflamación de las vías biliares.

Ictericia fisiológica del recién nacido La ictericia fisiológica* se produce a veces en los recién nacidos cuando tienen un exceso de bilirrubina en la sangre. Esta forma de ictericia suele desaparecer en unos días, a medida que el hígado del recién nacido madura y adquiere la facultad de regular la concentración de bilirrubina.

* **fisiológico/a** Relativo al funcionamiento normal del organismo sano.

¿Es la ictericia una enfermedad?

No de por sí. Es más bien un signo de diversos trastornos que afectan al hígado, la sangre, la vesícula biliar y la bilis. La ictericia puede acompañarse de otros signos y síntomas. Por ejemplo, la orina se vuelve de color oscuro a consecuencia de la excreción de bilirrubina, o las heces se tornan casi blancas por falta de bilirrubina, que es la que les proporciona su color pardo normal. La obstrucción de las vías biliares puede originar una intensa picazón al acumularse en la piel los productos derivados de la bilis. En la hepatitis y otras enfermedades del hígado, la ictericia es a veces sólo uno de los muchos signos o síntomas que se manifiestan durante la enfermedad.

Bilis, Hiel, Ictericia

Las palabras "bilis," "hiel" e "ictericia" parecen revestir cierta dosis de emociones negativas; la bilis se equipara al mal carácter y a la antipatía ("Este hombre tiene mucha bilis"); la hiel, a la mala intención ("Esa respuesta destila hiel"); y la ictericia, al cinismo u hostilidad en otros idiomas (en inglés, por ejemplo, *He looked at him with a jaundiced eye* quiere decir "lo miró con cierto cinismo"). Estos modismos datan de la medicina medieval, cuando se creía que los distintos estados del organismo y de la mente se debían a "humores" (líquidos corporales), uno de los cuales era la bilis, que de natural tiene gusto amargo. De ahí que expresiones como "estar de buen humor" significa "buena disposición," mientras que "malhumorado" quiere decir "hosco o irritable."

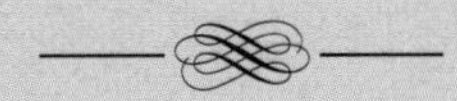

Diagnóstico y tratamiento

Toda persona con la piel amarillenta debe consultar a un médico para que descubra la causa. Para diagnosticar el caso, el médico ordenará análisis de sangre que permitan determinar si el hígado no funciona bien o si se están destruyendo cantidades excesivas de glóbulos rojos. Hará también un análisis de orina para determinar su contenido de bilirrubina. A veces será necesario hacer una biopsia de hígado, en la que se extrae una muestra de tejido hepático que luego se examina al microscopio. Tal vez el médico decida hacer una ecografía, que implica el uso de ondas ultrasonoras para visualizar el interior del cuerpo y que puede ser útil para diagnosticar cálculos biliares u obstrucciones de las vías biliares. Una vez realizado el diagnóstico, el médico propondrá el tratamiento indicado según el trastorno que haya dado origen a la ictericia.

Fuentes

U.S. National Institutes of Health, 9000 Rockville Pike,
Bethesda, MD 20892
Telephone (301)496-4000
http://www.nih.gov/

American Liver Foundation, 75 Maiden Ln., Ste. 603,
New York, NY, 10038
Telephone (212)668-1000; (800)GO-LIVER
Toll-Free (800)223-0179
http://www.liverfoundation.org

V. tamb.
Alcoholismo
Anemia drepanocítica
Cálculos biliares
Hepatitis
Paludismo/Malaria
Pancreatitis

Impétigo *Véase* Trastornos cutáneos

Incontinencia

PALABRAS CLAVE
para búsquedas en Internet y otras fuentes de consulta

Defecación (heces)

Micción (orina)

Es la incapacidad de una persona para retener la orina y/o las heces, y se refiere a un fallo en el funcionamiento de los esfínteres urinario y fecal.

¿Qué es la incontinencia?

Los hombres y mujeres de edad avanzada, e igualmente algunos niños, se ven a menudo en la situación de no poder esperar cuando tienen necesidad de ir al baño. Por lo general, la incontinencia significa orinar o defecar antes de poder llegar al baño. Aunque puienes la padecen suelen ser adultos mayores de ambos sexos y niños, puede darse también en todas las edades.

A veces se trata simplemente de una pequeña cantidad de orina que se escapa de forma involuntaria cuando la persona hace fuerza, como sucede al toser o al reírse a carcajadas. En otros individuos, la incontinencia ocurre cuando la vejiga urinaria está repleta.

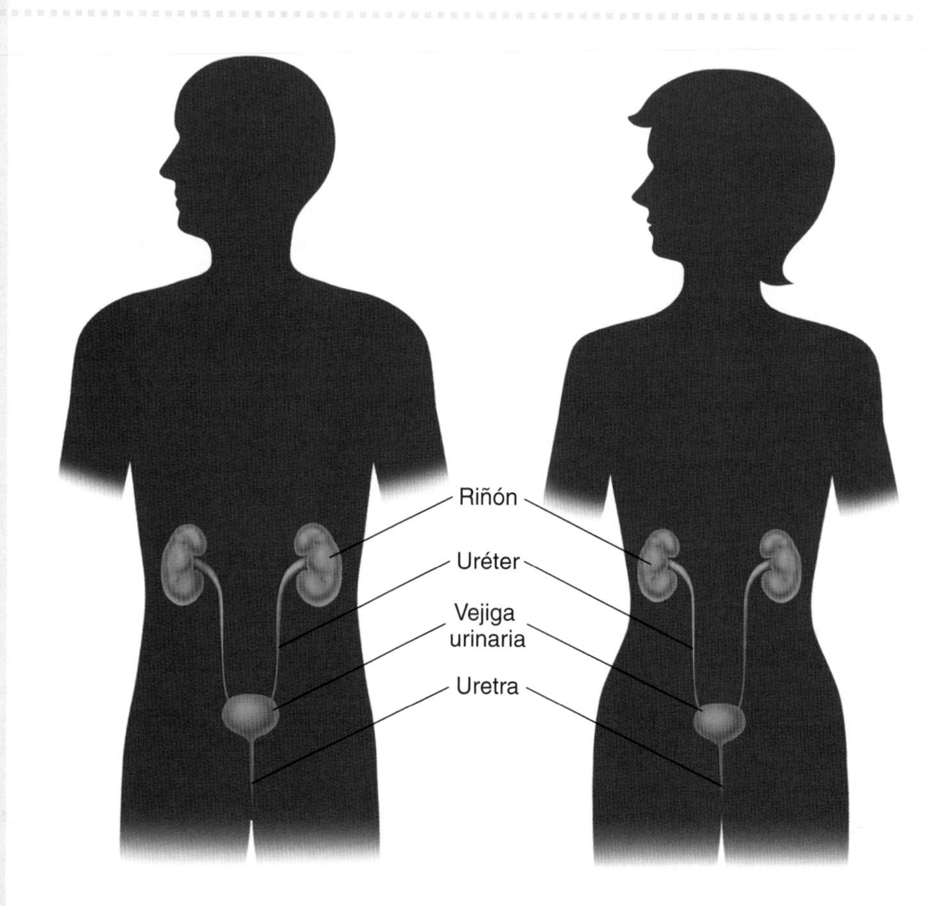

Anatomía de los riñones y de las vías urinarias.

¿Cuál es la causa de la incontinencia?

Son muchas las causas: infecciones de las vías urinarias, cáncer, diabetes, apoplejía, enfermedades de Parkinson y Alzheimer. Diversas lesiones del cerebro o de la médula espinal pueden acarrear incontinencia urinaria o fecal. Sorprende el hecho de que el estreñimiento intenso pueda ocasionar incontinencia fecal. La retención de las heces suele dar lugar a la formación de un "tapón" duro que bloquea el recto, a la vez que irrita la membrana interna de éste y puede dejar escapar heces líquidas a su alrededor.

La incontinencia urinaria afecta más a las mujeres de edad avanzada que a los varones. Una causa suele ser, en la senectud, la concentración alterada de hormonas, que debilita el esfínter muscular que controla de la micción. Las multíparas (mujeres que han tenido varios hijos) pueden experimentar incontinencia urinaria por haberse distendido y debilitado ciertos músculos durante los embarazos y los partos.

Algunos remedios de venta libre para el resfriado, así como otros medicamentos de venta con receta médica, como los antihipertensivos, pueden causar también incontinencia.

Tratamiento

El tratamiento de la incontinencia urinaria requiere evitar los líquidos y las bebidas cafeinadas como el café a la hora de acostarse, así como también ir al baño a intervalos iguales. Por otra parte, la mujer puede hacer ciertos ejercicios para fortalecer los músculos debilitados, de manera que consiga retener la orina. Algunos adultos usan pañales para absorber pequeñas cantidades de orina que se les escapan. La medicación y las intervenciones quirúrgicas son útiles en algunos casos.

El tratamiento de la incontinencia fecal dependerá de su causa. Si hay estreñimiento crónico, convendrá aumentar la cantidad de verduras y frutas en el régimen alimenticio y corregir el estreñimiento. Otras causas tal vez exijan intervención quirúrgica.

V. tamb.
Enuresis ("mojar la cama")

Infarto de miocardio *Véase* Enfermedades del corazón

Infección

Se llama infección al proceso por el cual las bacterias, virus, hongos u otros microorganismos invaden el cuerpo humano, atacan sus células y se multiplican. Para lograrlo, primero tienen que evadir y superar, a cada paso, las defensas naturales del cuerpo. El proceso infeccioso puede causar enfermedad, pero en muchos casos la persona infectada no se enferma.

PALABRAS CLAVE
para búsquedas en Internet y otras fuentes de consulta

Antibióticos

Infección

Inflamación

Inmunización o vacunación

¿Cómo se producen las infecciones?

En nuestro entorno—en el aire, el agua, el suelo y la comida, así como en el cuerpo de otros seres humanos y de los animales—existen microorganismos capaces de provocar enfermedades. Las infecciones se producen cuando algunos de esos microorganismos vencen una serie de defensas naturales. Entre éstas se cuentan:

- la piel, que impide físicamente la entrada a los microbios, aunque a veces les abre la puerta si se daña o rasguña;
- la tos fuerte, con la que se expelen los microorganismos de los pulmones y de las vías respiratorias, aunque la tos pierde eficacia en personas debilitadas, enfermas o lesionadas;
- las bacterias normalmente inocuas, denominadas "flora normal," que colonizan ciertas partes del organismo humano y que compiten con microbios dañinos y no los dejan proliferar. Pero estas bacterias benignas a veces pueden debilitarse o incluso desaparecer a consecuencia de la administración de medicamentos, lo que permite a los microbios dañinos prosperar y causar enfermedades;
- la respuesta inflamatoria, producida por el sistema inmunitario del ser humano. Ciertas clases de células transportadas por la sangre, incluidos los macrófagos y los neutrófilos, envuelven y destruyen—o atacan de otras maneras—a todo microorganismo invasor, lo que a menudo produce fiebre, enrojecimiento de la piel (eritema) e hinchazón;
- los anticuerpos, que son proteínas producidas por el sistema inmunitario. Algunas se destinan a atacar a determinados microbios. Esta clase de defensa se conoce también como inmunidad humoral. Por lo general, estos anticuerpos son producidos después de que la persona haya sido infectada o expuesta al microbio.

La respuesta del sistema inmunitario puede resultar ineficaz si los microbios son muchos o si poseen excesiva virulencia. La palabra "virulento," que viene del latín y significa "venenoso," se refiere a los gérmenes, que despliegan una gran eficacia contra las defensas del organismo humano. Por ejemplo, hay microbios que impiden la producción de anticuerpos específicos contra sí mismos. Otro factor muy importante es el estado de funcionamiento del sistema inmunitario. Si está dañado—por ejemplo, debilitado por la edad o por enfermedad—es más probable que permita el desarrollo de una infección. Los lactantes son más propensos a las infecciones por cuanto su sistema inmunitario todavía no sabe reconocer ni atacar a ciertos microbios.

¿Dónde se presentan las infecciones?

Infecciones localizadas Son las que permanecen en cierta parte del cuerpo; por ejemplo, una cortadura de la mano que se infecta tras haber sido invadida por bacterias, pero que no ocasiona problemas en ninguna otra parte. Las infecciones localizadas pueden revestir gravedad si son internas, como las del apéndice (apendicitis) o las del corazón (endocarditis).

Infecciones sistémicas o generalizadas Las infecciones más graves se producen cuando los microbios se propagan a todo el organismo humano, generalmente por medio de la circulación sanguínea. Se las llama infecciones sistémicas o generalizadas e incluyen gripe, paludismo (malaria), sida, tuberculosis, peste bubónica y la mayoría de las enfermedades infecciosas de nombre conocido.

¿Cómo se pasa de infección a enfermedad?

Las causas principales de infección son los virus, las bacterias y los hongos. A veces también se habla de infección para designar la invasión del cuerpo humano por parte de parásitos, incluidos los protozoos (organismo unicelulares), gusanos intestinales e insectos como los ácaros (causantes de la sarna) y los piojos, aunque en estos casos se prefiere hablar de infestación.

Las bacterias a veces producen toxinas (venenos). Los virus pueden apoderarse de las células e impedirles que lleven a cabo sus funciones normales. Las bacterias y los hongos—así como otros agentes infecciosos de mayor tamaño, como los vermes y otros parásitos—se multiplican con tal rapidez que son capaces de interferir físicamente con el funcionamiento de los pulmones, el corazón u otros órganos. La respuesta inmunitaria en sí—capaz de producir fiebre, dolor, hinchazón y cansancio—es a menudo la causa principal del malestar que siente la persona infectada.

¿Las infecciones siempre causan enfermedades?

No, a menudo no son causa de enfermedad. De los infectados por la bacteria de la tuberculosis, por ejemplo, apenas el 10 por ciento llegan a enfermarse. Algunos virus y ciertos parásitos pueden permanecer en el cuerpo toda la vida sin enfermar al huésped (la persona que los alberga). En tales casos, denominados de infección latente, el huésped sólo se enferma si tiene deprimido el sistema inmunitario.

¿Cómo se propagan las infecciones?

Los microorganismos infecciosos pueden difundirse por el aire, el agua, el suelo o la comida; por contacto con la piel, la sangre y las mucosidades de la persona infectada; también por contacto sexual, por mordeduras o por picaduras de insectos. La mayoría de los gérmenes se propagan por una o dos de estas vías, sin que ningún microbio se difunda por todas ellas. Además, muchos de los microbios que causan enfermedades pueden propagarse de la mujer embarazada a su feto. En este caso, decimos que el bebé ha nacido con una infección congénita.

Síntomas de la infección

Los síntomas son muy variables, según la parte del cuerpo y el tipo de microorganismo invasor de que se trate. El primer signo de infección bacteriana es a menudo la inflamación, que cursa con fiebre, dolor, hinchazón, eritema y pus. En cambio, las infecciones víricas producen inflamación con menos frecuencia, pero pueden presentar una multiplicidad de otros síntomas, desde moqueo o dolor de garganta a una erupción cutánea (sarpullido) o hinchazón de los ganglios linfáticos*.

* **ganglios linfáticos** Pequeñas masas de tejido linfoide que contienen células inmunitarias y filtran el líquido drenado de los tejidos para eliminar los microorganismos nocivos antes de que pasen a la sangre.

Tratamiento de las infecciones

El tratamiento principal lo constituyen los medicamentos: antibióticos para las infecciones bacterianas, fármacos antivíricos para algunos virus (para la mayoría no existe tratamiento), antifúngicos para las infecciones por hongos y antihelmínticos para los parásitos intestinales. En algunos casos de infección localizada, como cuando se forma un absceso o una acumulación de pus, puede ser necesaria una intervención quirúrgica para drenar la zona infectada.

Medidas de prevención

Desinfección de heridas Cuando se produce una herida, para prevenir su infección se requiere: lavarla bien y cubrirla, utilizar una pomada o un spray antibacterianos y buscar atención médica si la herida es de carácter grave.

Inmunización o vacunación Muchas enfermedades infecciosas pueden prevenirse mediante la vacunación; entre ellas las siguientes: varicela, cólera, difteria, hepatitis A y B, gripe, sarampión, paperas, tos ferina (conocida también por coqueluche y pertusis), neumonía bacteriana (por neumococos), poliomielitis, rabia, rubéola, tétanos, fiebre tifoidea y fiebre amarilla.

Higiene, saneamiento y salud pública Para prevenir muchas más enfermedades sistémicas, se debe: asegurar un buen suministro público de aguas limpias y un sistema de alcantarillado para las aguas residuales; lavar las manos antes de tocar la comida; cocinar bien las carnes; evitar los contactos sexuales sin proteción y controlar o evitar las garrapatas y los mosquitos.

Fuentes

U.S. National Institute of Allergy and Infectious Diseases, Bldg. 31, Rm. 7A-50, 31 Center Dr., MSC 2520, Bethesda, MD 20892-2520
Telephone (301)496-2263
http://www.niaid.nih.gov/default.htm

World Health Organization, 525 23rd St. NW, Washington, DC 20037
Telephone (202)974-3000
Facsimile (202)974-3663
Telex 248338
http://www.who.int/

Office of Disease Prevention and Health Promotion, National Health Information Center, P.O. Box 1133, Washington, DC 20013-1133
Telephone (301)565-4167
Toll-free (800)336-4797
Facsimile (301)984-4256
http://www.health.gov/nhic

U.S. Centers for Disease Control and Prevention, 1600 Clifton Rd., Atlanta, GA 30333
Telephone (404)639-3534
Telephone (404)639-3311
Toll-free (800)311-3435
Information Hotline (888)-232-3228
Office of Public Inquiries (800)311-3435
TTY (404)639-3312
http://www.cdc.gov/

KidsHealth.org, c/o Nemours Foundation, PO Box 5720, Jacksonville, FL 32247
Telephone (904)390-3600
Facsimile (904)390-3699
http://www.kidshealth.org/

Infección de la próstata *Véase* Infección del tracto urinario

Infección de la vejiga *Véase* Infección de las vías urinarias

Infecciones bacterianas

Las infecciones bacterianas se padecen cuando en el interior del cuerpo se reproducen bacterias de alguna variedad nociva. Las infecciones bacterianas presentan varios niveles de gravedad. Entre este tipo de infecciones se encuentran enfermedades letales como la peste bubónica, la tuberculosis y el cólera, pero tanto éstas como otras formas de infección bacteriana se pueden prevenir con una buena sanidad y se curan con antibióticos.

Las bacterias están en todas partes: en el suelo, el agua, el aire y en cada persona y animal. Estos microorganismos* constituyen una de las formas de vida más numerosas de la Tierra.

V. tamb.
Enfermedades parasitarias
Enfermedades víricas
Gusanos
Infecciones bacterianas
Infecciones por hongos
Inmunodeficiencia

PALABRAS CLAVE
para búsquedas en Internet y otras fuentes de consulta

Antibióticos
Bacteriología
Infección
Resistencia a los antibióticos
Resistencia a los medicamentos

* **microorganismos** Organismos vivos que sólo pueden verse al microscopio. Entre ellos se cuentan las bacterias, muchos hongos y los virus.

La mayoría de las bacterias son inofensivas, muchas son útiles y algunas, incluso, esenciales para la vida. Las bacterias descomponen las plantas y animales muertos, proceso que permite que elementos químicos como el carbono vuelvan a la tierra para su reutilización. Hay bacterias que son esenciales para el crecimiento de las plantas, puesto que gracias a ellas pueden obtener el nitrógeno que necesitan. En cuanto al cuerpo humano, determinadas bacterias posibilitan que el tubo digestivo funcione debidamente.

Pero, al igual que los virus, las bacterias pueden ser causa de muchas enfermedades. Hay infecciones bacterianas propias de la infancia, como la faringitis estreptocócica o las infecciones de los oídos. Otras dan origen a enfermedades graves como la tuberculosis, la peste bubónica, la sífilis o el cólera. La infección puede ser localizada (limitada a una zona reducida), como ocurre cuando la bacteria llamada estafilococo *(staphylococcus)* infecta el área donde se ha efectuado un corte quirúrgico; también puede afectar a un órgano interno, como ocurre con la neumonía bacteriana o la meningitis bacteriana (infección de las membranas que envuelven el cerebro y la médula espinal).

Si algunas bacterias como los neumococos (*Streptococcus pneumoniae*) invaden el organismo, casi siempre causan enfermedad. Otras, sin embargo, no tienen por qué causar daños en principio, como es el caso de la *Escherichia coli* (conocida también por la abreviatura *E.coli*), pero siempre y cuando el sistema no esté debilitado, ya que, de lo contrario, crecen sin control y resultan dañinas. Este tipo de enfermedades, llamadas "infecciones oportunistas," se han hecho más comunes en los últimos años, en parte porque el sida, los trasplantes de órganos y otros tratamientos médicos han aumentado el número de personas con sistemas inmunitarios debilitados.

¿En qué se diferencian las bacterias de otros microorganismos?

A diferencia de otras células vivas, las bacterias no disponen de una membrana que envuelva su núcleo, la parte que contiene el ADN o información genética. Además, y al contrario de lo que sucede con los virus, la mayoría de las bacterias son células autosuficientes y pueden reproducirse por sí mismas sin tener que invadir a las células de una planta o animal, aunque también es cierto que algunas bacterias necesitan vivir dentro de otra célula, como en el caso de los virus.

¿Cómo se propagan las infecciones bacterianas? Las vías de propagación de las bacterias difieren según los tipos. He aquí algunos ejemplos:

- a través de agua contaminada (cólera y fiebre tifoidea);
- a través de comida en mal estado (botulismo, intoxicación por bacterias *E. coli* o por salmonelas);

- por contacto sexual (sífilis, gonorrea, clamidiasis);
- a través del aire, por efecto de la tos o estornudos de personas infectadas (tuberculosis);
- por contacto con animales (carbunco, enfermedad por arañazo de gato);
- tocando a personas infectadas (faringitis estreptocócica);
- por transmisión de una parte del cuerpo donde la bacteria es inofensiva a otra en la que causa enfermedad (como ocurre cuando la bacteria *E. coli* pasa de los intestinos a las vías urinarias).

¿Cómo causan enfermedades las bacterias? Lo hacen de varias maneras. Algunas destruyen el tejido directamente; otras se vuelven tan numerosas que impiden que el organismo funcione con normalidad; y otras más producen toxinas (venenos) que matan a las células. Se llama exotoxinas a los venenos liberados por bacterias vivas y endotoxinas a los liberados por bacterias muertas.

¿Cómo se diagnostican y se tratan las infecciones bacterianas?

Los síntomas de infección bacteriana varían sensiblemente, pero a menudo incluyen fiebre.

Diagnóstico El médico prescribe análisis de sangre, de esputo o de orina para detectar la presencia de bacterias perjudiciales. Si sospecha que pueda haber infección, recurre a una radiografía de tórax o a una biopsia, proceso por el cual se extraen células del área infectada para su posterior examen microscópico. Si se cree que pueda haber meningitis, se efectúa una punción lumbar, análisis en que, mediante una aguja, se extrae una muestra del líquido cefalorraquídeo que rodea a la médula espinal, para su análisis.

Tratamiento La mayoría de las infecciones bacterianas se curan con antibióticos, uno de los grandes logros de la medicina del siglo XX. Estos medicamentos pueden matar a la bacteria o impedir que se reproduzca. La penicilina, el primer antibiótico descubierto, se utiliza todavía para tratar ciertas infecciones.

Otros antibióticos de amplia utilización son la amoxicilina, la bacitracina, la eritromicina, la cefalosporina, las fluoroquinolonas y las tetraciclinas. En ocasiones también se administran antitoxinas para contrarrestar los efectos de las toxinas bacterianas, como en casos de tétanos o botulismo.

Medidas preventivas Normalmente se vacuna a los niños contra la difteria, la tos ferina (coqueluche, pertusis), el tétanos y las enfermedades debidas a *Hemophilus influenza* tipo B, todas ellas infecciones bacterianas.

Intoxicación alimentaria

La intoxicación alimentaria es a menudo el resultado de una contaminación bacteriana. Entre las precauciones importantes para evitar una intoxicación alimentaria encontramos:

- evitar carne, huevos, pescado y aves crudas o poco cocinadas:
- Evitar productos lácteos no pasteurizados.
- Deshacerse de comida pasada o que huela sospechosamente.
- Mantener refrigerados hasta su consumo los alimentos que lo requieran.
- Guardar y almacenar los alimentos en condiciones apropiadas.
- Fregar cuchillos, tablas de cortar y utensilios de cocina y limpiar cuidadosamente las zonas donde se cocina después de cada uso.
- Lavarse las manos antes de cocinar, de comer y después de usar el baño.

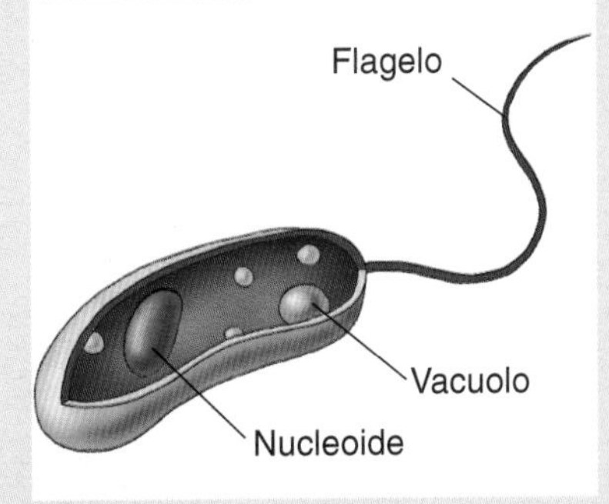

Anatomía de una bacteria individual. Su ADN (material genético) se encuentra en el nucleoide, que no está envuelto por una membrana. Esta bacteria utiliza un flagelo para desplazarse.

Bacterias "carnívoras"

Entre diciembre de 1997 y marzo de 1998, una violenta cepa de la bacteria *Streptococcus* A infectó a 117 personas en Texas. De los 117 infectados, 26 (17 adultos y 9 niños) murieron. Descrita por los medios como la "bacteria carnívora," este agente patógeno atacó a sus víctimas mediante un proceso llamado hemólisis, que causa la desintegración de los glóbulos rojos. Este brote fue de corta duración. Los expertos siguen sin conocer sus causas.

Además, también se cuenta con vacunas contra el cólera, las infecciones meningocócica y neumocócica, la peste bubónica y la fiebre tifoidea.

En la mayoría de los casos, la mejor prevención contra las infecciones bacterianas es gozar de una buena infraestructura municipal, es decir, suministro de agua limpia, eliminación sanitaria de excrementos humanos, viviendas sin hacinamiento y bien ventiladas, y disponer de atención médica rápida para quien la necesite.

Otras medidas de prevención incluyen:

- Lavarse las manos (antes de manipular comida, después de ir al aseo, después de tocar animales o después de haber tenido contacto con personas infectadas).
- Lavar frutas y verduras antes de consumirlas.
- Consumir carne bien cocinada.
- Abstenerse de contacto sexual o utilizar preservativos durante la actividad sexual.

¿Cómo se vuelven las bacterias resistentes a los medicamentos?

Depende del tipo de bacteria; hay antibióticos que pueden resultar letales para a la bacteria y otros a los que ésta eresistente por naturaleza. Sin embargo, en los últimos años algunas bacterias han adquirido resistencia a ciertos antibióticos que antes las destruían, lo que representa un gran problema a la hora de controlar las enfermedades infecciosas.

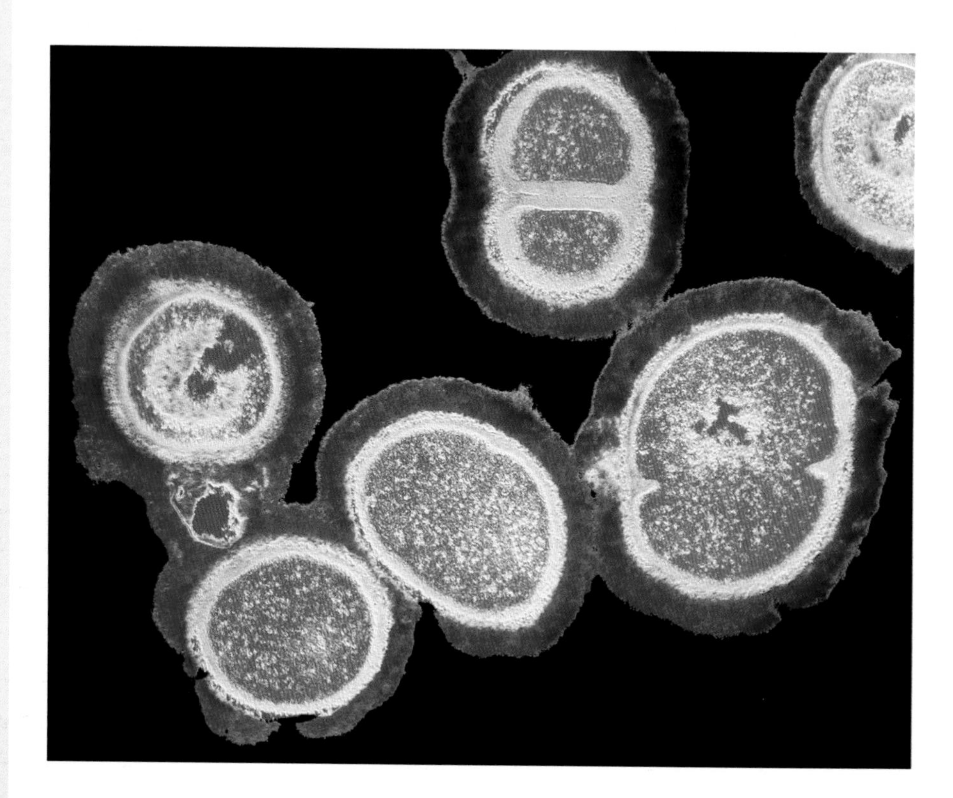

▶ La bacteria *Staphylococcus aureus* vista al microscopio electrónico. Esta bacteria pertenece a un grupo resistente a los antibióticos. En la fotografía se observa cómo algunas de ellas se están dividiendo para reproducirse. *Dr. Kari Lounatmaa/Science Photo Library, Photo Researchers, Inc.*

¿Cómo se adquiere la resistencia a los antibióticos? En algunos casos ocurre por casualidad. Durante el proceso de reproducción, las bacterias sufren continuamente mutaciones (alteraciones) en sus genes. Cualquiera de estas mutaciones puede dar lugar, casualmente, a que una bacteria presente en el organismo humano se vuelva menos vulnerable a un medicamento, así que, mientras otras bacterias que se multiplican junto a la mutada acaban siendo destruidas por el medicamento, ésta (denominada "bacteria resistente") sobrevive, con lo que puede llegar a transmitirse a otro organismo.

¿Por qué la resistencia a los medicamentos se da con mayor frecuencia en la actualidad? La resistencia de las bacterias a los medicamentos es fruto de la acción de los humanos más que de la casualidad. Consumir antibióticos que no son necesarios o concluir antes de tiempo un tratamiento con antibióticos favorece todavía más este proceso.

Veamos cómo ocurre. Supongamos que una persona sufre una infección bacteriana y toma antibióticos. A los cinco días, se siente mejor y deja de tomar el medicamento, aunque el médico le aconsejó que completase el tratamiento de diez días. Durante los cinco días que duró la medicación, el antibiótico podía haber destruido, digamos, el 80 por ciento de la bacterias, y por eso el enfermo se sentía mejor. Pero el 20 por ciento restante seguían vivas y eran, además, las más fuertes, las que consiguieron resistir al antibiótico. Si el enfermo hubiese completado su tratamiento, las bacterias más resistentes tal vez hubiesen sucumbido para el día octavo, noveno o décimo, pero al no verse atacadas, comenzaron a multiplicarse de nuevo. En poco tiempo la persona vuelve a sentirse mal, con la particularidad de que esta vez las bacterias que la ataquen serán las más resistentes. Un médico diría que el comportamiento del paciente "seleccionó" la supervivencia de las bacterias resistentes.

Lo mismo ocurre cuando los médicos prescriben antibióticos que no son necesarios. Por ejemplo, una niña tiene tos y fiebre. El médico le prescribe antibióticos para prevenir una posible infección bacteriana, pero lo que tiene en realidad es un virus, y los virus no se tratan con antibióticos. El sistema inmunitario de la niña, su defensa natural, lucha contra el virus como lo hubiera hecho de no haber tomado el medicamento. Pero mientras este proceso tiene lugar, el antibiótico destruye por su cuenta algunas bacterias inofensivas que pueblan la garganta de la niña. Las bacterias de la garganta que ofrecen resistencia son de nuevo las más fuertes, y en caso de que posteriormente esas bacterias lleguen a los oídos, pulmones o cualquier otra parte del cuerpo donde puedan causar enfermedad, el antibiótico no tendrá ya la misma eficacia.

Si este proceso se repite en muchos enfermos, pueden llegar a aparecer variedades de bacterias capaces de resistir parcial o totalmente los antibióticos ante los que antes sucumbían.

▶ *V. tamb.*
Amigdalitis estrepetocócica
Botulismo
Campilobacteriosis
Cólera
Difteria
Endocarditis
Enfermedad de Lyme
Enfermedad por arañazo de gato
Fiebre reumática
Fiebre tifoidea
Gonorrea
Infecciones clamidiales/Clamidiasis
Infecciones de los oídos
Intoxicación alimentaria
Legionelosis
Lepra
Meningitis
Neumonía
Osteomielitis
Peste bubónica
Rickettsiosis maculosa
Salmonelosis
Sífilis
Síndrome del choque tóxico
Tétanos
Tifus
Tos ferina
Tuberculosis
Úlcera péptica
Zoonosis

PALABRAS CLAVE
para búsquedas en Internet y otras fuentes de consulta

Psitacosis

Tracoma

Fuentes

U.S. Centers for Disease Control and Prevention, 1600 Clifton Rd., Atlanta, GA 30333
Telephone (404)639-3534
Telephone (404)639-3311
Toll-free (800)311-3435
Information Hotline (888)-232-3228
Office of Public Inquiries (800)311-3435
TTY (404)639-3312
http://www.cdc.gov/

U.S. Food and Drug Administration, 5600 Fishers Ln., Rockville, MD 20857-0001
Toll-free (888)-463-6332
Toll-free (800)FDA-4010 (Seafood Hotline)
http://www.fda.gov/

Infecciones clamidiales/Clamidiasis

Las infecciones clamidiales las causan tres especies de microorganismos del género Chlamydia, *a saber:* Chlamydia trachomatis, *que puede producir infecciones de ojos, pulmones y región genital, tanto en el hombre como en la mujer;* Chlamydia pneumoniae, *que causa infecciones en el aparato respiratorio; y* Chlamydia psittaci, *que provoca una enfermedad conocida como psitacosis o fiebre del loro, similar a la gripe.*

¿Cuáles son las enfermedades que causan clamidosis?

Chlamydia trachomatis En Estados Unidos, la *Chlamydia trachomatis* es la causante principal de enfermedades de transmisión sexual. Estas enfermedades se contagian de un amante a otro en el intercambio sexual. Se estima que, al año, entre 4 y 8 millones de personas se ven afectadas por *Chlamyida trachomatis* en Estados Unidos.

La *Chlamydia trachomatis* también causa una infección ocular llamada tracoma, consistente en una inflamación de la membrana que cubre el ojo. El ojo se irrita, enrojece y segrega un exudado denso. Las mujeres embarazadas que sufren infecciones clamidiales pueden transmitirlas al bebé durante el parto. En tal caso, el recién nacido presentará infección ocular a los pocos día de nacer o neumonía unas semanas después.

Chlamydia pneumoniae Esta especie vírica puede causar infecciones de las vías respiratorias tales como bronquitis, neumonía o faringitis*. En Estados Unidos, la *Chlamydia pneumoniae* es una de las cinco

* **faringitis** Es la inflamación de la faringe, que forma parte de la garganta.

causas principales de neumonía en personas de edad comprendida entre los 5 y los 35 años.

Chlamydia psittaci La enfermedad denominada psitacosis o fiebre de los loros es causada por el virus *Chlamydia psittaci,* del que son portadores los pájaros, principalmente los loros, periquitos y tórtolas. Sus síntomas son parecidos a los de la gripe. Sólo las personas que trabajan de cerca con pájaros, como los encargados de tiendas de animales domésticos o los entrenadores de palomas mensajeras, son susceptibles de contraer la enfermedad.

¿Cómo se transmiten las infecciones clamidiales?

Estas infecciones se contagian de una persona a otra por contacto directo. Si la transmisión es por contacto sexual, presentan mayores riesgos quienes tienen relaciones sexuales sin protegerse o quienes son más promiscuos en su vida sexual.

La psitacosis se debe a la inhalación del polvo de las plumas o de excrementos de un pájaro infectado. El tracoma se transmite por contacto entre ojo y mano o entre mano y ojo, por la acción de moscas que se posan en los ojos o por restregar éstos con artículos infectados como toallas, pañuelos o maquillaje de ojos.

¿Quién presenta riesgo de contraer clamidiasis?

Las personas que más riesgo corren de contraer una infección por *Chlamydia trachomatis* son las que tienen contacto sexual con alguien que está infectado. Los bebés de madres infectadas corren riesgo de contraer la infección durante el parto, y las personas que trabajan con pájaros introducidos ilegalmente en Estados Unidos, el de contraer infección por *Chlamydia psitraci.*

Síntomas

El síntoma más común de una infección por *Chlamydia trachomatis* es la sensación urente (de quemazón) al orinar. Por desgracia, muchas mujeres infectadas no presentan síntomas. Si están embarazadas y no saben que están infectadas, las mujeres pueden pasar inconscientemente la infección al hijo o hija durante el parto. Además de la sensación de quemazón al orinar, la persona infectada por *Chlamydia trachomatis* puede experimentar una secreción anormal en la región genital, que se inflama y que, en la mujer, puede propagarse a los órganos reproductores internos. Las mujeres son susceptibles de padecer una afección llamada enfermedad inflamatoria pelvica, que puede provocar esterilidad, es decir, incapacidad de procrear.

El tracoma todavía se encuentra en las zonas pobres del sudeste de Estados Unidos y en áreas pobres de todo el mundo. Las infecciones de tracoma producen inflamación de los párpados, lagrimeo y sensibilidad a la luz. De 7 a 10 días después de que comiencen los síntomas, se forman, dentro del párpado, unos bultitos que gradualmente crecen en número y tamaño. De no tratarse estos bultos, aparecen úlceras en la córnea* y disminuye la visión, si es que no se pierde totalmente.

La psitacosis tiene un periodo de incubación de 1 a 3 semanas. Se manifiesta mediante la aparición súbita de fiebre, escalofríos, pérdida de apetito y cansancio. Posteriormente se manifiesta una tos que deriva en pulmonía. Cerca del 30 por ciento de los enfermos con psitacosis que no se tratan, mueren.

*** córnea** Tejido transparente que cubre la superficie anterior del ojo.

Tratamiento

Las clamidiasis se tratan con antibióticos. Toda posible infección de esta índole debe ser evaluada y tratada por un médico lo antes posible, ya que si se deja sin tratar puede acarrear complicaciones serias y permanentes. Si alguien sufre una infección genital, su compañera/o también debe hacerse las pruebas y, si es necesario, recibir tratamiento. Los padres de los recién nacidos han de prestar especial atención al estado de los ojos del bebé. Si sus ojos se ponen rojos, se inflaman o segregan un líquido denso, convendrá comunicarse con un médico de inmediato. La tos persistente en el recién nacido también es señal de advertencia, que aconseja acudir al médico.

Medidas preventivas

La mejor prevención contra las infecciones genitales es evitar el contacto sexual con la persona infectada. El abstenerse de las relaciones sexuales es la única forma segura de evitar la infección por *Chlamydia trachomatis*, dado que es muy común estar infectado y no saberlo.

La psitacosis se puede evitar adquiriendo pájaros en tiendas de animales domésticos de probada reputación o recurrir a criadores cuyos pájaros hayan estado en cuarentena*, examinados y alimentados con comida tratada con antibióticos durante 45 días.

*** cuarentena** Aislamiento forzoso (durante un espacio de tiempo estipulado) de personas o animales aparentemente en buen estado de salud pero que pueden haber estado expuestos a una enfermedad infecciosa.

Fuentes

KidsHealth.org, c/o Nemours Foundation, PO Box 5720, Jacksonville, FL 32247
Telephone (904)390-3600
Facsimile (904)390-3699
http://www.kidshealth.org/

U.S. Centers for Disease Control and Prevention, 1600 Clifton Rd., Atlanta, GA 30333
Telephone (404)639-3534
Telephone (404)639-3311
Toll-free (800)311-3435
Information Hotline (888)-232-3228

National STD Hotline (800)227-8922
TTY (404)639-3312
http://www.cdc.gov/

American Social Health Association, PO Box 13827, Research Triangle Park, NC, 27709
Telephone (919)361-8400
http://www.ashastd.org

V. tamb.

Enfermedades inflamatorias pélvicas

Enfermedades de transmisión sexual

Neumonía

Zoonosis

Infecciones de las vías urinarias

Se trata de infecciones, principalmente de origen bacteriano, que ocurren en cualquier parte de las vías urinarias. Estas vías comprenden los riñones, los uréteres, la vejiga* y la uretra*. A veces la infección se propaga, mediante el torrente sanguíneo, a otras regiones del cuerpo.*

PALABRAS CLAVE
para búsquedas en Internet y otras fuentes de consulta

Cistitis

Pielonefritis

Uretritis

Urología

¿En que consisten estas infecciones?

Cuando una infección causa inflamación* de la uretra, se denomina uretritis; si se inflama la vejiga, se llama cistitis, y si inflaman los riñones, recibe el nombre de pielonefritis.

Las bacterias son la causa principal de las infecciones de las vías urinarias que afectan a la mujer con una frecuencia diez veces mayor que al varón, aunque los lactantes de ambos sexos las padecen en la misma proporción. En ocasiones, la formación de cálculos o tumores* puede ocasionar la obstrucción de estas vías, lo que propiciará su infección. Y también otras enfermedades pueden dar lugar a infección urinaria.

Uretritis Esta afección no suele ser resultado de una infección de vías urinarias, sino que es consecutiva a una enfermedad de transmisión sexual, tal como la causada por *Chlamydias.* El síntoma característico de la uretritis es una sensación urente (escozor) durante la micción. La uretritis puede diagnosticarse mediante un análisis de orina. Si se deja sin tratar, puede producir obstrucción y fibrosis de la uretra.

Cistitis Cuando la vejiga se inflama por la acción de las bacterias, el paciente experimentará también sensación urente al orinar. Esta afección hace que el individuo sienta con frecuencia la necesidad de orinar. A veces la cistitis cursa también con dolor lumbar, fiebre leve, sensación de cansancio y sangre en la orina, sobre todo si los riñones están afectados.

Pielonefritis La infección urinaria que se propaga a los riñones puede ser de carácter grave. Es necesario tratarla cuanto antes para evitar que produzca daños renales permanentes. Entre los síntomas que puede presentar el paciente con pielonefritis figuran dolor lumbar, dolor de la parte inferior del abdomen*, fiebre, escalofríos, náuseas y vómito.

* **riñones** par de órganos que filtran la sangre y, por medio de la orina, eliminan los productos de desecho y el agua sobrante del organismo.

* **vejiga** Bolsa que almacena la orina producida por los riñones antes de eliminarla al exterior por la uretra.

* **uretra** Conducto que lleva la orina desde la vejiga hasta el exterior del cuerpo

* **inflamación** Reacción del cuerpo a una irritación, infección o herida que a menudo causa hinchazón, dolor, enrojecimiento y calor.

* **tumor** Crecimiento anormal de un tejido orgánico. Hay tumores malignos (cancerosos) y benignos (bultos de tejido normal)

* **abdomen** Comúnmente llamado vientre, es la región del cuerpo comprendida entre el tórax y la pelvis.

Tratamiento

Primero es necesario sentar el diagnóstico, lo que puede efectuarse mediante técnicas que comprenden el examen de la orina y el envío de una muestra al laboratorio para la identificación de la bacteria causante. En ciertos casos, los médicos necesitarán radiografías, ecografías* y otros medios para diagnosticar la infección urinaria. Es probable que se empleen antibióticos* para combatir la infección bacteriana.

* **ecografía** También llamada ultrasonografía, es una técnica diagnóstica basada en la aplicación de ultrasonidos que, al ser reflejados por los tejidos del cuerpo, son captados por un receptor especial y procesados por una computadora que genera imágenes del interior del organismo.

* **antibióticos** Son medicamentos que matan a las bacterias o impiden su desarrollo.

Prevención

La práctica de medidas higiénicas puede prevenir la infección de las vías urinarias. Es muy importante tener bien limpias las zonas genital, urinaria y anal. La limpieza del ano independientemente de la abertura de salida de la vía urinaria es de suma importancia para evitar que la materia fecal contamine a la uretra, puesto que esto podría dar lugar a infección, sobre todo en las mujeres. Las infecciones de las vías urinarias se pueden transmitir también por vía sexual; el evitar prácticas arriesgadas en materia sexual reducirá las probabilidades de contraer una infección urinaria.

V. tamb.

Cálculos renales

Enfermedades de los riñones

Enfermedades de transmisión sexual

Infección

Infecciones bacterianas

Infecciones clamidales/ Clamidiasis

Nefritis

Uretritis inespecífica

Fuentes

U.S. National Institute of Diabetes and Digestive and Kidney Diseases, Office of Communications and Public Liaison, Bldg. 31, Rm. 9A04, Center Dr., MSC 2560, Bethesda, MD 20892-2560
Telephone (301)435-8115
http://www.niddk.nih.gov/

U.S. National Kidney and Urologic Diseases Information Clearinghouse, 2 Information Way, Bethesda, MD 20892-3570
Telephone (301)654-3810
Toll-free (800)891-5389
Facsimile (301)907-8906
http://www.niddk.nih.gov/health/digest/nddic.htm

Infecciones de los oídos

Las infecciones de los oídos se deben a bacterias y virus invasores.

PALABRAS CLAVE
para búsquedas en Internet y otras fuentes de consulta

Dolor de oído

Otitis media

Otorrinolaringología

Pérdida de audición

Tímpano

El oído rebosante

Cuando todavía era un bebé, el hermanito de Roberto empezó a sufrir repetidas infecciones de los oídos. Al principio era muy chiquitín para quejarse del dolor, pero solía tirar se del oído afectado y lloriquear. Posteriormente, Roberto notó que su hermanito se sentaba siempre muy cerca del televisor y que a veces parecía no oír cuando la gente le hablaba. El médico lo atribuyó a la acumulación de líquido (exudación, que se llama supuración si contiene pus) en el oído medio, lo que le dificultaba la audición a la criatura. Viendo que el líquido no desaparecía pasados unos meses, el médico consideró necesario colocarle un tubito en cada oído. Para ello era necesaria una breve intervención quirúrgica, que el médico realizó sin que el niño tuviese que pasar la noche en el hospital. Después que le drenaron el líquido, el pequeñín ya oía mejor.

¿En qué consisten las infecciones de los oídos?

Estas infecciones y sus consecuencias se deben a bacterias* o virus* invasores. El oído humano se divide en tres partes principales: oído externo, oído medio y oído interno. Cuando la gente habla de una infección del oído, generalmente se refiere a la del oído medio, conocida también por otitis media. Después del resfriado común, es la afección más frecuente en la niñez. La mayoría de los niños la padecen antes de cumplir los tres años. Por lo regular, no tiene consecuencias duraderas, pero si se la deja sin tratar o si se repite con frecuencia, puede dar lugar a pérdidas de audición (sordera total o parcial). De hecho, en los niños, la otitis media es la causa más común de capacidad auditiva disminuida.

* **bacterias** Microorganismos unicelulares de forma redonda, en espiral o de bastón, sin núcleo diferenciado. Comúnmente se multiplican por división celular. Algunas clases pueden causar enfermedades en humanos, animales y plantas.

* **virus** Agente infeccioso microscópico que carece de metabolismo propio y sólo puede reproducirse en el interior de las células que infecta.

¿Cómo funciona el oído?

Para entender la forma en que las infecciones afectan al oído, conviene saber cómo funciona éste cuando no está infectado. El sonido se propaga por el aire en forma de ondas invisibles. Estas ondas entran en el oído por el pabellón de la oreja, es decir, por la parte visible desde fuera. Seguidamente pasan por el conducto auditivo externo hasta chocar con el tímpano, membrana* delgada como una hoja de papel que separa el oído externo del oído medio. El oído medio es un espacio del tamaño de un guisante o arveja que contiene tres huesecillos diminutos y delicados. Cuando las ondas sonoras chocan contra el tímpano, lo hacen vibrar, es

* **membrana** Capa delgada de tejido que cubre una superficie, tapiza una cavidad o divide un espacio u órgano.

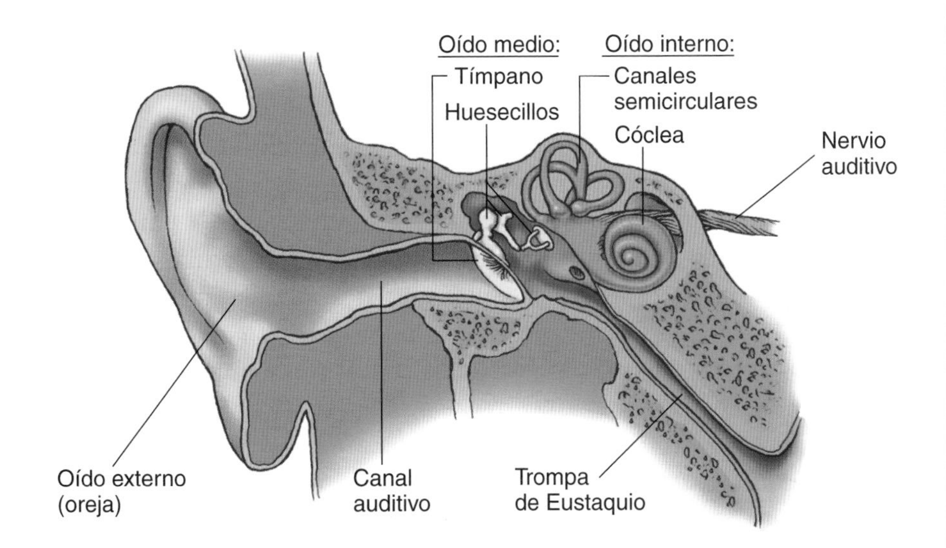

Anatomía del oído.

decir, le imprimen un movimiento de vaivén. Las vibraciones se transmiten, a través de los huesecillos, del oído medio al oído interno, el cual las transforma en señales nerviosas capaces de llegar a los centros acústicos del cerebro.

El oído medio está conectado a la parte posterior de la nariz mediante un tubo estrecho, denominado trompa de Eustaquio, que permite la entrada y salida del aire exterior al oído medio, impidiendo con ello la acumulación en éste de presiones excesivas. Es muy importante mantener constante la presión interior del oído, a fin de que el tímpano pueda funcionar debidamente y no se dañe. Cuando alguien bosteza y siente como un clic, lo que sucede realmente es que la trompa de Eustaquio se ha destapado para equilibrar la presión existente a ambos lados del tímpano.

¿Cuál es la causa de estas infecciones?

Las infecciones de los oídos suelen producirse a partir de un resfriado o de otras infecciones de la nariz o la garganta, o como resultado de alguna alergia*. La parte del cuerpo afectada reacciona inflamándose y exudando un líquido. La inflamación bloquea a veces la estrecha trompa de Eustaquio y atrapa el líquido en el oído medio. Asimismo, las bacterias y los virus pueden quedar atrapados y reproducirse en ese líquido. La exudación acumulada en el oído medio produce a veces dolor y otros síntomas. Si la presión ejercida por el líquido impide la debida vibración del tímpano, podrá también causar pérdida de audición. En tal caso, la infección se conoce como otitis media aguda*.

* **alergia** Estado orgánico anormal en que el sistema inmunitario del individuo es hipersensible a una determinada sustancia.

* **aguda** Dicho de un proceso o enfermedad que aparece bruscamente, es de corta duración y tiene carácter grave.

En otros casos, el tímpano revienta, con lo que el oído derrama su contenido al exterior. A veces, el líquido permanece en el oído medio incluso después de haber desaparecido la infección. La otitis media aguda da entonces lugar a otro problema, conocido por otitis media con derrame*. La acumulación de líquido puede durar semanas o meses. Esto plantea en ocasiones problemas auditivos de mayor duración y hace al enfermo más propenso a nuevas infecciones.

* **derrame** Salida del líquido acumulado en un tejido u órgano corporal.

¿A quién afectan las infecciones del oído?

Afectan a personas de todas las edades, pero en especial a los niños de corta edad. Esto ocurre porque la trompa de Eustaquio de los niños menores de 5 años es muy pequeña y blanda, y por tanto fácilmente obstruible. Otra causa en los niños pequeños la constituyen las vegetaciones adenoides, que son unos ganglios linfáticos* situados en la parte superior de la garganta y que sirven al organismo para combatir las infecciones. Por lo general, estas vegetaciones crecen a medida que el niño se hace mayor, hasta casi desaparecer en la pubertad*. Cuando las adenoides se infectan, se pueden hinchar y obstruir la trompa de Eustaquio.

* **ganglios linfáticos** Pequeñas masas de tejido linfoide que contienen células inmunitarias y filtran el líquido drenado de los tejidos para eliminar los microorganismos nocivos antes de que pasen a la sangre.

* **pubertad** Período en el cual se alcanza la madurez sexual.

Síntomas

El síntoma más común es el dolor. Por supuesto, los bebés son demasiado pequeños para decirnos cuándo les duele el oído. Pero sí pueden tirar de la oreja o rascarla, o bien manifestar otros síntomas, como llorar, estar quejumbrosos o tener problemas de audición, fiebre, vómito, y supuración del oído al exterior. He aquí algunos síntomas que presentan a veces los niños, los adolescentes y los adultos cuando sufren de infección de los oídos:

- dolor de oído;
- sensación de plenitud o presión en el oído;
- problemas de audición;
- mareos;
- pérdida del equilibrio físico;
- fiebre;
- vómito o náuseas;
- supuración del oído.

¿Por qué revisten importancia las infecciones?

La mayoría de las infecciones se resuelven sin ulteriores problemas duraderos. Eso sí, a veces causan mucho dolor durante unos días. A largo plazo, pueden redundar en pérdidas de audición más duraderas. En los niños que empiezan a hablar y a entender lo que escuchan, cualquier pérdida de la capacidad auditiva, por leve que sea, les dificultará la debida realización de estas tareas. Otro riesgo de las infecciones de los oídos es que pueden propagarse a las estructuras contiguas de la cabeza, especialmente a la apófisis mastoide (el hueso que queda detrás de la oreja). En casos excepcionales, la infección acaba por destruir este hueso y ataca a otras partes del cuerpo.

Diagnóstico

Para observar el interior del oído, los médicos se valen de un instrumento especial, el otoscopio, parecido en cierto modo a una linterna de mano, por estar provisto de lamparilla y de una lente de aumento. Con el otoscopio, el médico puede ver si hay inflamación en el oído o supuración al otro lado del tímpano. Algunos otoscopios tienen una perilla con la que se lanza un chorro de aire contra el tímpano. Esto le permite al médico ver si el tímpano se mueve o no. En algunos casos se necesitarán otras pruebas. La timpanometría es una de ellas, para la cual se coloca en el oído un tapón de material blando y configurable. El tapón se conecta a una máquina que emite un ruido de baja frecuencia y luego registra la reacción del tímpano. El objeto de esta prueba es determinar si la membrana timpánica vibra como es debido. La audiometría es otra prueba auditiva, en la que el paciente escucha diversos sonidos de distintas frecuencias. Su finalidad es determinar si se han producido pérdidas de audición.

"Oído del nadador"

Otra infección común del oído consiste en la otitis externa, conocida comúnmente por "oído del nadador." Es una infección del conducto auditivo externo (el que conduce los sonidos del exterior al tímpano). Las bacterias u hongos son los microorganismos causantes, transportados por el agua que penetra en el oído. Normalmente el agua se escurre hacia el exterior, con lo que se seca el interior del oído y los microbios no llegan a dañarlo. Si el agua permanece mucho tiempo dentro del conducto auditivo, la piel de éste se macera y los gérmenes infecciosos pueden reproducirse en ella y ocasionar dificultades.

Estas infecciones se adquieren cuando la gente nada o se zambulle durante largos ratos en lagos, ríos o estanques de aguas contaminadas. Pero incluso el nadar en piscinas puede producir infecciones, porque el agua de ellas seca la piel del oído y facilita la entrada de gérmenes nocivos. Los que no nadan también pueden adquirir estas infecciones al rascarse la piel del conducto auditivo externo cuando tratan de limpiarse los oídos con un objeto puntiagudo, como una horquilla para el pelo.

El síntoma principal de la otitis externa es el dolor intenso del oído, que se agrava si se toca la parte exterior de éste o se mueve la cabeza. Otros síntomas posibles incluyen picazón, derrame al exterior del líquido del oído, pérdida de la audición y fiebre muy leve. El tratamiento médico suele consistir en la limpieza del conducto auditivo con una sonda especial o con un dispositivo de succión. El médico tal vez recete medicamentos para combatir la infección y para aliviar la picazón e inflamación.

Tratamiento

Se usan con frecuencia antibióticos* para tratar las infecciones de los oídos. Estos medicamentos suelen eliminar rápidamente el dolor, pero la infección puede tardar más en desaparecer. Por lo tanto, es muy importante tomar los antibióticos tal como lo indique el médico. Muchas infecciones del oído se deben a virus, contra los cuales no son eficaces los antibióticos. En esos casos, el sistema inmunitario del organismo humano se encarga de combatirlos. El médico puede recetar también una medicina que reduzca la fiebre y el dolor. A menudo, el dolor que experimenta el paciente puede aliviarse poniendo una almohadilla o bolsa de agua caliente junto al oído.

* **antibióticos** Son medicamentos que matan a las bacterias o impiden su desarrollo.

¿Cómo se trata la supuración?

A veces se dan casos en que la supuración permanece en el oído medio incluso después de haber desaparecido la infección. En la mayoría de los niños, el líquido desaparece sin tratamiento alguno en cuestión de tres meses o menos. Si persiste, es posible que el médico recete al paciente nuevos ciclos de antibióticos. Sin embargo, el tratamiento a largo plazo con antibióticos puede acarrear consecuencias indeseables, tales como los efectos secundarios del medicamento, incomodidad y gastos elevados. Además, contribuye a menudo a la creación de nuevas estirpes de bacterias resistentes al medicamento. Esto significa que las bacterias que no han sido eliminadas se hacen cada día más difíciles de tratar.

Si el líquido permanece en el oído medio más de tres meses, con pérdida de la capacidad auditiva, el médico tal vez recomiende una intervención quirúrgica en la que introduce un tubo en cada oído, a través del tímpano. En ese caso, hace una pequeña incisión en el tímpano para drenar el líquido acumulado en el oído medio. Seguidamente, coloca el tubito en la incisión, lo que permite airear el oído medio y reducir el riesgo de futuras infecciones. La mayoría de estos tubitos se desprenden del tímpano por sí solos en cuestión de unos meses.

Medidas preventivas

Se ha demostrado, en estudios de investigación, que los niños que viven con fumadores sufren más infecciones de lo normal, por lo que conviene alejarlos del humo del tabaco. También los niños que conviven durante el día con otros de su edad en guarderías infantiles son más propensos a infecciones de los oídos, probablemente por su mayor exposición a los resfriados y enfermedades respiratorias. Conviene, pues, tenerlos alejados de otros niños enfermos. Por otra parte, los lactantes que toman el biberón acostados tienen más infecciones de los oídos que los amamantados por la madre. Si se opta por darle al niño el biberón, es conveniente, durante la operación de lactancia, elevarle la cabeza por encima del nivel del estómago.

Laberintitis

Al oído interno, que desempeña un papel importantísimo en la audición y el equilibrio físico, se le llama también laberinto. Las infecciones localizadas en esta parte del oído reciben el nombre de laberintitis.

Los síntomas incluyen pérdida extrema del equilibrio, mareos, náuseas y vómito. Los ojos se desplazan lentamente hacia un lado y de repente rebotan hacia el centro. Aunque estos síntomas son a veces alarmantes, por lo general no plantean problemas graves si la persona recibe atención médica.

El médico puede recetar al paciente medicamentos contra las náuseas y los mareos, así como antibióticos para combatir las bacterias. El paciente tal vez necesite reposar en cama varios días. Los síntomas más pronunciados suelen desparecer dentro de una semana, si bien los problemas de equilibrio persisten a veces durante semanas o incluso meses.

Fuentes

American Academy of Otolaryngology, 1 Prince St.,
Alexandria, VA 22314
Telephone (703)836-4444
http://www.entnet.org/

KidsHealth.org, c/o Nemours Foundation, PO Box 5720,
Jacksonville, FL 32247
Telephone (904)390-3600
Facsimile (904)390-3699
http://www.kidshealth.org/

V. tamb.
Amigdalitis estreptocócica
Infección
Infecciones bacterianas
Infecciones víricas
Sordera y pérdida de la audición
Vértigo
Zumbido de oídos (acúfenos)

Infecciones por hongos (también micosis y enfermedades fúngicas)

Los hongos son organismos que pueden crecer en la superficie o en el interior del cuerpo humano y causar infección en los órganos internos o en la piel, las uñas o el cabello.

PALABRAS CLAVE
para búsquedas en Internet y otras fuentes de consulta

Micología

Los mohos y la levadura del pan figuran entre las clases más conocidas de hongos, organismos que se desarrollan en forma de una masa irregular sin raíces, tallos ni hojas. Los hongos parasitan a otros organismos, vivos o muertos, y desempeñan un papel muy importante en la descomposición orgánica de las plantas y animales muertos. Hay miles de especies de hongos, de las cuales unas cuantas son capaces de provocar enfermedades en el ser humano.

Las enfermedades originadas por hongos son de gravedad muy variable, desde leves afecciones cutáneas hasta infecciones que hacen peligrar la vida. Estas enfermedades son de dos clases: sistémicas y superficiales. Las sistémicas afectan a los órganos internos. A menudo comienzan en los pulmones y, en casos graves, se propagan a la sangre, corazón, riñones, hígado u otras partes del cuerpo. Las infecciones superficiales afectan a la piel, las uñas y el cabello. Son más frecuentes en zonas húmedas, como en el espacio interdigital (entre los dedos) de los pies, la entrepierna o la boca.

¿En qué consisten las enfermedades superficiales por hongos?

Las micosis superficiales, que atacan a los tejidos de la superficie corporal, incluyen las de piel, uñas y cabello. Entre los ejemplos más comunes se pueden citar la tiña del cabello, el pie de atleta, la tiña crural del deportista y las infecciones por levaduras*. De éstas últimas, las ocasionadas por especies del género *Candida* suelen afectar a la piel, boca,

* **levadura** Un tipo de hongo.

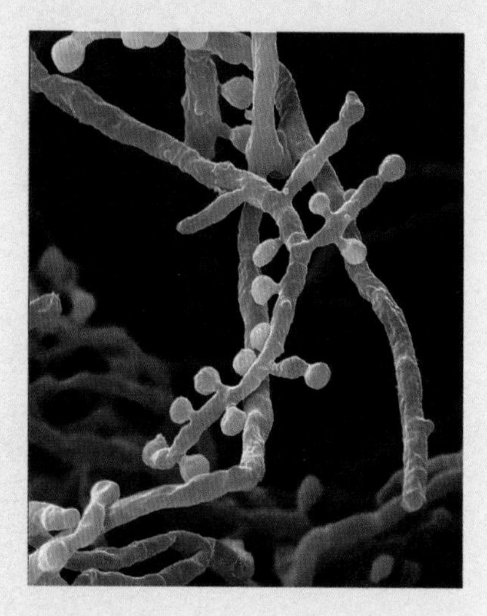

El hongo *Tricophyton*, visto al microscopio electrónico con más de 4 000 aumentos de su tamaño normal, produce la tiña del cuero cabelludo (tiña tonsurante). Este hongo se reproduce por un proceso de floración. © *Oliver Mecker/Photo Researchers, Inc.*

vagina, glande (cabeza del pene) y uñas. Estas micosis son hasta cierto punto contagiosas; se pueden transmitir de una persona a otra por contacto directo o, con menor frecuencia, por contacto con ropas o con superficies de otros objetos del medio ambiente.

Signos y síntomas

Si bien los síntomas debidos a infecciones de esta naturaleza varían entre las producidas por distintas clases de hongos, generalmente ocasionan prurito (picazón), enrojecimiento cutáneo e inflamación. Algunas de estas infecciones tienen carácter muy leve y producen pocos síntomas o ninguno. Otras son más irritantes. Rara vez hacen peligrar la vida, pero sí pueden resultar muy incómodas y embarazosas.

Diagnóstico y tratamiento

Infecciones de la piel El diagnóstico se basa a menudo en el aspecto y lugar de la infección. La mayoría de las infecciones cutáneas responden bien a cremas antifúngicas tópicas (aplicadas a la piel), algunas de las cuales se pueden obtener sin receta. Otras infecciones cutáneas, sin embargo, no mejoran con esa forma de tratamiento. Exigen atención médica y el tratamiento con antifúngicos sistémicos.

Candidiasis Las infecciones debidas a levaduras del género *Candida* se diagnostican por tinción, para su examen al microscopio, de muestras de esputo u orina, o bien de raspaduras de la piel o de la membrana bucal o vaginal. Las mujeres que sufren de infecciones vaginales por levaduras pueden tratarse eficazmente con medicamentos. En ocasiones se necesitarán varios ciclos de tratamiento.

Medidas preventivas

No es fácil la prevención, por cuanto el ser humano está constantemente expuesto a los hongos. Una medida de probable utilidad es mantener la piel limpia y seca.

¿En qué consisten las micosis sistémicas?

Hay algunos hongos que están siempre presentes en el cuerpo humano, pero bajo el control del sistema inmunitario. Ahora bien, cuando el sistema inmunitario se debilita anormalmente, los hongos pueden reproducirse sin limitaciones y ocasionar enfermedades. Son las llamadas micosis oportunistas, entre las que destacan, por su frecuencia, las siguientes:

- candidiasis
- aspergilosis
- ficomicosis
- criptococosis

Los sidosos (enfermos de sida), los leucémicos (con cáncer de los glóbulos blancos sanguíneos) y los que padecen linfoma de Hodgkin u otras formas de linfoma (cáncer del sistema linfático, parte esencial del sistema inmunitario) corren el riesgo de contraer infecciones oportunistas por hongos al tener debilitado su sistema inmunitario. Estas infecciones se dan también en los que reciben radioterapia o quimioterapia o en los que toman corticosteroides* o inmunosupresores*, como los recetados para implantes de órganos.

Otros posibles candidatos son las personas que han recibido ciclos de tratamiento prolongados con antibióticos para combatir infecciones bacterianas graves.

Existen también hongos que causan infecciones en personas sanas con el sistema inmunitario normal. Estas personas pueden haber inhalado las esporas (formas inmaduras) de los hongos que habitan normalmente en el medio ambiente, sobre todo en tierras y suelos de ciertas regiones geográficas. Entre estas infecciones figuran las siguientes:

- Histoplasmosis: Se da en la parte oriental y medioccidental de los Estados Unidos, así como también en México y América Central. El hongo que produce esta enfermedad a menudo se desarrolla en el excremento de las gallinas y de los murciélagos.
- Coccidioidomicosis o fiebre del valle: Se produce en el sur de los Estados Unidos.
- Blastomicosis norteamericana: Como su nombre indica, es común en toda Norte América, aunque también se ha informado recientemente de brotes ocurridos en África.
- Blastomicosis sudamericana: Ocasionada por un hongo distinto, se encuentra en América Central y en Sudamérica.

* **corticosteroides** Medicamentos utilizados para reducir la inflamación y, en ocasiones, para deprimir o suprimir la actividad del sistema inmunitario.

* **inmunosupresores** Fármacos que deprimen el sistema inmunitario del organismo.

Síntomas de las micosis sistémicas

Estas infecciones por hongos son a menudo de curso crónico* y evolución lenta, por lo que tardan semanas o meses en plantear problemas. Sus síntomas son a veces parecidos a los del resfriado común, pero sobre todo en los enfermos inmunodeprimidos, pueden ser de aparición brusca y de carácter agudo, por lo que requerirán hospitalización. Entre estos síntomas se cuentan: tos, fiebre, escalofríos, sudores nocturnos, anorexia (pérdida del apetito), adelgazamiento y depresión.

Si la infección se propaga de los pulmones a otros órganos, reviste especial gravedad en personas con sistema inmunitario deprimido. Por ejemplo, la criptococosis puede conducir a una meningitis, caracterizada por una inflamación e hinchazón de las membranas que envuelven el cerebro y la médula espinal.

* **crónico/a** Se dice de la enfermedad o el trastorno de duración prolongada.

¿Cómo se diagnostican y tratan las micosis?

Diagnóstico El diagnóstico y tratamiento de estas infecciones representan a menudo un desafío para el médico. Muchos de los síntomas son similares en todas ellas, pero varían de una persona a otra. Sólo se dispone de análisis de sangre y de piel para unas cuantas de estas infecciones, y a menudo los resultados no son concluyentes o no detectan el hongo presente en el cuerpo del enfermo (falso negativo). Las radiografías de tórax muestran a veces anomalías pulmonares en forma de manchas blancas diseminadas sobre el fondo negro de la película radiográfica, pero esas manchas no identifican la causa específica.

El diagnóstico de infección sistémica por hongos generalmente se confirma cultivando el hongo en una placa de laboratorio a partir de una muestra de esputo, médula ósea, orina, sangre, líquido céfalorraquídeo (líquido del cerebro y de la médula espinal) u otro tejido.

Tratamiento Varía según el hongo responsable de la infección y la gravedad de los síntomas. El médico generalmente receta antifúngicos, que a veces hay que tomar por espacio de varias semanas. En algunos casos, especialmente si está deprimido el sistema inmunitario del enfermo, el tratamiento medicamentoso no siempre resulta eficaz; o el médico tal vez opte por una intervención quirúrgica para extirpar los tejidos infectados.

Fuentes

U.S. National Institutes of Health, 9000 Rockville Pike,
Bethesda, MD 20892
Telephone (301)496-4000
Telephone (301)592-8573 (Sickle Cell Anemia)
Toll-free (800)838-7715 (Mammography)
Toll-free (800)822-7967 (Vaccine Adverse Event Reporting System)
Toll-free (800)352-9425 (Brain Resources and Information Network)
http://www.nih.gov/

U.S. National Eye Institute, 2020 Vision Pl.,
Bethesda, MD 20892-3655
Telephone (301)496-5248
http://www.nei.nih.gov/

V. tamb.
Candidiasis vaginal
Inmunodeficiencia
Pie de atleta
Tiña

Infecciones renales Véase Infecciones de las vías urinarias

Infecciones virales

Estas infecciones se producen cuando los virus invaden las células del organismo y empiezan a reproducirse, siendo a menudo la causa de diversas enfermedades. Los virus son gérmenes microscópicos que sólo pueden reproducirse por invasión de células vivientes.

PALABRAS CLAVE
para búsquedas en Internet y otras fuentes de consulta

Infección

Reacción en cadena de la polimerasa

Virología

¿En qué se diferencian los virus de las bacterias?

Los virus son mucho más diminutos que las bacterias. Tan pequeños son, que nadie pudo verlos hasta que se inventó el microscopio electrónico en la década de 1940. A diferencia de las bacterias, los virus no son células completas capaces de funcionar independientemente. No pueden convertir los hidratos de carbono en energía, como lo hacen las bacterias y otras células vivientes. Por eso, los virus dependen de otros organismos para obtener energía. Además, no pueden reproducirse a menos que puedan penetrar en una célula viviente. La mayoría de los virus se componen de partículas ultramicroscópicas de ácido nucleico (el material de que están hechos los genes) envueltas en una capa de proteína. Algunos tienen, además, una cubierta exterior.

Miles de virus Existen miles de virus, capaces de causar una amplia gama de enfermedades en el ser humano. Por ejemplo, los rinovirus provocan resfriados, los virus del género influenza producen la gripe, los adenovirus son la causa de diversas enfermedades respiratorias y los rotavirus son los responsables de la gastroenteritis. Los poliovirus pueden abrirse camino hacia la médula espinal y ocasionar parálisis, mientras que los virus Cocksackie y los virus ECHO, a veces invaden el corazón o las meninges (las membranas que envuelven cerebro y la médula espinal). Los herpesvirus son los causantes del herpes labial, de la varicela y del herpes vaginal, que es una afección transmitida por contacto sexual. Otros virus producen una diversidad de afecciones, desde el sarampión y las paperas hasta el sida.

El sistema defensivo del organismo La mayoría de los virus no son muy nocivos, pudiendo ser destruidos por el sistema inmunitario, que constituye la red de defensas naturales del ser humano. En muchos casos, el individuo afectado ni siquiera sabe cómo y cuándo adquirió la infección. Pero a diferencia de las bacterias, que pueden eliminarse con antibióticos, la mayoría de los virus no son sensibles a los medicamentos existentes. Por suerte, los científicos han creado vacunas que propician la formación de defensas naturales contra numerosas infecciones víricas.

¿Están vivos los virus?

Parecería cosa muy sencilla deteminar si algún ser está vivo. Sin embargo, los biólogos no están de acuerdo en que los virus sean una forma de ser viviente.

Los virus carecen de ciertas propiedades caracteristicas de los seres vivientes. Son incapaces de convertir en energía los hidratos de carbono, las proteínas o las sustancias grasas, como sucede en el proceso denominado metabolismo. No pueden reproducirse por su cuenta, sino que necesitan invadir una célula viviente y apropiarse de su energía. Por otra parte, los virus sí poseen genes compuestos de ácido nucleico que contienen la información necesaria para reproducirse.

Los biólogos tienen una manera muy elaborada de clasificar a toda forma de vida. Cada una de estas formas pertenece a un reino (tal como el reino animal) y a subcategorías menores denominadas filo, clase, género y especie.

Las bacterias y los hongos tienen su propio reino, pero lo virus no pertenecen a este sistema. Muchos biólogos creen que, a diferencia de otras formas de vida, los virus no evolucionaron como grupo, sino que es posible que se hayan desarrollado individualmente a partir de las clases de células que en la actualidad invaden células de especies animales, células de plantas o bacterias.

¿Cómo infectan los virus al ser humano?

Los virus pueden penetrar en el cuerpo humano por cualquiera de sus "puertas de entrada," pero por lo general entran por la nariz y la boca. Una vez dentro del cuerpo, el virus se adhiere a la superficie de la célula que piensa atacar, denominada célula huésped. Por ejemplo, el rinovirus ataca las células nasales, mientras que el enterovirus se une a las células del estómago o de los intestinos. A continuación, el virus atraviesa la membrana exterior de la célula y penetra en ésta.

Una vez dentro, comienza a elaborar otros virus idénticos a partir de la proteína de la célula huésped. Los nuevos virus pueden salir a través de la membrana externa de la célula huésped, a la que a veces destruyen antes de abandonarla, y se lanzan al ataque contra otras células huésped. El proceso prosigue hasta que el cuerpo elabora suficiente cantidad de anticuerpos* y otras defensas para derrotar a los virus invasores.

* **anticuerpos** proteínas elaboradas por el sistema inmunitario del organismo y destinadas a defenderlo de clases específicas de gérmenes patógenos u otras sustancias extrañas.

No todos los virus se limitan a atacar una determinada parte del organismo humano, provocando con ello lo que se conoce como una infección localizada. Hay virus que se propagan por medio del torrente sanguíneo o el sistema nervioso y atacan a las células de todo el cuerpo. Por ejemplo, el virus de la inmunodeficiencia humana (VIH) que causa el sida, atacan a ciertas células del sistema inmunitario que están por todo el cuerpo.

¿Cuánto tiempo duran las infecciones víricas?

En la mayoría de infecciones víricas, el sistema inmunitario despeja el virus del cuerpo humano en cuestión de días a unas semanas. Pero existen virus que causan infecciones latentes* que duran años. En estos casos, el paciente parece recuperarse o no tiene conocimiento ni siquiera de que está infectado. Años después, la infección vuelve a manifestarse, o comienzan los síntomas por primera vez. Entre los virus capaces de producir infecciones latentes se encuentran el herpesvirus, los virus de la hepatitis B y C, y el VIH.

* **latentes** Se dice de la infección que se mantiene inactiva y que más adelante puede o no provocar signos y síntomas de enfermedad

¿Cómo se las arreglan los virus para causar enfermedades?

Pueden causarlas destruyendo multitud de células importantes o interfiriendo con su funcionamiento. A veces, como se ha dicho ya, la célula es destruida cuando los virus recién creados la abandonan. Otra veces, los virus impiden que la célula produzca la energía necesaria para poder vivir, o el virus trastorna el equilibrio químico de la célula de alguna otra forma. Y, en fin, otras veces el virus parece iniciar un proceso misterioso denominado apoptosis, o "muerte programada de la célula" que, en efecto, la mata.

Ciertas infecciones virales persistentes o latentes parecen transformar las células a un estado canceroso que las hace crecer y reproducirse desenfrenadamente. Se calcula que del diez al veinte por ciento de los cán-

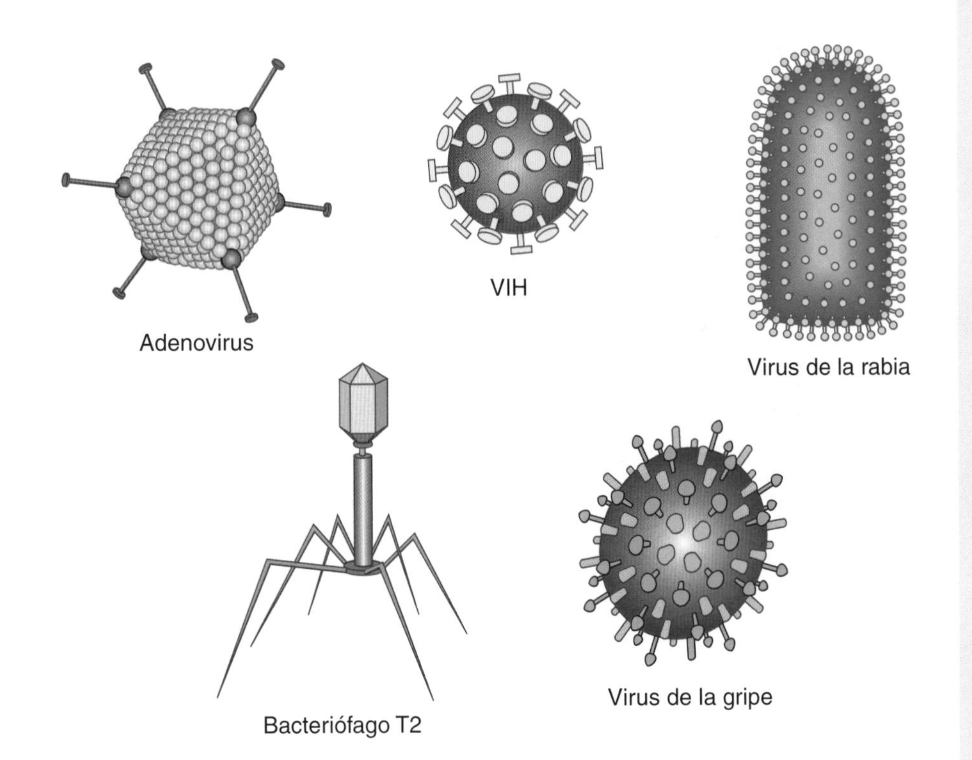

Hay miles de clases de virus. La mayoría de estos virus consisten en partículas ultramicroscópicas de material génico rodeado por una capa de proteína y, a veces, sobre ésta, una envoltura externa. Determinados virus se adhieren a la superficie externa de determinadas células huésped y luego penetran en éstas a través de la envoltura y membrana externas. Una vez dentro de las células huésped, los virus comienzan a reproducirse. Los nuevos virus pueden destruir las células que habitan para después salir de ellas e invadir otras células huésped.

ceres se deben a infecciones virales. Los más comunes de estos cánceres son el de hígado, ocasionado por la infección persistente por el virus de la hepatitis B o el de la hepatitis C, y el cáncer de cuello uterino (situado en la parte inferior del útero o matriz) que se vincula con ciertas especies del papilomavirus humano.

A veces, la infección viral no es producida por el virus propiamente dicho, sino por la reacción del organismo a su presencia. El sistema inmunitario a veces mata a las células para deshacerse de los virus que albergan en su interior. Esto puede dar lugar a graves enfermedades si las células que mueren en estos encuentros son de importancia primaria para el funcionamiento del organismo humano, como sucede con las de los pulmones o las del sistema nervioso, o si las células sanas no se pueden reproducir con suficiente rapidez como para reemplazar las que se están destruyendo.

Diagnóstico y tratamiento

Síntomas Los síntomas son muy variables y dependen del virus y del órgano afectado. Muchos virus, como muchas bacterias, producen fiebre y síntomas respiratorios (tos, estornudos) o intestinales (náuseas, vómito, diarrea). Las virosis, aun cuando no sean de peligro, a menudo provocan fiebre elevada en los niños de corta edad.

Diagnóstico Algunas infecciones virales, como la gripe, el resfriado común, la varicela son fáciles de identificar por sus síntomas, sin que

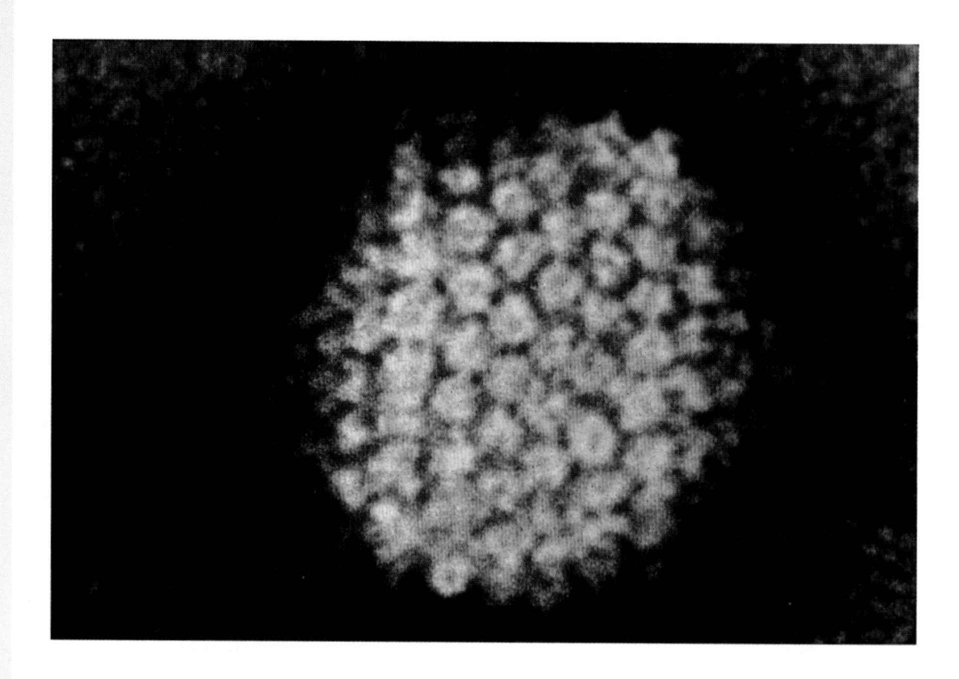

Un adenovirus solitario, visto al microscopio electrónico. Los virus son tan diminutos que fueron invisibles hasta la invención del microscopio electrónico en la década de los cuarenta. Este virus fue fotografiado con 800 000 aumentos de su tamaño natural. © *Hans Gelderblom/Visuals Unlimited.*

se necesiten análisis de laboratorio. Para otras, como la hepatitis viral, el sida y la mononucleosis infecciosa, se suele analizar una muestra de sangre en busca de anticuerpos específicos contra el virus. La presencia de estos anticuerpos confirma el diagnóstico. En ciertos casos, los virus pueden cultivarse en tejidos celulares o bien el virus se identifica por su ácido nucleico, valiéndose de una técnica que recibe el nombre de reacción en cadena de la polimerasa (RCP). Las pruebas como el RCP o el cultivo celular se emplean cuando las de anticuerpos no tienen la precisión suficiente o cuando es necesario cuantificar con mayor exactitud el virus invasor.

Tratamiento A los virus no se les puede combatir con antibióticos, que, en cambio, sí sirven para destruir las bacterias. Por suerte, existen unos cuantos fármacos, como la ribavirina y el acyclovir, que pueden contener la propagación de los invasores víricos sin destruir las células huésped. La intensa búsqueda de tratamientos más eficaces contra el sida ha aportado numerosos medicamentos de utilidad antivírica. Lamentablemente, ninguno de ellos combate las infecciones virales con la eficacia de los antibacterianos.

¿Que es el virus de 24 horas?

Cuando se tiene una enfermedad leve, tal vez una fiebre o un malestar del estómago, se acostumbra decir en inglés que el enfermo tiene un "virus de 24 horas" o un "virus intestinal." Estos síntomas pueden ser causado por una multitud de virus, pero a veces se deben a otras causas, inclusive infecciones bacterianas e intoxicaciones alimentarias por bacterias. Por lo general las personas se recuperan de estas enfermedades leves antes de que el médico pueda hacer los análisis y pruebas necesarios para determinar la causa. El citado "virus intestinal" puede, pues, no ser ni siquiera un virus.

Prevención

Higiene y saneamiento El primer paso para prevenir la difusión de las virosis consiste simplemente en practicar la debida higiene. Eso implica el lavarse las manos con frecuencia, e ingerir comidas debidamente preparadas y cocinadas. Significa también la construcción y mantenimiento de instalaciones para la eliminación segura de aguas residuales y para el suministro de agua potable incontaminada.

Vacunación Otra medida preventiva importante es la inmunización antiviral. Esto supone la administración de vacunas que estimulen al sistema inmunitario a producir anticuerpos, que son proteínas capaces de atacar a un determinado virus. En los Estados Unidos se suele vacunar a los bebés y niños de corta edad contra la hepatitis B, poliomielitis, paperas, sarampión, rubéola (o sarampión alemán) y varicela. Hay también vacunas eficaces contra la gripe y la hepatitis A.

Sin embargo, las vacunas no son eficaces contra todas las virosis. Por ejemplo, el virus de la poliomielitis, causante en el pasado de incapacitación física de muchos niños, no es muy numeroso y sí relativamente estable. Por eso fue posible, en los años cincuenta del siglo pasado, poner a punto una vacuna que protege a los niños contra esta enfermedad (aunque todavía se da en los países en desarrollo, donde no todos los niños reciben la vacuna). En cambio, los virus de la gripe sufren alteraciones cada unos cuantos años y en forma muy pronunciada cada decenio, de manera que la vacuna de la gripe sólo vale para un año o dos, y después es necesario ponerla al día. El motivo de que no se haya podido encontrar una vacuna contra el resfriado común es la circunstancia de que existan no menos de cientos de rinovirus capaces de causar el resfriado. Hasta la fecha no ha sido posible elaborar una vacuna que sea eficaz contra todos ellos. Otro tanto sucede con el VIH, que tiene tantas cepas (variantes) y tan cambiantes que por ello y por otras causas no se ha progresado todo lo necesario para la creación de una vacuna contra el sida.

Fuentes

U.S. Centers for Disease Control and Prevention,
1600 Clifton Rd., Atlanta, GA 30333
Telephone (404)639-3534
Telephone (404)639-3311
Toll-free (800)311-3435
Information Hotline (888)-232-3228
TTY (404)639-3312
http://www.cdc.gov/

World Health Organization, 525 23rd St. NW,
Washington, DC 20037
Telephone (202)974-3000
Facsimile (202)974-3663
Telex 248338
http://www.who.int/

V. tamb.

Bronquitis
Cáncer
Cáncer uterino y de cuello uterino
Dengue
Encefalitis
Enfermedades de transmisión sexual
Fiebre de Ébola
Fiebre de Lassa
Gripe
Hantavirus
Hepatitis
Herpes
Leucemia
Meningitis
Mononucleosis infecciosa
Paperas
Poliomielitis
Rabia
Resfriado común
Sarampión
Rubéola
Sida y VIH
Varicela
Verrugas
Verrugas genitales
Zóster

Infecundidad (esterilidad)

Se llama infecundidad (esterilidad) a la circunstancia de que una pareja no pueda tener hijos después de aproximadamente un año de intentarlo. Es posible que el varón o la mujer tengan algún problema con su sistema reproductor que les impida procrear.

PALABRAS CLAVE
para búsquedas en Internet y otras fuentes de consulta

Inseminación artificial

Fecundación *in vitro*

Medicina de la reproducción

Tecnología reproductiva asistida

¿Qué es la infecundidad?

Se define como la incapacidad de quedar embarazada la mujer después de aproximadamente un año de haber estado tratando repetidamente de tener hijos sin usar anticonceptivos*. Los problemas de infecundidad se acrecientan con la edad y se hacen más extensos conforme un número de mujeres cada día mayor esperan hasta los 30 o 40 años para tener niños. Actualmente, la infecundidad afecta en los Estados Unidos a por lo menos 6,1 millones de matrimonios. Para los matrimonios que no pueden imaginar una vida sin hijos y que no consideran la posibilidad de adoptarlos, la esterilidad es muy desconsoladora y dolorosa.

Los médicos no encuentran causa clínica alguna para el 20 por ciento de los casos de infecundidad. En el 15 al 20 por ciento de ellos, tanto el hombre como la mujer tienen problemas de esterilidad. En el resto de los casos, la infecundidad se debe a dificultades relacionadas con el sistema reproductor masculino o femenino. Algunos médicos creen que el fumar, el consumo excesivo de bebidas alcohólicas, las malas costumbres alimenticias, el estrés, el exceso de peso y un mal estado general de salud pueden agravar los problemas físicos de la infecundidad.

* **anticonceptivos** Medios de impedir deliberadamente la concepción.

* **espermatozoides** Diminutas células con forma de renacuajo que los varones producen en los testículos y que, si fertilizan un óvulo femenino, dan origen a un feto.

Esterilidad masculina Del 35 al 40 por ciento de las parejas estériles se deben a algún defecto en el sistema reproductor masculino. La esterilidad puede atribuirse a veces a que el varón no produce suficientes espermatozoides, o bien estos tienen una vida muy corta, no se mueven con la vivacidad necesaria o no pueden penetrar en el interior del óvulo femenino para fecundarlo. Estas dificultades pueden deberse a multitud de causas, entre ellas, anomalías del sistema reproductor masculino, varices* en el escroto,* inflamación* de los órganos genitales y enfermedades de transmisión sexual, tales como infecciones clamidiales, gonorrea y sífilis. Hay varones que tienen dificultad para eyacular (descargar el semen), lo que puede producir también infecundidad. En casos raros, el sistema inmunitario del varón o de la mujer produce anticuerpos* capaces de matar a los espermatozoides.

Esterilidad femenina Otro 35 a 40 por ciento de las parejas no pueden procrear por motivo de algún problema en el sistema reproductor de la mujer. Las dificultades se localizan en diversas partes de ese sistema, a saber:

* **varices** Dilataciones permanentes de las venas.

* **escroto** Bolsa del cuerpo masculino que contiene los testículos y sus anexos.

* **inflamación** Reacción del cuerpo a una irritación, infección o herida que a menudo causa hinchazón, dolor, enrojecimiento y calor.

* **sistema inmunitario** Sistema de defensa, compuesto por diferentes células y órganos, que combate a los gérmenes y sustancias extrañas que penetran en el cuerpo y protege al organismo de infecciones y otras enfermedades.

* **anticuerpos** Proteínas producidas por el sistema inmunitario para combatir determinadas infecciones. En ciertos trastornos, los anticuerpos atacan a las proteínas y células del propio organismo.

- ovarios: Son dos, y en ellos se producen y maduran los óvulos. Alrededor del 15 por ciento de los casos de esterilidad en la mujer se deben a la incapacidad del óvulo maduro para salir del ovario (proceso denominado ovulación);
- hormonas: La producción defectuosa de hormonas* puede impedir la fecundación del óvulo;
- trompas de Falopio: Conocidas también por oviductos, son dos en número (una para cada ovario) y sirven para el transporte del óvulo femenino desde el respectivo ovario al útero. Se puede producir esterilidad cuando ambas trompas están obstruidas, cicatrizadas o colapsadas;
- enfermedad inflamatoria pélvica : También es común la esterilidad en mujeres con enfermedad inflamatoria pélvica, que es una infección de los órganos reproductores de la mujer (especialmente de las trompas de Falopio);
- útero: Órgano musculoso en cuyo interior se desarrolla el óvulo fecundado y pasa a ser embrión y posteriormente feto. Si el útero contiene tejido cicatricial o un tabique de tejido que lo divida en dos partes, es posible que el óvulo fecundado no pueda implantarse en su pared ni desarrollarse;
- endometriosis: Los problemas de esterilidad femenina pueden deberse también a enfermedades tales como la endometriosis, que se produce cuando partes del revestimiento interno del útero se desprenden y crecen en otros lugares fuera de éste;
- fibromiomas uterinos: Tumores* no cancerosos, pero capaces de causar esterilidad;
- cuello uterino: Abertura entre la vagina y el útero. Se puede producir esterilidad cuando el cuello uterino no produce suficiente mucosidad* para propiciar el paso de los espermatozoides al interior del útero;
- infecciones vaginales: La vagina es el conducto tubular que va del cuello uterino al exterior del cuerpo. Ciertas infecciones vaginales que se propagan al útero y a las trompas pueden causar esterilidad.

Diagnóstico

El primer paso antes de empezar a tratar la esterilidad es determinar su causa. Tanto el varón como la mujer requieren un examen físico completo para saber si se trata o no de un trastorno físico.

La primera prueba en el varón ha de ser un análisis de sus espermatozoides, encaminado a revelar la forma, motilidad (capacidad de movimiento) y cantidad. Para la mujer, la primera prueba tendrá por objeto determinar si está ovulando o no. Al efecto, se pueden obtener en las farmacias pruebas diagnósticas de ovulación*, así como gráficas

* **hormonas** Sustancias químicas producidas por las glándulas de secreción interna que actúan como embajadoras: se elaboran en un lugar del cuerpo y son enviadas a otros sectores del organismo para llevar a cabo funciones de regulación.

* **tumor** Crecimiento anormal de un tejido orgánico. Hay tumores malignos (cancerosos) y benignos (bultos de tejido normal)

* **mucosidad** También llamada moco, es una secreción espesa y resbaladiza que tapiza el interior de muchas partes del cuerpo.

* **ovulación** Liberación por el ovario de un óvulo maduro.

de temperatura (la temperatura corporal oscila durante el ciclo menstrual*). En las mujeres, los análisis de sangre y de orina facilitan a los médicos la determinación de la presencia o no de ciclos menstruales normales. Una radiografía del útero y de las trompas puede poner de manifiesto cualquier obstrucción que impida la fecundación del óvulo. En algunos casos, el médico tal vez necesite explorar el interior del abdomen con un tubo telescópico, denominado laparoscopio*, que se introduce por medio de una pequeña incisión en la pared abdominal.

Tratamiento

La dificultad de quedar embarazada puede no ser permanente, y muchas parejas con problemas de infecundidad con el tiempo logran tener hijos sin necesidad de intervención médica. Hay otras parejas, sin embargo, que sí necesitan ayuda de médicos para que la mujer quede embarazada, y el tratamiento dependerá en ese caso de la causa de la esterilidad. Si ésta se debe a un déficit hormonal, es posible que el tratamiento consista en la toma de hormonas recetadas por el médico. Si los órganos de reproducción femeninos están dañados o son anómalos, en ocasiones pueden repararse mediante una intervención quirúrgica. Para otras parejas, el tratamiento posiblemente abarque desde fármacos a técnicas de reproducción asistida. Son muchos los tratamientos existentes, aunque a continuación describimos sólo unos cuantos:

Inseminación artificial Introducción, mediante un tubo o sonda llamado catéter, del esperma o semen masculino en la abertura de entrada del útero femenino. Antes de la introducción, se eliminan del esperma (el líquido que contiene los espermatozoides) los anticuerpos y los espermatozoides que no estén sanos. El semen utilizado para la inseminación artificial proviene idealmente del varón pareja de la mujer. Ahora bien, en casos en que la pareja de la mujer sea estéril o portador de un defecto genético, se pueden usar los espermatozoides donados por otra persona.

Fármacos Ciertos fármacos pueden utilizarse para el tratamiento de problemas de ovulación. Se han comercializado una serie de estos medicamentos que contribuyen a la maduración y liberación de los óvulos.

Fecundación in vitro (FIV) *In vitro* es una expresión latina que significa "en (el) vidrio" (como el de una probeta o placa de laboratorio) y por consiguiente connota una maniobra u operación realizada fuera del cuerpo. La fecundación *in vitro* se produce cuando los óvulos son extraídos de la mujer y mezclados con los espermatozoides del varón, todo ello en un laboratorio. Los óvulos fecundados, o embriones, se vuelven a colocar en el útero femenino. Este procedimiento prescinde de las trompas de Falopio.

Antes de la fecundación *in vitro*, la mujer generalmente toma medicamentos que estimulan la fertilidad con objeto de producir múltiples

* **ciclo menstrual** Período que culmina en la menstruación, es decir, en la evacuación a partir del útero y por conducto de la vagina, de sangre, secreciones y restos de tejido orgánico. El periodo, denominado también regla, se repite a intervalos de aproximadamente un mes en la edad fértil.

* **laparoscopio** Instrumento fibroscópico que se introduce a través de una pequeña incisión en la pared abdominal, con fines de examen visual.

Partos múltiples

Uno de los problemas más importantes que se les plantea a las parejas que reciben tratamiento de fertilización es la posibilidad de un parto múltiple. Los fármacos (que se usan) a veces dan por resultado esa clase de parto, puesto que estimulan la liberación por el ovario no sólo de un óvulo sino de varios. Por ejemplo, hasta un 10 por ciento de las mujeres que toman el fármaco Clomid (citrato de clomifeno) tienen gemelos y 1 de cada 400 tiene trillizos.

En las técnicas de reproducción asistida, como la fecundación *in vitro*, suelen implantarse de 2 a 5 óvulos en el útero de la mujer, porque no se prevé que todos vayan a sobrevivir; aunque a veces sí sobreviven todos. En la década de 1990, varias mujeres bajo tratamiento de fertilidad dieron a luz hasta 8 bebés de una vez.

Cuanto mayor sea el número de embriones que se desarrollan en el útero, tanto mayor será la posibilidad de que los fetos nazcan prematuros, de bajo peso y con riesgo de graves enfermedades, como la parálisis cerebral y otras lesiones del cerebro. Debido a esos problemas de salud y a cuestiones éticas y económicas que acompañan a los partos múltiples, los tratamientos de fertilidad son a veces polémicos.

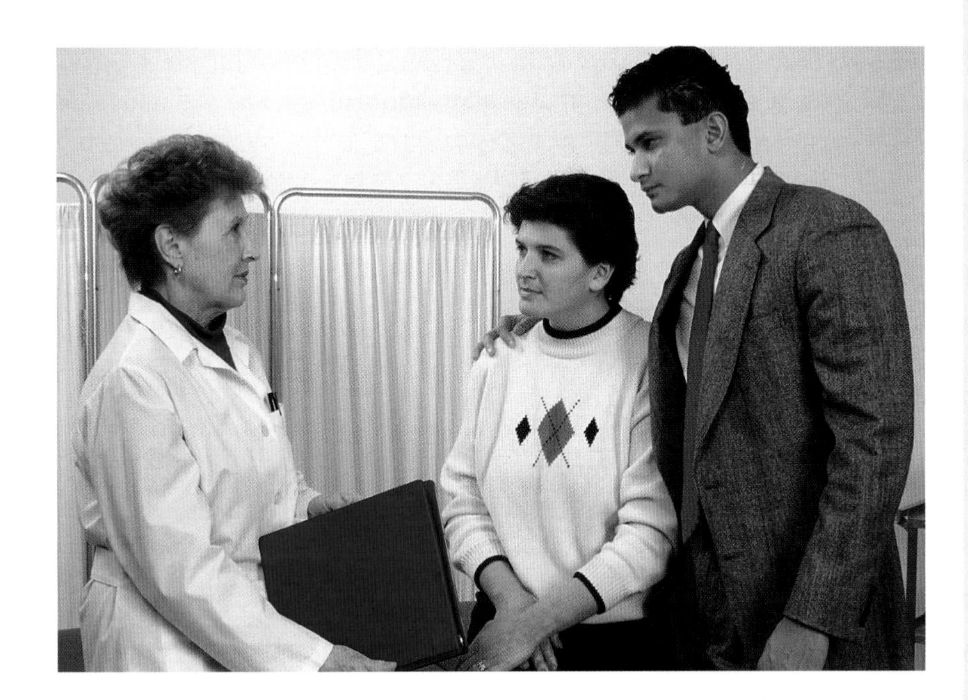

Una pareja con problemas de esterilidad habla al médico acerca de las opciones de tratamiento. © *1989 Foto especial de archivo médico.*

óvulos, que se extraen de los ovarios mediante una aguja aspiradora introducida a través de la vagina. El marido suministra una muestra de su semen, que se mezcla con los óvulos en una placa de laboratorio. Al cabo de unos días, si los óvulos han sido fecundados y son ya embriones, se suelen colocar en el útero de dos a cinco óvulos (no se espera que todos lleguen a la etapa de fetos). Al cabo de unas dos semanas, la mujer se hace un análisis para ver si ha quedado o no embarazada.

Adaptación a la esterilidad: El caso de Jim y Sarah

Jim y Sarah Albertson figuran en el grupo del 10 al 20 por ciento de la población estadounidense en edad fértil que tienen dificultad para procrear. Aunque el embarazo es posible en más de la mitad de las parejas que buscan tratamiento, al parecer en ellos no surte efecto.

Jim y Sara han tratado de tener hijos desde su luna de miel, cuando los dos habían cumplido ya los 34 años. Han pasado cinco años y siguen sin tener hijos. Sarah se hizo extirpar quirúrgicamente unos fibromiomas uterinos, ha tomado hormonas y se ha sometido a tratamiento de fertilidad. Jim ha hecho todo lo posible para elevar su recuento de espermatozoides. El matrimonio ha probado, además, la inseminación artificial. No parece sino que la vida de esta pareja gira en torno de lograr el embarazo, pero todos sus esfuerzos han sido infructuosos.

Conforme Jim y Sarah observan que sus amigos, unos tras otros, han tenido hijos, su propio hogar empieza a parecerles vacío. Tratan de no culparse el uno al otro; pero es difícil no caer en esa trampa. Y si bien su seguro médico no cubre la fecundación *in vitro,* resolvieron gastar sus propios ahorros en esa técnica. Tres intentos y 30 000 dólares después, todavía están sin hijos. Con el asesoramiento matrimonial y el apoyo de otras parejas que afrontan el mismo problema, Jim y Sarah comienzan a aceptar la posibilidad de que nunca podrán tener hijos biológicos.

▶ *V. tamb.*

Complicaciones del embarazo

Endometriosis

Enfermedad inflamatoria pélvica

Enfermedades de transmisión sexual

Gonorrea

Infecciones clamidiales/Clamidiasis

Prematuridad

Sífilis

Trastornos menstruales

Varices

Fuentes

American Society for Reproductive Medicine, 1209 Montgomery Hwy., Birmingham, AL, 35216-2809
Telephone (205)978-5000
http://www.asrm.com/

InterNational Council on Infertility Information Dissemination, Inc., PO Box 6836, Arlington, VA 22206
Telephone (703)379-9178
Facsimile (703)379-1593
http://www.inciid.org/

RESOLVE, The National Infertility Association, 1310 Broadway, Somerville, MA 02144
Toll-free (888)-623-0744
http://www.resolve.org/

Inmunodeficiencia

PALABRAS CLAVE
para búsquedas en Internet y otras fuentes de consulta

Anticuerpos

Antígenos

Autoinmunidad

Inmunología

Estado anormal del sistema inmunitario del organismo humano, que no puede combatir como debiera las infecciones o tumores. Por ese motivo, la persona afectada tiende a adquirir con mayor frecuencia infecciones inusitadamente graves y reiteradas, y en ocasiones, cáncer u otras enfermedades crónicas (de duración prolongada).

El sistema inmunitario que protege al organismo contra las enfermedades funciona por intermedio de una compleja red de células y sustancias químicas. Se compone de numerosas partes relacionadas entre sí. Cualquier déficit (deficiencia) en una de las partes puede menoscabar la capacidad del organismo para combatir las enfermedades. El déficit a que nos referimos da lugar a lo que se llaman inmunodeficiencias.

Las inmunodeficiencias se clasifican en dos categorías: primaria y secundaria. La mayoría de casos de inmunodeficiencia primaria se da en los lactantes y en los niños de corta edad, como resultado de anomalías genéticas. Muchos de estos casos se deben a causas ligadas al sexo*, por lo que la mayor parte de los recién nacidos con esta enfermedad son varones. La inmunodeficiencia secundaria es mucho más común, pues la pueden causar numerosos trastornos orgánicos.

* **ligados al sexo** Se dice de los caracteres genéticos en los que intervienen los cromosomas que determinan si la persona va a ser varón o mujer. Generalmente afectan a los varones, por ser portadores de un solo cromosoma X.

¿Qué son las inmunodeficiencias primarias?

Muchas inmunodeficiencias están presentes ya al nacer el niño, aunque a veces los síntomas aparezcan posteriormente. La causa de estas enfermedades puede ser desconocida, pero a menudo deben a un gen* defectuoso. Dependiendo del gen afectado, ciertas sustancias químicas o células del sistema inmunitario escasean o no funcionan correctamente. Desde el nacimiento, una persona con inmunodeficiencia tiene mayores probabilidades de contraer infecciones. Estas personas también padecen de problemas de la piel, de los huesos o de los nervios, y posteriormente pueden experimentar enfermedades autoinmunes*, como artritis reumatoide, o cánceres del sistema inmunitario, como linfoma o leucemia.

Este trastorno varía en intensidad de leve a tan grave que el afectado muere de infección en la primera infancia. Ya sea leve o grave, esta clase de enfermedad se llama inmunodeficiencia primaria, lo que significa que no es causada por otras afecciones.

* **genes** Sustancias químicas del organismo que determinan los caracteres hereditarios de la persona, como el color de los ojos o el pelo. Se heredan de los padres y forman parte de los cromosomas contenidos en las células del cuerpo.

* **enfermedad autoinmune** La que se debe a una reacción del sistema inmunitario contra los tejidos o proteínas del propio organismo.

Enfermedad de inmunodeficiencia combinada grave La forma más completa de este tipo de afecciones es una enfermedad poco común denominada inmunodeficiencia combinada grave. La persona que la padece nace ya con el sistema inmunitario totalmente inútil. El caso más famoso es el de David, el niño texano que vivía en una burbuja de plástico libre de microbios para protegerlo de las infecciones. Motejado "el chico de la burbuja," David murió a los 12 años, en 1985.

Deficiencia de IgA En el extremo opuesto del espectro de los déficits inmunitarios se encuentra la deficiencia de IgA, que representa la carencia de una sola proteína denominada inmunoglobulina IgA. Esta deficiencia es muy común, pues se da en no menos de 1 de cada 400 estadounidenses. Si bien los que carecen de esta proteína son propensos a las alergias y contraen resfriados o bronquitis más frecuentemente, muchos no manifiestan ningún síntoma.

¿Qué son las inmunodeficiencias secundarias?

Hay individuos que nacen con el sistema inmunitario sano pero que posteriormente se les daña. Los daños pueden deberse a malnutrición, quemaduras, exposición excesiva a los rayos X o a ciertos medicamentos inmunosupresores como los corticosteroides.

Existen también enfermedades capaces de dañar el sistema inmunitario. Entre ellas figuran la diabetes, la insuficiencia renal, la anemia causada por células falciformes (drepanocítica), la leucemia, el linfoma y la cirrosis* del hígado (cirrosis hepática). Por ejemplo, muchos diabéticos sufren infecciones de la piel y de las vías urinarias.

Esta clase de trastornos del sistema inmunitario se conoce con el nombre de inmunodeficiencias secundarias, porque son causadas por otros trastornos. Si se trata el problema subyacente, a menudo se recupera parcial o totalmente la eficacia del sistema inmunitario.

* **cirrosis** Fibrosis o endurecimiento del hígado, a menudo ocasionada por el alcoholismo o por hepatitis crónica activa (infección del hígado que persiste durante un largo periodo).

¿En que se diferencia el sida?

La inmunodeficiencia secundaria más común y conocida es el sida (síndrome de inmunodeficiencia adquirida). De no tratarse, el sida puede perjudicar al sistema inmuniatario tanto como la inmunodeficiencia combinada grave. El sida es una inmunodeficiencia secundaria porque la mayoría de los que lo contraen nacieron con el sistema inmunitario intacto, pero posteriormente se les volvió anormal.

Se dice que el sida es una enfermedad "adquirida" o "contraída," y no de origen genético o existente ya al nacer. En el caso del sida, el causante del daño al sistema inmunitario es el VIH (virus de la inmunodeficiencia humana). En contraste con otras inmunodeficiencias, este virus se transmite de una persona a otra por contacto con la sangre o por contacto sexual con la persona infectada. A eso se debe la rápida difusión del sida por todo el mundo y los millones de seres humanos que han fallecido por su causa desde que se informó de su existencia en 1981.

¿Cómo funciona el sistema inmunitario?

Para poder entender lo que son las inmunodeficiencias, tal vez sea útil conocer un poco mejor cómo funciona el sistema inmunitario.

Sistema linfático Los elementos del sistema inmunitario circulan por el organismo a través del sistema linfático. En éste, un líquido transparente llamado linfa colabora en el transporte de glóbulos blancos, especialmente los linfocitos, a todas partes del cuerpo. El término "linfa" viene del griego, en el que significa "río de aguas claras." Los órganos y tejidos del sistema linfático comprenden el timo (glándula situada en el tórax), el bazo (órgano localizado en el abdomen), las amígdalas (nódulos linfáticos de la garganta) y la médula ósea (tejido interno de los huesos).

La inmunidad humoral y los linfocitos B Estos linfocitos B son glóbulos blancos denominados B; proceden de la médula ósea, donde crecen hasta alcanzar la madurez. Las células o linfocitos B producen unas proteínas llamadas anticuerpos, que circulan por los sistemas linfático y sanguíneo. Los anticuerpos se fijan a los antígenos, proteínas distintivas portadas por microbios u otras células extrañas*. Los anticuerpos marcan a los microbios o a las células extrañas para que otras células del sistema inmunitario puedan destruirlos. Los linfocitos B producen anticuerpos contra un determinado germen sólo después de haber aprendido a reconocerlo; dicho con otras palabras, sólo después de que la persona ha sido infectada por el germen al menos una vez. La respuesta inmunitaria en la que intervienen los linfocitos B y los anticuerpos recibe el nombre de inmunidad humoral. A ella se debe el que el ser humano sano tenga el sarampión solamente una vez en la vida. Después, es inmune a esa enfermedad para siempre.

* **extraño** Lo procedente del exterior del cuerpo humano.

La inmunidad celular y los linfocitos T Los linfocitos o células T maduran en la glándula llamada timo. Tienen varias funciones. Los linfocitos T cooperadores (denominados también células CD4) advierten a los linfocitos B que tienen que empezar a producir anticuerpos. Sirven también para activar a los macrófagos. Estos, a su vez, son células del sistema inmunitario que engloban a las células extrañas y las preparan para que las destruyan otras células como los linfocitos T citotóxicos y los linfocitos conocidos como "asesinos naturales" (en inglés, "*natural killer*"). La respuesta inmnitaria debida a los linfocitos T se denomina inmunidad celular. En estos procesos intervienen también muchas otras clases de células y de sustancias endógenas producidas por el sistema inmunitario.

PIONERA EN TERAPIA GÉNICA

El 14 de septiembre de 1990, una niña de cuatro años de Ohio, en los Estados Unidos, estaba sentada en una cama del hospital jugando calladamente, mientras un suero que contenía una transfusión de glóbulos blancos en los que se habían introducido nuevos genes entraba gota a gota a su cuerpo a través de una aguja intravenosa. La niña, cuyo nombre es Ashanthi DeSilva, había nacido con una grave inmunodeficiencia denominada deficiencia de adenosina desaminasa. Por culpa de un gen defectuoso, la niña carecía de una enzima que su sistema inmunitario necesitaba para funcionar debidamente. El tratamiento que estaba recibiendo en el Instituto Nacional de Salud de EE.UU. constituía el primer ensayo autorizado de terapia génica en un ser humano en los Estados Unidos.

En los nueve años siguientes, alrededor de 3 000 personas recibieron terapia génica experimental contra varias enfermedades, entre ellos varios niños más con deficiencia de adenosina desaminasa. Como resultado de esta terapia, Ashanthi, a la que se administró también un tratamiento enzimático conocido por sus iniciales inglesas PEG-DAD, pudo asistir a la escuela con los otros chiquillos, en vez de quedarse aislada de la gente para no contraer infecciones. Las últimas noticias que se tienen de ella es que siguió creciendo normalmente y es una damita preadolescente de lo más normal.

Los médicos atribuyeron su salvación, en parte, a la terapia génica y en parte al tratamiento enzimático, pero sin que ninguna de estas intervenciones pudieran considerarse curas. El padre de la niña afirmó que el tratamiento enzimático, que fue el primero, le había salvado la vida, pero que la terapia génica "le había dado vida," con lo que quería decir que ahora tenía tanto vigor para disfrutar de la vida como cualquier otra joven de su edad.

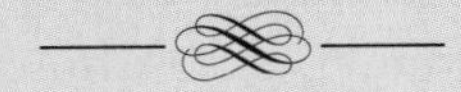

¿Qué gravedad revisten las inmunodeficiencias?

Inmunodeficiencia primaria Las inmunodeficiencias primarias se clasifican dependiendo de la parte del sistema inmunitario que esté defectuosa. Las más comunes son las enfermedades por déficit de linfocitos B o anticuerpos, que incluyen la deficiencia de IgA antes mencionada. Estas enfermedades tienden a ser las más leves y las que mejor responden al tratamiento, por lo que las personas afectadas pueden llevar una vida normal en la mayoría de los casos.

En los déficits de linfocitos T, la gravedad y la supervivencia varían mucho. Una de las enfermedades más conocidas de este grupo es el síndrome de DiGeorge, en el que los bebés nacen sin timo y con anomalías faciales y cardíacas.

Los trastornos en que intervienen deficiencias de linfocitos B y T son especialmente peligrosos. Entre ellos se encuentra la inmunodeficienca combinada grave, ya mencionada, y el síndrome de Wiscott-Aldrich, defecto genético ligado al sexo, que se da en niños varones.

Infecciones oportunistas Los afectados de inmunodeficiencias primaria y secundaria suelen presentar con frecuencia infecciones, sobre todo causadas por microorganismos que casi nunca atacan a las personas sanas. A estos trastornos se les llama infecciones oportunistas, porque los microbios se aprovechan de la debilidad del sistema inmunitario de la persona. Entre las infecciones oportunistas figuran el muguet (infección bucal producida por *Candida albicans*, muy común en los niños) e infecciones víricas, tales como las del citomegalovirus, el herpes simple y el virus de Epstein-Barr.

Diagnóstico y tratamiento

Síntomas Además de sufrir infecciones oportunistas, los afectados de inmunodeficiencias suelen presentar aspecto de poco sanos, con manifiesta debilidad general. Pueden estar desnutridos y a veces sufren erupciones cutáneas, pérdida del cabello, diarrea persistente y tos.

Diagnóstico Es posible que el médico diagnostique una inmunodeficiencia basándose en los síntomas y en los antecedentes clínicos, pero por lo general se necesitan análisis de laboratorio para confirmar el diagnóstico. El precisar la naturaleza de la deficiencia exige a veces estudios muy sofisticados, que sólo unos pocos laboratorios con técnicas avanzadas están en condiciones de llevar a cabo.

Tratamiento El déficit de anticuerpos se puede tratar con dosis mensuales de inmunoglobulinas (proteínas del sistema inmunitario) de las que carece el enfermo. La inmunodeficiencia combinada grave se trata a menudo con un trasplante de médula ósea sana, que luego podrá proliferar y contribuir a la creación de células inmunitarias sanas. Ahora bien, tales trasplantes tienen riesgos potenciales. Para las deficiencias de linfocitos T, como en el síndrome de DiGeorge, a veces resultan eficaces los trasplantes de tejido del timo. Para el sida se suele usar una combinación de fármacos que atacan al virus causante.

En general, los individuos con inmunodeficiencias necesitan ser protegidos de las infecciones. A veces se les ha de administrar antibióticos en forma continua para prevenir las infecciones bacterianas. Si se produce una de éstas, será necesario tratar al enfermo sin demora, de ser posible con medicamentos. En cambio, para muchas de las infecciones víricas simplemente no existe tratamiento en la actualidad.

Fuentes

American Academy of Allergy, Asthma and Immunology,
611 E Wells St., Milwaukee, WI, 53202
Telephone (414)272-6071
http://www.aaaai.org

American Autoimmune Related Diseases Association,
22100 Gratiot Ave., East Detroit, MI, 48021-2227
Telephone (586)776-3900
Toll-Free (800)598-4668
http://www.aarda.org

Immune Deficiency Foundation, 40 W. Chesapeake Ave., Ste. 308,
Towson, MD, 21204
Telephone (410)321-6647
Toll-Free (800)296-4433
http://www.primaryimmune.org

National Jewish Center for Immunology and Respiratory, c/o National Jewish Medical and Research Center, 1400 Jackson St.,
Denver, CO 80206
Telephone (303)398-1002
International (303)388-4461
Toll-free (800)222-5864
http://www.njc.org/

V. tamb.
Alergias
Artritis
Cirrosis hepática
Citomegalovirus
Diabetes
Enfermedades genéticas
Enfermedades intestinales inflamatorias
Esclerosis múltiple
Infección
Leucemia
Linfoma
Lupus eritematoso
Muguet
Neumonía
Psoriasis
Sida y VIH
Vitiligo

Insolación/agotamiento por calor *Véase* Lesiones relacionadas con el calor

Insomnio

El insomnio es la dificultad que tiene una persona para dormir o no descansar lo suficiente.

PALABRAS CLAVE
para búsquedas en Internet y otras fuentes de consulta

Dificultad para dormir

Trastornos del sueño

¿Por qué no puedo dormirme?

Los seres humanos, como todas las criaturas de la Tierra, tienen ciclos de actividad y de reposo que tal vez sean, en parte, resultado evolutivo del ciclo diurno y nocturno. Muchas de las hormonas* y procesos orgánicos se relacionan íntimamente con tales ciclos cotidianos. El sueño nos brinda la oportunidad de descansar, de restaurar ciertos neurotransmisores* esenciales e incluso de evadir a ciertos depredadores. El sueño es, pues, necesario para la salud y para la vida.

* **hormonas** Sustancias químicas producidas por las glándulas de secreción interna que actúan como embajadoras: se elaboran en un lugar del cuerpo y son enviadas a otros sectores del organismo para llevar a cabo funciones de regulación.

* **neurotransmisores** Sustancias químicas que permiten a las células cerebrales comunicarse entre sí, para que el cerebro pueda funcionar normalmente.

Millones de estadounidenses sufren de insomnio. Pueden tener dificultad para conciliar el sueño o bien permanecen despiertos a lo largo de la noche, se despiertan demasiado temprano o tienen un dormir tan intranquilo que el cuerpo y la mente no se recuperan. El insomnio no se define por el tiempo que uno tarda en dormirse o por las horas que duerme, ya que estas características varían mucho de una persona a otra. Los recién nacidos pueden dormir de 16 a 20 horas al día, y los niños en edad escolar necesitan de 8 a 10 horas cada noche. Algunos adultos requieren de 7 a 8 horas de sueño, mientras que a otros les bastan 3 o 4 horas. Lo apropiado es, pues, diagnosticar como insomnio los problemas de sueño insuficiente cuando empiezan a interferir con la vida cotidiana: cuando la persona deja de funcionar normalmente durante el día porque está cansada o malhumorada, sin energía y sin poder concentrarse.

Todos tenemos dificultad para dormir de vez en cuando. La gente joven que se entusiasma con la perspectiva de un día de fiesta o se pone nerviosa en vísperas de un examen, puede tardar en conciliar el sueño. Los adultos preocupados por un pariente enfermo o recargados de trabajo se despiertan a mitad de la noche volver a dormirse. Estos ejemplos corresponden al insomnio a corto plazo o transitorio, que dura una noche o a veces unas semanas y luego desaparece. En otros casos, los episodios de insomnio transitorio aparecen y desaparecen a intervalos espaciados, lo que se considera insomnio intermitente. Pero la mitad de los individuos insomnes padecen de insomnio crónico*, que es la dificultad para conciliar el sueño noche tras noche durante un mes o más.

* **crónico** Se dice de la enfermedad o el trastorno de duración prolongada.

* **psicológico** Referente a procesos mentales (psíquicos) que incluyen pensamientos, sentimientos y emociones.

* **depresión** Enfermedad mental caracterizada por sentimientos de tristeza, melancolía, ideas negativas, desesperanza y desánimo.

El insomnio afecta a personas de todas las edades, pero es más común en la gente mayor, sobre todo en la mujer. El salir de viaje, comenzar un nuevo empleo o mudarse de casa o de escuela, son cambios de la rutina cotidiana que pueden dificultar el sueño. El estado de salud o las circunstancias de la persona—por ejemplo embarazo, artritis, necesidad de orinar con frecuencia o calambres en las piernas—también parecen plantear problemas de sueño. Con todo, la causa más común de insomnio es psicológica*: emociones tales como ira, angustia, depresión* y estrés a menudo impiden a muchas personas dormir bien.

¿Qué hacer en caso de insomnio?

Si el insomnio es transitorio, deberá desaparecer con el estrés que lo produjo—por ejemplo, cuando se ha superado el examen escolar que tenía preocupado al alumno. Para causas psicológicas o físicas subyacentes, convendrá consultar al médico con objeto de resolver los problemas que quitan el sueño. A menudo, la única manera de abordar el problema es cambiar el estilo de vida. Entre los factores que pueden contribuir al insomnio figuran los siguientes:

- lecturas, comidas y mirar la televisión en cama (la cama debe reservarse para dormir);
- la siesta;
- fumar;
- tomar bebidas alcohólicas;
- tomar té, café, cacao, colas y otras bebidas cafeinadas por la noche;
- tomar somníferos no recetados por el médico.

En cambio, los siguientes factores pueden contribuir a un sueño reparador:

- observar un horario fijo para dormir, lo que significa acostarse y levantarse a la misma hora todos los días;
- hacer ejercicio durante las horas del día (pero no después de cenar);
- tomar un baño de agua tibia antes de acostarse;
- beber leche caliente antes de acostarse.

Fuentes

National Institute of Neurological Disorders and Stroke, National Center on Sleep Disorders Research, 2 Rockledge Centre, Ste. 7024, MSC 7920, Bethesda, MD 20892-7920
Telephone (301)435-0199
Facsimile (301)480-3451
http://www.nhlbi.nih.gov/about/ncsdr/

National Sleep Foundation, 1522 K St., NW, Ste. 510, Washington, DC, 20005
Telephone (202)347-3471
http://www.sleepfoundation.org

SleepNet
http://www.sleepnet.com

V. tamb.
Apnea del sueño
Desfase horario
Enfermedades relacionadas con el estrés
Síndrome de muerte súbita del lactante
Trastornos de angustia
Trastornos del sueño
Trastornos depresivos

Insuficiencia cardíaca congestiva *Véase* Enfermedades del corazón

Intolerancia a la lactosa

Es la incapacidad de digerir la lactosa, que es el azúcar principal contenido en los productos lácteos.

PALABRAS CLAVE
para búsquedas en Internet y otras fuentes de consulta

Galactosa

Glucosa

Lactasa

Metabolismo

El caso de Erin

Desde su primer cumpleaños, lo que más le gustaba comer a Erin era helado. En su decimotercer aniversario, la jovencita se zampó un helado de vainilla recubierto de chocolate líquido, nueces y malvaviscos, pero al rato empezó a sentirse muy mal. Le dieron unos retortijones en el vientre, tuvo diarrea* y, lo más embarazoso, flatulencia. Una de sus amigas, cuya madre había tenido la misma reacción que Erin a los productos lácteos, le explicó que probablemente había adquirido intolerancia a la lactosa, es decir, que no podía digerir el azúcar natural que contienen los helados.

* **diarrea** Estado anormal caracterizado por defecaciones frecuentes y acuosas.

¿En qué consiste la intolerancia a la lactosa?

Es la imposibilidad del intestino delgado de degradar el azúcar denominado lactosa, por la disminución o por falta de la enzima* lactasa. La lactosa es un azúcar compuesto que se encuentra en los productos lácteos. Normalmente, al llegar al intestino delgado, se descompone en dos azúcares simples, la glucosa y la galactosa, por la acción de una enzima llamada lactasa. Los azúcares simples son absorbidos fácilmente por el torrente sanguíneo a través de la pared del intestino delgado, pero los compuestos más voluminosos, como la lactosa, no pueden lograrlo de esta forma. En la persona intolerante a la lactosa, el intestino no produce suficiente cantidad de la enzima lactasa y la poca que produce no es muy útil.

* **enzima** Sustancia natural que acelera una reacción química específica del organismo.

La lactosa, al no poder descomponerse en los citados azúcares, se disuelve en el líquido intestinal pero no puede atravesar la pared del intestino delgado para llegar al torrente sanguíneo. El exceso de líquido retenido en el intestino provoca diarrea. Por otra parte, ciertas bacterias (microorganismos) en el tubo digestivo convierten la lactosa en ácido láctico mediante un proceso de fermentación que produce heces ácidas y quemantes, a la vez que ocasiona flatulencia, hinchazón del abdomen y dolores. La intolerancia a la lactosa no plantea peligros, pero sí es muy molesta.

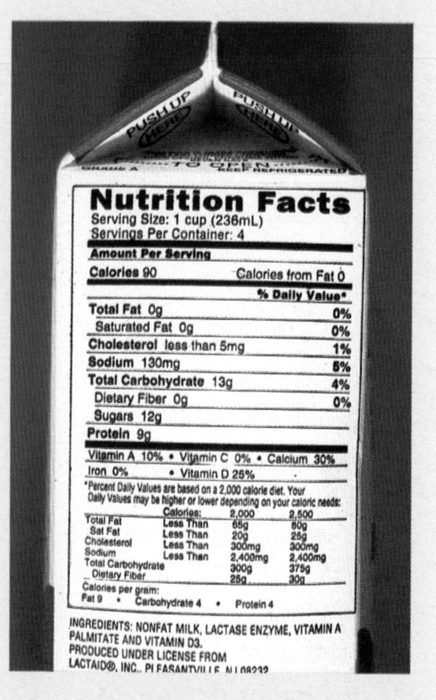

La etiqueta sobre datos nutritivos en un recipiente de cartón para leche sin lactosa, indica, al pie, la presencia de lactasa (*LACTASE ENZYME*) como el segundo ingrediente de la leche.
© *Leonard Lessin, Peter Arnold, Inc.*

¿Quien adquiere intolerancia a la lactosa?

Los médicos calculan que de 30 a 40 millones de estadounidenses sufren de intolerancia a la lactosa. Hasta el 75 por ciento de la población de ascendencia africana, mexicana e indígena norteamericana adquiere esa intolerancia, así como el 90 por ciento de los de origen asiático. A los demás grupos étnicos no los afecta tanto este problema.

Muchos individuos adquieren intolerancia a la lactosa conforme maduran, por cuanto la capacidad de producir la enzima lactasa disminuye con la edad. Las enfermedades del tubo digestivo y las lesiones del intestino delgado también pueden acarrear intolerancia a la lactosa. A veces la intolerancia es congénita, es decir, de nacimiento, y se debe a la incapacidad para producir la enzima lactasa.

Diagnóstico

Para diagnosticarla, los médicos utilizan tres pruebas, en las que el paciente debe haber comido algo que contenga lactosa, a saber:

- la prueba llamada de intolerancia a la lactosa, que sirve para determinar la concentración de glucosa en la sangre, la cual demostrará si la lactosa ha sido o no descompuesta y absorbida debidamente en la sangre;
- la prueba del hidrógeno en el aliento, que mide la concentración de hidrógeno en el aire espirado. A su vez, esa concentración es indicio de que las bacterias están haciendo fermentar a la lactosa;
- la prueba de acidez de las heces, que es otro indicio de fermentación. Se suele usar en lactantes y niños de corta edad.

Convivencia con la intolerancia a la lactosa

Los síntomas de esta afección varían de una persona a otra y dependen de la cantidad de lactosa ingerida. Por ensayo y error, la persona intolerante a la lactosa sabe lo que no debe comer y qué cantidad puede comer sin enfermarse. Evitando los productos lácteos se deberían eliminar los síntomas, pero los que siguen esta dieta necesitan obtener calcio y vitamina D de otras fuentes. Hoy en día existen en el comercio preparados que no necesitan receta y que pueden tomarse junto a los productos lácteos para ayudar al cuerpo a descomponer la lactosa.

Con medidas sencillas como las siguientes, se puede controlar la intolerancia:

- Beber leche en pequeñas cantidades: una taza o menos por ración.
- Comer quesos que contienen poca lactosa, como el Cheddar.
- Beber leche sólo durante las comidas o con otros alimentos.
- Comer yogures de cultivo activo, los cuales contienen menos lactosa que otros productos lácteos.
- Usar leche de bajo o ningún contenido de lactosa.
- Tomar comprimidos (tabletas) de lactasa antes de consumir productos lácteos, o bien agregar unas gotas de esta enzima a la leche normal.

¿Sabía usted que...?

La leche, el queso, la mantequilla y el helado son fuentes obvias de lactosa pero, ¿sabía usted que ésta se añade a menudo a los siguientes productos durante su elaboración?

- El pan y preparados para hornear
- Desayunos instantaneos líquidos, papas y sopas
- Fiambres (embutidos)
- Margarina
- Leche en polvo desgrasada
- Crema en polvo para el café
- Muchos fármacos adquiribles con receta
- Cereales ya preparados para el desayuno
- Aliños para ensalada
- Numerosos tentempiés o bocadillos
- Suero de la leche
- Cremas batidas de repostería

V. tamb.
Diarrea
Enfermedades metabólicas

Intoxicación alimentaria

Se debe a la ingestión de alimentos que contienen bacterias o sus productos tóxicos. Esto sucede a veces cuando los productos alimenticios no se han almacenado o preparado en debida forma. La intoxicación puede ser también el resultado de comer plantas o animales venenosos.

PALABRAS CLAVE
para búsquedas en Internet y otras fuentes de consulta

Botulismo

Digestión

E. coli

Estafilococos

Gastroenteritis

Infecciones bacterianas

Salmonelosis

El caso de Robin

A principios de septiembre, Robin y sus amigos exprimieron la última gota a las vacaciones escolares con una fiesta celebrada en la casa de sus padres, donde se divirtieron más que en todo el verano. Cada cual tuvo que prepararse su propia mezcla de helado, leche, frutas y gaseosa. Pasados uno o dos días, Robin y sus amigos sufrieron accesos de diarrea, fiebre, dolores intestinales, y vomitaron más veces de lo imaginable. ¿Por qué sucedió esto? Robin y sus amigos eran apenas unos cuantos del casi cuarto de millón de estadounidenses que se enfermaron por haber comido helado ese otoño. ¿El culpable? Una bacteria, la *Salmonella enteritidis*. Invisible, inodora e insípida, esta bacteria microscópica contaminó los ingredientes que se usaron para hacer el helado, durante el tránsito en camión a la fábrica de helados. ¿Y por qué los contaminó? Porque el camión no se había limpiado tras aligerarlo de su carga anterior, consistente en huevos crudos sin pasteurizar, terreno de cultivo ideal para la reproducción de las especies de salmonela.

¿Qué es la intoxicación alimentaria?

Es la intoxicación ocasionada al ingerir bacterias nocivas o sus productos tóxicos. Estas bacterias viven en las tierras o suelos, en la carne cruda, en los productos lácteos crudos, en los animales domésticos, en los insectos, en los roedores, en las manos sucias y en los equipos procesadores de alimentos. Todos ellos pueden ser fuentes de contaminación si no se observan las mínimas condiciones de sanidad en su manipulación y preparación o en la limpieza de utensilios y máquinas. Las causas de contaminación más frecuentes son el no refrigerar los comestibles perecederos*, los alimentos crudos o poco cocinados o las conservas que no se cocinaron a temperaturas suficientemente altas.

* **perecedero** Susceptible de estropearse o pudrirse, como en el caso de los comestibles perecederos.

Aunque la comida en Estados Unidos es de las más limpias y fiables, los brotes de intoxicación alimentaria matan anualmente a unos 9 000 ciudadanos y enferman a una ingente cifra, calculada entre los 6,5 y los 33 millones. La intoxicación alimentaria no es una enfermedad contagiosa como la varicela, pero la persona infectada puede transmitir la infección por contacto manual (por ejemplo, al servir la mesa).

¿Cómo se produce?

La intoxicación alimentaria puede producirse cuando las cosas que comemos están contaminadas por bacterias o por sus productos tóxicos, que suelen originar inflamación intestinal, a pesar de que el organismo hace todo lo posible para eliminarlos.

Síntomas

Los que sufren una leve intoxicación alimentaria pueden manifestar síntomas como diarrea, fiebre, vómito y dolor abdominal. Los primeros indicios surgen a veces apenas una hora después de haber comido y hasta tres días después. Estos síntomas también aparecen en otras personas que han comido el mismo producto.

Diagnóstico

El diagnóstico se basa en los síntomas y en los análisis de cultivos de heces, en busca de bacterias específicas, así como en el análisis de muestras de comida. Los brotes son investigados por las autoridades de salud pública municipales o provinciales.

¿Cómo se trata la intoxicación alimentaria?

La intoxicación puede durar de 1 a 7 días y por lo regular no requiere hospitalización, que sí es necesaria en ciertos casos en que la diarrea y los vómitos ocasionan deshidratación*. La deshidratación se corrige con líquidos administrados por vía intravenosa, es decir, inyectados directamente en las venas. También se puede hospitalizar al enfermo si la infección se propaga desde los intestinos al resto del organismo. En algunos casos, el médico recetará antibióticos para combatirla.

Hace 80 Años: En Una Fábrica De Conservas De Kansas

La intoxicación resultante de comer productos contaminados por la bacteria *Clostridium botulinum* se llama "botulismo," nombre derivado del latín "botulus," que significa salchicha.

Al principio, los científicos creían que la toxina de esta bacteria sólo podía producirse en presencia de proteína animal, como la de las salchichas. Sin embargo, en un brote de botulismo ocurrido en 1919 se descubrió que esta vez el origen era una fábrica de conservas de Kansas. Ese mismo año se descubrió que otro brote alarmante se debía a olivas envasadas. Estos dos incidentes dieron lugar a una reglamentación más rigurosa de la tecnología utilizada para el procesamiento de productos alimenticios.

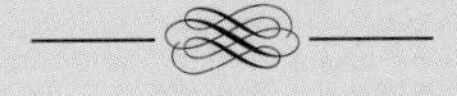

Para evitar la intoxicación alimentaria

- Las bacterias necesitan tiempo para desarrollarse, por lo que no deben comerse los alimentos que hayan estado fuera del refrigerador más de dos horas.
- No comer huevos crudos, ni carne de ave o res sin cocinar.
- La carne y el pollo deben estar bien cocinados, sin que queden partes internas de color rosáceo.
- No comer productos lácteos crudos o sin pasteurizar.
- Lavar las frutas y verduras antes de comerlas.
- Lavar bien todo plato, tabla de cortar, mostrador de cocina y utensilio que haya entrado en contacto con carnes crudas de res o de ave antes de usarlos para otros fines.
- Lavarse bien las manos que han tocado carnes antes de manipular otros productos alimenticios.
- Lavarse bien las manos después de usar el baño.
- Lavarse bien las manos después de cualquier contacto con animales y reptiles (cuya piel es a veces portadora de bacterias).
- Mantener la temperatura del refrigerador entre 1 °C (30 °F) y 4,4 °C (40 °F).

* **deshidratación** Pérdida excesiva de líquidos corporales.

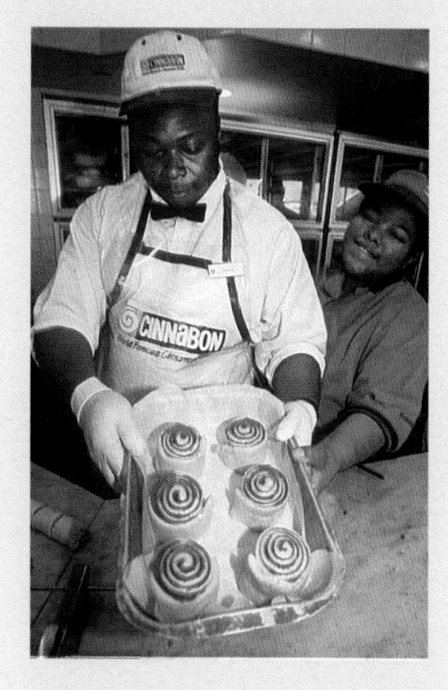

▲

Las autoridades federales, estatales y municipales de Estados Unidos imponen a los negocios e instalaciones alimentarias una reglamentación rigurosa. Por ejemplo, a los empleados que manipulan productos alimenticios se les exige que se pongan guantes para impedir la contaminación. © *Jeff Greenberg/Photo Researchers, Inc.*

Medidas preventivas

Las siguientes indicaciones serán de utilidad para prevenir la intoxicación alimentaria:

1. No comer alimentos perecederos que hayan permanecido fuera del refrigerador más de 2 horas.
2. Lavarse las manos y lavar los utensilios de cocina antes y después de tocar todo producto alimenticio, de usar el baño, o de manipular carnes crudas (de aves de corral o de ganado) o huevos crudos.
3. Cocinar bien la comida, y no comer el jugo de carnes crudas sin hervirlo bien.

Pero incluso cuando la persona se lava bien y mantiene limpios los productos que come, la contaminación puede haberse producido mucho antes de que los comestibles llegaran a la cocina de la casa, como sucedió con el helado en el caso de Robin. Los procesadores comerciales de alimentos, los agricultores y los distribuidores también deben tomar medidas preventivas para cerciorarse de que sus productos no estén contaminados (por ejemplo, contar con fábricas bien limpias y con almacenes y frigoríficos incontaminados). En Estados Unidos, el Departamento de Agricultura, la Administración de Fármacos y Alimentos y las autoridades municipales y estatales reglamentan estrictamente estas instalaciones comerciales y las vigilan de cerca.

Fuentes

International Food Information Council, 1100 Connecticut Ave. NW, Ste. 430, Washington, DC, 20036
Telephone (202)296-6540
http://ific.org

U.S. Food and Drug Administration, 5600 Fishers Ln., Rockville, MD 20857-0001
Toll-free (888)-463-6332
Toll-free (800)FDA-4010 (Seafood Hotline)
http://www.fda.gov/

U.S. Food and Drug Administration, Center for Food Safety and Applied Nutrition, 5100 Pain Branch Pkwy., College Park, MD 20740-3835
Toll-free (888)-SAFEFOOD
TTY (800)877-8339
http://vm.cfsan.fda.gov/

▶ *V. tamb.*
Botulismo
Infecciones bacterianas

Intoxicación por el plomo (saturnismo)

La intoxicación por el plomo se produce al ingerir o aspirar partículas de plomo capaces de dañar diversas partes del organismo, especialmente en niños de corta edad.

PALABRAS CLAVE
para búsquedas en Internet y otras fuentes de consulta

Metales pesados

Saturnismo

El caso de Timmy

El año en que Josh cumplió doce años, sus padres compraron una casa más amplia, con un dormitorio para su hermanito Timmy, que empezaba a gatear. Toda la familia estaba de lo más entusiasmada con la mudanza al nuevo hogar, situado en un vecindario de casas viejas con árboles gigantescos.

Josh se pasó muchas tardes de sábado echándole una mano a su papá con las reparaciones de la casa, pues no era nueva (había sido construida 50 años antes). El padre de Josh sabía que los fragmentos de pintura de las casas de ésa época a menudo contienen sales de plomo, que podrían ser tóxicos para Timmy si se los llevaba a la boca. Uno de los primeros trabajos de restauración era, pues, quitar la pintura raspándola y reemplazarla con una capa o más de pintura nueva, sin plomo.

Unos meses después, durante un reconocimiento médico de rutina, se le encontró al pequeñín una elevada concentración de plomo en la sangre. Sus padres no sabían que uno puede adquirir esta intoxicación no sólo tragando los fragmentos de pintura, sino también inhalando polvo con plomo. Por fortuna, el problema se descubrió temprano y pudo someterse el niño a tratamiento.

¿Qué es la intoxicación por el plomo?

El plomo es un metal que viene extrayéndose de las minas desde hace miles de años. En épocas pasadas, se utilizó en multitud de productos, tales como pintura, gasolina, cañerías de agua y hasta latas de conserva. Ahora bien, cuando uno ingiere o respira fragmentos de plomo, este metal puede ser sumamente venenoso, especialmente para los niños menores de 6 años. Esto se debe en parte a que los niños de corta edad experimentan rápidos cambios y en parte a que tienden a llevarse a la boca toda clase de objetos.

El plomo es venenoso porque interfiere con algunas de las funciones básicas del organismo. Hasta cierto punto, el cuerpo humano no distingue entre el plomo y el calcio, mineral este último que contribuye a fortificar los huesos. El calcio, como el plomo, persiste en la sangre durante varias semanas. Después se deposita en los huesos donde, en condiciones normales, permanece durante el resto de la vida. El plomo, incluso en pequeñas cantidades, puede perjudicar a los niños con el tiempo y dar lugar a dificultades de aprendizaje, problemas de conducta, cociente intelectual disminuido y otros daños. En cantidades grandes, el plomo llega a provocar convulsiones, pérdida de la conciencia o incluso la muerte.

¿Qué es lo que causa la intoxicación por el plomo?

Son muchos los objetos familiares de nuestro entorno cotidiano capaces de producir esa intoxicación.

Hasta hace unos años, los fabricantes de pintura acostumbraban a agregar plomo a la pintura para que durara más y se adhiriese mejor a las superficies exteriores e interiores. En EE.UU. está prohibida la venta de pintura doméstica a base de plomo desde 1978. También es ilegal el uso de pintura de plomo para pintar los juguetes de los niños o los muebles u otros elementos de madera de uso doméstico. No obstante, todavía se encuentran vestigios de plomo en las casas pintadas antes de esa prohibición. La vieja pintura, que se despega, descascara o se pone gredosa, plantea un peligro. Como el plomo tiene sabor dulce, los niños a veces se comen los fragmentos de pintura. Incluso la pintura a base de plomo en buenas condiciones puede representar un riesgo si está en las superficies que los niños muerden o que se desgastan mucho. La pintura a base de plomo también se encuentra en juguetes de niños viejos o en muebles caseros pintados.

El método más común de intoxicación por el plomo es entrar en contacto con él en forma de polvo. El plomo puede adoptar esta forma cuando se raspa o lija una superficie pintada vieja, o cuando dos superficie pintadas chocan o se restriegan una contra otra. El polvo desprendido se deposita en objetos que los mayores tocan o los niños se llevan a la boca.

Las empresas de petróleos acostumbraban agregar plomo a la gasolina con objeto de mejorar el funcionamiento de los motores, pero esto permitía la expulsión al aire de partículas de plomo por el tubo de escape. En 1978 se redujo en EE.UU. la concentración de plomo permitida en la gasolina y hoy los automóviles utilizan gasolina sin plomo. No obstante, es posible que todavía quede, en las proximidades de las carreteras, plomo de aquella gasolina. El plomo también se deposita en el suelo cuando la pintura exterior de los viejos edificios se descama o se descascara.

Tiempo atrása, el plomo se empleaba con frecuencia en las cañerías de las casas, con lo que podía contaminar el agua que circulaba por ellas. En 1986 y 1988 se limitó en EE.UU. el uso del plomo en las instalaciones públicas de suministro de aguas y en toda obra de fontanería (plomería). No obstante, el plomo contenido en grifos y cañerías viejos, y en la soldadura utilizada para conectar los caños, sigue constituyendo un problema. La concentración de plomo en el agua depende de la temperatura de ésta (el agua templada o caliente contiene a veces mayor cantidad de plomo), así como de los minerales y ácidos que arrastra, el tiempo que permanece detenida en las cañerías y el estado de éstas.

La soldadura de plomo se utilizó en su día para cerrar herméticamente las latas de conservas. Pero el plomo podía mezclarse con el contenido de la lata. En 1995, se prohibió este uso en EE.UU., pero todavía se encuentra en algunas latas de conservas importadas.

Otras procedencias del plomo son:

- el barniz de plomo o vidrio plomizo utilizado en alfarería, que puede lixiviarse y contaminar los alimentos y bebidas;
- las fundiciones de plomo y otras instalaciones fabriles, que pueden dejar escapar plomo a la atmósfera;
- los trabajos en que se manipula el plomo pueden crear el polvillo de plomo, que se deposita en la vestimenta, la piel y el cabello;
- el plomo se utiliza también en alfarería y en la restauración de muebles en plan de pasatiempo (bricolaje). Las medicinas y cosméticos de confección casera a veces también contienen plomo.

¿Quién corre riesgo de intoxicación por el plomo?

Cualquiera, de cualquier edad, puede envenenarse con el plomo. Sin embargo, el riesgo es mayor en el caso de los niños de corta edad. En EE.UU., alrededor de 900 000 niños de 1 a 5 años presentan concentraciones peligrosas de plomo en la sangre. He aquí algunas situaciones asociadas con el riesgo incrementado en niños de corta edad:

- vivir en una casa construida antes de 1950, o visitarla a menudo;
- vivir en una casa construida antes de 1978 o visitarla a menudo, si tiene pintura descamada o despegada de las paredes, o ha sido reformada recientemente;
- vivir con un adulto cuyo trabajo o pasatiempo exija el contacto con el plomo;
- vivir con un hermano o hermana, o tener un compañero de juegos, que haya sufrido intoxicación por el plomo.

¿Cuáles son los síntomas de esta intoxicación?

El saturnismo no es fácil de detectar. A veces, no hay síntomas, o si los hay se parecen a los de otras enfermedades. En los niños, algunos indicios tempranos de posible intoxicación por el plomo son cansancio o hiperactividad constantes, irritabilidad, inapetencia, pérdida de peso, atención disminuida, dificultad para conciliar el sueño y estreñimiento.

Las concentraciones elevadas de plomo pueden provocar convulsiones, pérdida del conocimiento o incluso la muerte del niño. Ahora bien, en la mayor parte de los casos de intoxicación por el plomo las concentraciones son mucho menores. Pero, a la larga, incluso las concentraciones bajas pueden producir daños permanentes, pues plantean la posibilidad de intoxicación, con los consiguientes problemas de aprendizaje y de conducta, disminución del cociente intelectual, dificultades para hablar, atención reducida, daños cerebrales o nerviosos, mala coordinación, lesiones renales, crecimiento reducido y sordera.

El contacto con el plomo es especialmente peligroso para los niños, aunque puede ser también lesivo para los adolescentes y los adultos. El contacto con el plomo puede aumentar el riesgo para la salud de la mujer embarazada. Además, crea a veces otros problemas más graves, incluidos daños cerebrales o muerte del feto. A concentraciones elevadas, el plomo produce en el adulto anomalías como esterilidad, tensión arterial alta, dificultades digestivas, trastornos nerviosos, alteraciones de la memoria, atención disminuida, así como dolor muscular y de las articulaciones.

Diagnóstico

La intoxicación por el plomo a menudo presenta escasos síntomas. La única manera de determinar si una persona la tiene, es hacerse un análisis que determine la concentración de plomo en la sangre. A los niños que no corren riesgo elevado, se les suele hacer este análisis a la edad de 1 o 2 años; los de alto riesgo necesitan el análisis cada 6 meses entre los 6 meses de edad y los 2 años, y posteriormente una vez al año hasta cumplir los 6 años. El análisis de sangre se le puede hacer a cualquiera y en cualquier momento si presenta síntomas de intoxicación o ha estado expuesto al plomo en alguna de sus formas.

El papel del Plomo en la historia

El plomo es un metal de gran durabilidad y con punto (temperatura) de fusión bajo. En la Antigua Roma, la gente rica tenía en la casa cañerías de agua hechas de plomo. (El símbolo químico del plomo es Pb, del latín *plumbum*, que significaba pesa de plomo). De ahí proviene también la palabra plomero (utilizada en América en vez de fontanero). Los romanos recubrían de plomo, por dentro, las paredes y pisos de los depósitos de agua (cisternas), y comían en platos y con cubiertos de plomo. Los vinateros romanos hasta dulcificaban el vino agrio agregándole una especie de jarabe que contenía plomo en polvo. Los historiadores modernos han sugerido que el saturnismo tal vez explique la extraña conducta de varios emperadores romanos, incluso Calígula (12–41 a. de C.), que derrochó una fortuna en diversiones públicas, desterró y asesinó a varios parientes, hizo funcionario público a su caballo favorito y se declaró uno de los dioses. La decadencia y ocaso del Imperio romano puede que se debiera, por lo menos en parte, al plomo.

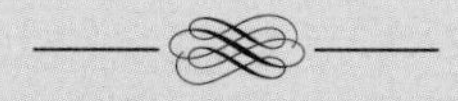

Tratamiento

La primera medida que se debe tomar es evitar todo nuevo contacto. Eso significa que es necesario descubrir y eliminar cualquier vestigio de plomo que pueda albergar la casa. El siguiente paso es realizar las modificaciones dietéticas que sean necesarias. Los niños deben hacer por lo menos tres comidas al día, puesto que absorben más plomo cuando tienen el estómago vacío. Deben, además, comer alimentos que contengan hierro y calcio en abundancia, tales como leche, pescado, manteca de cacahuete (maní) y uvas pasas; si no ingieren suficiente hierro y calcio, el organismo confunde a estos minerales con el plomo, y de ahí que se absorba y se deposite en los tejidos orgánicos una mayor cantidad de plomo.

Si la concentración de plomo en la sangre es lo suficientemente elevada, el médico tal vez recete algún quelante (agente químico que se fija al plomo presente en el organismo). Una vez fijado, el plomo del organismo puede eliminarse con la orina o las heces. Según el medicamento que se recete, se tomará por boca o se administrará por inyección intravenosa.

Medidas preventivas

Los siguientes consejos serán de utilidad para prevenir la intoxicación por el plomo:

- Lavarse las manos con frecuencia, especialmente después de haber estado algún tiempo afuera o antes de las comidas.
- Una vez a la semana, lavar los pisos, el alféizar o repisa de las ventanas y otras superficiesde la casa que acumulen suciedad o polvo.
- Para limpiar el polvo, usar una esponja o una fregona junto con algún producto de limpieza general disuelto en agua.
- Después de limpiar zonas sucias o polvorientas, enjuagar bien la esponja o la fregona.
- Impedir que los niños pequeños muerdan superficies pintadas, tales como repisas de ventana o corralitos infantiles.
- No permitir que los niñitos se lleven a la boca juguetes u otros objetos pintados.
- Procurar que los niños jueguen en el césped y no en suelos de tierra, que puede contener plomo.
- Lavar a menudo los biberones o mamaderas, los chupetes y los juguetes o animalitos de peluche con que juegan los niños.
- Utilizar agua corriente fría para beber y cocinar, ya que siempre hay más probabilidad de contaminación por el plomo cuando se usa agua caliente del grifo.
- Seguir un régimen dietético escaso en grasas y abundante en hierro y calcio.

Fuentes

National Lead Information Center, 801 Roeder Rd., Ste. 600, Silver Spring, MD 20910
Toll-free (800)424-LEAD
Facsimile (301)588-8495
http://www.epa.gov/lead/nlic.htm

National Lead Information Center, 422 S Clinton Ave., Rochester, NY 14620
Toll-free (800)424-5323
Facsimile (585)232-3111
http://www.epa.gov/lead/nlic.htm

Centers for Disease Control and Prevention, Lead Poisoning Prevention Branch, Mailstop F42, 4770 Buford Highway, Atlanta, GA 30341
Toll-free (888)232-6789
http://www.cdc.gov/nceh/pubcatns/97fsheet/leadfcts/leadfcts.htm

V. tamb.
Enfermedades ambientales

Intoxicación por monóxido de carbono

El monóxido de carbono es un gas sin color, sabor ni olor que resulta de la combustión incompleta de materia sólida, líquida o de combustibles gaseosos. Puede causar mareos, náuseas, coma o la muerte si se inspira en exceso.

PALABRAS CLAVE para búsquedas en Internet y otras fuentes de consulta

Anoxia

Hipoxia

Oxígeno hiperbárico

Salud ambiental

Toxicología

Casi una catástrofe

Guiándose por la rutina matutina del Dr. Smith, sus vecinos podían poner el reloj en hora. Cada mañana a las 6:00 en punto, apagaba la luz del porche; a las 6:15 recogía el periódico de la entrada y a las 6:30 sacaba a su perro a pasear. Una mañana de invierno, el vecino que vivía puerta con puerta con el médico advirtió que ninguna de aquellas actividades habían tenido lugar. Sabía que los Smith estaban en casa, pero no contestaban el teléfono ni el timbre.

El vecino llamó a la policía. Estos agentes forzaron la puerta y, al entrar en la casa, encontraron cuatro cuerpos inconscientes. El calentador de gas se había apagado durante la noche y llevaba horas expulsando monóxido de carbono. Llevaron rápidamente a los Smith al hospital, donde recibieron tratamiento. El Dr. Smith, su mujer y sus hijos tuvieron mucha suerte al ser hallados a tiempo. En unas semanas estaban totalmente recuperados.

¿Qué es la intoxicación por monóxido de carbono?

El monóxido de carbono (CO) es una sustancia química que se crea al quemar ciertos combustibles, como el carbón o el gas. El CO es tóxico porque reduce la cantidad de oxígeno que reciben las células del cuerpo. Los glóbulos rojos contienen una proteína llamada hemoglobina que transporta el oxígeno destinado a las células, pero cuando se respira CO, éste sustituye al oxígeno porque se une a la hemoglobina más fácilmente y con mayor fuerza. Al tener lugar este proceso, las células que necesitan gran cantidad de oxígeno (como las del corazón, los músculos del esqueleto y el sistema nervioso central) no pueden funcionar con normalidad.

Intoxicación aguda por CO El Dr. Smith y su familia sufrieron una intoxicación aguda* por CO, es decir, respiraron gran cantidad de CO de una sola vez. Este tipo de intoxicación puede conducir a la muerte: entre el 25 y el 40 por ciento de las personas que sufren intoxicación aguda por CO mueren. Los que sobreviven pueden presentar los síntomas días, meses e incluso años después.

* **agudo** Dicho de un proceso o enfermedad que aparece bruscamente, es de corta duración y tiene carácter grave.

Intoxicación crónica por CO La intoxicación por CO también puede ser crónica*. Una cantidad reducida de CO inhalada continua o periódicamente durante un determinado periodo de tiempo no mata, pero interfiere con el suministro de oxígeno al cerebro, lo que puede causar problemas a largo plazo en el sistema nervioso, como dolor de cabeza, mareos, debilidad, sueño, náuseas y vómito. La exposición reducida y crónica al CO reviste especial gravedad para las personas que padecen del corazón, los pulmones o que sufren problemas circulatorios, y para los niños y ancianos. El feto en desarrollo también puede resultar afectado por esta intoxicación.

* **crónico/a** Se dice de la enfermedad o el trastorno de duración prolongada.

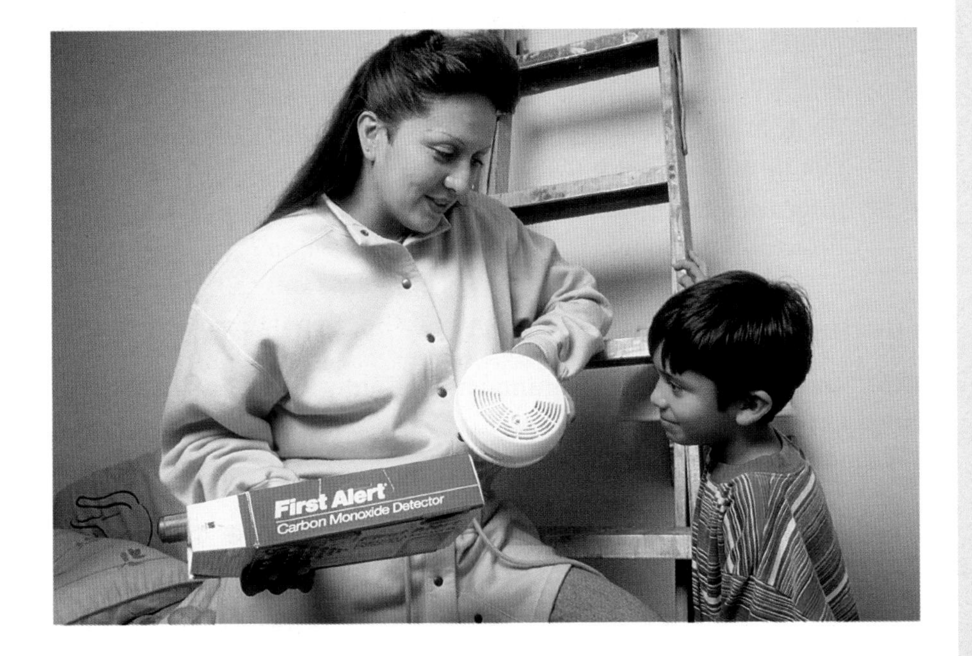

◀ Los detectores de monóxido de carbono tienen el mismo aspecto que los detectores de humo y se pueden instalar en el hogar para detectar CO. © *Tony Freeman/PhotoEdit*

Monóxido de carbono y medio ambiente

El CO es uno de los venenos más abundantes en el medio ambiente. Puede llegar a edificios, casas y vehículos de formas muy distintas. Entre las fuentes de CO se encuentran la polución de los autos, los hornos de gas o de petróleo, lámparas de queroseno, calentadores, electrodomésticos mal instalados, hornos de leña, chimeneas y el humo del tabaco. La intoxicación por CO se da básicamente durante los meses de invierno, cuando la gente utiliza calentadores y chimeneas.

Tratramiento

La persona que sufre intoxicación aguda por CO necesita un suministro extra de oxígeno lo antes posible. Se puede administrar oxígeno puro o recurrir a una cámara hiperbárica, que contiene oxígeno puro al 100 por ciento y que puede incrementar la presión a tres atmósferas (tres veces superior a la presión del aire en la superficie terrestre y aproximadamente la misma que soporta el cuerpo a unos 25 metros—90 pies—bajo el agua). La presión y el oxígeno puro permiten a las moléculas de oxígeno desplazar el CO de la hemoglobina. El diagnóstico y tratamiento de la intoxicación crónica por CO presenta más dificultades, ya que sus síntomas son similares a los de la gripe y otras afecciones parecidas.

Medidas preventivas

Normalmente, la intoxicación por CO puede prevenirse. Las medidas de seguridad básicas incluyen:

- no quemar carbón vegetal en una tienda o caravana para mantener el calor;
- instalar apropiadamente los sistemas de calefacción de agua y de gas y revisarlos regularmente para asegurarse de que funcionan como es debido;
- mantener limpias las chimeneas y las zonas donde se quema la madera;
- no dejar un auto encendido dentro de un garaje, sobre todo si está junto a la casa o dentro de ésta;
- instalar en la casa detectores de CO (de diseño similar a los detectores de humo).

Fuentes

U.S. National Center for Environmental Health, Mailstop F-29, Atlanta, GA 30341-3724
Telephone (770)488-7000
Toll-free (888)-232-6789
Facsimile (770)488-7015
24-Hour Emergency Hotline (770)488-7100
http://www.cdc.gov/nceh/

U.S. National Institute of Neurological Disorders and Stroke,
c/o NIH Neurological Institute, P.O. Box 5801, Bethesda, MD 20824
Telephone (301)496-5751
Toll-free (800)352-9424
TTY (301)468-5981
http://www.ninds.nih.gov/

V. tamb.
Enfermedades ambientales

J

Jaqueca *Véase* Dolor de cabeza

Juanetes

Deformidad de los pies causada por la desviación lateral del dedo gordo, denominada vulgarmente juanete. Es un bulto visible que aparece al costado del pie, junto a la articulación de la base del dedo gordo.

PALABRAS CLAVE
para búsquedas en Internet y otras fuentes de consulta

Ortopedia

Ortopédico

Podología

El precio del estilo

Cuando Natalie empezó a trabajar en el banco, pudo darse el lujo de gastar zapatos de alta moda. Cuanto más alto fuera el tacón y más estrecha la punta, mejor. Sin embargo, después de varios meses, la parte interior (izquierda) del pie derecho, sobre todo en torno a la base del dedo gordo, comenzó a inflamarse y a enrojecer. Con el roce dell zapato, el bulto del pie empezó a crecer. Al cabo de unas semanas, incluso los zapatos deportivos le hacían daño. Natalie sabía que tenía un juanete, pues los juanetes eran habituales en su familia y sus pies tenían el mismo aspecto que los de su madre o los de su abuela. Natalie acabó contando los días que faltaban para su cita con el podólogo (especialista de los pies).

¿Cuál es la causa del juanete?

Hallux valgus El término médico para un juanete es *hallux valgus:* "*hallux*" significa dedo gordo y "*valgus*" deformidad que apunta hacia fuera, miranda desde la mitad del cuerpo (es decir, hacia los demás dedos del mismo pie). El juanete se forma cuando la primera articulación (denominada metatarso-falángica, que comprende el hueso largo en la cara interior del pie) empuja a la base del dedo gordo y hace que éste se desvíe hacia los dedos más pequeños del pie. Como resultado de esa desviación, la primera articulación y uno de los huesos del dedo gordo chocan en la base, la articulación se inflama, y aparece el bulto o juanete.

Cualquiera puede tener juanetes Los juanetes son deformidades del pie tan comunes como dolorosas. Cualquiera, incluso los niños, puede tener juanetes. Sin embargo, son más comunes en mujeres mayores de 30 años, probablemente debido al tipo de calzado que utilizan.

Los zapatos estrechos, puntiagudos y de tacón alto aceleran la formación de juanetes en gente proclive a padecerlos. Las personas con pies planos, con el arco del pie descendido, también son más propensas a presentar juanetes que las personas que tienen el arco más alto.

Pronación y otras anomalías de los pies. Las anomalías de los pies son una causa común de los juanetes. Por ejemplo: los pies parcialmente girados, de tal forma que la cara interior del pie (y del zapato) es lo primero que toca el suelo al andar, son propensos a formar juanetes. Hay muchas personas con tendencia genética a padecer juanetes; asimismo, pueden surgir en asociación con la artritis.

Tratamiento

Natalie manifestaba clásicos síntomas del juanete; tenía la cara interior del pie deformada por un bulto rojo, hinchado y doloroso, del tamaño de una canica; presentaba también un gran callo (zona de piel endurecida) a lo largo de esa misma cara interior; los otros dedos del pie se encabalgaban los unos sobre los otros, y a veces la piel que recubría el juanete se le infectaba.

Antes de tratarle el juanete, el podólogo de Natalie tomó radiografías del pie para determinar el estado de los huesos. Tenía un juanete largo y muy desarrollado, así que decidió inyectarle el medicamento directamente en la articulación del dedo gordo para reducir la hinchazón. También le recetó un aparato ortopédico*, que se pone dentro del zapato para reducir la presión y el peso sobre el dedo gordo. Como refuerzo para reducir la hinchazón, el podólogo le recomendo que tomase aspirina, que se aplicase hielo en el pie y que bañase el pie en agua con sales minerales. Natalie tuvo que renunciar finalmente a los tacones altos.

* **aparato ortopédico** Soporte o corrector para articulaciones y músculos que están débiles o tienen menoscabada su función.

Osteotomía Estos tratamientos no surtieron resultado en Natalie y al final tuvo que someterse a una operación quirúrgica. Se le practicó una osteotomía, término que significa "cortar hueso." Después de suministrarle anestesia local para bloquear el dolor del pie, el podólogo extirpó las zonas de la articulación metatarso-falángica que habían crecido y se valió de un pequeño instrumento de titanio que mantenía los huesos en posición correcta. Como casi todas las operaciones de juanete, la de Natalie fue un éxito. Comenzó a caminar el mismo día de la operación y volvió al trabajo a los cuatro días.

Fuentes

American Podiatric Medical Association, 9312 Old Georgetown Rd., Bethesda, MD, 20814-1621
Telephone (301)581-9200
Toll-Free (800)ASK-APMA
http://www.apma.org

American College of Foot and Ankle Surgeons, 515 Busse Hwy.,
Park Ridge, IL, 60068
Telephone (847)292-2237
Toll-Free (800)421-2237
http://www.acfas.org/

V. tamb.
Artritis
Pies planos

K

Kuru

Enfermedad del sistema nervioso sumamente rara en la actualidad pero que en su día fue muy frecuente entre ciertas tribus de aborígenes que practicaban el canibalismo en Papúa Nueva Guinea.

PALABRAS CLAVE
para búsquedas en Internet y otras fuentes de consulta

Canibalismo

Encefalopatías espongiformes

Priones

Sistema neuromuscular

Enigmática enfermedad en Nueva Guinea

En los años cincuenta del siglo pasado, una extraña enfermedad del sistema nervioso causó numerosas muertes entre las tribus que habitaban las tierras altas de Nueva Guinea, isla del océano Pacífico situada al norte de Australia. Un científico norteamericano, Daniel Carlton Gajdusek fue a Nueva Guinea a estudiar la enfermedad, que los aborígenes llamaban "kuru" (españolizado a curu). Tras mucha investigación, descubrió que el problema se debía al canibalismo o antropofagia, la costumbre de comer la carne humana. En este caso, el canibalismo adoptaba la forma de un rito en el que la gente comía crudo el cerebro de los familiares fallecidos. En la actualidad, las tribus aborígenes ya no practican ese rito y el kuru prácticamente ha desaparecido.

Gajdusek creía que el kuru se transmitía del cerebro del difunto a la persona o personas vivientes por medio de uno de esos virus que tardan muchos años en manifestar síntomas. Hoy por hoy, muchos científicos no comparten esa hipótesis, sino que más bien piensan que el kuru se debe a una proteína infecciosa denominada prión. El kuru se cataloga entre un grupo de enfermedades cerebrales del ser humano y de los animales, conocido como encefalopatías espongiformes transmisibles, que son provocadas por priones. La palabra "espongiforme" se refiere a la forma en que los cerebros afectados se agujerean hasta adquirir, vistos al microscopio, el aspecto de una esponja. La más frecuente de estas afecciones en el ser humano es la enfermedad de Jakob-Creutzfeldt.

¿Qué síntomas presenta el kuru?

Los afectados de kuru tienen dificultad en controlar sus movimientos corporales y el problema se intensifica con el transcurso del tiempo. Brazos y piernas dan la impresión de ponerse rígidos, o bien sufren espasmos musculares rápidos. En ocasiones, los músculos se estremecen o sacuden en forma incontrolable, o los dedos, las manos y los pies se contorsionan lentamente. A medida que evoluciona la enfermedad, sus víctimas empiezan a perder las facultades mentales, tales como el pensamiento,

V. tamb.

Enfermedad de Jakob-Creutzfeldt

la memoria y la concentración. La muerte sobreviene generalmente dentro de 3 a 12 meses. El kuru es hoy sumamente infrecuente, pero sigue fascinando a los investigadores que estudian otras enfermedades afines.

Kwashiorkor

Forma grave de malnutrición que afecta a los niños que viven en condiciones de pobreza en las zonas tropicales y subtropicales del mundo. Se debe a la falta de proteínas en la dieta. El kwashiorkor detiene el crecimiento y produce en los niños vientres hinchados, así como brazos y piernas delgados.

PALABRAS CLAVE
para búsquedas en Internet y otras fuentes de consulta

Desnutrición

Malnutrición por carencia de proteínas

Marasmo

El caso de Tanya

Tanya vivía, con sus padres y cuatro hermanos y hermanas mayores, en la aldea de Tubmanburg, Liberia. La familia era muy pobre y los padres tenían gran dificultad para alimentar a los hijos. Con todo, Tanya era una criatura sana, porque su madre le daba el pecho. La leche materna contiene todas las proteínas y otras sustancias alimenticias que necesita el lactante. Pero cuando Tanya iba a cumplir su primer aniversario, su madre dio a luz otro hijo y ya no pudo amamantarla. No le quedó más remedio a la niñita que comer lo único que había disponible: arroz blanco, mandioca y ñame. Estos alimentos contienen principalmente féculas (hidratos de carbono) y casi ninguna proteína. La falta de proteínas pro-

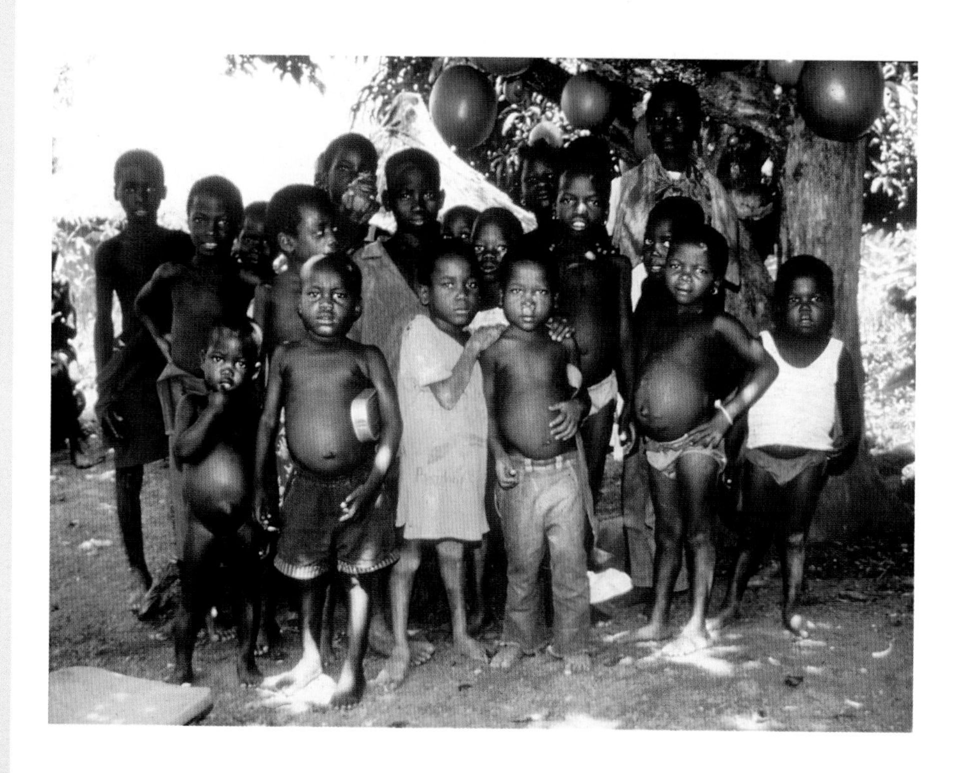

Muchos niños de una aldea del África occidental manifiestan indicios de kwashiorkor. Tienen el vientre hinchado, los brazos y piernas delgados y la piel escamosa. © *Charles Cecil/ Visuals Unlimited.*

vocó el kwashiorkor de Tanya: el abdomen de la criatura empezó a abultarse y los brazos y piernas a adelgazarse; le aparecieron escamas en la piel y se sintió muy débil. Tanya es un ejemplo típico de niños de todo el mundo cuyos padres son demasiado pobres para poder dar a sus hijos los alimentos que necesitan.

¿Qué es el kwashiorkor?

Es una enfermedad ocasionada por la falta de proteínas en la dieta de los niños. Es una forma de malnutrición proteínico-energética muy difundida en los países en desarrollo. Los lactantes y niños de corta edad que crecen en zonas tropicales y subtropicales (tales como las de Asia, África y Sudamérica) en las que existe mucha pobreza, corren mayor riesgo de contraerla.

El término kwashiorkor viene de una palabra usada en Ghana que significa "enfermedad del lactante desplazado del pecho de la madre cuando nace un hermanito." Generalmente, se produce tras el destete, por la falta de leche materna, rica en proteínas, y por el cambio de dieta a alimentos deficientes en proteínas. En los países pobres, es difícil proveerse de alimentos ricos en proteínas.

Síntomas

Los niños que padecen kwashiorkor presentan edema (retención excesiva de agua en los tejidos corporales), que les hincha el cuerpo. Se vuelven débiles e irritables, y en muchos casos la piel se les torna escamosa, el pelo pierde los rizos y la coloración. No tratarse, la enfermedad produce agrandamiento del hígado, pérdida de líquidos corporales (deshidratación)—incluso cuando el niño sufre de edema—detención del crecimiento e infecciones graves debidas a su sistema inmnitario debilitado. Puede también dar lugar a ictericia, letargo y disminución de la temperatura corporal.

Tratamiento

Un equipo internacional de auxiliares médicos que viajaban por Liberia observó a Tanya, sentada en el suelo, demasiado cansada para jugar con otros niños, y enseguida se dieron cuenta de lo enferma que estaba. La llevaron al hospital de Tubmanburg, donde la hicieron entrar en calor y le dieron líquidos para reemplazar los que había perdido. Al principio le administraron pequeñas cantidades de leche y suplementos vitamínicos y minerales. Con suplementos de zinc mejoró la descamación de la piel. Al desaparecer el edema, los médicos la pusieron a una dieta de alto contenido calórico y proteínico.

El 85 por ciento de los niños hospitalizados por kwashiorkor se salvan, y la mayoría de los que reciben tratamiento apropiado y oportuno se recuperan totalmente. Pero los niños que tienen kwashiorkor en los primeros dos años de vida, como Tanya, suelen padecer atrofia del crecimiento.

Medidas preventivas

Por ser una enfermedad debida a deficiencias alimentarias, se puede prevenir mediante una dieta bien equilibrada. Sin embargo, en muchas partes del mundo está muy difundida la pobreza, que no permite adquirir alimentos ricos en proteínas para los hijos, o simplemente esos alimentos no se dan en los lugares donde viven. Las iniciativas internacionales para suministrarles alimentos adecuados o bien enseñarles a cultivar otras clases de plantas, a comer los alimentos apropiados y a limitar el número de hijos, sin duda son de utilidad en la lucha contra la desnutrición, pero ésta sigue planteando un gran problema en los países en desarrollo.

Fuentes

World Health Organization, 525 23rd St. NW,
Washington, DC 20037
Telephone (202)974-3000
Facsimile (202)974-3663
Telex 248338
http://www.who.int/

V. tamb.
Carencias nutritivas
Ictericia

L

Labio leporino *Véase* Defectos congénitos; Fisura palatina

Laringitis

Es una inflamación o irritación de la laringe y, en consecuencia, de las cuerdas vocales presentes en su interior, lo que provoca una voz ronca o inaudible.

PALABRAS CLAVE
para búsquedas en Internet y otras fuentes de consulta

Inflamación

Laringe

Otorrinolaringología

Trastornos de uso excesivo de la voz

Voz

Un problema del que no se habla

Durante su primera campaña electoral, el que pasó a ser presidente de EE.UU., Bill Clinton, se quedó ronco o afónico (perdió la voz) repetidas veces, por causa de una laringitis. En el caso de Clinton, los médicos atribuyeron el problema a una combinación de uso excesivo de la voz y a alergias. La laringitis empeoró de tal manera que hubo que contratar los servicios de un logopeda* para que acompañara al candidato a lo largo de la campaña.

* **logopeda** Profesional de la salud que evalúa y trata los trastornos de la voz, el habla y el lenguaje.

¿Cómo se originan los sonidos y el habla?

La voz humana se debe al movimiento alternativo, hacia el centro y hacia los lados, de las cuerdas vocales. Estas estructuras son dos bandas de tejido muscular liso, situadas cada una a un lado de las paredes internas de la laringe, que hace de "aparato de fonación." La laringe es un conducto formado por diversos cartilages y tejido muscular que está situado entre la base de la lengua y la parte superior de la tráquea*. En estado de reposo, las cuerdas vocales permanecen abiertas para no obstaculizar el paso del aire que se respira. Cuando la persona habla, las cuerdas se cierran firme pero relajadamente. Conforme el aire de los pulmones se abre paso a la fuerza entre ellas, las cuerdas vibran rápidamente para producir sonidos. Si se inflaman o irritan, suelen hincharse y dejan de vibrar debidamente. Esto afecta la calidad del sonido que producen.

* **tráquea** Conducto que lleva el aire respirado de la garganta a los pulmones y viceversa.

¿Cuál es la causa de la laringitis?

Hay varios factores que pueden ocasionar una laringitis de corta duración. Una muy frecuente es el cantar en voz muy alta o durante mucho tiempo. Otra causa la constituyen los resfriados u otras infecciones de las vías respiratorias superiores, tales como la gripe. Otros causantes de irri-

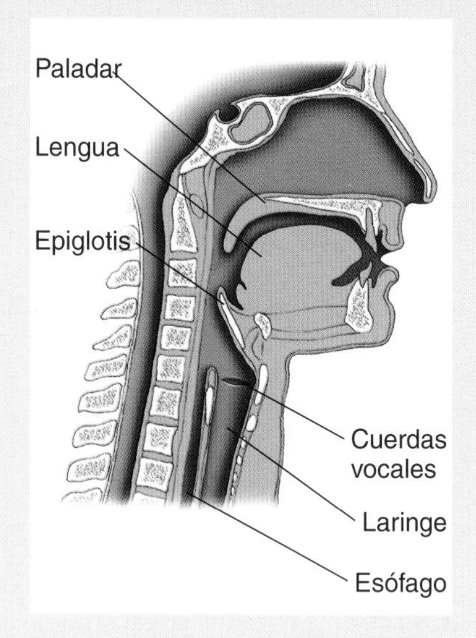

▲

Las partes del organismo que intervienen en la fonación (creación de sonidos y el habla) comprenden la laringe, la epiglotis, la tráquea, las cuerdas vocales, la lengua y el paladar.

tación de las cuerdas vocales incluyen las reacciones alérgicas o el respirar sustancias químicas cáusticas.

La constante irritación de las cuerdas vocales puede, a largo plazo, plantear problemas de la laringe. Dos causas frecuentes de laringitis prolongada son el abuso del alcohol y del cigarrillo. Otra causa es el ardor o acidez de estómago, en que el ácido gástrico refluye hacia la garganta y a su paso por la laringe baña las cuerdas vocales.

¿Cómo afecta la laringitis a sus víctimas?

Síntomas El síntoma más conocido de la laringitis es la ronquera, que puede variar de una muy leve a otra muy profunda e incluso a la pérdida total de la voz (afonía). La garganta puede hacer cosquillas o sentirse muy irritada, y las personas afectadas a menudo sienten la necesidad de carraspear. Cuando estos síntomas se deben a una enfermedad de poca duración o a una leve irritación, lo normal es que desaparezcan en el espacio de unos días. Si la ronquera dura dos semanas o más, será hora de ir a ver al médico. Si bien la ronquera que dura mucho suele ser causada por el abuso de la voz a largo plazo, a veces es indicio de alguna afección clínica más importante.

Diagnóstico En busca de la causa de la laringitis, el médico acostumbra preguntar acerca de los síntomas y llevar a cabo un reconocimiento físico del paciente. Como parte de ese reconocimiento, examina directamente las cuerdas vocales, utilizando un pequeño espejo que sostiene dentro de la boca en la parte posterior de la garganta. En casos más difíciles, es posible que examine las cuerdas vocales mediante un tubito dotado de una cámara en miniatura y luz. El tubito puede introducirse en la garganta por la boca o la nariz. Este abordaje permite al médico observar el movimiento de las cuerdas vocales mientras el paciente habla. En algunos casos, el médico remitirá al paciente a un logopeda.

Tratamiento La persona con laringitis debe evitar lo más posible el uso de la voz, puesto que al hablar, e incluso al murmurar, irrita todavía más las cuerdas vocales. Serán tal vez de utilidad el beber líquidos templados y el uso de un humidificador casero, aparato que agrega humedad a la atmósfera del ambiente. Si se trata de un ataque leve de laringitis ocasionado por el uso excesivo de la voz, por una infección de poca importancia, o por una irritación debida a alguna sustancia química, sólo se necesitará tener en cuenta estas medidas. Si la laringitis se debe a una infección causada por una bacteria, el médico tal vez recetará un antibiótico para combatir las bacterias. Si la laringitis se debe a alergias, es posible que el médico recete un antihistamínico, para contrarrestar la reacción alérgica.

En casos de ronquera prolongada, es necesario eliminar la causa de la irritación. Si la laringitis se debe al abuso del alcohol o del cigarrillo, convendrá al paciente abandonar esas costumbres nocivas. Si la causa es ardor de estómago, debe consultar al médico para que lo diagnostique y trate.

El uso excesivo de la voz a largo plazo puede provocar la aparición de pólipos (bultos) o pequeñas úlceras en las cuerdas vocales. Esto les sucede a menudo a los cantantes profesionales y a los oradores. Es posible que estas personas tengan que dar reposo a la voz durante varias semanas para que sus cuerdas vocales vuelvan a la normalidad. En algunos casos habrá que recurrir a una intervención quirúrgica para extirpar los pólipos. En otros casos, la ayuda de un logopeda puede ser muy útil, por enseñarle al paciente la manera de reducir la sobrecarga impuesta a las cuerdas vocales.

Medidas preventivas

Se puede conservar la voz en condiciones saludables evitando abusar de ella, conservando humedecidas las cuerdas vocales y procurando no irritar o secar la garganta. He aquí unos consejos de posible utilidad:

- evitar hablar o cantar en voz alta durante mucho tiempo;
- beber agua en abundancia y utilizar un humidificador si está seco el aire del ambiente;
- hacer gárgaras con agua salada, chupar caramelos o mascar chicle;
- evitar las bebidas que contengan cafeína (café, té y colas);
- evitar las bebidas alcohólicas, porque el alcohol seca la laringe;
- evitar el cigarrillo o respirar el humo que producen los fumadores, por ser irritante.

Fuentes

U.S. National Institute on Deafness and Other Communication Disorders, 31 Center Dr., MSC 2320, Bethesda, MD 20892-2320
Telephone (301)496-7243
Toll-free (800)241-1044
Facsimile (301)402-0018
TTY (800)241-1055
http://www.nidcd.nih.gov

American Speech-Language-Hearing Association, 10801 Rockville Pike, Rockville, MD 20852
Toll-free (800)638-8255
http://www.asha.org/

V. tamb.
Alergias
Ardor de estómago (Dispepsia)
Difteria laríngea
Laringitis
Gripe
Resfriado

Legionelosis

La legionelosis, o enfermedad del legionario, es una infección de carácter grave ocasionada por la bacteria **Legionella pneumophila**. *La enfermedad da lugar a inflamación de los pulmones (neumonía) y otros problemasde salud.*

PALABRAS CLAVE
para búsquedas en Internet y otras fuentes de consulta

Fiebre de Pontiac

Infección

Legionella pneumophila

Legionelosis

¿Qué es la legionelosis?

En 1976 una enfermedad misteriosa que afecta a los pulmones atacó a más de 200 asistentes a una convención de ex combatientes estadounidenses de la llamada *American Legion* en el hotel Bellevue Stratford, de Filadelfia. La enfermedad, a la que los médicos dieron el nombre de legionelosis, o enfermedad del legionario, causó la muerte de 34 ex combatientes en ese primer brote de que se tiene noticia. Posteriormente se descubrió la causa: una bacteria hasta entonces desconocida, llamada *Legionella pneumophila,* que contaminaba los depésitos de agua tibia de la instalación de aire acondicionado del hotel. En la actualidad se estima que los casos de legionelosis en los EE.UU. ascienden a la cifra anual de 10 000 a 15 000.

La bacteria causante de la legionelosis puede medrar en multitud de lugares donde se acumula el agua, como por ejemplo en las calderas, las instalaciones climatizadoras de gran envergadura o duchas de grandes complejos, como hospitales u hoteles. Cuando las bacterias presentes en el agua caliente pasan por evaporación al aire, se pueden inhalar, con la consiguiente infección. Por ejemplo, es posible respirar bacterias de las rendijas de ventilación de un sistema público de aire acondicionado o en el grifo de un calentador de agua. La legionelosis no es contagiosa, es decir, no se transmite de una persona a otra.

Cualquiera puede contraer esta enfermedad, aunque los adultos de edad avanzada y los fumadores, así como los enfermos crónicos* de los pulmones, parecen correr mayor riesgo. También presentan más probabilidad de contraerla los que tienen deprimido el sistema inmunitario (que defiende al organismo contra las infecciones) por causa de otras enfermedades, como el cáncer o el sida, o por ciertos medicamentos.

* **crónico/a** Se dice de la enfermedad o el trastorno de duración prolongada.

* **inflamación** Reacción del cuerpo a una irritación, infección o herida que a menudo causa hinchazón, dolor, enrojecimiento y calor.

¿Qué sucede cuando uno se contagia de legionelosis?

Síntomas Los síntomas de esta infección empiezan a manifestarse de 2 a 10 días después del contagio. Generalmente incluyen fiebre elevada, escalofríos y tos. Pueden doler los músculosy la cabeza, y el paciente experimenta cansancio, inapetencia y diarrea. Los síntomas empeoran a lo largo de unos días. Como parte del cuadro clínico de esta enfermedad, el paciente contrae neumonía (inflamación* de los pulmones), y posiblemente serios problemas renales.

Diagnóstico Como en la mayoría de las enfermedades, el médico suele empezar por un reconocimiento completo, seguido de preguntas sobre los antecedentes clínicos del paciente. Encarga una radiografía, que indicará si hay neumonía, y los análisis de laboratorio apropiados para investigar la posibilidad de insuficiencia renal. Es también posible que el médico pida estudios especiales para comprobar si los problemas manifestados se deben a la legionelosis. Estos estudios confirman o excluyen la presencia de infección en la sangre, orina y esputo (la mucosidad expectorada con la tos).

Fiebre de Pontiac

Es una enfermedad de carácter más leve que la legionelosis pero ocasionada por la misma bacteria. Generalmente afecta a personas por lo demás sanas. Los síntomas, que incluyen fiebre y dolores musculares, comienzan a manifestarse en cuestión de horas después de adquirir la infección.

A diferencia de la legionelosis, la fiebre de Pontiac no causa neumonía. Los infectados suelen recuperarse a los 2 a 5 días, sin necesidad de tratamiento.

Tratamiento La legionelosis se trata con un antibiótico, tal como la eritromicina. Los infectados necesitan hospitalizarse para recibir líquidos suplementarios, con objeto de restituir los perdidos como resultado de la elevada fiebre, y también oxígeno para combatir los síntomas de la neumonía.

Fuentes

National Center for Infectious Diseases, 1600 Clifton Rd., Mailstop C-14, Atlanta, GA 30333
Toll-free (888)-232-3228
http://www.cdc.gov/ncidod

V. tamb.
Infección
Infecciones bacterianas
Neumonía

Lepra

Es una enfermedad infecciosa que afecta a los nervios, la piel y las membranas mucosas. Se debe a la bacteria Micobacterium leprae, *y es de carácter progresivo, es decir, que se agrava lentamente. Se conoce también como enfermedad de Hansen, nombre del médico noruego que, en 1874, descubrió la causa de esta enfermedad.*

PALABRAS CLAVE
para búsquedas en Internet y otras fuentes de consulta

Enfermedades de la piel

¿Qué es la lepra?

A lo largo de la historia de la humanidad, la extrema deformación e incapacidad físicas producidas por la lepra han hecho de esta enfermedad una de las más temidas. La conocían ya en la Antigüedad los babilonios, los hebreos, los griegos y los romanos, y se menciona reiteradamente en la Biblia. Hasta época relativamente reciente, la lepra se consideraba incurable y los leprosos solían ser expulsados de las comunidades en que vivían.

La lepra se propagó por Europa en la Edad Media, probablemente a consecuencia de los grandes desplazamientos de poblaciones ocasionadas por las Cruzadas. Para el siglo XIII existían más de 2 000 leproserías sólo en Francia, amén de otros cientos más en Alemania, Inglaterra y Escocia. Aunque la enfermedad casi había desaparecido de Europa en el siglo XVI, todavía se registraron algunos brotes en Escandinavia y en las islas de Hawai en el siglo XIX.

La lepra, hoy

Aunque en la actualidad la lepra es poco común en la mayoría de los países, sigue provocando enormes sufrimientos en las zonas en que todavía se da—generalmente en las regiones tropicales y subtropicales de África, Asia y Centro y Sudamérica. Es de aparición muy rara en Norteamérica

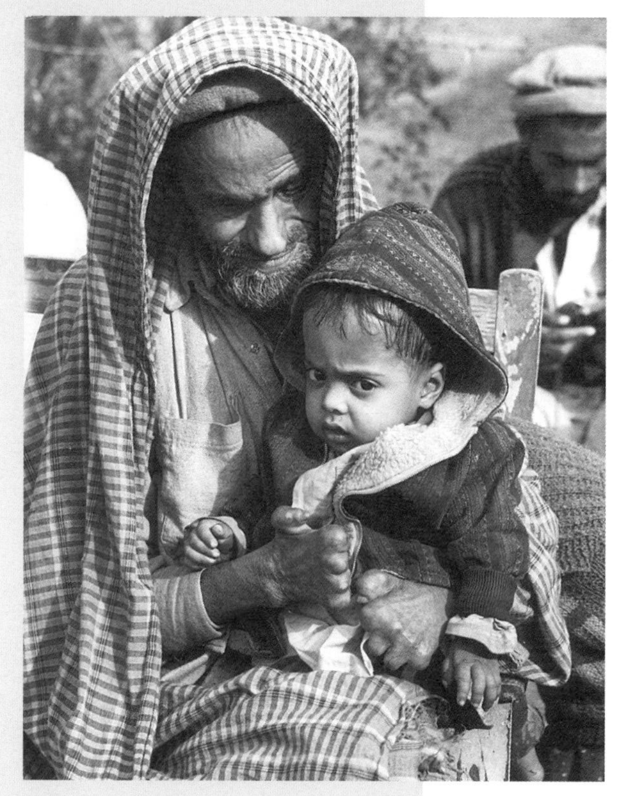

▲

En el Hospital de Leprosos de Balakot, Paquistán, un hombre que ha perdido los dedos de las manos a causa de la lepra sostiene en sus rodillas a su bisnieto sano. © *1973 Bernard Pierre Wolff/Photo Researchers, Inc.*

y Europa. En Estados Unidos, la mayor parte de los casos de lepra se dan entre inmigrantes.

Los niños son más susceptibles a la lepra que los adultos, y el hombre más que la mujer. En cuanto a condiciones de vida, la incidencia de lepra es máxima en zonas densamente pobladas, en las que abunda la desnutrición y la falta de higiene y atención médica.

¿Cómo se adquiere la lepra?

Contra lo que cree la mayoría de la gente, la lepra no es muy contagiosa. Es más, resulta difícil que una persona se la contagie a otra. Hay dos motivos por los cuales no sucede eso: la bacteria de por sí no causa fácilmente la enfermedad y, de todos modos, el sistema inmunitario de casi todo ser humano lo protege contra esta infección bacteriana. Lo único que parece capaz de producir la infección es el contacto íntimo con una persona en fase avanzada de la enfermedad. Se cree que la bacteria es transmitida de una persona a otra por medio del aire respirado y de las secreciones expulsadas por la boca y la nariz cuando se estornuda o se tose.

El periodo de incubación—desde que comienza la infección hasta que se instaura la enfermedad—es muy prolongado, por lo general de 1 a 10 años o más.

¿Qué síntomas presenta la lepra?

La lepra no ocasiona la caída de los dedos de las manos y de los pies, como a veces se cree—ese es otro mito propalado por todo el ámbito mundial. Lo que sí puede hacer es causar graves daños en las zonas periféricas del cuerpo (entre ellas las manos y los pies).

Hay dos tipos principales de lepra: la tuberculoide y la lepromatosa. La primera es de carácter más benigno que la segunda y generalmente afecta a la piel y a los nervios que la inervan, así como a otras superficies del cuerpo humano. La lepra lepromatosa afecta preferentemente a la piel, pero por su carácter más grave y progresivo tiende a difundirse con mayor facilidad.

La lepra tuberculoide se inicia en forma de infección de las terminaciones nerviosas. Poco a poco, los dedos del leproso pierden la sensibilidad al tacto, a la vez que se forman máculas (manchas) pálidas en la piel. Con el transcurso de los años, estas lesiones* se agrandan y aumentan de grosor. Es frecuente la aparición de una parálisis muscular de manos y pies. Donde ha habido pérdida de la sensibilidad al tacto, es posible que el leproso no tenga sensación de las heridas que se producen por accidente, siendo muy fácil lesionarse y tener los dedos de manos y pies llenos de cicatrices. En algunos casos de lepra tuberculoide, las heridas se curan por sí solas.

* **lesión** herida o daño que sufren los tejidos del cuerpo humano.

En cuanto a la forma lepromatosa, aparecen en el cuerpo nódulos grandes y blandos, o bien tumores (lepromas). Los rasgos de la cara se agrandan notablemente, dando a la persona aspecto leonino. También las membranas mucosas de la nariz, la boca y la garganta se afectan a veces; por otra parte, si se afectan los ojos, a menudo se produce ceguera. La evolución de la lepra presenta caracteres muy variables, y en algunos individuos los síntomas fluctúan repetidamente.

Diagnóstico y tratamiento

Los signos y síntomas de la lepra, especialmente en sus primeras etapas, se parecen a veces a los de otras enfermedades que afectan a la piel y a los nervios. Por tanto, el diagnóstico debe hacerse tras una biopsia en la que se haya extraído una muestra de piel para analizarla al microscopio en busca de la bacteria causante. Es muy importante el diagnóstico precoz para prevenir las deformidades e impedimentos permanentes.

El tratamiento actual consiste en administrar un fármaco que mata a la bacteria. Por cuanto se viene experimentando una creciente resistencia bacteriana a este fármaco, últimamente se empiezan a utilizar otros medicamentos. Para evitar las recidivas, el tratamiento se continúa durante por lo menos 2 años. Se pueden realizar varias operaciones quirúrgicas para

Los dones del Padre Damián

A Joseph de Vewster lo llamaban el Padre Damián. Nació en Tremeloo, un pueblo de Bélgica, el 3 de enero de 1840. Ya de muy niño sabía que el destino le tenía deparado el ser cura. Pronto se hizo misionero y abandonó Bélgica para ir a trabajar a las islas de Hawai, donde, en el curso de sus labores, se convirtió en un experimentado carpintero y constructor de viviendas e incluso acumuló un surtido de medicinas básicas con que tratar a los enfermos.

Mientras tanto, la lepra había invadido el archipiélago hawaiano y empezado a propagarse entre los aborígenes. Con el fin de aislar la enfermedad, se estableció una colonia en la isla de Molokai, a la que fueron llevados y abandonados a su suerte los leprosos.

El Padre Damían optó, a comienzos del año 1873, por dedicarse a trabajar en este asentamiento solitario y triste, donde no regía ley alguna. No sólo atendió a las necesidades espirituales de los enfermos, sino que les vendó las llagas, les suministró comida, les construyó abrigos y enterró a sus muertos. Con el tiempo, sus iniciativas y logros atrajeron el apoyo de médicos y hospitales, de manera que pronto recibió a distinguidos visitantes en la que había convertido en colonia modelo. A la larga, también él contrajo la lepra, que le causó la muerte el 15 de abril de 1889.

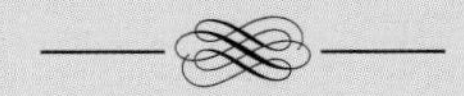

ayudar a los pacientes que hayan quedado desfigurados o con impedimentos físicos. En los EE.UU., el Servicio de Salud Pública ofrece tratamientos para los leprosos, y existen hospitales y clínicas especializados en distintas zonas del país.

Dado que la lepra no es tan contagiosa como antes se creía, ya no es necesario aislar a los pacientes del resto de la población, en lazaretos, para evitar la difusión de la enfermedad.

Fuentes

World Health Organization, 525 23rd St. NW,
Washington, DC 20037
Telephone (202)974-3000
Facsimile (202)974-3663
Telex 248338
http://www.who.int/

▶ *V. tamb.*
Infecciones bacterianas
Trastornos cutáneos

Lesiones relacionadas con el calor

PALABRAS CLAVE
para búsquedas en Internet y otras fuentes de consulta
Hipertermia

Las lesiones relacionadas con el calor, incluidos los calambres musculares, el agotamiento y el golpe de calor, son problemas resultantes de la sobrecarga impuesta al sistema de enfriamiento del organismo humano.

En pleno agosto, conforme los estudiantes volvían a las aulas tras las vacaciones de verano, se desató en el estado de Texas una intensa ola de calor. La temperatura extrema obligó a las autoridades escolares a tomar medidas. En el pueblo de Plano, por ejemplo, en los días de más calor los alumnos permanecieron dentro de la escuela durante el recreo. En Irving, el entrenador del equipo de fútbol americano acortó las prácticas de la tarde y ordenó a los jugadores que bebieran más agua de lo normal. En Arlington se suspendieron varias escaramuzas de ese fútbol, y las demás se programaron para después de las siete de la tarde.

Las autoridades escolares estaban tratando de prevenir las lesiones relacionadas con el calor. Estos problemas se producen por sobrecarga del sistema de enfriamiento corporal. El cuerpo se enfría, generalmente, sudando. En ciertas condiciones, sin embargo, este sistema empieza a fallar, con lo que la temperatura corporal asciende rápidamente. Las temperaturas corporales elevadas pueden dañar el cerebro u otros órganos vitales.

¿En qué consisten las lesiones relacionadas con el calor?

Hay tres clases de estas lesiones:

- Calambres por calor. Son dolorosas contracciones musculares, que generalmente afectan al estómago, los brazos o las piernas, como resultado de intensa actividad corporal. Los calambres no son tan graves como otras lesiones causadas por el calor. Puede ser muy peligroso no hacerles caso, puesto que constituyen un aviso previo de que el cuerpo tiene dificultad para adaptarse al calor.

- Agotamiento por calor. Es la respuesta corporal a la pérdida excesiva de agua y sal con el sudor. Suele darse en individuos que hacen mucho ejercicio o trabajan intensamente en ambientes calurosos y húmedos, donde sudan profusamente. Las personas mayores y los que padecen hipertensión también son propensos al agotamiento producida por el calor. A medida que el cuerpo se recalienta, el flujo de sangre a la piel aumenta, con la consiguiente disminución del aporte sanguíneo a otros órganos, lo que da lugar a debilidad, confusión e incluso colapso. Si no se atiende rápidamente el agotamiento, puede llevar a la insolación.
- Golpe de calor. Esta es la consecuencia más seria de las lesiones por calor. Se produce cuando el cuerpo no puede ya enfriarse por sí solo. La temperatura corporal puede subir a 41 °C (106 °F) o más en cuestión de minutos. Si el golpe de calor no se atiende rápidamente, lleva a veces a daños cerebrales o a la muerte.

¿Quién corre riesgo de sufrir trastornos por calor?

Son diversos los factores que afectan a la capacidad de enfriamiento corporal en días de mucho calor. Una de las principales maneras de enfriar el cuerpo consiste en sudar. La evaporación del sudor cutáneo (de la piel) enfría el cuerpo. Cuando la humedad (cantidad de vapor de agua en el aire) es elevada, el sudor no se evapora de la piel. Otros factores que pueden menoscabar la capacidad de controlar la temperatura corporal incluyen la edad temprana y la anciadad, la gordura excesiva, la fiebre, las enfermedades del corazón, las quemaduras de sol, el consumo de bebidas alcohólicas o de estupefacientes y la deshidratación o pérdida excesiva de agua debida a enfermedad o a no beber suficiente cantidad de líquidos.

Ciertas personas corren un riesgo elevado de sufrir lesiones relacionadas con el calor:

- Los lactantes y los niños menores de 4 años. Son muy sensibles a los efectos de las altas temperaturas, y por su masa corporal pequeña, se deshidratan muy fácilmente. Además, no saben cómo enfriarse si se recalientan.
- Los mayores de 65 años. El cuerpo de los mayores generalmente no puede controlar su propia temperatura, como sí lo hace el de los adultos jóvenes. Por otra parte, los mayores tienen menos capacidad para percibir y responder a los cambios de temperatura.

En plena ola de calor

Se llama ola de calor a un período prolongado de altas temperaturas y mucha humedad. El Servicio Meteorológico utiliza un índice de calor, para advertir al público de las condiciones del tiempo. Este índice es una medida combinada del calor que la persona realmente siente cuando a la temperatura señalada por el termómetro se suma la humedad relativa del ambiente (que a su vez es una medida indicadora de la humedad atmosférica comparada con la máxima humedad que el aire atmosférico puede retener a la misma temperatura sin saturarse y convertir el vapor de agua en lluvia). Por ejemplo, si la temperatura del aire es de 35 °C (95 °F) y la humedad relativa es del cincuenta y cinco por ciento, el índice de calor, o sensación térmica, es decir, el calor que realmente siente el cuerpo humano, es de 43,3 °C ó 110 °F. El Servicio Meteorológico emite avisos de alerta cuando se espera que el índice de calor será de 35 a 43,3 °C en las próximas 48 horas.

- Las personas con sobrepeso. El cuerpo de la persona con sobrepeso tiende a veces a retener más calor corporal que el de la persona de peso normal.
- Los enfermos o quienes toman determinados medicamentos. Toda enfermedad o medicamento que produce deshidratación incrementa el riesgo de lesiones relacionadas con el calor.

Síntomas

Calambres por calor

- contracciones musculares dolorosas, generalmente del estómago, brazos o piernas
- sudoración profusa

Agotamiento por calor

- abundante sudor
- piel fría, pegajosa
- palidez
- cansancio
- debilidad
- mareos
- dolor de cabeza
- desmayos
- calambres musculares
- náuseas
- vómito
- pulso débil y rápido
- respiración rápida y superficial

Golpe de calor

- temperatura corporal muy alta (más de 39,4 °C ó 103 °F, tomada por boca)
- falta de sudor
- piel seca, enrojecida y caliente
- mareos
- dolor de cabeza
- confusión
- náuseas
- vómito
- pulso fuerte y acelerado
- pérdida del conocimiento

Tratamiento

Calambres por calor Los calambres por calor suelen producirse en condiciones de intensa actividad. Convendrá poner término a la actividad, sentarse quietecito en un lugar fresco y tomar agua, jugo o zumo o una bebida para deportistas. Para aliviar los calambres musculares, se presionan firmemente los músculos o se masajean con suavidad. Es muy importante que la persona no vuelva a su actividad intensa durante unas horas después de aliviados los calambres, pues de lo contrario se puede provocar un trastorno más grave. Deberá llamarse al médico si los calambres no desaparecen en el espacio de una hora.

Agotamiento por calor Se llamará al médico inmediatamente si los síntomas son muy intensos o si la persona tiene enfermedad cardíaca o hipertensión. Por lo demás, convendrá que el interesado se enfríe; para ello, se lo coloca a la sombra, se lo abanica o, de ser posible, se lo acuesta en una habitación con aire acondicionado. Deberá permanecer acostado y se le quitará la ropa gruesa. También es útil en estas circunstancias beber sorbos de agua y aplicar paños húmedos y fríos a la piel, como también lo es ducharse o bañarse.

Golpe de calor He aquí una auténtica y grave situación de urgencia. Es preciso obtener atención médica sin demora. Mientras llega el socorro, se puede enfriar al paciente: se lo lleva a la sombra y se lo abanica o se lo traslada a una habitación con aire acondicionado. Conviene que la persona se acueste sobre la cama y que se le quite la ropa. Será útil también aplicarle paños húmedos y fríos o darle una ducha o baño de agua fría. Si no hay mucha humedad, otra solución consiste en envolver al paciente en una sábana húmeda y fría. Si la persona está al aire libre, tal vez resulte eficaz rociarla con una manguera de agua. Es importante tomarle la temperatura con regularidad y continuar las medidas de enfriamiento hasta que la temperatura baje a 38,3 ó 38,8 °C (101 ó 102 °F). A veces, los músculos de la persona afectada empiezan a temblar violentamente como resultado de la insolación. En ese caso, habrá que impedir que se haga daño a sí misma. No debe ponérsele nada en la boca ni darle de beber. Si vomita, se mantendrá abierta la vía respiratoria colocando a la paciente de costado.

¿Cómo se pueden prevenir estas lesiones?

Para impedir que las lesiones relacionadas con el calor lo afecten a usted, se recomienda no acalorarse y proceder con sentido común. Los siguientes consejos pueden resultarle útiles para los días calurosos del verano:

- Es muy importante beber líquidos en abundancia, tanto con sed como sin ella. Cuando se hace ejercicio en días de mucho calor, conviene beber por lo menos de dos a cuatro vasos de líquido frío por hora. El agua fresca es siempre una buena bebida.

Tenga presente que las bebidas muy frías pueden ocasionarle calambres en el estómago. Evite las bebidas que contengan cafeína, tales como el té helado y las "colas," porque no hacen sino deshidratar todavía más el cuerpo. Y se evitarán también las tabletas de sal.

- Asimismo, es muy importante frenar las actividades cotidianas. Convendrá limitar el ejercicio fuerte o programarlo para las horas más frescas del día, generalmente por la mañana temprano.
- De ser posible, permanezca de puertas adentro. La mejor manera de combatir el calor es quedarse en una habitación con aire acondicionado. Los ventiladores eléctricos también son útiles, pero por sí solos tal vez no sean suficientes durante una ola de intenso calor. Si en la casa hace mucho calor, siempre se puede ir unas horas a un lugar con aire acondicionado, como un centro comercial o una biblioteca pública
- Se recomienda el uso de ropa ligera y suelta. Las telas ligeras y coloreadas son las mejores, por cuanto reflejan parte de la energía solar.
- Es preferible comer raciones más pequeñas y frecuentes, para no generar el calor corporal que acompaña a la digestión de comidas fuertes.

Fuentes

American Red Cross, 2025 E St. NW, Washington, DC 20006
Telephone (202)303-4498
Toll-free (800)435-7669
http://www.redcross.org/

U.S. National Center for Environmental Health, Mailstop F-29, Atlanta, GA 30341-3724
Telephone (770)488-7000
Toll-free (888)-232-6789
Facsimile (770)488-7015
24-Hour Emergency Hotline (770)488-7100
http://www.cdc.gov/nceh/

U.S. Federal Emergency Management Agency, 500 C St. SW, Washington, DC 20472
Telephone (202)566-1600
Toll-free (800)621-FEMA
http://www.fema.gov

U.S. National Weather Service, 1325 East-West Hwy., Silver Spring, MD 20910
http://www.nws.noaa.gov

V. tamb.

Fiebre

Lesiones relacionadas con el frío

Lesiones relacionadas con el frío

La hipotermia y la congelación se dan a temperaturas bajas que dañan el organismo. En el caso de la hipotermia, la temperatura interna del organismo disminuye drásticamente, lo cual hace que el flujo sanguíneo y la respiración se lentifiquen hasta alcanzar niveles peligrosos. En la congelación, las partes externas del cuerpo, como los dedos de las manos y de los pies, comienzan a helarse. Otros trastornos relacionados con el frío incluyen los sabañones y el pie de trinchera.

PALABRAS CLAVE
para búsquedas en Internet y otras fuentes de consulta

Hipotermia

¿Quién corre el riesgo de contraer estos trastornos?

Cualquiera que pase mucho tiempo a la intemperie cuando hace frío corre el riesgo de contraer algún trastorno relacionado con el frío. Esto incluye a los pescadores, cazadores y montañistas, especialmente a los de alta montaña, donde la temperatura puede descender bruscamente y donde puede llover aguanieve o nevar inesperadamente. En las grandes nevadas, la gente que se queda atrapada en un vehículo puede sufrir daños permanentes e incluso morir si no es capaz de conservar el calor corporal hasta que venga alguien a socorrerla.

En las ciudades, los vagabundos que duermen a la intemperie corren un riesgo muy alto de helarse, y lo mismo los inquilinos que no pueden darse el lujo de conservar la casa caliente o cuyos dueños no les suministran calefacción.

A la intemperie o bajo techo, los ancianos, los más pequeños y quienes abusan del alcohol o las drogas también corren peligro. El riesgo de hipotermia, en que la temperatura del cuerpo disminuye mucho, es especialmente alto en tiempo frío y húmedo, pero entre los ancianos la hipotermia puede darse también a temperaturas tan altas como los 18 °C

EL CLIMA Y LA GUERRA

A lo largo de la historia, los ejércitos han tenido que afrontar los peligros del invierno. George Washington perdió, a causa del frío, muchos de sus hombres en Valley Forge (1777–1778). Napoleón, tras invadir Rusia con gran éxito, se vio forzado a retirarse de Moscú cuando su ejército se vio obligado a soportar el terrible invierno ruso.

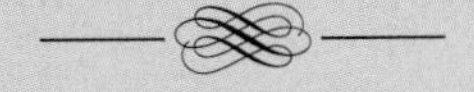

(65 °F) y manifestarse gradualmente con el paso de los días. La causa de esto es que con la vejez se reduce la capacidad del cuerpo para conservar el calor y mantener la temperatura corporal por encima de los 37 °C (98,6 °F). Puede ocurrir, además, que los ancianos no sientan el frío y por lo tanto no tomen las medidas necesarias para calentarse.

Cada año mueren en los Estados Unidos entre 500 y 1 000 personas a causa del frío, pero los médicos sospechan que son miles los ancianos hospitalizados que mueren anualmente por problemas relacionados con una hipotermia sin diagnosticar.

¿Qué es la congelación localizada?

Es una lesión cutánea que se produce en cualquier parte del cuerpo por la formación de cristales de hielo entre las células o dentro de ellas. Los glóbulos rojos y las plaquetas (trombocitos) se aglomeran y restringen el flujo sanguíneo, especialmente en las orejas, en los dedos de manos y pies y en la nariz. Normalmente, estas partes son las primeras en enfriarse, palidecer, endurecerse y entumecerse. La congelación puede ser engañosa: al causar entumecimiento más que dolor, puede darse el caso de que el afectado no se dé cuenta a tiempo de prevenir daños mayores.

Tratamiento

Para tratar la congelación, los médicos recomiendan que las partes afectadas se calienten rápidamente con agua tibia, pero no muy caliente. No se recomienda frotar las partes afectadas porque esto puede causarles más daño a los tejidos. Otra creencia es que las partes congeladas deben frotarse con nieve. Sin embargo, también esto puede causar daños adicionales.

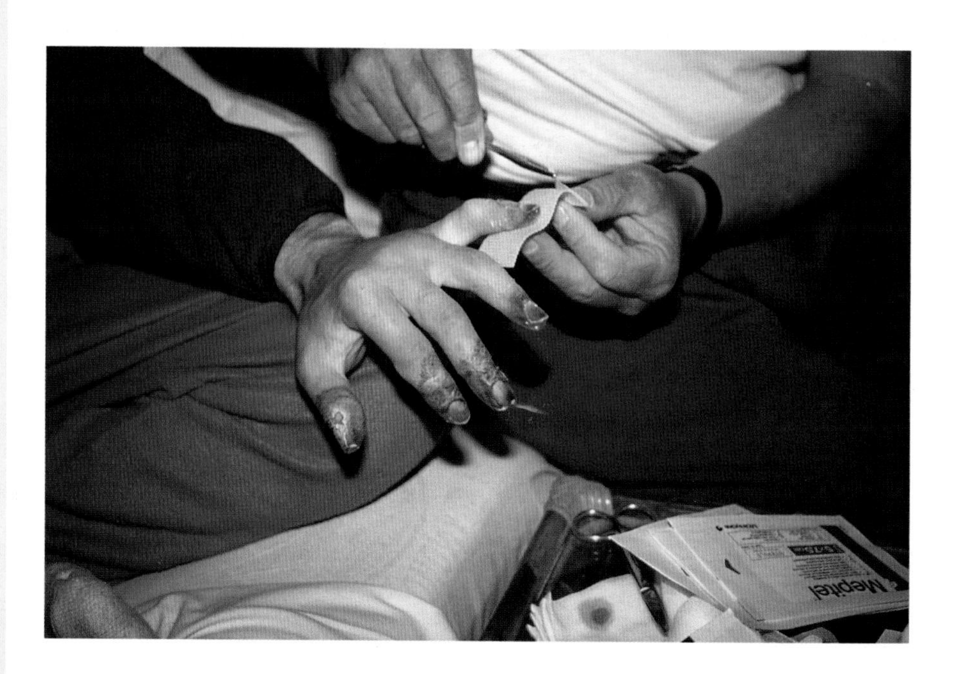

Un médico cura las manos de un montañista que han sufrido congelación localizada. *Corbis/Jason Burke; Eye Ubiquitous*

La descongelación comienza cuando las partes afectadas adquieren un tono rosa o rojizo. De continuar pálida, la zona afectada deberá sumergirse en agua tibia hasta que empiece a descongelarse.

Tras la descongelación rápida surgen pequeñas ampollas que revientan una semana más tarde. A continuación se forma una costra negra, aunque en la zona subyacente el tejido se haya regenerado. Conviene proteger la parte descongelada para evitar tanto la recongelación como el calor excesivo. Normalmente no se recurre a vendajes, y el área afectada suele limpiarse con jabones suaves.

Los médicos recomiendan ejercicios para mantener el movimiento de las articulaciones en manos y pies. La oportuna extirpación quirúrgica de un tejido muerto puede salvar de la amputación una parte congelada. En caso de necesidad, puede que se receten antibióticos.

¿Qué es la hipotermia?

La hipotermia es el descenso de la temperatura corporal por debajo de los 35 °C. Este trastorno tiene lugar por exposición prolongada al frío, en la que la pérdida de calor corporal supera a la producción. La hipotermia puede plantear un peligro mortal. Como en el caso de la congelación, cuanto antes reciba tratamiento la persona afectada, más posibilidades tendrá de sobrevivir.

Síntomas

Entre los síntomas de la hipotermia figuran los siguientes: dificultad para hablar e incoherencias, descenso del grado de conciencia, irritabilidad, lentificación de la respiración y estremecimientos violentos. El hecho de que los estremecimientos cedan es signo de debilidad: la temperatura corporal continúa descendiendo, incluso más rápidamente que antes. Los niños y los ancianos son los más susceptibles a la hipotermia porque su temperatura corporal desciende con mayor rapidez que en los adultos.

La irritabilidad puede ser indicio de hipotermia. Los que sufren de hipotermia, además de hacer comentarios sobre el frío, se enfurecen al ver que son incapaces de realizar ciertos movimientos físicos. La hipotermia aguda causa rigidez muscular, vuelve la piel oscura e hinchada, provoca ritmos cardíaco y respiratorio irregulares, llega a causar pérdida de la consciencia y, si no se remedia, la muerte.

Tratamiento

El tratamiento de la hipotermia consiste en mantener al paciente caliente y obtener inmediatamente asistencia médica. Las ropas, si están húmedas, se retirarán con cuidado. No se debe frotar la piel. Si el enfermo está inconsciente y no respira, debe recurrirse a la reanimación cardiopulmonar, siempre que la persona que la practique haya sido entrenada en esta técnica.

Un viaje frío

En *Estos dorados y felices años de la vejez* (*These Happy Golden Years*), de Laura Ingalls Wilder, hay una descripción de lo que debe sentir uno al congelarse. La novela está ambientada en la zona estadounidense de Dakota a principios del siglo XIX. Almanzo Wilder, un joven que posee un trineo y dos caballos para tirar de él, se compromete a transportar a Laura Ingals desde el lugar donde ejerce como maestra de escuela a su casa, donde pasará el fin de semana. Se avecina una tormenta; el viento arrecia, el termómetro ha bajado a 40 grados bajo cero y todo está helado.

El frío traspasaba las pieles de búfalo que la cubrían. Se colaba bajo el abrigo y el vestido de lana de Laura, y atravesaba sus enaguas de franela y los dos pares de medias de lana que llevaba arrebujadas sobre las piernas de la abrigadora combinación interior de franela, de una sola pieza . . . Hiciera lo que hiciera, todo el cuerpo le temblaba. Ni aun juntando las rodillas con fuerza conseguía detener los temblores. La linterna que tenía junto a los pies, por debajo las pieles de búfalo, no parecía dar calor. Los dolores le llegaban a las sienes y un retortijón de estómago la estremeció.

Pero Almanzo no se preocupa hasta que la maestra empieza a adormilarse:

Parecía haberse acostumbrado al frío. Ya no le dolía tanto. Sólo le quedaba aquel dolor en el estómago, pero también éste había remitido mucho. El ruido que hacían el viento, las campanillas y los cascos de los caballos al hollar la nieve se fundieron en una amalgama sonora que le pareció bastante agradable. . . .

"¿Está usted bien?" preguntó Almanzo. Laura asintió. Le costaba demasiado hablar.

"¡Laura!" gritó él, sacudiendole un poco el hombro. La sacudida le dolió; le hizo sentir frío de nuevo. "¿Se está durmiendo?"

"Un poco," respondió ella.

"No se duerma. ¿Me oye?"

"No," contestó ella. Laura sabía lo que Almanzo quería decir. Si caía dormida con semejante frío, podía congelarse hasta morir.

En realidad, el hecho de dormirse a la intemperie cuando hace frío no tendría por qué significar la muerte, aunque es cierto que los movimientos corporales que una persona suele hacer cuando está despierta producen calor. El sueño es síntoma de hipotermia intensa: se durmieran o no, tanto Laura como Almanzo corrían peligro de congelarse.

La razón por la que Laura Ingalls Wilder describió tan vívida y brillantemente el frío es que sus relatos son verídicos; la autora recoge en ellos su propia experiencia. Otra de sus novelas se titula *El largo y frío invierno* (*The Long Cold Winter*).

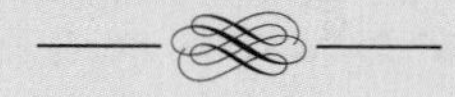

¿En qué consisten los sabañones y el pie de trinchera?

El pie de trinchera es un trastorno muy doloroso, que produce daños en la piel, nervios y músculos, causado por la exposición prolongada al frío o a la humedad o por la inmersión prolongada en agua fría. Los soldados que lucharon en las trincheras de la I Guerra Mundial sufrieron esta dolorosa afección porque no tenían calcetines limpios ni botas secas.

El sabañón (normalmente referido por el plural "sabañones") suele afectar a los dedos y se caracteriza por el enrojecimiento, la inflamación y el picor que provoca la exposición al frío húmedo (con posterior calentamiento). El daño en los tejidos es menor en el caso de sabañones que en el de congelación. Los sabañones no causan daño permanente.

¿Se puede prevenir la hipotermia y la congelación?

En climas fríos y húmedos es importante vestirse adecuadamente. Habrá que llevar varias capas de ropa seca y no excesivamente ajustada para permitir la evaporación del sudor. La piel al descubierto debe protegerse del viento. A este efecto, resultan útiles las mascarillas, capuchones y orejeras. Los gorros también son importantes, porque el 30 por ciento del calor corporal se pierde por la cabeza. Los guantes y calcetines deben mantenerse secos. Para ayudar al cuerpo a entrar en calor se deben ingerir cantidades apropiadas de comida y líquidos.

Es importante también seguir los partes meteorológicos del departamento de tráfico en carreteras cuando se va a conducir, puesto que el quedar atrapado en carretera bajo una nevisca puede ser causa de congelación e hipotermia.

Fuentes

U.S. National Weather Service, 1325 East-West Hwy., Silver Spring, MD 20910
http://www.nws.noaa.gov

V. tamb.
Gangrena
Lesiones relacionadas con el calor

Leucemia

Clase de cáncer en el que se producen gran cantidad de células sanguíneas inmaduras y de forma anormal. Generalmente afecta a los glóbulos blancos de la sangre, o leucocitos, los cuales sirven normalmente al organismo para combatir las infecciones y otras enfermedades.

PALABRAS CLAVE
para búsquedas en Internet y otras fuentes de consulta

Leucemia linfocítica aguda

Neoplasmas

Oncología

Trasplante de médula ósea

El caso de Sam

Sam llevaba varias semanas, un poco impaciente, a que empezara la temporada de baloncesto. Pero ahora, cuando ya habían comenzado los partidos, le resultaba difícil mantenerse a la altura de los otros jugadores, tanto en las sesiones de entrenamiento como en los partidos. No tenía la energía de antes, y le dolían las articulaciones como nunca. Se veía obligado a pedirle con frecuencia al entrenador que lo dejara ir a "calentar banquillo" (a sentarse). Sus compañeros lo acusaban de no estar en forma, pero Sam sabía que no era eso lo que le impedía jugar bien. La madre de Sam notó que su hijo, a pesar de jugar con menos frecuencia que antes, terminaba el partido más magullado que en la temporada anterior. Poco después, Sam tuvo que abandonar el baloncesto durante unas semanas, por lo que parecía ser una gripe. Se sentía constantemente débil y cansado, y tenía una fiebre que no remitía. La madre decidió llevarlo al médico, para ver si podía aclararles lo que le pasaba al muchacho.

Tras enterarse de los síntomas que presentaba Sam, el doctor le hizo unos análisis de sangre, los cuales pusieron de manifiesto que el muchacho sufría de leucemia. Análisis posteriores indicaron que se trataba de un tipo de leucemia aguda, denominada leucemia linfocítica, que es la más común en la niñez.

En conjunto, la leucemia representa alrededor de una tercera parte de los cánceres juveniles. No obstante, como sucede con otros tipos de cáncer, se da con mayor frecuencia en los adultos. Anualmente, en EE.UU. se les diagnostica leucemia a, más o menos, 27 000 adultos y 2 000 niños.

¿En qué consiste la leucemia?

Es un tipo de cáncer que afecta a la médula ósea, materia esponjosa y blanda que ocupa la parte central de los huesos y que produce los glóbulos sanguíneos (células sanguíneas). Los glóbulos blancos, o leucocitos, ayudan al organismo a combatir las infecciones y otras enfermedades. Los glóbulos rojos, o eritrocitos, transportan el oxígeno de los pulmones a los demás tejidos del cuerpo y recogen de éstos, para devolverlo a los pulmones, el dióxido de carbono. Las plaquetas, o trombocitos, forman los coágulos que hacen cesar las hemorragias.

Normalmente, estas células se producen en forma ordenada y controlada a medida que las necesita el cuerpo, pero con la leucemia el proceso se descontrola. En la mayoría de los casos, la médula ósea produce en esta enfermedad demasiadas células blancas inmaduras, denominadas blastos, con forma anormal, que no pueden llevar a cabo sus funciones habituales. Por eso se llama la enfermedad "leucemia," que significa literalmente "sangre blanca." A medida que se multiplican y acumulan en la médula ósea, los blastos interfieren con la producción de otros tipos de glóbulos sanguíneos; además, al invadir otras partes del cuerpo, se pueden acumular en distintos lugares y producir en ellos hinchazón o dolor.

Según la rapidez con que evoluciona la enfermedad y el tipo de células afectadas, se conocen varios tipos de leucemia, a saber:

- La leucemia aguda, que se agrava rápidamente con la multiplicación acelerada de blastos anormales e inmaduros.
- La leucemia crónica, de evolución gradual. Los blastos anormales presentes son más maduros que los de la leucemia aguda y pueden llevar a cabo algunas de las funciones habituales.
- La leucemia linfocítica, que afecta a ciertos glóbulos blancos denominados linfocitos; éstos controlan la respuesta inmunitaria del organismo mediante la detección y destrucción de sustancias extrañas.
- La leucemia mieloide o mielógena, que afecta a otros tipos de glóbulos blancos de la médula ósea.

En total, hay cuatro tipos principales de la enfermedad

Leucemia linfocítica aguda (LLA), leucemia mieloide aguda (LMA), leucemia linfocítica crónica (LLC) y leucemia mieloide crónica (LMC). Otro tipo menos común es la llamada tricoleucemia o leucemia de las células pilosas (o peludas), afección de carácter crónico en la cual las células afectadas presentan protuberancias que parecen diminutos pelos.

Origen de la leucemia

Los médicos no han podido precisar la causa específica de la mayoría de las leucemias. No obstante, la investigación clínica ha identificado cierto número de factores de riesgo*. Los estudios realizados indican que la exposición a dosis elevadas y repetidas de radiación*, tales como las que experimentaron los sobrevivientes de la explosión atómica sobre Hiroshima, y los afectados por otros cánceres que han sido tratados con radioterapia*, son más propensos a la leucemia. Los trabajadores expuestos a ciertas materias químicas industriales, tales como el benceno (que es parte integrante de la gasolina), también padecen leucemia con mayor frecuencia. Además, es posible que ciertos virus intervengan de alguna manera en la aparición de la leucemia, aunque esto todavía se está investigando.

Se investiga asimismo la posibilidad de que los genes* tengan que ver con la leucemia. Al estudiar las células de los leucémicos se ha descubierto que muchos de ellos presentan ciertas anomalías genéticas.

Otros investigadores han sugerido una posible relación entre la leucemia y las ondas de baja energía emitidas por las líneas de transmisión de alta tensión, aunque estudios recientes no han logrado establecer ningún nexo con ellas.

Síntomas

Los glóbulos blancos e inmaduros que se producen en la leucemia pierden su habitual poder defensivo contra las infecciones. De ahí que los

La terminología de la leucemia

Muchos de los términos que tienen que ver con la leucemia, incluso su mismo nombre, proceden del griego. Si se separa la raíz griega de cada término resulta más fácil entenderlo. Así, por ejemplo:

- **Leuc-** o **leuco-** significa blanco o incoloro y se usa como prefijo en las palabras "leucemia" y "leucocito."
- **-emia** quiere decir "sangre" y se encuentra en vocablos como "leucemia," y "anemia."
- **-cito** significa célula y se usa para formar palabras como "leucocito," "eritrocito" y "linfocito."
- **Eritr-** o **eritro-**, ambos quieren decir "rojo" y por eso los "eritrocitos" son los glóbulos rojos de la sangre.
- **cron-** o **crono-** significan "tiempo." La leucemia "crónica" es de evolución muy lenta.

* **factores de riesgo** Toda circunstancia que aumente el riesgo de padecer una determinada enfermedad.

* **radiación** Es la energía transmitida en forma de rayos, ondas o partículas. Se ha comprobado que sólo las radiaciones de alta energía, entre ellas los rayos X y los rayos ultravioleta del sol, causan cáncer en el ser humano.

* **radioterapia** Tratamiento que utiliza radiaciones de alta energía, procedentes de rayos X y otras fuentes, para destruir las células cancerosas y reducir el tamaño de los tumores.

* **genes** Sustancias químicas del organismo que determinan los caracteres hereditarios de la persona, como el color de los ojos o el pelo. Se heredan de los padres y forman parte de los cromosomas contenidos en las células del cuerpo.

* **ganglios linfáticos** Pequeñas masas de tejido linfoide que contienen células inmunitarias y filtran el líquido drenado de los tejidos para eliminar los microorganismos nocivos antes de que pasen a la sangre.

* **hígado** Órgano de gran tamaño situado en la parte superior de la cavidad abdominal, que sirve para depurar la sangre de sustancias tóxicas o de desecho. Contribuye a la digestión mediante la secreción de la bilis, y es un órgano importante para el almacenamiento de los hidratos de carbono.

* **bazo** Órgano voluminoso situado en la parte superior izquierda del abdomen, que sirve para filtrar y acumular la sangre; además, desempeña un papel importante en la producción y degradación de las células sanguíneas y ayuda al organismo a combatir las infecciones.

leucémicos padezcan frecuentes infecciones y presenten síntomas parecidos a los de la gripe, tales como fiebre y escalofríos. Conforme estos glóbulos inmaduros se multiplican sin cesar e invaden otras partes del cuerpo, tienden a acumularse en los ganglios linfáticos* o en órganos como el hígado* y el bazo*, donde pueden provocar hinchazón y dolores. Si los glóbulos inmaduros se acumulan en el sistema nervioso central (cerebro y médula espinal) producen a veces dolores de cabeza, vómitos, confusión, pérdida del control muscular o convulsiones.

El exceso de glóbulos blancos interfiere asimismo con la producción normal de glóbulos rojos y de plaquetas, lo que propicia las hemorragias y promueve la anemia*. La persona afectada suele tener el rostro pálido y sentirse cansada. Además, es propensa a sangrar o presentar frecuentes hematomas (cardenales o moretones), o bien a que se le hinchen o sangren las encías. Otros posibles síntomas de leucemia son la inapetencia o el adelgazamiento, o las dos cosas; también aparecen bajo la piel puntitos sanguíneos rojos; asimismo, se experimentan sudores, sobre todo de noche; y dolor de los huesos o articulaciones.

Diagnóstico

En presencia de pacientes que manifiestan los citados síntomas, el médico empieza por hacerles un examen físico completo, con palpación del hígado y del bazo, así como de los ganglios linfáticos de las axilas, de la ingle y del cuello. Posiblemente, tomará una muestra de sangre para examinarla al microscopio y ver qué aspecto tienen los glóbulos sanguíneos, a la vez que determinará la proporción de glóbulos maduros a inmaduros. Si bien los análisis de sangre pueden revelar la presencia de leucemia, es muy posible que no indiquen la clase de leucemia de que se trata. Tal vez sea necesario hacer otro análisis, llamado de aspiración de médula ósea, en busca de glóbulos leucémicos, para determinar la clase de leucemia que tiene el enfermo. Para este análisis, el médico introduce una aguja aspiradora en un hueso grande, generalmente el de la cadera, y extrae una pequeña muestra de médula ósea.

Si, en efecto, hay leucemia presente, el médico tal vez mande a hacer nuevos estudios en busca de glóbulos anormales en otras partes del cuerpo. Con este fin, se utiliza la punción lumbar, con la que se extrae cierta cantidad de líquido cefalorraquídeo de los alrededores de la médula espinal, para ver si contiene o no glóbulos leucémicos. Las radiografías de tórax y otras exploraciones especiales pondrán a veces de manifiesto indicios de la enfermedad en otras partes del cuerpo.

Tratamiento

Una vez diagnosticada la leucemia aguda, los médicos suelen iniciar en seguida su tratamiento, pues de lo contrario la enfermedad tiende a agravarse rápidamente. El objetivo es lograr la disminución total, hasta el punto de que no quede ningún indicio de leucemia en la médula ósea ni en la sangre. Después, el tratamiento puede ampliarse para evitar las recaídas, que son reapariciones de signos y síntomas de la enfermedad después de desaparecida. Hoy en día, se puede curar a muchos leucémicos agudos, mientras que hace apenas unos decenios se les consideraba incurables. La leucemia linfocítica aguda es en la actualidad una de las formas de cáncer con mayores probabilidades de curación.

Un análisis de sangre rutinario puede descubrir la presencia de leucemia crónica aun antes de que se manifiesten sus síntomas. Los leucémicos crónicos tal vez no necesiten tratamiento inmediato si todavía no tienen síntomas y siempre que los médicos vigilen la enfermedad hasta que sea necesario comenzar el tratamiento. Por lo general, la leucemia crónica no tiene cura, pero sí es controlable.

Quimioterapia Los tratamientos más comunes para la leucemia son: quimioterapia, radioterapia o trasplante de médula ósea, o todos ellos sucesivamente. Para la quimioterapia, el paciente recibe uno o más medicamentos anticancerosos (oncolíticos) por boca o por vía intravenosa; para esto último, se le introduce un tubo o sonda en una vena. En algunos casos, el médico necesita inyectar los medicamentos directamente en el líquido cefalorraquídeo que rodea al cerebro y a la médula espinal. La quimioterapia es susceptible de producir efectos secundarios, tales como pérdida del cabello, náuseas, cansancio o propensión a los hematomas, según el fármaco utilizado. En la mayoría de los pacientes, los efectos secundarios desaparecen gradualmente de un tratamiento al siguiente, o al terminar los tratamientos.

Radioterapia Para este tratamiento se utiliza una máquina especial, productora de rayos de alto contenido energético que lesionan a las células cancerosas y detienen su crecimiento. Los rayos pueden dirigirse a una determinada zona del cuerpo, como el bazo, en la que se hayan acumulado los glóbulos leucémicos, o bien se puede irradiar todo el cuerpo. Al igual que la quimioterapia, la radioterapia produce efectos secundarios temporales, tales como cansancio, pérdida de pelo, náuseas, o piel eritematosa, seca y con picazón.

Trasplante de médula ósea Antes de hacer el trasplante, se administra al enfermo grandes dosis de quimioterapia y de radioterapia para destruir totalmente la médula ósea, con el fin de erradicar todas las células cancerosas. Seguidamente se le trasplanta la médula ósea sana, procedente de un donante que tenga tejidos orgánicos similares (idealmente, un gemelo idéntico o un hijo). Se le puede trasplantar también médula ósea extraída previamente de su propio cuerpo y tratada especialmente repetidas veces, para eliminar cualquier célula leucémica que hubiese en ella. El receptor del trasplante generalmente permanece internado en el hospital durante algún tiempo. El riesgo de infección es elevado hasta que la médula ósea trasplantada empieza a producir suficientes glóbulos blancos.

Bioterapia La forma más reciente de tratamiento, todavía en fase de investigación, es la llamada bioterapia, que se vale de sustancias producidas por el mismo organismo para combatir la leucemia. Se han identificado diversas sustancias que intervienen en la respuesta inmunitaria, es decir, que normalmente protegen al organismo contra infecciones y otras enfermedades. En la actualidad se obtienen algunas sustancias en el laboratorio destinadas a ayudar al organismo humano a defenderse contra la leucemia y otras formas de cáncer.

Convivencia con la leucemia

La adaptación a la leucemia no es fácil. No sólo hay que hacer frente a la enfermedad, sino también al tratamiento. Por fortuna, los tratamientos utilizados a menudo producen supresión total de la enfermedad. Una vez lograda esto, el paciente tendrá que volver con frecuencia al consultorio del médico con fines de seguimiento y análisis diversos. De este modo, la leucemia puede ser detectada cuanto antes en caso de recaídas.

Padecer leucemia es también difícil desde el punto de vista emocional. Asusta al paciente enterarse de que tiene esta forma de cáncer y le preocupa lo que pueda depararle el futuro. Algunos de los afectados se retraen del trato con sus semejantes, y se enojan o deprimen ante el diagnóstico de leucemia. Sin embargo, gracias al apoyo de familiares, amigos, grupos de ayuda y profesionales de la salud, se puede vencer a la leucemia si se enfrenta con espíritu realista y optimismo.

Fuentes

American Cancer Society, 2200 Century Pky., Ste. 950,
Atlanta, GA, 30345
Telephone (404)816-4994
Toll-Free (800)ACS-2345
http://www.cancer.org

Leukemia and Lymphoma Society, 1311 Mamaroneck Ave.,
White Plains, NY 10605
Telephone (914)949-5213
Toll-free (800)955-4572
Facsimile (914)949-6691
http://www.leukemia.org/

National Bone Marrow Transplant Link, 20411 W 12 Mile Rd.,
Ste. 108, Southfield, MI 48076
Toll-free (800)546-5268
http://comnet.org/nbmtlink/

U.S. National Cancer Institute, Cancer Information Service, P.O. Box 24128, Baltimore, MD 21227
Toll-free (800)422-6237 (English and Spanish)
TTY (800)332-8615
http://cis.nci.nih.gov/

V. tamb.

Afecciones por exposición a radiaciones

Anemia

Cáncer

Inmunodeficiencia

Leucoma de la córnea *Véase* Estrabismo

Linfoma

Nombre que se da a un grupo de neoplasias que aparecen en los ganglios linfáticos (parte integrante del sistema inmunitario). En este grupo se incluyen la enfermedad de Hodgkin y los linfomas no hodgkinianos.*

¿Qué se entiende por linfoma?

Linfoma es un término general aplicado a un grupo de neoplasias* del sistema linfático, en el que están incluidos los tejidos y órganos que elaboran, acumulan y transportan los glóbulos blancos de la sangre destinados a combatir las infecciones y otras enfermedades. Este sistema incluye la médula ósea,* el bazo* y cientos de ganglios linfáticos*, del tamaño de una habichuela o fríjol, distribuidos por todo el cuerpo. El linfoma aparece cuando los glóbulos blancos o levcocitos, especialmente de tipo linfocitos, sufren transformaciones y empiezan a multiplicarse sin cesar, y a la larga, desalojan a las células sanas y forman tumores*. El linfoma puede limitarse a un solo ganglio linfático, a un grupo de ellos, o difundirse a otras partes del sistema linfático, tales como el bazo o la médula ósea. A veces se propaga a todo el cuerpo.

Los linfomas se dividen en dos grupos principales: la enfermedad de Hodgkin, llamada así en honor del Dr. Thomas Hodgkin, quien la descubrió en 1832, y los linfomas no hodgkinianos. Al microscopio, la células cancerosas de la enfermedad de Hodgkin son de aspecto diferente a las de los linfomas no hodgkinianos. Sin embargo, ambos grupos actúan en forma parecida en el paciente. Ciertos tipos de linfoma son los cánceres más comunes en la niñez, pero la mayoría se producen en los adultos.

¿Cuál es la causa del linfoma?

Nadie sabe a ciencia cierta qué es lo que produce el linfoma. No se trata de una afección contagiosa como el resfriado o la varicela. Los que padecen de otras clases de cáncer tienen a veces lo que se llama factores de riesgo. Factor de riesgo es cualquier circunstancia que incrementa la probabilidad de adquirir una determinada enfermedad. Por ejemplo: tener el sida* o una enfermedad autoinmune* acrecienta el riesgo de linfoma. Ahora bien, la mayoría de la gente que padece linfoma no presenta factores de riesgo conocidos.

Últimamente los investigadores científicos han logrado grandes progresos en cuanto a desentrañar el misterio de cómo ciertas alteraciones del ADN transforman los linfocitos normales en linfocitos ma-

PALABRAS CLAVE
para búsquedas en Internet y otras fuentes de consulta

Cáncer

Enfermedad de Hodgkin

Linfomas no hogdgkinianos

Neoplasmas

* **neoplasia** Nueva formación de tejidos orgánicos. Nombre aplicable a todo tumor.

* **médula ósea** Parte central blanda y esponjosa de los huesos grandes, productora de células sanguíneas.

* **bazo** Órgano voluminoso situado en la parte superior izquierda del abdomen, que sirve para filtrar y acumular la sangre; además, desempeña un papel importante en la producción y degradación de las células sanguíneas y ayuda al organismo a combatir las infecciones.

* **ganglios linfáticos** Pequeñas masas de tejido linfoide que contienen células inmunitarias y filtran el líquido drenado de los tejidos para eliminar los microorganismos nocivos antes de que pasen a la sangre.

* **tumor maligno** Bulto o agrandamiento anormal de un tejido orgánico, de carácter canceroso. Hay también tumores benignos, que son abultamientos de tejido normal.

* **sida** Sigla del "síndrome de inmunodeficiencia adquirida". Es la enfermedad ocasionada por el virus de la inmunodeficiencia humàna (VIH). En casos graves, se caracteriza por un profundo debilitamiento del sistema inmunitario.

* **enfermedad autoinmune** La que se debe a una reacción del sistema inmunitario contra los tejidos o proteínas del propio organismo

lignos. El ADN, o ácido desoxirribonucleico, es el material que uno hereda de sus progenitores y que lleva "inscritas" las instrucciones para todo lo que hacen las células del organismo. Así como los seres humanos nos lastimamos o lesionamos en el transcurso de la vida, así también los genes*, que forman parte del ADN, sufren toda clase de daños y disfunciones. Cuando sucede esto, las células pueden recibir señales erróneas que las hagan proliferar desenfrenadamente y formar tumores.

Por otra parte, parece que ciertos virus ocasionan en los genes alteraciones que pueden también conducir al linfoma. El virus de Epstein-Barr*, por ejemplo, produce linfoma en individuos que tienen deprimido el sistema inmunitario*; en otros que lo tienen normal, ese mismo virus se ha vinculado a una forma de enfermedad denominada linfoma de Burkitt. Esta enfermedad se da en niños y adultos del África Central, pero es de carácter excepcional en los EE.UU. El virus conocido por la iniciales VLTH-1* produce una clase de linfoma que aparece casi solamente en ciertas regiones geográficas, sobre todo en el Japón, la zona del Caribe y el sudeste de EE.UU. En la mayoría de los casos, sin embargo, los médicos no tienen la menor idea de por qué aparece el linfoma.

* **genes** Sustancias químicas del organismo que determinan los caracteres hereditarios de la persona, como el color de los ojos o el pelo. Se heredan de los padres y forman parte de los cromosomas contenidos en las células del cuerpo.

* **virus de Epstein-Barr** Virus común que ocasiona la mononucleosis infecciosa.

* **sistema inmunitario** Sistema de defensa, compuesto por diferentes células y órganos, que combate a los gérmenes y sustancias extrañas que penetran en el cuerpo y protege al organismo de infecciones y otras enfermedades.

* **VLTH-1** Iniciales del virus linfotrópico de las células T humanas, de tipo 1, asociado a ciertas clases de leucemia y de linfoma en el adulto.

Síntomas

Algunos individuos con linfoma manifiestan síntomas tempranos, lo que los induce a consultar a un médico. Otros, en cambio, pueden no experimentar síntoma alguno, o tal vez confundan los síntomas con la gripe u otra enfermedad más común. Esto se debe a que el organismo reacciona al linfoma como si fuera una infección. Por ejemplo, Jacqueline Kennedy Onassis, viuda del Presidente de EE.UU. John F. Kennedy, fue al médico pensando que tenía la gripe y éste le diagnosticó linfoma. John Cullen, jugador del equipo de hockey Tampa Bay Lightning, experimentó el primer síntoma en forma de dolor de pecho después de un partido. Entre otros síntomas comunes del linfoma figuran: hinchazones indoloras del cuello, axila o ingle; sudores nocturnos y cansancio. Además, la misma reacción física que produce la picazón en las reacciones alérgicas puede producir picazón generalizada en el linfoma.

Diagnóstico

De sospecharse la presencia de linfoma, el médico puede pedir diversos análisis y exploraciones, incluso estudios de imágenes que le permitan visualizar el interior del cuerpo. Por cuanto muchos de los síntomas del linfoma pueden deberse a otros problemas no cancerosos, tales como infecciones, la única manera de cerciorarse de la presencia de linfoma es practicar una biopsia, intervención ésta en la que se extrae un fragmento de tejido de un ganglio linfático, o a veces el ganglio entero, para su examen microscópico.

Tratamiento

Tras el diagnóstico de linfoma, el siguiente paso es lo que se llama determinar el estadio de la enfermedad, que consiste en averiguar si el cáncer se ha propagado y, en caso afirmativo, hasta dónde ha llegado. Este es el paso más importante para decidir el tratamiento y pronosticar las perspectivas de supervivencia. Se utilizan distintos sistemas de estadificación para la enfermedad de Hodgkin y para los linfomas no hodgkinianos, pero en ambos casos el objetivo es proporcionar el mejor tratamiento posible para cada paciente.

En el caso de los linfomas no hodgkinianos en estadio temprano y sin metástasis, se acostumbra utilizar la radioterapia, que se vale de ondas de alto contenido energético para lesionar o destruir las células cancerosas. Si la enfermedad se ha difundido, probablemente exigirá el uso de la quimioterapia, en la que se emplean fármacos oncolíticos (anticancerosos) capaces de acceder a todas las partes del cuerpo para atacar a las células del cáncer. Los oncolíticos se administran por vía intravenosa (inyectados a una vena del brazo) o bien en forma de pastillas. A veces la quimioterapia se combina con la radioterapia. La enfermedad de Hodgkin también se trata con radioterapia, quimioterapia, o ambas a la vez.

Estas dos clases de terapia tienen posibles efectos secundarios, debido a que todo tratamiento destinado a destruir células malignas puede afectar también a las células sanas. Los efectos secundarios más frecuentes con la quimioterapia son: náuseas (ganas de vomitar) y vómito propiamente dicho, pérdida de cabello y cansancio. Las náuseas y el vómito se pueden prevenir con medicamentos y, por fortuna, la mayoría de los demás efectos secundarios desaparecen al terminar la terapia.

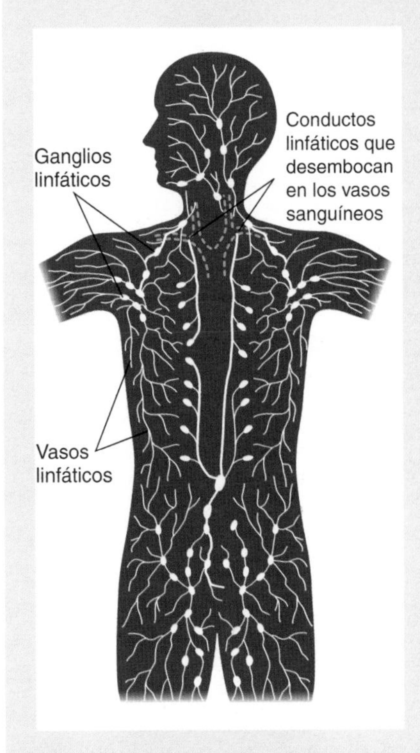

El dibujo muestra el sistema linfático, formado por una red de diminutos conductos ramificados y distribuidos, como los vasos sanguíneos, por todo el cuerpo. A lo largo de la red de conductos están situados los ganglios linfáticos (puntos ovalados).

Medidas preventivas

Al contrario de lo que sucede con otras formas de cáncer, no se conoce ningún factor relacionado con el estilo de vida, tal como la exposición al sol, o a costumbres alimentarias específicas, que la persona pueda cambiar con la esperanza de reducir el riesgo de linfoma. Sin embargo, la prevención de infecciones causadas por el virus de la inmunodeficiencia humana (VIH) prevendría también automáticamente muchos casos de linfoma no hodgkiniano.

¿Traerá cambios el tratamiento del linfoma en el futuro?

La investigación científica estudia actualmente el mecanismo de transformación de linfocitos normales en células cancerosas. Sus hallazgos tal vez se puedan utilizar algún día para la terapia génica*, o sustitución de los genes anormales por otros normales, que permitan a las células orgánicas reanudar su reproducción normal. Esos mismos conocimientos se empiezan a usar para la detección del linfoma en etapa más temprana y para determinar hasta qué punto el tratamiento ha logrado destruir las células malignas.

* **terapia génica** Tratamiento que consiste en modificar o reemplazar determinados genes del organismo con fines terapéuticos.

Un veneno que salva vidas

En las postrimerias de la II Guerra Mundial, un barco de los aliados con cargamento de mostaza sulfúrica, gas asfixiante utilizado por los alemanes en la primera guerra mundial, explotó en un puerto italiano. Los médicos que atendieron a los heridos observaron que el gas afectaba al sistema inmunitario de aquellos soldados. Puesto que ciertos tipos de cáncer se producen en el propio sistema inmunitario, los médicos se preguntaron si otro gas parecido, la mostaza nitrogenada, se podría utilizar para tratar esos casos malignos. Y descubrieron que ésta sí servía para ese fin. Hoy la mostaza nitrogenada es uno de alrededor de 30 medicamentos contra el cáncer que han salvado o prolongado la vida a enfermos de linfoma y de otras neoplasias malignos.

A veces las células del linfoma adquieren resistencia al tratamiento, lo cual significa que han mutado de tal modo que no las afectan los fármacos oncolíticos utilazados. Se están investigando otros fármacos capaces de neutralizar esa resistencia, lo que haría a la quimioterapia más eficaz de lo que es hoy. También se investigan otros tratamientos que permitirían al sistema inmunitario del enfermo reconocer y destruir las células del linfoma.

Convivencia con el linfoma

Dado que el tratamiento del linfoma no hodgkiniano y el de la enfermedad de Hodgkin generalmente requieren quimioterapia y radioterapia, uno de los escollos más difíciles de salvar para el enfermo es la adaptación al tratamiento. Muchos de los efectos secundarios de estas dos terapias son de corta duración y suelen desaparecer al terminar el tratamiento. Pero hay otros efectos secundarios de duración prolongada. Por ejemplo, pueden afectar a la capacidad procreadora de la persona enferma, o pueden dar lugar a la aparición de otro linfoma muchos años después.

El seguimiento médico del enfermo tal vez deba continuarse durante años e incluso decenios. No obstante, y aparte de las visitas al médico, una vez desaparecida toda traza del cáncer, la persona puede reintegrarse a sus anteriores actividades cotidianas. La mayoría de los niños sobreviven al linfoma y pueden esperar una vida normal en la edad adulta.

Fuentes

American Cancer Society, 2200 Century Pky., Ste. 950, Atlanta, GA, 30345
Telephone (404)816-4994
Toll-Free (800)ACS-2345
http://www.cancer.org

Leukemia and Lymphoma Society, 1311 Mamaroneck Ave., White Plains, NY 10605
Telephone (914)949-5213
Toll-free (800)955-4572
Facsimile (914)949-6691
http://www.leukemia.org/

Lymphoma Research Foundation of America, 111 Broadway, 19th Fl, New York, NY 10006
Telephone (212)349-2910
Toll-free (800)235-6848
Facsimile (212)349-2886
http://www.lymphoma.org/

U.S. National Cancer Institute, Cancer Information Service, P.O. Box 24128, Baltimore, MD 21227
Toll-free (800)422-6237 (English and Spanish)
TTY (800)332-8615
http://cis.nci.nih.gov/

V. tamb.
Afecciones por exposición a radiaciones
Cáncer
Tumor (neoplasma)

Lupus eritematoso

El lupus es una enfermedad crónica que causa inflamación del tejido conectivo o conjuntivo, es decir, del material que une y sostiene en su sitio las diversas estructuras del cuerpo humano.

PALABRAS CLAVE
para búsquedas en Internet y otras fuentes de consulta

Trastornos autoinmunitarios

Reumatología

"¡Ay, no otra vez!," gritó Julia, joven de 18 años de edad, cuyo cepillo de dientes acababa de caérsele en el lavabo con gran traqueteo. Era la quinta vez en una semana que se le caía el cepillo de las manos. Se había despertado con las manos adoloridas e hinchadas, y le resultaba difícil agarrar las cosas con los dedos porque los tenía bastante rígidos. Unas semanas después, mientras llenaba un formulario para un reconocimiento médico, con ocasión de la vuelta a la escuela tras las vacaciones de verano, mencionó al médico la rigidez de las manos y también que se había sentido muy cansada durante todo el verano. El médico le recomendó unos análisis de sangre, y pocos días después de realizados, llamó a la mamá de Julia para aconsejarle que llevara a la joven a ver a un reumatólogo*, ya que sospechaba que Julia tenía lupus eritematoso.

* **reumatólogo** Especialista en afecciones del tejido conjuntivo que mantiene unidas y sostiene las estructuras del organismo.

¿Qué es el lupus eritemotoso?

Se trata de una inflamación del tejido conjuntivo del organismo. Este tejido es el que une y sostiene en su sitio a todas las estructuras corporales. Se desconoce la causa o causas de la enfermedad, pero se sospecha que sea una afección autoinmune, es decir, una reacción del sistema inmunitario contra el propio organismo. El nombre médico del lupus más corriente es "lupus eritematoso."

Existen dos clases de lupus eritematoso: el discoide (LED), que la mayoría de las veces presenta placas rojas (eritematosas) en la piel, y el sistémico (LES) o diseminado (generalizado), que no sólo afecta a la piel, sino también a otros tejidos y órganos.

Hay además una tercera clase, denominada *lupus vulgaris,* sin relación alguna con el lupus eritematoso. Es más bien una forma de tuberculosis, de rara aparición, que típicamente produce nódulos, o bultitos, en la piel.

¿A quién afecta esta enfermedad?

Se da en individuos de todas las edades por todo el mundo. Se calcula que tan sólo en los EE.UU. la cifra de pacientes lúpicos alcanza al medio millón, o sea a 1 de cada 600 habitantes del país.

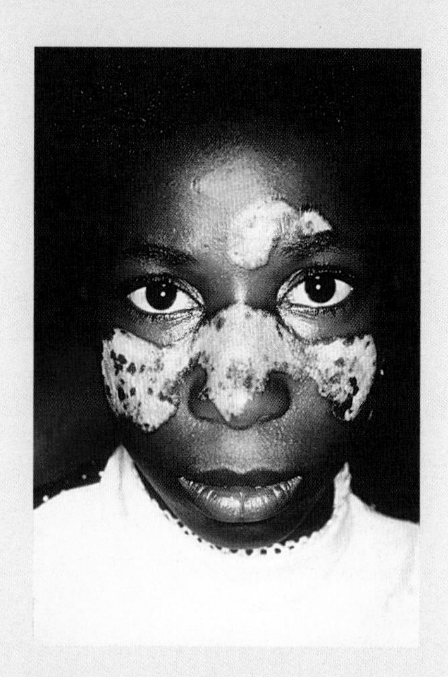

▲

Erupción cutánea facial en als de mariposa. *Ken Geer, Visuals Unlimited.*

Las personas de ambos sexos pueden contraer la enfermedad, pero la gran mayoría de los afectados suelen ser mujeres, por lo menos el 90 por ciento en el caso del lupus eritematoso diseminado y el 70 por ciento en el del lupus discoide. En su mayoría, estas mujeres son jóvenes o de edad mediana. Alrededor de la mitad de las que padecen de lupus eritematoso generalizado empezaron, como Julia, a experimentar los primeros síntomas de la afección entre los 15 y los 25 años. En los EE.UU., el lupus eritematoso es tres veces más frecuente en individuos de ascendencia africana que en los de ascendencia europea. Y también parece más frecuente en los de ascendencia indígena y asiática.

¿Cuál es la causa del lupus eritematoso?

No es una enfermedad contagiosa. No se transmite de una persona a otra, por lo que no es necesario evitar la compañía de los que tienen esta enfermedad.

En cerca del 10 por ciento de los casos, ciertos fármacos de prescripción médica, tales como los antiarrítmicos (que suprimen los latidos irregulares del corazón) y los antihipertensivos (que controlan la hipertensión arterial) pueden provocar la aparición de síntomas de lupus eritematoso diseminado. (Esos síntomas suelen desaparecer al dejar de tomar las citadas medicinas). Este efecto es más común entre gente madura y suele llamarse lupus eritematoso inducido por fármacos. En el 90 por ciento de los casos restantes de LES y en todos los casos de LED, no se sabe a ciencia cierta la causa o causas de la enfermedad.

Si bien la mayoría de los investigadores que han estudiado el lupus eritematoso concuerdan en que se trata de una enfermedad autoinmune, esto sólo explica en parte la causa. El motivo de esta duda estriba en que tampoco se conocen muy bien las causas de las enfermedades autoinmune. Con todo, hay algunos factores que los médicos creen que intervienen en la aparición del lupus.

Se da por sentado que la herencia genética tiene algo que ver con la afección, aunque no se sabe exactamente cuál pueda ser el papel que desempeña. Se ha determinado que la persona con un pariente muy allegado que padezca LES tiene mayor probabilidad (alrededor del 10 por ciento) de contraer la enfermedad, que otro sin pariente allegado que la padezca. La probabilidad aumenta si la persona es gemela idéntica de otra con LES.

La mayor prevalencia en ciertos grupos raciales también aboga por el factor hereditario. Sin embargo, no se ha identificado ningún gen (factor hereditario) específicamente relacionado con la aparición del lupus.

El hecho de que las mujeres tengan mayor probabilidad que los varones de contraer la enfermedad, sugiere una posible intervención por parte de las hormonas en su origen.

Ciertas influencias ambientales podrían también tener algo que ver con el comienzo de la enfermedad. Se sospecha que, en algunos individuos, la respuesta autoinmune sea desencadenada por bacterias, virus, estrés extremo, exposición al sol, ciertos antibióticos y aditivos alimentarios. Pero no todos contraen el lupus eritematoso con sólo haber sido infectados por un determinado virus o bacteria, por someterse a situaciones de estrés, por haber tomado un antibiótico concreto o por haber consumido ciertos productos alimenticios.

Los anticuerpos que intervienen en la respuesta autoinmune se llaman, "autoanticuerpos" ("auto-" es un prefijo que significa "propio"). Estos anticuerpos reaccionan específicamente a la presencia de ciertos componentes químicos de las propias células orgánicas, pudiendo ocasionar inflamación y lesiones en órganos y tejidos.

Síntomas

Los signos y síntomas del lupus son muy variados, según el individuo afectado, tanto por lo que respecta a las partes del cuerpo afectadas como a la gravedad de las lesiones. Además, los síntomas pueden aparecer y desaparecer, y a veces desaparecen durante semanas o meses. Aunque la enfermedad se da con mayor frecuencia en la mujer que en el varón, no por eso reviste menor gravedad en éste.

Lupus eritematoso discoide Esta clase de lupus eritematoso, la más benigna y común, suele afectar sólo a la piel. Produce una erupción en forma de placas escamosas gruesas y rojizas en la piel de la cara, y a veces también en otras partes del cuerpo. A menudo, la erupción se propaga a las mejillas y al dorso o puente de la nariz, en forma de lo que se ha dado en llamar "alas de mariposa." Después de unas cuantas semanas o meses, cuando las lesiones han cicatrizado, pueden quedar zonas de color oscuro o pálido. Si la erupción se propaga al cuero cabelludo, es posible que el enfermo pierda parte del cabello.

La luz solar tiende a provocar y agravar la erupción lúpica. En el lupus eritematoso discoide (LED), la erupción casi desaparece del todo en los meses de invierno, y la mayoría de las personas que lo padecen disfrutan de buena salud. El LED rara vez evoluciona a lupus eritematoso sistémico (LES).

Lupus eritematoso sistémico Los que sufren de esta clase de lupus suelen presentar la misma erupción que los que padecen de lupus discoide, e incluso pierden cabello también. Sin embargo, en esta forma generalizada las lesiones cutáneas se propagan y dañan las mucosas y otros tejidos orgánicos. Hay algunos pacientes de LES a los cuales no les afecta la piel.

La artritis puede ser el primer síntoma de lupus sistémico. De hecho, el LES está clasificado en la misma familia de enfermedades que la artritis reumatoide, afección que ocasiona inflamación dolorosa de las articulaciones. Entre otros síntomas tempranos figuran la debilidad, fatiga extrema, fiebre, sensibilidad a la luz solar y pérdida de peso.

¿Sabía usted que...?

- El nombre "lupus eritematoso" proviene de dos palabras del latín: "lupus," que significa "lobo," y "erithema," que quiere decir "piel enrojecida." La terminación "-oso" convierte el nombre en adjetivo. En tiempo pasados, se creía que la erupción facial se parecía a las mordeduras y rasguños causados por un lobo.
- La gran mayoría de pacientes con lupus eritematoso son mujeres.
- No es una enfermedad contagiosa.
- No existe ningún síntoma o análisis de laboratorio que identifique a esta enfermedad.
- Muchos pacientes de lupus eritematoso sufren también de artritis.
- Muchos de estos pacientes tienen que evitar la exposición al sol.
- Gran número de ellos hacen vida normal.

¿Qué se entiende por trastornos autoinmunitarios?

Casi todo el mundo conoce o ha oído hablar de alergias, como la mal llamada "fiebre del heno" (rinitis alérgica) y el asma, ya sea por experiencia propia o por la de otros. Los trastornos autoinmunitarios son parecidos a las alergias, salvo que lo que ataca el sistema inmunitario son componentes del propio organismo en vez de sustancias externas, como el polen y el polvo.

La función normal del sistema inmunitario humano es proteger al cuerpo de microorganismos invasores o de sustancias tóxicas. Para poder llevar a cabo esta función, este sistema produce anticuerpos y glóbulos sanguíneos especiales (linfocitos) que reconocen y destruyen a los intrusos.

En los trastornos autoime, y por razones que todavía no se conocen del todo, la respuesta del sistema inmunitario se dirige a atacar las células, tejidos y órganos de la propia persona. Esta reacción puede dar lugar a una serie de enfermedades, entre ellas la artritis reumatoide, una forma de diabetes, y el lupus eritematoso.

El LES afecta a veces a órganos internos y da origen a graves complicaciones. Son comunes en estos pacientes los problemas renales (de los riñones), y la uremia (acumulación de sustancias tóxicas en la sangre), debida a insuficiencia renal, que puede llevar a la muerte. La enfermedad afecta también al sistema nervioso, y causa problemas psicológicos, convulsiones u otros síntomas. También pueden afectarse los pulmones, el corazón, el hígado, y las células sanguíneas.

En la sangre, la presencia de ciertos anticuerpos llamados antifosfolípidos interfiere con el funcionamiento normal de los vasos sanguíneos y puede dar lugar a apoplejías y ataques al corazón. En la mujer grávida (embarazada), la presencia de estos anticuerpos a veces provoca el aborto espontáneo.

Diagnóstico

Es difícil, en ocasiones, el diagnóstico de lupus eritematoso, sobre todo cuando escasean los síntomas. No hay un signo o síntoma específico que determine con seguridad que una determinada persona esté afectada de lupus eritematoso, y tampoco existe ningún análisis de laboratorio que lo diagnostique. De ahí que sea necesario hacer siempre una combinación de observaciones y análisis químicos.

El diagnóstico del lupus eritematoso sistémico (LES) incluye análisis de sangre en busca de ciertos anticuerpos que atacan al núcleo de las células en general y de células de lupus eritematoso en particular. Estas últimas son glóbulos blancos que destruyen a otras células sanguíneas y que delatan la presencia de lupus. A veces se practica también una biopsia (se extrae un fragmento de tejido), con el objeto de examinar al microscopio en busca de lesiones compatibiles con el cuadro de lupus.

Es muy importante el diagnóstico precoz, para poder empezar el tratamiento a la mayor brevedad posible.

Tratamiento

Según las necesidades particulares y los síntomas del paciente, se puede escoger entre diversos tratamientos. Para el alivio y control del dolor, la inflamación y problemas afines, se suelen recetar también diversos medicamentos.

Los AINE (agentes antiinflamatorios no esteroideos), tales como el ácido acetilsalicílico (aspirina), el ibuprofeno y el naproxeno, se utilizan para aliviar el dolor y la inflamación de las articulaciones y músculos. Otro grupo de fármacos, conocidos como corticosteroides, se recetan para reducir la inflamación y la actividad del sistema inmunitario. Y hay un tercer grupo, los antipalúdicos, que se emplean también para combatir el paludismo o malaria y que se prescriben para tratar los síntomas cutáneos y articulares del lupus. Se emplean pomadas y cremas que contienen corticosteroides y filtros solares para el tratamiento de las erupciones cutáneas (de la piel).

Los fármacos utilizados contra el lupus eritematoso a menudo provocan reacciones secundarias indeseables. Por este motivo, y porque los síntomas a veces cambian, se necesita atención médica constante y reconocimientos físicos periódicos.

¿Hay alguna cura para el lupus eritematoso?

No la hay, pero un buen tratamiento puede mantener el funcionamiento normal del organismo y controlar los síntomas en la mayoría de los casos. Con todo, el lupus eritematoso sistémico es a veces un peligro para la vida, sobre todo cuanto se afectan los riñones. Las causas de mortalidad más frecuentes son la insuficiencia renal, las infecciones bacterianas y la insuficiencia cardíaca.

Convivencia con la enfermedad

No existe ninguna medida preventiva específica, como la vacunación, que uno pueda tomar para prevenir el lupus eritematoso. Pero si se diagnostica la enfermedad, hay maneras de reducir la probabilidad de "recrudecimientos" o exacerbaciones bruscos de los síntomas. Los pacientes sensibles a la luz solar (fotosensibilidad) pueden prevenir las erupciones cutáneas no exponiéndose excesivamente al sol, utilizando filtros protectores de la piel, o poniéndose sombreros de ala ancha. Aunque no hay vacuna contra el lupus eritematoso, se recomienda la inmunización contra otras infecciones.

Los cambios en el estilo de vida pueden contribuir a evitar y controlar los síntomas. El hacer ejercicio con regularidad previene la debilidad y fatiga de determinados músculos. El tabaco y el alcohol pueden ser perjudiciales para la salud del lúpico, como también lo son para todos. El cambio de estos hábitos negativos puede dar lugar a un mejoramiento general de la salud. Asociarse a grupos de apoyo y hablar con los familiares, amigos y médicos, alivia los efectos del estrés.

Fuentes

Lupus Foundation of America, 1300 Piccard Dr., Ste. 200,
Rockville, MD, 20850-4303
Telephone (301)670-9292
Toll-Free (800)558-0121
http://www.lupus.org

U.S. National Institutes of Health, 9000 Rockville Pike,
Bethesda, MD 20892
Telephone (301)496-4000
http://www.nih.gov/

V. tamb.
Artritis
Enfermedades de los riñones

Lupus eritematoso diseminado *Véase* Lupus

M

Mal aliento *Véase* Halitosis

Mal de las alturas

El mal de las alturas es una enfermedad causada por la falta de oxígeno en el aire de las zonas de gran altitud. A veces recibe el nombre de mal de montaña.

PALABRAS CLAVE
para búsquedas en Internet y otras fuentes de consulta

Anoxia

Hipoxia

Sistema pulmonar

¿A qué se debe el mal de las alturas?

Es una alteración ocasionada por la falta de oxígeno y que puede afectar a cualquiera que se encuentre en una zona de gran altitud. Los síntomas comienzan a manifestarse a diferentes elevaciones sobre el nivel del mar, dependiendo de la persona. Suele darse entre montañistas, practicantes de senderismo, esquiadores y viajeros que van a zonas de altura elevada. Entre los factores que contribuyen a esta enfermedad están las condiciones físicas del individuo y el ritmo de ascenso hacia la zona de gran altitud. Los efectos suelen empezar a manifestarse a la altura de 7 000 a 9 000 pies (2 133 a 2 743 metros) sobre el nivel del mar. Sin embargo, hay quienes pueden sentirlos al llegar a los 5 000 pies (1 500 metros).

Sintomas

Esta alteración suele aparecer a las pocas horas de alcanzar una zona de gran altitud. Los síntomas incluyen:

- dolor de cabeza;
- irritabilidad;
- mareos;
- dolor muscular;
- cansancio o insomnio;
- inapetencia;
- náuseas o vómito;
- hinchazón de la cara, manos y pies.

El mal de montaña más intenso causa inflamación del cerebro, lo que da lugar a alucinaciones, confusión, dificultad para andar, fuertes dolores de

¿Sabía usted que...?

Durante los Juegos Olímpicos de 1968 en México D.F., los atletas llegaron dos semanas antes para adaptarse mejor a la altitud. La ciudad de México está a más de 7 000 pies (2 133 metros) sobre el nivel del mar. Muchos de los atletas vivían a alturas muy inferiores. Aquellos que se habían entrenado para los juegos olímpicos en zonas de gran altitud tuvieron una clara ventaja.

cabeza y extenuación. También puede causar acumulación de líquidos en los pulmones, lo que ocasiona disnea, incluso en reposo. Cuadros de ese tipo pueden ser potencialmente mortales y deben tratarse de inmediato.

Tratamiento

Ni el diagnóstico ni el tratamiento son necesarios en un caso de mal de montaña leve porque los síntomas tienden a remitir a los dos o tres días. Los médicos recomiendan que se tome aspirina o ibuprofeno para aliviar el dolor muscular. Los escaladores de montañas a veces toman medicamentos para prevenir o tratar la mayoría de los síntomas.

El mal de montaña pronunciado es una alteración potencialmente mortal que debe ser tratada por un médico con oxigenoterapia y medicamentos que reduzcan la inflamación cerebral y el líquido de los pulmones. Asimismo, en caso de mal de montaña agudo el enfermo deber ser trasladado a una zona de menor altitud para disminuir los síntomas.

Medidas preventivas

La forma más simple de prevenir el mal de montaña es ascender gradualmente a una zona de gran altura. Esto permite que el cuerpo se vaya acostumbrando poco a poco a la menor cantidad de oxígeno contenido en la atmósfera a esas alturas. Cuando se proyecta un viaje o vuelo a estas zonas, es importante tomárselo con calma los primeros días y limitar la actividad física mientras el cuerpo se acostumbra a la altitud.

V. tamb.
Herpes zóster
Desfase horario

Mal de los buzos

Conocido también por enfermedad por descompresión, así como por su denominación inglesa "bends" y por su nombre francés "mal des caissons," es una afección dolorosa que sobreviene a los buzos y submarinistas (buceadores) al ascender con demasiada rapidez hacia la superficie, así como a los pilotos de aviones que vuelan a gran altura y a los obreros que trabajan en la construcción de túneles submarinos o subfluviales. La enfermedad por descompresión sobreviene cuando se forman burbujas de nitrógeno en la sangre o en los tejidos por efecto de un descenso rápido de la presión del agua.

PALABRAS CLAVE
para búsquedas en Internet y otras fuentes de consulta

Buzos y obreros

Cámara hiperbárica

Enfermedad de descompresión

* ***mal des caissons*** Nombre francés procedente del cajón (*caisson*) o cámara hermética y sobrecomprimida que se utiliza para la construcción de túneles en aguas profundas. También los buzos y otros submarinistas sufren de la enfermedad de descompresión.

Cuando un buzo o buceador se sumerge, la presión del agua aumenta con la profundidad, como también aumenta la presión del aire que respira para que se disuelva una mayor cantidad del aire en la circulación sanguínea.

¿Cómo afecta este mal al cuerpo?

Los principales elementos componentes del aire son el oxígeno y el nitrógeno. El cuerpo utiliza el oxígeno continuamente, pero no así el nitrógeno. Cuando el submarinista sube a la superficie, la presión desciende y la sangre no puede soportar la acumulación de nitrógeno disuelto.

Si el buzo asciende despacio, el nitrógeno se desplaza a los pulmones y es espirado sin perjuicio alguno. En caso contrario, forma burbujas en la sangre que pueden acumularse en articulaciones como las del codo o la rodilla y causar dolor. En casos agudos, el enfermo puede llegar a doblarse de dolor; de ahí su denominación coloquial inglesa *the bends.*

Los síntomas de esta enfermedad suelen manifestarse a los 90 minutos de la emersión, aunque también pueden tardar dos días completos en aparecer. Los casos más leves provocan picazón, erupción cutanea, dolor de las articulaciones o descoloración cutánea. Los casos agudos presentan síntomas extremos como dolor de las articulaciones, dolores de cabeza, convulsiones, dificultades para oír, náuseas, vómito, dolor abdominal y de la espalda, perturbaciones visuales o dolor de pecho.

Tratamiento

Los casos leves de enfermedad por descompresión no requieren tratamiento, aunque se recomienda consultar a un médico. Los casos agudos, sin embargo, requieren una cámara de alta presión (cámara hiperbárica) en la que el enfermo es sometido a una presión elevada que posibilite la absorción de las burbujas de nitrógeno. La alta presión inicial en la cámara va disminuyendo gradualmente. Si el tratamiento se efectúa tempranamente, las posibilidades de recuperación completa aumentan.

¿Qué necesitan saber el buzo o el buceador?

Además de un número importante de buzos profesionales, hay cerca de 5 millones de buceadores deportistas en el mundo. Estos últimos se diploman tras recibir clases de entrenamiento en las que aprenden a bucear sin peligro y a evitar la enfermedad por descompresión. Esta enfermedad se puede prevenir observando rigurosamente las reglas de seguridad.

Fuentes

Marine Medical Systems, 84 North Main Street,
South Norwalk, CT 06854
Telephone 800-272-3008
http://www.marinemedical.com/diving.htm

▶ V. tamb.
Mal de las alturas

Manchas de nacimiento *Véase* Trastornos cutáneos

Mareo por movimiento

Esta clase de mareo, llamado también cinetosis, sobreviene cuando el individuo siente vértigo o náuseas debido a la falta de sincronismo entre lo que el cuerpo siente y el movimiento que perciben los ojos. Estos dos mensajes contradictorios que recibe el cerebro son la causa del malestar.

PALABRAS CLAVE
para búsquedas en Internet y otras fuentes de consulta

Medicina interna

Sólo pesqué un mareo

Jon y su papá estaban muy entusiasmados previendo un viajecito de pesca a la costa de Florida. Un amigo del padre, Bob, tenía un bote y conocía al dedillo los lugares de buena pesca. El día tan esperado amaneció con sol y con la mar picada. Bob los llevó como a cuatro millas de la costa. De pronto, se paró el motor de la embarcación, y ésta empezó a cabecear sobre las olas.

Jon primero sintió mareo y luego un sudor frío. Le entraron náuseas y vomitó por la borda. Cuando volvieron a tierra, el mareo desapareció con relativa rapidez. Pero nuestro joven se sintió frustrado de no haber tenido el placer de pescar, por culpa de aquel episodio de mareo por movimiento.

¿Cuál es la causa del mareo por movimiento?

El mareo no relacionado con el movimiento, el vértigo* y el mareo por movimiento están todos relacionados con el sentido del equilibrio, que radica en el oído interno. Los investigadores espaciales y aeronáuticos lo llaman "sentido de orientación espacial", porque sirve para indicarle al cuerpo su situación en el espacio. Los siguientes sensores intervenienen en la orientación espacial:

* **vértigo** Falsa sensación de que todo da vueltas alrededor de uno o de que uno gira alrededor de un punto.

- La cámara del oído interno conocida como laberinto vestibular consiste en una serie de túbulos (tubos diminutos) rellenos de líquido y conectados entre sí, denominados conductos semicirculares, los cuales se encargan de detectar la dirección de los movimientos.
- Los ojos envían una señal al cerebro para informarle de la situación del cuerpo.
- Los receptores de presión (barorreceptores) de la piel le indican al cerebro qué partes del cuerpo tocan el suelo.
- Los receptores musculares y articulares detectan las partes del cuerpo en movimiento.
- El cerebro procesa e integra la información procedente de esos sensores. El cerebro se confunde si los datos que recibe son contradictorios, y a menudo el resultado es el mareo. Cuando la embarcación en que iba Jon fue vapuleada por las olas, la información proporcionada por los ojos no concordaba con la de los otros sensores corporales sobre el movimiento del barco. Esto fue lo que le produjo a Jon malestar y deseos de vomitar.

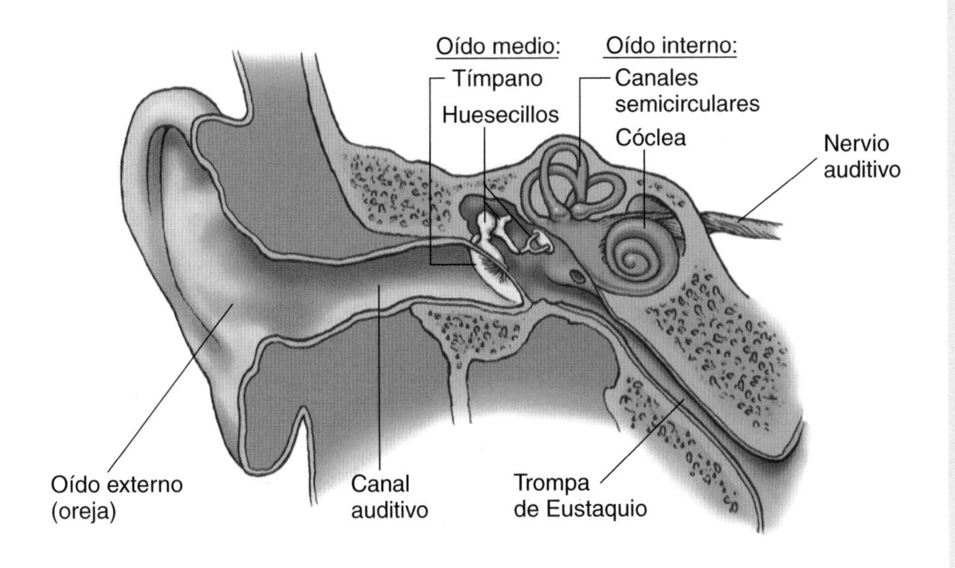

Anatomía del oído interno y el medio.

La sensibilidad a las señales contradictorias de los sensores parece ser heredofamiliar.

Síntomas

Casi todos los seres humanos nos mareamos, tarde o temprano. Hay personas, sobre todo los niños, que se marean al viajar en automóvil o en aeroplano. Otros sienten mareo con el movimiento de cabeceo o balanceo de los barcos en aguas agitadas. Otros se marean en la montaña rusa, o en el tiovivo, o con sólo mirar en la pantalla cinematográfica el cambio brusco de escenas o planos. La mala ventilación, los vapores de los gases o del humo del cigarrillo, y el consumo de alcohol, hacen a ciertas personas más susceptibles al mareo por movimiento.

Las personas que sienten este mareo suelen presentar los siguientes síntomas:

- Se vuelven pálidos.
- Bostezan
- Están inquietos.
- Les aparece en el rostro un sudor frío.
- Sienten náuseas y ganas de vomitar.
- Vomitan, a veces repetidamente.

Medidas preventivas

Prevenir el mareo por movimiento es más fácil que tratarlo después de su inicio. Los viajeros procurarán sentarse en los lugares de menos movimiento. En el auto, puede ser útil ir en el asiento del frente y mirar hacia delante. En el avión, los pasajeros sentirán menos mareo en el asiento situado junto al ala. En un barco, permanecer en cubierta y mirar al horizonte en la lejanía, en lugar de mirar objetos cercanos, tal vez resulte

El parche

Uno de los remedios más eficaces contra el mareo lo constituye el llamado "parche," pequeño apósito adhesivo que se lleva generalmente detrás del pabellón de la oreja y que libera poco a poco una dosis de escopolamina a través de la piel. La escopolamina suprime la actividad de ciertas zonas del sistema nervioso central, lo que reduce las náuseas y el vómito. La protección que brinda el parche dura unos 3 días. Su efecto secundario más frecuente es la sequedad de boca; otros efectos secundarios menos comunes incluyen la somnolencia y la dilatación de la pupila de los ojos.

una medida beneficiosa. También puede ser útil consumir comidas muy ligeras antes de embarcarse y evitar las bebidas alcohólicas.

Existen medicamentos obtenibles sin receta, tales como la mezclicina o el dimenhidrinato (Dramamine), que previenen el mareo por movimiento. Son de mayor eficacia si se toman una hora antes de emprender un viaje. Y aunque no es un remedio de eficacia constatada, hay quienes consumen la raíz del jengibre, bien sea cortada en rebanadas y mascada, o en infusión de té, como preventivo del mareo por movimiento. En casos de mareo pronunciado o prolongado, el médico tal vez recete un parche de escopolamina. Una vez han comenzado los síntomas, son difíciles de tratar mientras dura el movimiento que lo ha causado. En la mayoría de los casos, esos síntomas cesan pocos momentos después de cesar el movimiento. Si persisten, es conveniente acudir al médico, por si acaso la causa del mareo es otra.

V. tamb.
V. tamb
Vértigo

Fuentes

American Academy of Otolaryngology, 1 Prince St.,
Alexandria, VA 22314
Telephone (703)836-4444
http://www.entnet.org/

Mareos *Véase* Mareo por movimiento

Mastoiditis *Véase* Infecciones de los oídos

Melanoma *Véase* Cáncer de piel

Meningitis

Es una inflamación de las membranas que rodean al cerebro y la médula espinal.

PALABRAS CLAVE
para búsquedas en Internet y otras fuentes de consulta

Cerebro

Enterovirus

Infección

Inflamación

Meninges

Vacunación

¿En qué consiste la meningitis?

En griego, membrana se dice “meninx,” raíz de la palabra “meningitis,” que significa inflamación de las membranas (las láminas delgadas de tejido protector) que rodean al cerebro y a la médula espinal. Esas membranas se conocen como meninges, y su inflamación representa la reacción del organismo a infecciones o a lesiones físicas.

La forma más común de meningitis es la de origen vírico. En el 90 por ciento de los casos de meningitis vírica la causa es un grupo muy numeroso de microorganismos denominados enterovirus, que suelen infectar el tubo digestivo, pero que se difunden fácilmente a otras partes del cuerpo.

La segunda forma, en orden de frecuencia de aparición, es la meningitis bacteriana, ocasionada, como su nombre indica, por bacterias. Antes de los años noventa del recién pasado siglo XX, la causa principal de la meningitis era la bacteria *Haemophilus influenzae* tipo b (Hib). Sin embargo, nuevas vacunas para los niños han permitido reducir este problema. Hoy los principales culpables son las bacterias *Streptococcus pneumoniae* y *Neisseria meningitidis.*

La meningitis también puede ser causada por hongos, como el *Criptococcus neoformans,* o tener origen en cuadros no infecciosos, tales como una reacción a un medicamento o un cáncer que afecte a las meninges.

Es importante saber la causa de la meningitis, puesto que ésta determina la gravedad de la dolencia y la forma de tratarla. La meningitis vírica es generalmente menos grave que la bacteriana, y la mayor parte de los enfermos se recuperan en cuestión de 10 a 12 días. En cambio, la meningitis bacteriana acarrea a menudo consecuencias muy serias. Si no se trata rápidamente, puede conducir a pérdida de la audición, lesiones cerebrales, trastornos de aprendizaje escolar e incluso a la muerte.

¿Cómo se contrae la meningitis?

Algunos tipos de meningitis vírica y bacteriana, pero no todos, son contagiosos. La persona infectada por un virus causante de meningitis no siempre contrae la enfermedad, pero sí puede transmitir el virus a otros, con posibilidad de que la contraigan. Menos del 1 por 1 000 de las personas infectadas por el virus llegan a experimentar la enfermedad. La mayoría de los infectados no se enferman, o bien se enferman muy levemente, y manifiestan resfriado, sarpullido o fiebre.

Los enterovirus, que son la causa principal de la meningitis vírica, provocan infecciones frecuentemente en el verano y a principios del otoño, y atacan a mucha gente. Generalmente se propagan por contacto con la saliva o moco de la persona infectada. Esto sucede típicamente por la exposición al virus presente en las manos del infectado, o en objetos que éste haya tocado, y cuando, a continuación, uno se restriega los ojos, la nariz o la boca.

El virus de la meningitis aparece también en las heces de la persona portadora. Esta modalidad de propagación afecta principalmente a los niños que todavía no saben ir al baño por sí solos, o a los adultos que cambian los pañales de bebés infectados. La limpieza de las manos (con frecuencia y meticulosamente) es muy importante si se quiere impedir la propagación de los virus causantes de la meningitis.

Anatomía del cerebro: En la meningitis, las meninges que recubren el cerebro se inflaman e hinchan. ▶

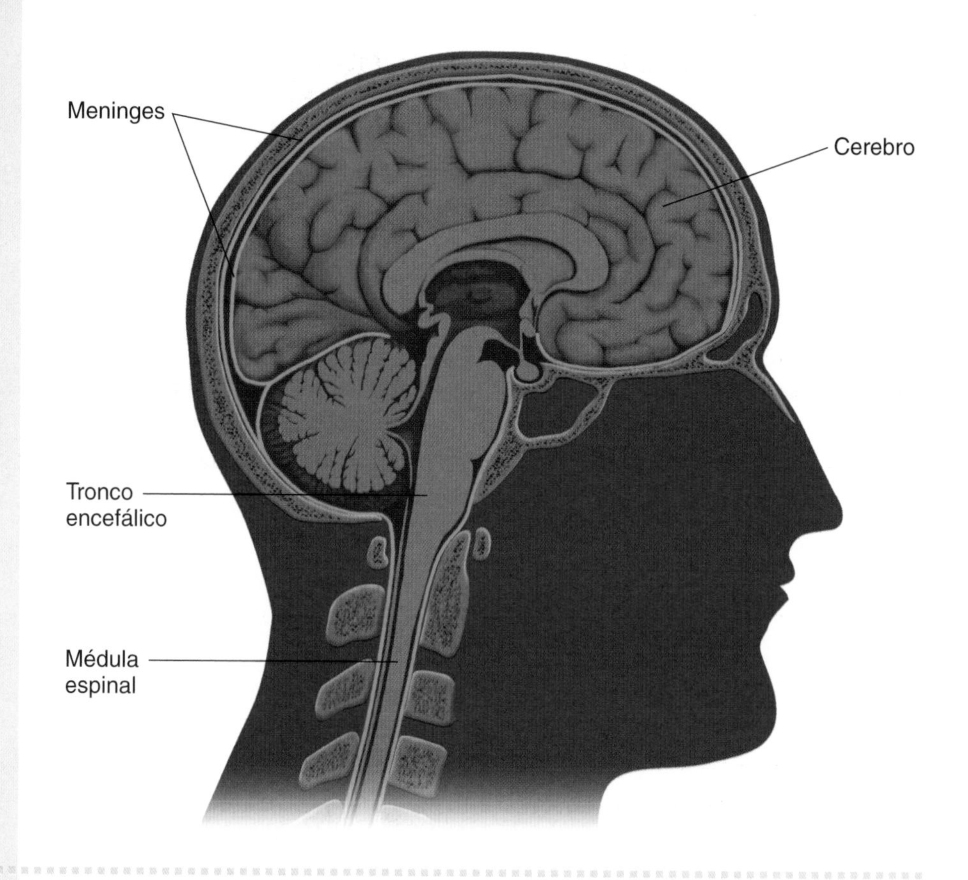

Ciertas formas de la meningitis bacteriana son también contagiosas. El contagio se produce a través de las secreciones expelidas al toser, besar, o del contacto con otras secreciones procedentes de la garganta. No se propaga por simple contacto. Con todo, las personas muy allegadas al infectado pueden contagiarse, inclusive las que viven en la misma casa, o los niños que asisten a la misma guardería que los infectados. También hay que incluir a los novios y novias que besan a personas infectadas. Los brotes de meningitis son susceptibles de producirse en lugares como dormitorios, cuarteles y cárceles.

La mayor parte de los casos de meningitis vírica y bacteriana se produce en lactantes y niños de menos de cinco años de edad. En cambio, la meningitis ocasionada por hongos suele darse en personas cuyo sistema inmunitario* ha sido previamente debilitado por otras enfermedades (como el sida) o por tomar ciertos medicamentos.

* **sistema inmunitario** Sistema de defensa, compuesto por diferentes células y órganos, que combate a los gérmenes y sustancias extrañas que penetran en el cuerpo y protege al organismo de infecciones y otras enfermedades.

Síntomas

Aunque varían de una persona a otra, los más comunes en los niños mayores de 2 años son:

- fiebre
- fuerte dolor de cabeza
- rigidez de nuca

- sensibilidad a las luces muy intensas (foto fobia)
- somnolencia
- confusión
- náuseas
- vómito

En los bebés, los síntomas clásicos de fiebre, dolor de cabeza y rigidez de nuca pueden no manifestarse o tal vez sean difíciles de detectar por otras personas. Estos niños a veces presentan fiebre, mal humor, inactividad, vómitos, rechazo a la comida y dificultad para despertarse. Conforme la meningitis se agrava, se pueden tener convulsiones a todas las edades. En casos graves, la enfermedad puede abocar en un coma o incluso en la muerte.

Los síntomas de la meningitis vírica y de la bacteriana suelen aparecer en un periodo de varias horas a varios días después del contagio. Con la forma vírica, los adultos pueden ponerse muy enfermos en cuestión de 24 horas, y los niños todavía más pronto. En cambio, en las meningitis causadas por hongos, cáncer u otras enfermedades no infecciosas, los síntomas pueden no aparecer hasta semanas después. También hay algunos tipos de virus y bacterias que producen meningitis de evolución lenta. Entre ellos figuran las bacterias causantes de la tuberculosis, la enfermedad de Lyme y la sífilis, así como el virus del sida.

Diagnóstico y tratamiento

Diagnóstico Los síntomas de la meningitis vírica y de la bacteriana son a menudo los mismos. Por consiguiente, conviene consultar en seguida al médico si aparecen estos síntomas, ya que el diagnóstico temprano es de importancia crítica en la meningitis bacteriana. El diagnóstico generalmente se efectúa mediante el análisis de una muestra del líquido que rodea a la médula espinal (líquido cefalorraquídeo). La muestra se obtiene mediante una punción sobre la zona de la columna vertebral de la parte baja de la espalda (región lumbar) y succionar una pequeña cantidad de líquido. Éste se analiza en un laboratorio en busca de indicios de meningitis y para identificar el tipo de bacteria, en su caso, que ha producido la infección, puesto que esto condicionará la clase de antibiótico con que deba ser tratada la enfermedad.

Tratamiento El tratamiento de la meningitis dependerá de su causa. En la mayoría de los casos de meningitis vírica, el problema suele resolverse por sí solo. Para aliviar el dolor de cabeza y la fiebre, es posible que el médico recomiende reposo en cama y la toma de fármacos que no requieren receta. Los casos de meningitis bacteriana pueden ser tratados con antibióticos eficaces, dependiendo del tipo de bacteria presente. Si la meningitis se debe a un hongo, habrá que tomar medicamentos antifúngicos. Para obtener los mejores resultados, el tratamiento debe iniciarse cuanto antes.

Perspectiva mundial

- Todos los años se registran en el mundo alrededor de 500 000 casos de meningitis meningocócica (ocasionada por la bacteria *N. meningitidis*).
- Y todos los años se producen alrededor de 50 000 muertes en el mundo por esta causa.
- Los brotes más numerosos de meningitis se dan en el África subsahariana en la época seca.
- La Organización Mundial de la Salud recomienda a los que vayan a países afectados por brotes de meningitis que se pongan la vacuna contra la *N. meningitidis.*

Medidas preventivas

Es difícil evitar contagiarse de los enterovirus que causan la mayor parte de los casos de meningitis vírica. No obstante, una buena medida es lavarse bien las manos con frecuencia. Las personas que están cerca de otras que tienen meningitis bacteriana ocasionada por *N. meningitidis* deberán tomar antibióticos, para evitar la propagación de la enfermedad.

Vacunación Existen vacunas contra diversos microorganismos causantes de la meningitis bacteriana, entre ellos el *Haemophilus influenzae* del tipo b (Hib), algunas cepas de *N. meningitidis*, y muchos tipos de *Streptococcus pneumoniae.*

Las vacunas contra el Hib son inocuas y muy eficaces, siendo actualmente obligatorio en EE.UU. vacunar a todos los niños. En cambio, la vacuna contra *N. meningitidis* no se administra de manera rutinaria. No obstante, se usa a veces para contener pequeños brotes de meningitis en escuelas, cárceles y otros recintos cerrados.

En algunos países se producen brotes importantes de meningitis, y los que piensen viajar a ellos tal vez necesiten vacunarse contra la bacteria *N. meningitidis.* Por otro lado, la vacuna contra *S. pneumoniae* es eficaz no sólo contra la meningitis sino también contra la neumonía ocasionada por esta bacteria. Se recomienda esta protección a toda persona mayor de 65 años y a ciertos individuos de menos edad que presenten problemas de salud.

Fuentes

U.S. Centers for Disease Control and Prevention,
1600 Clifton Rd., Atlanta, GA 30333
Telephone (404)639-3534
Telephone (404)639-3311
Toll-free (800)311-3435
Information Hotline (888)-232-3228
TTY (404)639-3312
http://www.cdc.gov/

World Health Organization, 525 23rd St. NW,
Washington, DC 20037
Telephone (202)974-3000
Facsimile (202)974-3663
Telex 248338
http://www.who.int/

V. tamb.
Cáncer
Convulsiones
Enfermedad de Lyme
Fiebre
Infección
Infecciones bacterianas
Infecciones fúngicas
Infecciones víricas
Inmunodeficiencia
Neumonía (pulmonía)
Sida y VIH
Sífilis
Tuberculosis

Migraña *Véase* Dolor de cabeza

Miopía (o visión corta)

La miopía es un trastorno ocular por el cual los objetos distantes se ven desenfocados o borrosos.

PALABRAS CLAVE
para búsquedas en Internet y otras fuentes de consulta

Miopía

Oftalmología

Optometría

Visión

Kate notó que tenía que entornar los ojos cada vez que miraba la pizarra desde la parte de atrás del aula para poder ver claramente las palabras escritas en ella. Le parecía extraño, pues no recordaba que hubiera tenido que cerrar parcialmente los ojos cuando era más joven, pero ahora que asistía a la escuela intermedia empezó a tener dificultad para ver los objetos, a menos que se hallaran cercanos.

Kate sufría de una afección ocular común conocida por miopía (o visión corta), que en los Estados Unidos afecta a 60 millones de habitantes y que a menudo no se detecta hasta que el niño alcanza la edad de 8 a 12 años. Por fortuna, la miopía se puede corregir con gafas o lentes y con lentes de contacto.

¿Qué es la miopía?

Como hemos señalado, miopía significa que la persona es capaz de ver bien los objetos cercanos pero tiene dificultad en ver claramente los lejanos. Esta afección es el resultado de una deformación del globo del ojo, debido a la cual el ojo no puede enfocar bien la luz que lo atraviesa. En la mayor parte de los casos, el diámetro anteroposterior del globo ocular está alargado, mientras que en otros la parte anterior del ojo presenta una curvatura anormal.

La superficie anterior del globo ocular, como la lente de una cámara fotográfica, es atravesada por el rayo de luz incidente. Para poder enfocar bien la imagen, esa luz se refracta o desvía, con lo que queda correctamente enfocada la imagen sobre la retina, situada en la parte posterior del globo ocular. La retina es parecida a la película de la cámara fotográfica y en ella se graba la imagen recibida. Si el globo ocular no tiene la forma apropiada, la imagen queda enfocada en un punto por delante de la retina, lo que hace que los objetos distantes se vean borrosos.

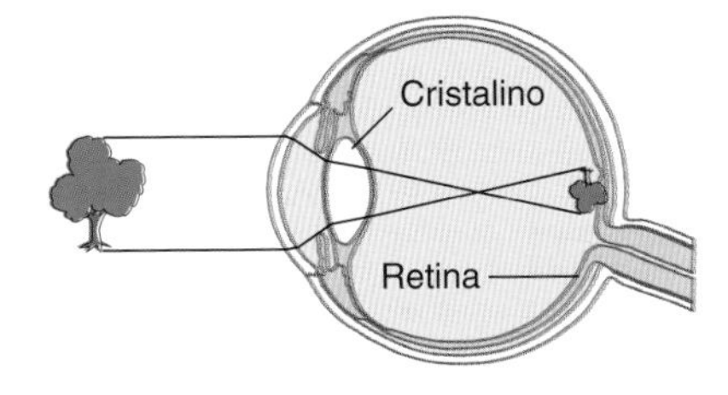

Vista norma: el objeto lejano queda bien enfocado en la retina.

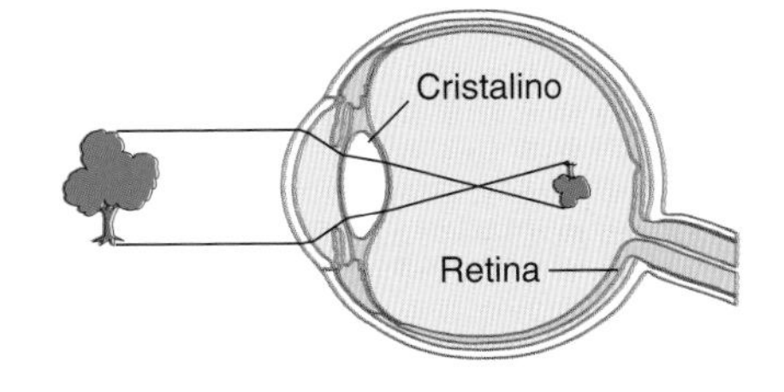

Miopía: el objeto lejano queda enfocado en un punto delante de la retina.

Enfoque normal frente a enfoque miope

Diagnóstico

Los primeros indicios de que el niño es miope suelen presentarse entre los 8 y 12 años de edad, siendo generalmente el maestro o la maestra quien observa la dificultad del alumno para ver la pizarra. Tal vez observe que el niño entorna los ojos, táctica que ayuda a los miopes a enfocar mejor los objetos distantes. Otras veces la miopía se descubre durante un examen físico de rutina durante la niñez. El término "miopía" se deriva de las palabras "*myos*" y "*ops*" del griego, que significan "ojos entornados," tal vez por ser esa maniobra tan común en los miopes.

Tratamientos posibles

Gafas (lentes) La corrección más frecuente de la miopía la proporcionan los lentes graduados, que alteran la forma en que el rayo de luz incidente se enfoca en la retina. Otro remedio, cada día más común, son los llamados lentes de contacto o lentillas, pequeñas lentes de quitar y poner que se colocan en la parte delantera del ojo. Conforme el niño pasa a la adolescencia, el problema de la miopía a menudo se agrava. Eso se debe a que, a medida que el cuerpo crece, la forma del globo ocular se altera también. De ahí que las personas tengan que cambiar la graduación de los lentes o lentillas a medida que crecen. Para cuando llegan a los 20 años, la miopía suele estabilizarse y ya no avanza más.

Intervención quirúrgica Para las personas que sufren de miopía leve o moderada puede resultarles beneficiosa la llamada cirugía de refracción, en la que el cirujano hace unas pequeñas incisiones en la superficie del globo ocular, denominada córnea, con objeto de aplanarla para que la imagen quede correctamente enfocada en la retina. Otro tipo de operación requiere el uso del rayo láser, con el cual se altera la córnea para lograr el mismo resultado que con la cirugía. Muchos de los operados con rayo láser no necesitan continuar usando lentes.

Fuentes

U.S. National Eye Institute, 2020 Vision Pl.,
Bethesda, MD 20892-3655
Telephone (301)496-5248
http://www.nei.nih.gov/

V. tamb.
Astigmatismo
Hipermetropía

Mononucleosis infecciosa

La mononucleosis infecciosa en una enfermedad causada por un virus*, que puede presentar síntomas como fiebre, dolor de garganta, hinchazón de los ganglios linfáticos (adenopatías) del cuello y cansancio o postración.

PALABRAS CLAVE
para búsquedas en Internet y otras fuentes de consulta

Infección

Virus de Epstein-Barr

El caso de Kim

Cuando a Kim le dio dolor de cabeza y de garganta, pensó que tenía la gripe. Pero al día siguiente se levantó afiebrada, y con la garganta tan hinchada que apenas podía tragar. Y lo peor es que se sentía muy cansada, sin casi poder levantarse de la cama. Su madre la llevó al consultorio del médico, donde el examen físico y un análisis de sangre revelaron el diagnóstico de una mononucleosis infecciosa. Se trata de un enfermedad muy común, especialmente entre los adolescentes, que tiene como agente a un virus. La mononucleosis recibe a menudo el nombre de "enfermedad del beso," y Kim tuvo que aguantarse algunas bromas cuando volvió a la escuela tras superar la infección. El médico le había dicho que el besar a una persona es sólo una de las formas de transmitir la enfermedad. También puede contagiarse al compartir una pajilla para sorber líquidos o una taza que haya usado otra persona, o al toser o estornudar.

* **virus** Agente infeccioso microscópico que carece de metabolismo propio y sólo puede reproducirse en el interior de las células que infecta.

¿En qué consiste la mononucleosis infecciosa?

Esta enfermedad puede presentar síntomas como fiebre, dolor de garganta, hinchazón de los ganglios linfáticos del cuello (adenopatías cervicales) y cansancio. Aunque existen una serie de enfermedades parecidas a la mononucleosis, cuando la gente dice que tiene "mononucleosis," generalmente se refiere a la infección producida por el virus de Epstein–Barr (VEB). Se trata de un virus común que infecta en EE.UU. a entre 4 y 5 personas de cada 1 000 antes de que hayan cumplido los cuarenta años de edad. Tiene algún parentesco con el virus de la varicela y de las erupciones que producen las aftas. El VEB infecta las células sanguíneas y las glándulas salivales (las que segregan la saliva). Algunas de las personas infectadas por el VEB padecen mononucleosis, mientras que otras nunca manifiestan síntomas. Pero una vez que el virus invade al organismo, permanece en él toda la vida en estado latente, o de inactividad, y puede manifestarse en la saliva de vez en cuando. Sin embargo, lo más probable es que la persona afectada no presente de nuevo los síntomas de la enfermedad.

El virus de la mononucleosis se propaga a través del contacto con la saliva infectada, ya sea al besarse o al compartir pajillas de sorber o tazas. También se transmite al estornudar o toser. Los síntomas, de haberlos, suelen manifestarse de 2 a 7 semanas después de la exposición al virus, que afecta a personas de todas las edades. Sin embargo, en los niños de corta edad la infección no suele presentar síntomas. Es más probable que los síntomas de la enfermedad se manifiesten en personas que no han estado en contacto con el virus antes de la adolescencia o posteriormente. Es más, 4 de cada 5 casos de mononucleosis sintomática se producen en individuos de 15 a 30 años. La cifra de casos nuevos alcanza el máximo entre los 15 y los 17 años. La enfermedad es especialmente común en la adolescencia o en las personas de 20 a 30 años que cursan la enseñanza superior, van a la universidad o hacen el servicio militar.

La mononucleosis se llama a menudo "enfermedad del beso." *Andy Levin, Photo Researchers, Inc.*

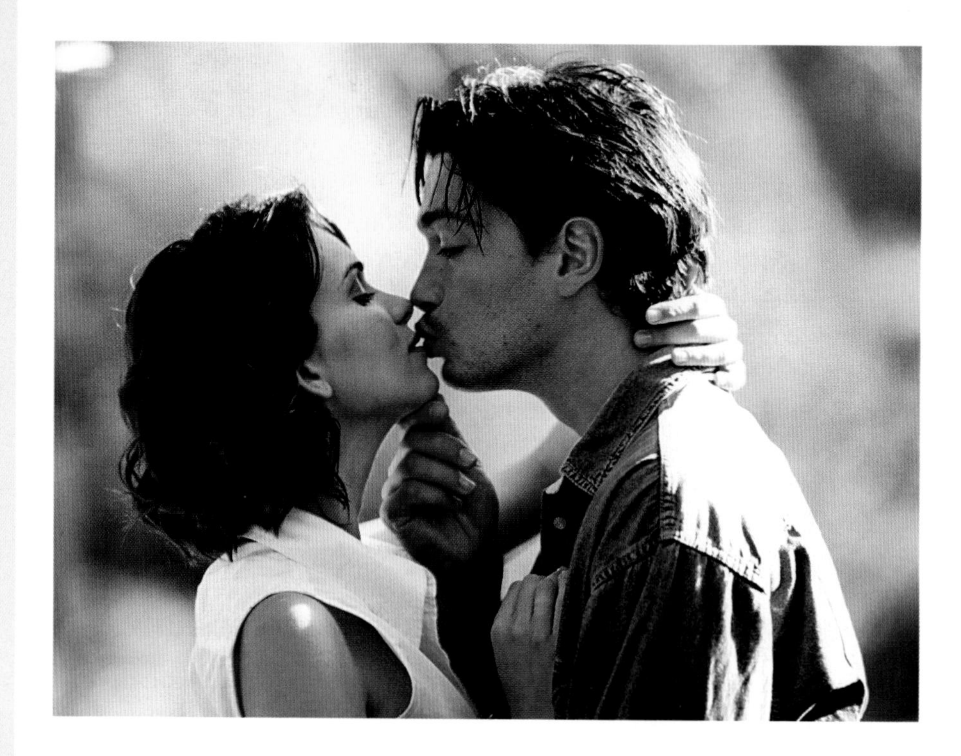

¿Cuáles son los síntomas de la mononucleosis?

No es generalmente una enfermedad grave y, como hemos dicho, muchas personas infectadas no experimentan molestia alguna o presentan muy pocos síntomas. No obstante, puede afectar al ritmo de vida durante semanas o meses, puesto que los individuos se sienten muy cansados durante varios meses. En los adolescentes y adultos jóvenes, la enfermedad comienza muy despacio, y los primeros síntomas se parecen a los de la gripe. Comprenden, además de malestar general, cansancio, dolor de cabeza, escalofríos, párpados hinchados y pérdida del apetito (inapetencia). Otros síntomas que pueden presentarse posteriormente son los siguientes:

- Dolor de garganta
- Cansancio
- Fiebre, de 38 a 40,5 °C (101 °F a 105 °F). Dura, típicamente, 5 días, pero a veces aparece en forma intermitente durante 3 semanas.
- Hinchazón de los ganglios linfáticos. Normalmente afecta a los del cuello, pero también puede afectar a los de las axilas y la ingle (la entrepierna).
- Otros síntomas: Amígdalas* hinchadas, dificultad para deglutir, encías sangrantes, y erupciones cutáneas que duran uno o dos días.

De cuando en cuando se plantea un problema más grave. A algunas personas afectadas de mononucleosis se les inflama el bazo* (esplenomega-

*__amígdalas__ Son un par de agrupaciones de ganglios linfáticos que están situadas en la garganta y que protegen al organismo de las bacterias que lo invaden a través de la nariz o de la boca.

*__bazo__ Órgano voluminoso situado en la parte superior izquierda del abdomen, que sirve para filtrar y acumular la sangre; además, desempeña un papel importante en la producción y degradación de las células sanguíneas y ayuda al organismo a combatir las infecciones.

lia). En ciertos casos, puede producirse la ruptura del bazo inflamado, lo que da lugar a un dolor punzante en la parte superior derecha del abdomen*. En ese caso se necesitará atención médica de urgencia. Para reducir el riesgo de ruptura del bazo, a menudo se aconseja a los afectados de mononucleosis que no levanten objetos pesados, eviten el ejercicio intenso o participen en deportes de contacto físico durante dos meses después de enfermarse.

Diagnóstico y tratamiento

El médico, si sospecha la presencia de mononucleosis, seguramente preguntará al enfermo qué síntomas tiene y le hará un reconocimiento físico. Es preciso recordar que hay muchas enfermedades que presentan los mismos síntomas que la mononucleosis. Para hacer el diagnóstico, el médico hará también un análisis de sangre. Una prueba que muestra indirectamente la presencia del virus es el llamado "monotest," y si los resultados de éste no son claros pueden necesitarse otros exámenes de sangre.

La mononucleosis es incurable, pero sólo en el sentido de que los antibióticos que combaten eficazmente otras enfermedades ocasionadas por bacterias*, no surten efecto contra el VEB. El único tratamiento útil es el reposo en cama. Además, la fiebre y el dolor de garganta se alivian bebiendo líquidos en abundancia. Tal vez puedan ser de alivio también los analgésicos obtenibles sin receta, como el acetaminofeno (acetaminofén, paracetamol) o el ibuprofeno, las pastillas para chupar, y el hacer gárgaras con agua salada tibia. Lo bueno es que, aun sin ningún tratamiento, la enfermedad casi siempre desaparece por sí sola, generalmente dentro de 1 a 3 semanas. En algunos casos, el enfermo tardará dos o tres meses en volver a la normalidad absoluta.

¿Sabía usted que...?

- Teniendo en cuenta a las personas de todas las edades, cada año sólo 50 de cada 100 000 habitantes de EE.UU. padece síntomas de mononucleosis.
- La mononucleosis es mucho más común entre la gente joven. Anualmente afecta a 2 de cada 1 000 adolescentes e individuos entre los 20 y 30 años.

* **abdomen** Comúnmente llamado vientre, es la región del cuerpo comprendida entre el tórax y la pelvis.

* **bacterias** Microorganismos unicelulares de forma redonda, en espiral o de bastón, sin núcleo diferenciado. Comúnmente se multiplican por división celular. Algunas clases pueden causar enfermedades en humanos, animales y plantas.

Fuentes

U.S. National Institute of Allergy and Infectious Diseases, Bldg. 31, Rm. 7A-50, 31 Center Dr., MSC 2520, Bethesda, MD 20892-2520
Telephone (301)496-2263
http://www.niaid.nih.gov/default.htm

V. tamb.
Citomegalovirus
Fiebre
Infecciones virales

Mordeduras de animal

Heridas causadas por la dentadura de un animal salvaje o doméstico, o por un ser humano.

PALABRAS CLAVE
para búsquedas en Internet y otras fuentes de consulta

Herida
Infección
Lesión
Traumatismo

¿Son peligrosas las mordeduras?

Las mordeduras de animal varían de leves a serias. Si no se rompe la piel, no suelen revestir peligro. Pero si la piel, los músculos o los tendones han

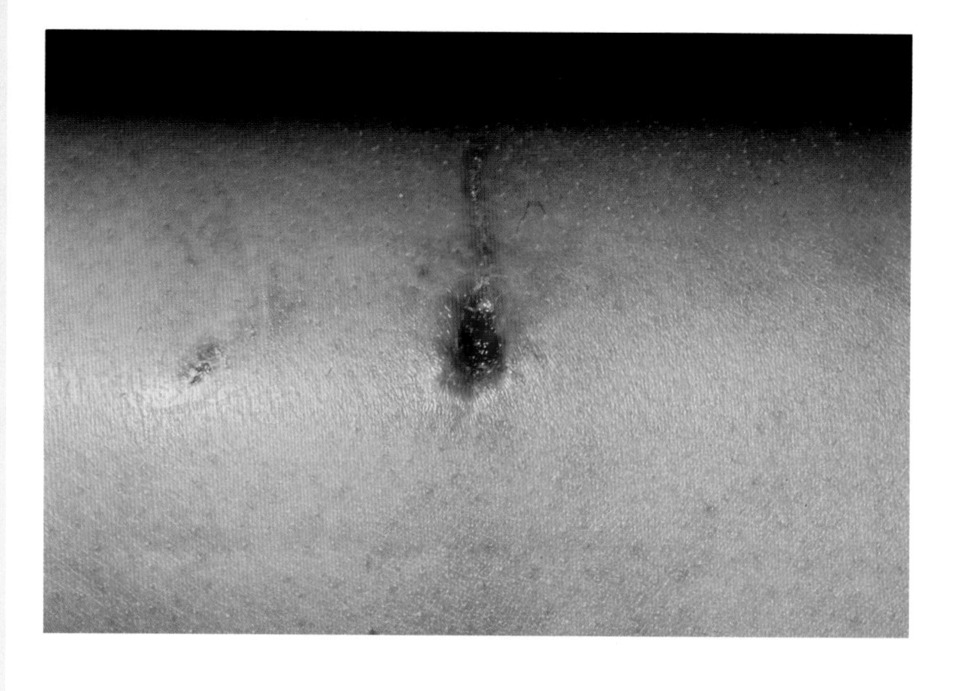

Las mordeduras de perro se producen comúnmente en manos, piernas o cara. La que se ve en esta foto es una mordedura en la pierna de un adulto. La mayoría de los perros no muerden, a no ser que se les provoque o estén protegiendo a su camada. Debe enseñarse a los niños a que pidan permiso antes de acariciar a un perro y que no acaricien nunca a un perro desconocido. Las mordeduras de perro deben ser examinadas por un médico. Raramente sobrevienen infecciones, pero si ocurren, causan enrojecimiento, hinchazón y sensibilidad alrededor de la herida. © *Dr. P. Marazzi/Science Photo Library, Foto de archivo médico especial.*

sido rasgados, o se ha inferido una herida penetrante (agujero profundo) o ésta se infecta por gérmenes de la saliva, las lesiones causadas por mordedura de animal pueden ser muy serias. En estos casos, debe examinarlas un médico.

Rabia La rabia es una enfermedad que afecta al sistema nervioso. Un animal rabioso cuya saliva contenga el virus de la rabia puede infectar a otro animal o persona al morderlo. Cualquier mamífero* puede tener la rabia, pero es extremadamente raro en animales domésticos de Estados Unidos porque suelen estar vacunados. Nueve de cada diez casos de rabia se dan en animales salvajes, particularmente mofetas, mapaches, murciélagos, lobos, marmotas y roedores. No es habitual que la rabia se transmita a los humanos. Pero quien sufra una mordedura de animal con rabia debe recibir tratamiento inmediato antes de que la infección se propague. En caso contrario, hay peligro de muerte. Afortunadamente, los casos de muerte por rabia son raros: entre 1990 y 1995, sólo 18 personas murieron por esa causa en Estados Unidos.

* **mamíferos** Animales vertebrados de sangre caliente, que normalmente tienen piel o pelo. Las hembras poseen glándulas mamarias que segregan leche para alimentar a sus crías. Los seres humanos son mamíferos.

¿Qué animales muerden y por qué?

Los animales domésticos, como los gatos y los perros, son los principales causantes de mordeduras en Estados Unidos. La mayoría de estas mordeduras provienen de animales conocidos.

Perros Las mordeduras de perro se producen mayoritariamente en manos, piernas o cara. Cada año, cerca de 1 millón de personas requieren ayuda médica por mordedura de perro y varios millones más quedan sin declarar. El 70 por ciento de las víctimas son niños; esto hace de las mordeduras de perro un problema importante para la salud infantil. Una media de 12 personas, mayormente niños, mueren anualmente por mordedura de perro.

La mayoría de los perros no muerden, a no ser que hayan sido provocados, así es que las mordeduras de perro pueden evitarse siguiendo una serie de reglas muy sencillas:

- solicitar el permiso del dueño de un perro antes de acariciarlo;
- no acariciar perros desconocidos;
- no jugar con perros ni tirarles del rabo o las orejas;
- no molestar a perros que estén comiendo o durmiendo;
- no molestar a un perro que esté cuidando de sus cachorros;
- en vez de escapar de un perro que gruñe, es preferible andar hacia atrás muy despacio o esperar con calma a que el perro se marche.

Gatos Las mordeduras y arañazos de gato también son muy comunes y tienen más probabilidad de volverse infecciosas que las de perro. Las mordeduras de gato suelen infligirse, en su mayoría, en las manos, seguidas por piernas, cara y torso. Aunque la rabia es poco habitual en los gatos, es más común en ellos que en los perros. La infección por mordedura o arañazo recibe el nombre de infección por arañazo de gato y causa inflamación de los ganglios linfáticos* aunque, normalmente, desaparece por sí sola a las tres semanas.

Seres humanos Las mordeduras de humanos son peligrosas porque la boca de éstos contiene bacterias que pueden causar infecciones graves. La mordedura más común en humanos recibe el nombre de "mordedura de pelea" y sucede cuando una persona golpea a otra y los dientes del contrincante le cortan los nudillos al que pega. A veces, los niños muerden a otros niños o a adultos y les causan heridas al atrapar la piel entre los dientes. La situación puede empeorar cuando se siente vergüenza por la mordedura y no se acude a un médico inmediatamente, ya que el retraso en el tratamiento agrava la infección.

Otros animales Ratones, ratas, cobayos (conejillos de Indias) y hámsters pueden morder al igual que ciertos animales domésticos exóticos como pájaros, serpientes y hurones. Caballos, mulas, ovejas, cerdos y cabras también infligen mordeduras. Animales salvajes como las mofetas, los mapaches y los murciélagos muerden a cientos de personas anualmente. Sus mordeduras pueden ser muy peligrosas porque estos animales son potenciales portadores del virus de la rabia.

No es recomendable acercarse a animales salvajes o heridos. Si un animal salvaje, que normalmente evita a las personas, comienza a acercarse o a parecer amable, podría estar enfermo. Debe avisarse cuanto antes de la presencia de un animal enfermo. A continuación se llamará a la policía o a la guardia forestal, profesionales que han sido entrenados para tratar con animales heridos.

* **ganglios linfáticos** Pequeñas masas de tejido linfoide que contienen células inmunitarias y filtran el líquido drenado de los tejidos para eliminar los microorganismos nocivos antes de que pasen a la sangre.

¿Cuál es el tratamiento para una mordedura de animal?

Todas las heridas deben limpiarse tan pronto como sea posible. Si la piel está cortada, pero no hay desgarro ni hemorragia, la herida se lavará con jabón y agua y será tratada con crema antibiótica para prevenir la infección. Si la herida es penetrante o sangra, debe aplicarse presión para detener la hemorragia. En cualquier caso, la herida debe ser examinada por un médico, que puede recomendar antibióticos así como una inyección antitetánica, en el caso de que el enfermo no la haya recibido en los últimos 10 años.

La persona con una herida por mordedura debe estar atenta a posibles indicios de infección. Si aparece cualquier síntoma, debe acudirse a un médico de inmediato.

Fuentes

American College of Emergency Physicians, 1125 Executive Cir., Irving, TX, 75038-2522
Telephone (972)550-0911
Toll-Free (800)798-1822
http://www.acep.org

American Veterinary Medical Association, 1931 N Meacham Rd., Ste. 100, Schaumburg, IL, 60173-4360
Telephone (847)925-8070
Toll-Free (800)248-2862
http://www.avma.org

V. tamb.
Enfermedad por arañazo de gato
Mordeduras y picaduras
Rabia
Zoonosis

Mordeduras de insectos *Véase* Mordeduras y picaduras

Mordeduras de víboras *Véase* Mordeduras y picaduras

Mordeduras y picaduras

Hay muchos insectos, arañas, reptiles u otros animales que pueden morder o picar al ser humano. La reacción de una persona a mordeduras y picaduras depende del tipo de veneno inoculado (si es que lo hay), de si esa persona es alérgica al veneno y de si el animal en cuestión era portador de un agente patógeno (causante de enfermedad).

PALABRAS CLAVE
para búsquedas en Internet y otras fuentes de consulta

Herida

Infección

Vectores

Veneno

¿Qué tipos de animales muerden o pican?

Además de las mordeduras de mamíferos como perros, gatos y seres humanos, muchos otros animales muerden o pican a la gente. Hay animales que al picar inyectan veneno en la piel; según el veneno inoculado, la persona puede experimentar dolor, picazón, ronchas, alteraciones nerviosas y, muy raramente, la muerte. La picadura de mosquitos o pulgas también puede ser peligrosa en lugares donde estos insectos son vectores* (portadores) de enfermedades causadas por bacterias, virus o parásitos.

*vectores Animales o insectos portadores de enfermedades, que transmiten de un huésped (animal al que pican) a otro.

Algunos de los animales que pican o muerden se describen en las siguientes líneas. En la mayoría de los casos, la mejor forma de prevenir las mordeduras o picaduras de estos animales es evitar las zonas donde viven o llevar ropa protectora en lugares de riesgo.

Insectos

Mosquitos En muchas zonas de Estados Unidos, los mosquitos suponen una molestia durante el verano. Sólo las hembras de estos minúsculos insectos voladores pican y, al hacerlo, inyectan su saliva en la piel del afectado. El bulto rojo e irritante que aparece en la zona de la picadura es una reacción alérgica a esta saliva. Las picaduras de mosquito desaparecen por sí solas a los pocos días. Los repelentes de mosquito son útiles para evitar las picaduras y las cremas con calamina o hidrocortisona alivian la picazón.

En ciertos lugares, los mosquitos son susceptibles de transmitir enfermedades: los parásitos que portan algunos mosquitos pueden llegar a provocar filariasis o paludismo (malaria). Los mosquitos también trasmiten el virus del dengue, la fiebre amarilla y algunas clases de encefalitis.

Larvas rojas de los ácaros /niguas Las niguas son las larvas rojas de los ácaros de la familia de los trombicúlidos. Viven en los bosques, pastos, céspedes y malas hierbas altas. Atacan adhiriéndose a la ropa y se deplazan por la parte superior de los calcetines para llegar a la piel desnuda de las piernas, las axilas o la cintura. Llegadas a la piel, la pican e inyectan un líquido que disuelve las células y les chupa la parte líquida. Las garrapatas provocan la aparición de bultos sumamente irritantes que pueden seguir picando incluso días después de que se eliminen las larvas. Lavarse y restregarse después de la picadura mata o, al menos, desplaza las larvas; las friegas de alcohol y la loción de calamina ayudan a aliviar el picor.

Hormigas de fuego En Estados Unidos existen hormigas de fuego de varios tipos: importadas (de América del Sur) o nativas según su procedencia, negras o rojas según su color. Estos cuatro tipos habitan diferentes regiones, pero, en general, suelen encontrarse en los estados del sudeste. Las hormigas de fuego construyen montículos en suelo blando o hacen sus nidos en las paredes de los edificios.

Choque anafiláctico

Las picaduras de insecto causan dolor o picazón a la mayoría de la gente. Sin embargo, en algunos casos, pueden llevar al choque anafiláctico, reacción alérgica causada por picadura de insecto o por ciertas comidas y medicamentos. La intensidad de la reacción alérgica varía según la persona, pero, en general, lo que sigue es lo que ocurre en caso de choque anafiláctico:

La reacción suele comenzar a los pocos minutos de haber sufrido la picadura. Para neutralizar el veneno inoculado por el insecto, el cuerpo del individuo afectado libera cantidades importantes de una sustancia química llamada histamina, que dilata los vasos sanguíneos. Habitualmente, una pequeña cantidad de histamina permite al tejido infectado sanar y luchar contra los gérmenes presentes en la sangre, pero el exceso de histamina hace descender la tensión arterial presión sanguínea e impide el debido funcionamiento de los pulmones.

Al principio, la persona estornuda, siente picores y debilidad, náuseas y ansiedad. Los músculos del pecho y el estómago comienzan a contraerse. Los pulmones funcionan de manera irregular, con lo que se dificulta mucho la respiración, y el corazón, al perder su ritmo habitual, impide la circulación normal de la sangre.

El choque anafiláctico debe tratarse con rapidez o podría causar la muerte. El tratamiento consiste, en primer lugar, en una inyección de una sustancia química llamada epinefrina (adrenalina), que estimula el corazón y mejora el flujo de aire por los pulmones. A continuación se suministran antihistamínicos y otros medicamentos que contrarresten la reacción alérgica, eleven la presión sanguínea y mejoren la circulación.

Son muy agresivas y territoriales. Cuando una persona o animal perturba la paz de su nido, se agrupan formando un enjambre y atacan de forma simultánea. Su veneno causa una sensación abrasiva y dolorosa (que explica su nombre), seguida de la aparición de minúsculas ampollas blancas. La picadura de esta hormiga puede resultar mortal, aunque sólo para el reducido número de personas que son alérgicas al veneno.

Garrapatas Las garrapatas viven en los campos y bosques de Estados Unidos. El tamaño de su cuerpo oscuro y plano es aproximadamente el de la cabeza de una cerilla. Las garrapatas pican a los humanos y a otras especies animales porque necesitan sangre para sobrevivir. Normalmente la picadura de una garrapata produce una irritación menor, pero puede contagiar ciertas enfermedades, entre ellas la fiebre maculosa de las Montañas Rocosas y la enfermedad de Lyme. Si se observa una garrapata en la piel, se recomienda utilizar pinzas para desprenderla de ella. A continuación, deberá lavarse la picadura con agua y jabón y observarse atentamente los posibles síntomas de toda infección.

Arañas Casi todas las arañas tienen glándulas que contienen veneno, pero sólo 20 ó 30 de las 30 000 especies que hay en el mundo son potencialmente peligrosas para el ser humano. La picadura de araña puede llegar a producir dolores, náuseas, fiebre y calambres, pero en la mayoría de los casos es de importancia menor y sólo causa hinchazón, una ampolla y dolor temporal. La araña reclusa parda y la viuda negra son las más peligrosas de todas las que viven en Estados Unidos. Las tarántulas también pican, pero normalmente su picadura no es más grave que la de una abeja.

La araña reclusa parda vive sobre todo en la zona sur del centro de Estados Unidos, en lugares oscuros como depósitos de algodón, cobertizos y cuadras. Con las patas extendidas, su tamaño puede llegar a ser el de la mitad de un billete de dólar. Los machos y las hembras tienen el mismo aspecto; el color de estos arácnidos varía entre el naranja y el marrón. Están cubiertos de pelo corto y presentan una marca en forma de violín en el lomo. La picadura de la reclusa parda no es mortal, pero su veneno puede causar enfermedades muy graves, especialmente entre niños y ancianos.

Poco después de la picadura de una reclusa parda, la piel que la rodea se hincha y calienta. En unos 15 minutos, aproximadamente, la persona que ha sufrido la picadura siente mareos y malestar de estómago. Otros síntomas incluyen fiebre, escalofríos, debilidad, convulsiones y dolor en las articulaciones; unos cuatro días después, el área de la picadura se endurece al tacto. El cuerpo afectado necesita entre seis y ocho semanas para recuperarse totalmente de la picadura de una reclusa parda. No se le conoce antídoto, por lo que el tratamiento incluye diferentes medicamentos, generalmente antibióticos, antihistamínicos y esteroides.

Las viudas negras se encuentran a lo largo y lo ancho de Estados Unidos, pero son más comunes en zonas cálidas. Suelen habitar los mismos lugares que las reclusas pardas. Tienen una longitud aproximada de media pulgada (1,25 cm), sin incluir las patas, y pueden identificarse por una formación de color rojizo-anaranjada parecida a un reloj de arena en la barriga de su cuerpo negro.

Las viudas negras no suelen picar a no ser que se las moleste. Sólo las hembras pican. Las crías y los machos adultos son inofensivos. La mayoría de la gente que sufre una picadura de viuda negra siente hinchazón y experimenta enrojecimiento del área afectada, seguidos de dolor creciente durante 48 horas. El veneno de la viuda negra afecta al sistema nervioso y puede causar calambres en piernas, brazos y pecho. Otros síntomas incluyen sudoración, escalofríos, convulsiones, fiebre, náuseas, dolor de cabeza y dificultad respiratoria. El tratamiento se basa en la limpieza de la herida y la administración de un antídoto* y antibióticos. En el 99 por ciento de los casos, y con tratamiento adecuado, el paciente se recupera completamente a las pocas horas. Las picaduras en niños, ancianos o gente con alergia son susceptibles de presentar más complicaciones y puede llegar, en los casos más graves, a causar la muerte.

Escorpiones El escorpion tiene la longitud del dedo índice, aproximadamente, ocho patas y una cola curva que termina en un aguijón. En Estados Unidos existen cerca de 30 especies diferentes de escorpión y están difundidas por todo el país. La picadura de dos de estas especies en particular, ambas presentes en los estados del suroeste, pueden ser mortales.

El veneno del escorpión produce una sensación de quemadura de la piel, que se hincha y descolora. Al día siguiente, se experimenta dificultad para controlar los músculos del rostro, de la boca y de la mandíbula. Otros síntomas incluyen náuseas, vómito, babeo, convulsiones y dificultad para respirar. Las picaduras de escorpión se tratan con antídotos y otros medicamentos que controlan los espasmos y convulsiones musculares. En el 99 por ciento de los casos son necesarios tres días como mínimo para una completa recuperación. Sin embargo, si la persona es particularmente sensible al veneno y comienza a sufrir los espasmos musculares inmediatamente después de la picadura, puede morir.

Abejas y avispas Las abejas y los abejorros son gruesos y redondos y cuando pican dejan su aguijón en la piel. Las avispas y los avispones tienen el cuerpo largo y delgado; al picar, conservan su aguijón, de modo que pueden volver a utilizarlo. Todos estos insectos inyectan veneno a través de la piel, con lo que producen dolor, picor, hinchazón y enrojecimiento. Las picaduras de abeja, a pesar de ser dolorosas, no revisten ningún peligro serio para la mayoría de la gente. Sin embargo, pueden ser mortales en personas alérgicas a su veneno, a no ser que se les administren medicamentos de inmediato al producirse la picadura. Las abejas "africanas" (llamadas también abejas asesinas) son peligrosas porque pueden atacar en grupo a una misma persona. Incluso los que no son alérgicos a las abejas pueden morir sin son atacados por estas abejas asesinas, aunque es muy raro que suceda tal cosa.

Las personas que se saben alérgicas al veneno de un insecto aprenden a utilizar un estuche o *kit* de urgencia que contiene epinefrina y antihistamínicos contra la anafilaxis, y siempre tienen ese estuche al alcance de la mano.

* **antídoto** Anticuerpo capaz de neutralizar un veneno específico.

La abeja y su aguijón. A las personas alérgicas a la picadura de abeja debe encarecérseles que siempre lleven consigo un estuche de urgencia contra la anafilaxis, por si se les presenta una situación de reacción alérgica aguda. © *David M. Phillips, Visuals Unlimited.* ▶

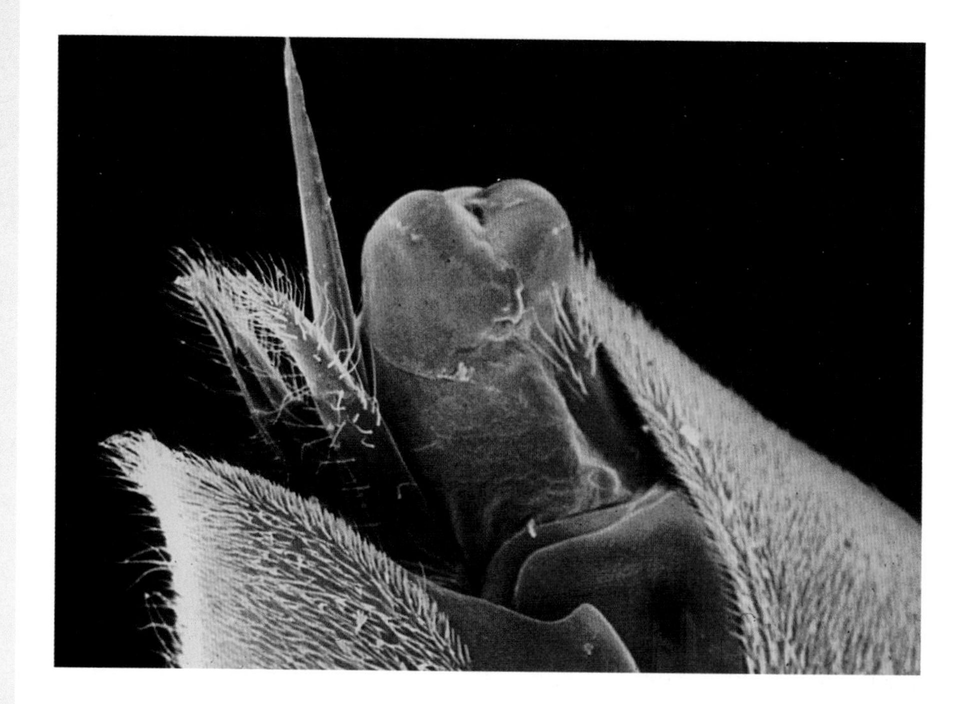

Después de una picadura de abeja, es conveniente raspar el aguijón hasta que salga del todo, en vez de extraerlo con pinzas, ya que esto último puede hacer que se inyecte más veneno a la herida. La aplicación de compresas frías o heladas ayuda a reducir el dolor y la hinchazón.

Serpientes Hay veinte especies de serpientes venenosas en Estados Unidos, repartidas entre todos los estados con excepto de Maine, Alaska y Hawai. Las serpientes de la familia *Viperidae*, entre las que se encuentran las de cascabel, las víboras cobrizas y las mocasín (o vívoras de agua), son la causa de cerca del 99 por ciento de las mordeduras de serpiente en Estados Unidos. Las corales o coralillas son las causantes del restante 1 por ciento.

El grado de toxicidad de los venenos varía según el tipo de serpiente: es más, la serpiente no tiene por qué inocular veneno cada vez que muerde. El veneno de algunas especies es poco tóxico, mientras que el de otras contiene neurotoxinas que pueden producir daños en el cerebro y en la columna vertebral o bloquear la respiración.

Todas las mordeduras de serpiente deben considerarse emergencias médicas, porque la mayoría de los afectados desconocen la especie de la serpiente que les picó; además, la picadura de una serpiente no venenosa puede causar infección o reacción alérgica. Cada año mueren no menos de 15 de las aproximadamente 8 000 que sufren mordeduras de serpientes.

El tratamiento apropiado en caso de picadura de serpiente es un tema controvertido*, aunque la mayoría de los médicos coinciden en que no se debe recurrir a la aplicación de hielo, al torniquete* o a la incisión quirúrgica. La picadura debe lavarse con agua y jabón, y la zona afectada

* **controversia** Discusión en la que participan puntos de vista distintos y encontrados. Se llama también polémica.

* **torniquete** Dispositivo que se utiliza para interrumpir la pérdida de sangre o hemorragia y que a menudo consiste en una venda retorcida con un palito, para apretarla bien en torno a un brazo o a una pierna.

tiene que inmovilizarse y mantenerse por debajo del nivel del corazón, debiendo ser examinada por un médico a la mayor brevedad posible. La mayoría de las picaduras no tienen lugar en parajes remotos, por lo que la asistencia médica no suele quedar muy lejos. Aun así, existen mecanismos que retardan la difusión del veneno mientras se llega al hospital, como la utilización de los citados estuches para picaduras de serpientes, que incluyen dispositivos de succión de venenos o vendas de 2 a 4 pulgadas (5 a 10 cm) de ancho para aplicación apretada a la herida. Muchas veces, las picaduras de serpiente se tratan con un antídoto.

Medusas En los océanos habitan diversos animales que pican o muerden, pero el más conocido de todos es el celentéreo conocido por el nombre común de medusa. En cualquiera de sus variedades, la medusa presenta tentáculos con los que pica y deja en la piel de la persona un círculo quemante. En Australia se han dado casos en los que la picadura de medusa ha resultado mortal, pero la mayoría de las picaduras producidas por este celentéreo no van más allá de producir dolor. Ciertas especies de medusa, como el llamado "buque de guerra portugués" o la ortiga de mar, abundan en aguas del litoral atlántico de Estados Unidos. Evitar el contacto con las medusas no es fácil, sobre todo cuando hay varias juntas. El vinagre, la loción de calamina y los antihistamínicos son útiles para calmar el dolor de la picadura de medusa.

V. tamb.
Dengue
Elefantiasis
Enfermedad de Lyme
Fiebre amarilla
Mordeduras de animal
Paludismo/Malaria
Rickettsiosis maculosa
Zoonosis

Fuentes

U.S. Centers for Disease Control and Prevention, Division of Vector-Borne Infectious Diseases, P.O. Box 2087, Fort Collins, CO 80522
http://www.cdc.gov/ncidod/dvbid/

Muguet (Candidiasis bucal)

Esta infección se caracteriza por la presencia de placas blanquecinas, de aspecto parecido al requesón, en la boca y garganta. Su causa es el hongo Candida albicans, el mismo agente que produce dermatitis del pañal e infecciones vaginales.

PALABRAS CLAVE
para búsquedas en Internet y otras fuentes de consulta

Candidosis

Estomatitis micótica

Infección

Moniliasis

¿Qué es el muguet?

Candida albicans, la causa del muguet, es un hongo unicelular que anida en forma natural en la boca. Por lo general, el organismo humano mantiene el equilibrio natural entre los microbios* que lo habitan. Pero cuando se altera ese equilibrio, *Candida albicans* y otros hongos pueden comenzar a multiplicarse en la cavidad bucal y en la faringe. El muguet se conoce también por candidiasis o moniliasis bucal.

* **microbios** Microorganismos generalmente sólo visibles al microscopio. Incluyen a las bacterias, parásitos y hongos.

Candida albicans cubre la lengua de un lactante afectado de muguet. Los niños con esta infección se niegan a veces a mamar porque les duele la lengua; o bien pueden propagar la infección a las uñas cuando se chupan los dedos. *Dr. P. Marazzi/Science Photo Library, Photo Researchers, Inc.* ▶

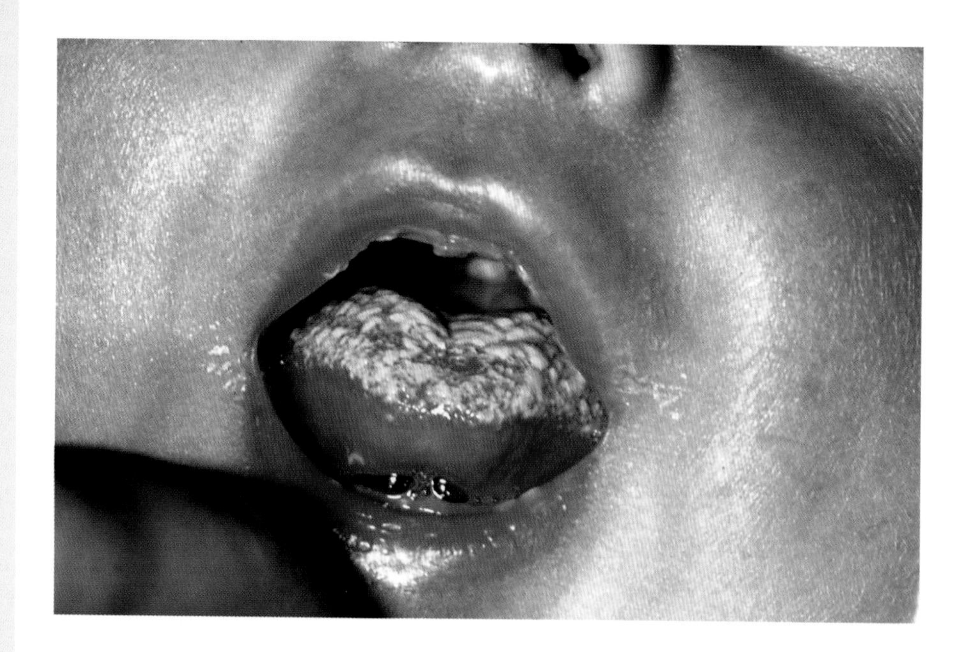

El muguet y el sistema inmunitario La candidiasis bucal se da comúnmente en los recién nacidos. En los niños de más edad y en los adultos puede ser indicio de un trastorno de origen inmunitario. Por ejemplo, las personas cuyo sistema inmunitario haya sido lesionado por el virus del sida, corren mayor riesgo de infección por muguet. También pueden padecer esa infección las personas que reciben antibióticos para combatir infecciones bacterianas y las que emplean inhaladores de esteroides contra el asma.

El muguet neonatal Los recién nacidos pueden contraer el muguet durante el parto si la madre tiene una candidiasis vaginal, o bien adquirirlo por contacto con la tetina del biberón, o con las manos contaminadas de algún familiar. El muguet cubre la lengua, el paladar, la pared interna de las mejillas y la faringe con placas blanquecinas de aspecto parecido al del requesón. No obstante, si se raspan esas placas, empiezan a sangrar, y el lactante puede resistirse a mamar por el dolor que le producen. *Candida* también provoca la erupción conocida como dermatitis del pañal, pero en ese caso el aspecto de las lesiones es rojizo, en vez de blanquecino.

Diagnóstico y tratamiento

El muguet suele desaparecer espontáneamente. Por cuanto puede ser, como hemos señalado, indicio de trastornos inmunitarios, es muy importante consultar al médico o al dentista, que pueden examinar la levadura bajo el microscopio, determinar su causa y recomendar la manera de impedir que se repita la infección.

Para el tratamiento del muguet se recetan medicamentos que deben ser tomados por vía oral o aplicados directamente sobre las placas, junto con la recomendación de extremar los cuidados higiénicos, que incluirán el lavado frecuente de manos, frecuentes cambios de pañal y el uso de enjuagues bucales.

Fuentes

U.S. Centers for Disease Control and Prevention, 1600 Clifton Rd., Atlanta, GA 30333
Telephone (404)639-3534
Telephone (404)639-3311
Toll-free (800)311-3435
Information Hotline (888)-232-3228
TTY (404)639-3312
http://www.cdc.gov/

V. tamb.
Asma
Candidosis vaginal
Infecciones por hongos
Inmunodeficiencia
Sida y VIH

N

Nacimiento prematuro

Los bebés prematuros son aquellos que nacen antes de la trigésima séptima (37) semana de embarazo. El embarazo se calcula a partir del primer día de la última menstruacion de la madre antes de la concepción. Los bebés que han terminado su gestación nacen entre la trigésima octava (38) y la cuadragésima (40) semana de embarazo.*

PALABRAS CLAVE
para búsquedas en Internet y otras fuentes de consulta

Cuidado intensivo del neonato

Nacimiento

Obstetricia

¿Cuál es la causa de nacimiento prematuro?

En el tercer trimestre* del embarazo (meses siete, ocho y nueve), el feto* aumenta de peso y está mejor preparado para vivir fuera del cuerpo de la madre. Pero muchos bebés prematuros aún no están listos para vivir por sí mismos.

Hay muchas razones por las que la madre inicia el parto antes de tiempo. Los antecedentes de las mujeres que dan a luz prematuramente ponen de manifiesto varios factores de riesgo: pobreza, atención médica prenatal* inadecuada, nutrición insuficiente, tabaco, alcohol y drogas.

Las anomalías físicas, como una deformación del útero*, pueden ocasionar el parto prematuro. El cuello uterino*—la abertura del útero hacia la vagina—a veces se distiende y se abre demasiado pronto. Si la madre padece alguna enfermedad (tal como tensión arterial alta) o si el bebé corre algún peligro, el médico puede provocar el parto mediante un medicamento que inicia las contracciones de la embarazada.

* **menstruación** Descarga vaginal de sangre, secreciones y residuos de tejido del útero que ocurre aproximadamente a intervalos mensuales en las mujeres de edad fértil.

* **trimestre** Cualquiera de tres periodos, de aproximadamente tres meses, en que se divide el embarazo humano.

* **feto** En el ser humano, producto de la concepción desde las nueve semanas de la fecundación hasta el nacimiento. Antes de las nueve semanas, se llama embrión

* **prenatal** Lo que existe o sucede antes del nacimiento, con relación al feto.

* **útero** Órgano del aparato reproductor femenino donde se alojan y nutre el bebé durante el embarazo. También se denomina matriz.

* **cuello uterino** Extremo inferior y estrecho del útero.

¿Cómo es el bebé prematuro?

Los bebés prematuros tienden a parecer muy delicados, con piel rosada muy fina, en la que se transparentan las venas, y con muy poca grasa en el cuerpo. Aun así, se muestran ya activos. Incluso los que nacen con 12 semanas de antelación pueden abrir los ojos y reaccionar a los ruidos, a la luz y al contacto. Sus delgados bracitos y piernitas están arrugados y recubiertos con vello fino, llamado lanugo.

Los recién nacidos se deben mantener a una temperatura templada. El área superficial de la piel de un bebé es grande en relación con la masa del cuerpo. Los bebés prematuros pierden calor más rápidamente y necesitan una incubadora con temperatura controlada.

Respiración Algunos bebés prematuros no están en condiciones de respirar por sí mismos. La apnea*—cuando la respiración se detiene por

* **apnea** Interrupción de la respiración durante varios segundos.

Bebé prematuro en la incubadora del hospital. © *Simon Frazer/Princesa Mary Hospital/Newscatle/SPL/Photo Researches, Inc.* ▶

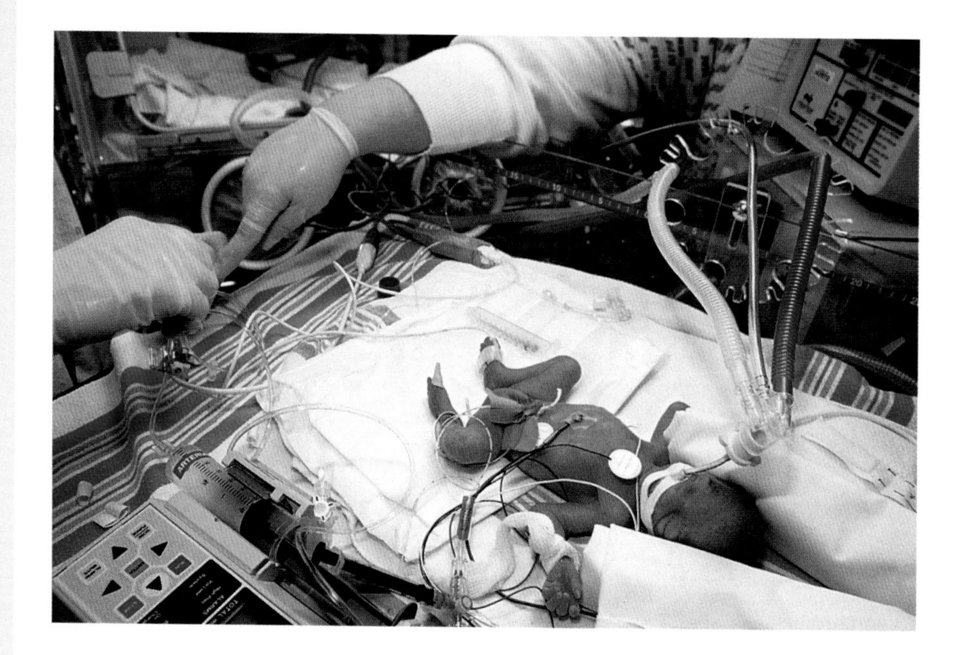

varios segundos—es común en ellos. Un colchón especial les ayuda a respirar mejor. Por otra parte, se vigilan los latidos del corazón. Si los episodios de apnea comienzan a durar mucho, se utiliza un respirador, es decir, una máquina que ayuda al bebé a respirar.

Los bebés prematuros pueden tener el síndrome de distrés respiratoria (SDR). Esto se debe a que los pulmones de los bebés no tienen el llamado surfactante agente tensioactivo, una especie de "lubricante" que permite a los diminutos sacos de aire de los pulmones, los alvéolos, cerrarse y abrirse sin problemas. Sin el agente tensioactivo, los alvéolos tienden a colapsarse y los bebés tienen que esforzarse para lograr el intercambio entre el oxígeno* y el dióxido de carbono*. A menudo se cansan al no conseguir suficiente oxígeno. Esta falta de oxígeno produce considerables alteraciones en las características químicas del organismo. Es posible que se necesite utilizar agente tensioactivo artificial y asistencia respiratoria provisional, hasta que los bebés comiencen a producir su propio lubricante.

Alimentación La alimentación es un problema para los bebés prematuros. A veces no pueden chupar correctamente, por lo que se les alimenta a través de un tubo fino que pasa desde la nariz o la boca hasta el estómago. Los recién nacidos que no pueden tolerar la alimentación por tubo, porque sus sistemas digestivos no están aún preparados para recibir ningún tipo de comida, suelen recibir nutrientes por vía intravenosa.

Ictericia El bebé prematuro a veces acumula en la sangre un pigmento amarillo, llamado bilirrubina, que le causa ictericia (coloración amarillenta de la piel). El hígado* todavía no está suficientemente maduro como para descomponer la bilirrubina, que en altas concentraciones puede causar daños cerebrales. El tratamiento incluye fototerapia, o sea, exposición a la luz fluorescente, que reduce los niveles de bilirrubina.

* **oxígeno** Gas incoloro e inodoro, esencial para el organismo humano. Se absorbe del aire atmosférico a través de los pulmones y se distribuye por el cuerpo mediante la sangre.

* **dióxido de carbono** Gas incoloro e inodoro que se forma en los tejidos como residuo del metabolismo y se exhala a través de los pulmones.

* **hígado** Órgano de gran tamaño situado en la parte superior de la cavidad abdominal, que sirve para depurar la sangre de sustancias tóxicas o de desecho. Contribuye a la digestión mediante la secreción de la bilis, y es un órgano importante para el almacenamiento de los hidratos de carbono.

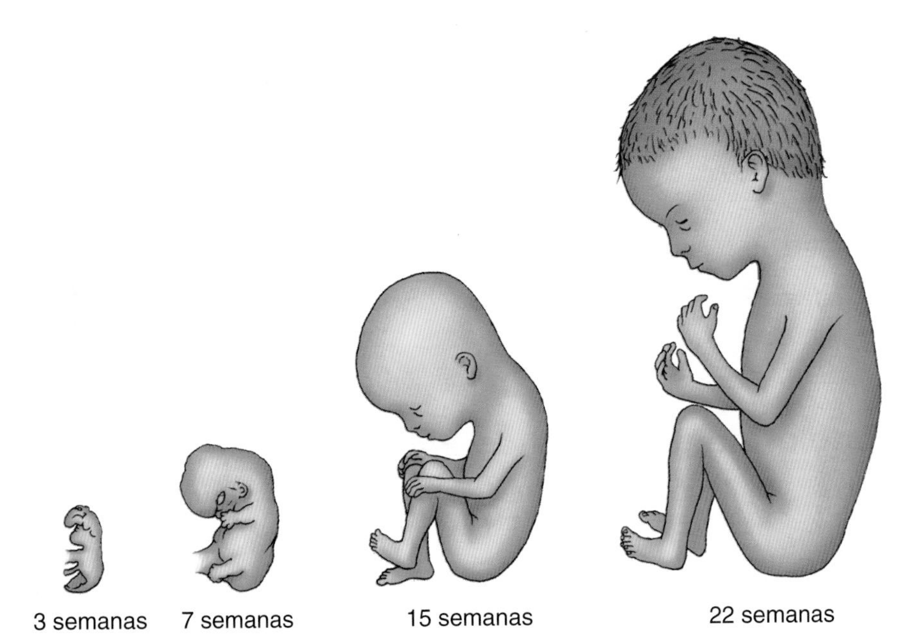

De izquierda a derecha: Embrión y feto en distintos momentos de la gestación: a las 3 semanas, 7 semanas, 15 semanas; y 22 semanas.

Bebés con peso muy bajo al nacer

Por bebé con peso muy bajo se entiende el que pesa menos de 1 360 gramos (3 libras) y nace prematuramente con más de 8 semanas de anticipación. Estos bebés tan pequeños suelen necesitar atención especial, pero si están enfermos o tienen problemas de salud obvios, se les cuida en unidades especiales denominadas unidades de cuidados intensivos neonatal*.

La causa del bajo peso del bebé es con frecuencia un inadecuado estilo de vida de la madre, que no ha podido atender a los cuidados prenatales o no ha consultador a un médico. El tabaco, el alcohol, y las drogas también influyen en el poco peso.

Hoy en día, estamos mejor preparados que nunca para evitar la muerte de los recién nacidos muy pequeños o muy enfermos. En los Estados Unidos, las unidades de cuidados intensivos neonatales especializadas están distribuidas por todo el país. El costo de cuidar a estos bebés tan enfermos es enorme, y las cifras de nacimientos prematuros van en aumento. Aproximadamente 1 de cada 10 nacimientos en los Estados Unidos es prematuro. Muchos bebés sobreviven, pero algunos tendrán problemas de aprendizaje o de desarrollo físico de por vida.

* **neonatal** Relativo a las primeras 4 semanas después del nacimiento.

Fuentes

American Academy of Pediatrics, 141 Northwest Point Blvd., Elk Grove Village, IL, 60007-1098
Telephone (847)434-4000
http://www.aap.org

V. tamb.

Complicaciones del embarazo

Defectos congénitos

Ictericia

Síndrome de alcoholismo fetal

Narcolepsia *Véase* Trastornos del sueño

Nefritis

PALABRAS CLAVE
para búsquedas en Internet y otras fuentes de consulta

Enfermedad de Bright

Glomerulonefritis

Infección

Insuficiencia renal

Pielonefritis

La nefritis es la inflamación de uno o de ambos riñones que puede dar lugar a daños renales.

El dolor de garganta de Polly

Polly se acordará siempre del quinto año de escuela elemental por sus frecuentes faltas de asistencia. Estuvo ausente una semana por una infección estreptocócica de la garganta. Varias semanas después se sintió muy cansada, había perdido el apetito, le dolía el abdomen y la espalda, y tenía la cara abotagada. Las pocas veces que orinaba, la orina tenía color oscuro, como la de un refresco de cola. El médico sospechó que la niña debía de tener una nefritis aguda (súbita), ocasionada por una faringitis estreptocócica. Les explicó a los padres que los riñones de la niña no funcionaban bien y que en su organismo se acumulaban productos de desecho celulares. El estado de Polly se agravó, tuvo que permanecer en el hospital durante varios días, seguidos de un periodo de varias semanas de convalecencia en su casa.

¿En qué consiste la nefritis?

Todos los días, los riñones desempeñan el importantísimo papel de filtrar cada 4 o 5 minutos toda la sangre que circula por nuestro cuerpo,

HACE 175 AÑOS: RICHARD BRIGHT

Richard Bright, médico inglés que vivió de 1789 a 1858, fue el primero que describió el trastorno renal conocido antaño como enfermedad de Bright y en la actualidad con el nombre más común de nefritis. Bright investigó la función de los riñones y fue muy meticuloso en sus observaciones clínicas. Estudió los síntomas de pacientes nefríticos y los correlacionó con los defectos renales que encontraba en las autopsias (exámenes hechos en cadáveres). Los resultados de su labor aparecieron en *Reports of Medical Cases* (Observaciones de Casos Clínicos) en 1827. Bright contribuyó también al estudio de las enfermedades pulmonares, de varias clases de fiebre y de tumores.

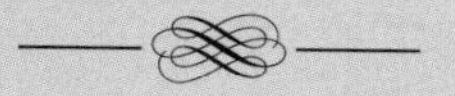

de la que extraen los productos de desecho celulares y el agua sobrante. Cada uno de estos dos órganos, con forma similar a la de una habichuela o un fríjol, pero más grandes, se compone de cerca de un millón de unidades llamadas nefronas. Cada nefrona consta de un túbulo colector que lleva esos productos de desecho a las vías urinarias y de una unidad de filtrado, denominada glomérulo*.

En una persona con nefritis, a menudo los glomérulos no funcionan debidamente, por culpa de infecciones como la de Polly. Ahora bien, no todos los glomérulos se dañan en igual grado, por lo que los riñones siguen funcionando, aunque no tan bien como lo hacen normalmente. Es posible que los riñones estén afectados con anterioridad a que el enfermo observe la presencia de síntomas.

* **glomérulo** Palabra derivada del griego que significa "filtro." Es un ovillo de vasos sanguíneos cuya función es filtrar la sangre.

Glomerulonefritis Existen diversas clases de nefritis. Una de las más comunes es la glomerulonefritis (antes enfermedad de Bright), en la que los glomérulos se inflaman y cicatrizan. Los síntomas más frecuentes de esta afección son: cansancio, hipertensión arterial e hinchazón de manos, pies, tobillos y cara. Los médicos llaman a esta hinchazón edema. El paciente suele presentar hematuria y proteinuria (sangre y proteínas en la orina).

Nefritis aguda Otra clase de nefritis que suele afectar a los niños es resultado de alguna infección. A veces, las infecciones bacterianas se propagan a los riñones desde otros puntos del cuerpo, tales como la vejiga. Las proteínas del organismo que combaten las infecciones, es decir, los anticuerpos, se adhieren a las paredes de los glomérulos y los inflaman. Esta clase de nefritis es por lo regular aguda o súbita, y muchos de los niños afectados por ella se recuperan sin repercusiones.

Otras causas La nefritis puede producirse también como efecto secundario de otras enfermedades tales como la diabetes*, y trastornos autoinmunes como el lupus eritematoso sistémico*. Puede también ser causada por el abuso de ciertos medicamentos comunes, como el ibuprofeno y el acetaminofeno (acetaminofén, paracematol), por aspiración nasal de pegamentos o por inhalación de los vapores de la gasolina.

* **diabetes** Enfermedad caracterizada por un aumento de los niveles de azúcar en la sangre porque el páncreas no produce suficiente cantidad de insulina o el organismo no puede utilizar debidamente la insulina que produce.

* **lupus eritematoso sistémico** Enfermedad inflamatoria crónica que puede afectar a la piel, las articulaciones, los riñones, el sistema nervioso, las membranas que tapizan las cavidades internas y otros órganos.

¿Qué les sucede a los que padecen de nefritis?

Síntomas La nefritis aguda se caracteriza por síntomas tales como cansancio, inapetencia, dolores abdominales y de espalda, y edema. Las personas con nefrítis crónicas no manifiestan síntomas externos. Sin embargo, el médico suele observar la presencia de glóbulos sanguíneos rojos (eritrocitos) y proteínas en la orina al examinarla bajo el microscopio. Si se deja sin tratar, la nefritis crónica puede reducir drásticamente la función renal, con lo que el tejido renal del paciente se deteriora. El paciente tal vez experimente hipertensión arterial y muera por insuficiencia cardiaca o renal.

Tratamiento Para la nefritis aguda, es posible que el médico recete antibióticos contra la infección, antinflamatorios para reducir los síntomas de inflamación y diuréticos para reducir el edema.

La nefritis crónica no tiene cura hoy en día, pero es susceptible de tratamiento. El objeto de ese tratamiento es retrasar el deterioro de los riñones. Para la hipertensión arterial pueden recetarse antihipertensivos, y para aliviar la sobrecarga de los riñones, una dieta especial. Los pacientes con sistema inmunitario hiperactivo que haya contibuido a producir la nefritis pueden tratarse con fármacos inmunosupresores que bloqueen parcialmente el ataque a los riñones por el sistema inmunitario.

La nefritis es a veces causa de insuficiencia renal, en cuyo caso se necesitará hemodiálisis o un trasplante de riñón. La hemodiálisis es el procedimiento mediante el cual se hace pasar la sangre del paciente a través de una máquina que filtra los productos de desecho y el agua sobrante, tras lo cual la sangre es devuelta al organismo. El trasplante de riñón es una intervención quirúrgica en la que el riñón enfermo es reemplazado por otro sano y compatible, procedente de un donante.

V. tamb.
Diabetes
Enfermedades de los riñones
Infección
Infecciones bacterianas
Lupus eritematoso
Nefrosis/Síndrome nefrótico
Toxicomanía

Fuentes

U.S. National Kidney and Urologic Diseases Information Clearinghouse, 2 Information Way, Bethesda, MD 20892-3570
Telephone (301)654-3810
Toll-free (800)891-5389
Facsimile (301)907-8906
http://www.niddk.nih.gov/health/digest/nddic.htm

Nefrosis/Síndrome nefrótico

PALABRAS CLAVE para búsquedas en Internet y otras fuentes de consulta

Enfermedades renales

Glomerulonefritis/Enfermedad de Bright

Proteinuria

La nefrosis o síndrome nefrótico es una enfermedad de los riñones que provoca la pérdida de proteínas en la orina (proteinuria). Esa pérdida se acompaña de edema, inapetencia y cansancio general. La nefrosis no siempre puede curarse, pero sí tratarse con medicamentos y dieta.

El caso de Sally

Cuando tenía siete años, Sally perdió el apetito y casi no comía nada, no hacía más que echarse de un sitio cómodo a otro, y parecía estar demasiado cansada para jugar con las amigas o hacer sus tareas escolares. Al principio, la madre pensó que estaba holgazaneando, pero cuando a la niña se le empezó a hinchar todo el cuerpo, especialmente los párpados, los tobillos y el abdomen, la madre empezó a preocuparse.

El médico diagnosticó la hinchazón corporal como edema* y le preguntó a Sally cuántas veces orinaba. Cuando la niña dijo que sólo 2 ve-

* **edema** Hinchazón anormal que se produce por acumulación excesiva de líquido en las manos, los pies y otras partes del cuerpo.

ces al día, el doctor sospechó un problema de los riñones. Le hizo varios análisis, y el de orina puso de manifiesto la presencia de elevadas concentraciones de proteínas; el de sangre, en cambio, mostró niveles bajos de proteínas y altos niveles de colesterol. Estos resultados sugirieron al médico que el problema podía ser una nefrosis o síndrome nefrótico.

Tras realizar algunos análisis más para eliminar la posibilidad de otras enfermedades, el médico confirmó el diagnóstico con una biopsia del riñón. Al final no pudo averiguar por qué Sally había contraído la nefrosis. Explicó a los padres que la enfermedad de la hija no tenía cura, pero que los síntomas podían aliviarse con medicamentos y una dieta baja en grasas (hipolipídica) y sal (hiposódica).

¿Cómo se explica la nefrosis?

Los riñones son un par de órganos en forma de habichuela o fríjol localizados en el abdomen, justo por encima de la cintura. Su principal función es filtrar los productos de desecho y el agua sobrante de la sangre. Las unidades filtradoras de los riñones se llaman glomérulos. La nefrosis o síndrome nefrótico es una afección de los riñones producida por un defecto glomerular.

Cuando se dañan los glomérulos, el mecanismo de filtrado no funciona debidamente. En vez de retener las proteínas de la sangre y al mismo tiempo dejar que el agua sobrante y los productos de desecho pasen por el filtro a los túbulos colectores, en donde se convierten en orina, los glomérulos presentan fugas. Esto permite a las proteínas salir de la circulación sanguínea junto con el agua sobrante y los productos de desecho, para ser excretadas con la orina. La pérdida de grandes cantidades de proteínas sanguíneas permite el paso de líquidos de la circulación sanguínea a los tejidos del cuerpo. Y la retención de líquidos es lo que da al cuerpo

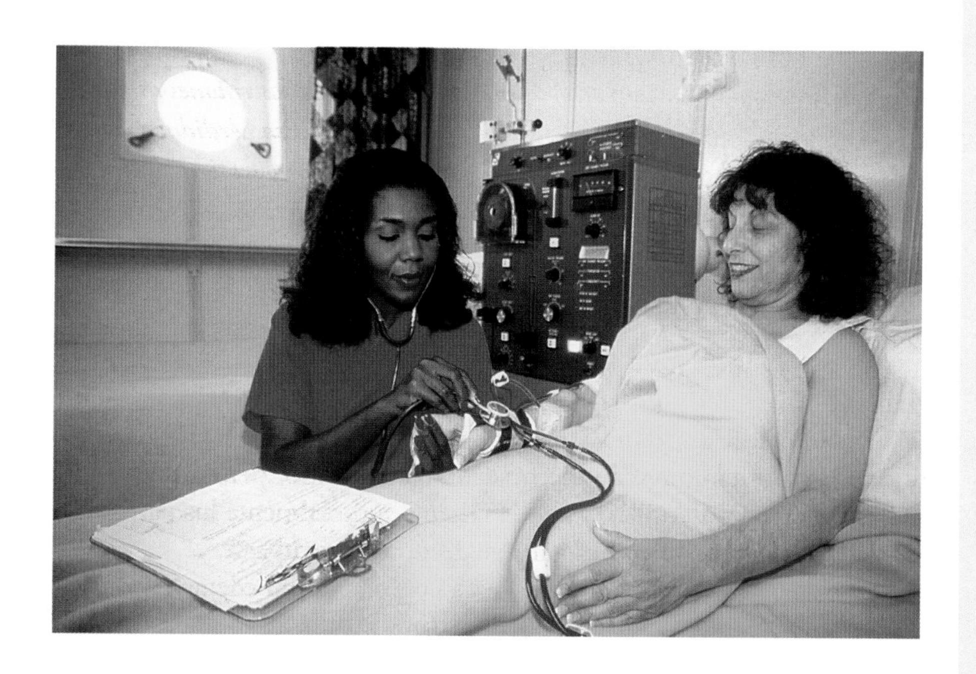

◀ Si el síndrome nefrótico produce insuficiencia renal, puede que sea necesario recurrir a la hemodiálisis. En la foto, durante un crucero marítimo, una turista recibe hemodiálisis con ayuda de la enfermera de a bordo. © *Jeff Greenberg/Visuals Unlimited.*

el aspecto hinchado y abotagado, sobre todo por lo que respecta a la cara y las piernas.

¿Cuáles son las causas de la nefrosis?

Tanto los niños como los adultos son susceptibles de padecer el síndrome nefrótico. Se desconoce a menudo la causa de las lesiones físicas de los glomérulos que provocan la aparición de la nefrosis. No obstante, ésta puede ser parte de otras enfermedades, como las que se indican a continuación.

- Hipertensión arterial (presión sanguínea alta).
- Diabetes, en la que el cuerpo no produce suficientes cantidades de la hormona insulina para poder regular la concentración de azúcar en la sangre.
- Lupus eritematoso sistémico, enfermedad inflamatoria crónica capaz de afectar los riñones y otros órganos.
- Amiloidosis, afección que produce acumulación en los tejidos y en los órganos de una proteína llamada amiloide.
- Mieloma, tumor derivado de las células de la médula ósea.
- Glomerulonefritis (o enfermedad de Bright), en la cual los glomérulos de los riñones se inflaman y endurecen.

Además de estas causas, la toxicomanía, la exposición a ciertas sustancias químicas (por ejemplo el plomo o el tetracloruro de carbono), y en algunas personas la exposición a determinados alergenos (hiedra venenosa, roble venenoso y picaduras de insectos) pueden afectar al funcionamiento de los riñones y provocar una nefrosis.

Tratamiento

El tratamiento dependerá de la causa. Si la causa es otra enfermedad, ésta deberá tratarse primero. Si se desconoce la causa, se pueden utilizar antinflamatorios para reducir la inflamación de los riñones, diuréticos* para aminorar el edema y antibióticos para combatir las infecciones. Tal vez se recomiende una dieta hipolipídica e hiposódica y restricción de líquidos. Los que sufren de nefrosis a menudo se recuperan cuando se trata la enfermedad de la cual proviene. Ahora bien, los nefróticos pueden correr mayor riesgo de contraer otras enfermedades renales. Y en casos de insuficiencia renal puede ser necesaria la hemodiálisis.

* **diuréticos** Medicamentos que incrementan la producción de orina y contribuyen a eliminar el agua sobrante del cuerpo.

Fuentes

U.S. National Kidney and Urologic Diseases Information Clearinghouse, 2 Information Way, Bethesda, MD 20892-3570
Telephone (301)654-3810
Toll-free (800)891-5389
Facsimile (301)907-8906
http://www.niddk.nih.gov/health/digest/nddic.htm

V. tamb.
Diabetes
Enfermedades de los riñones
Hipertensión
Lupus eritematosa
Nefritis

Neumoconiosis

La neumoconiosis es una enfermedad de los pulmones causada por respirar polvos durante un tiempo prolongado, especialmente ciertos polvos minerales. Entre las diversas formas de neumoconiosis figuran la antracosis (enfermedad del pulmón negro), la silicosis y la asbestosis. La enfermedad es generalmente consecuencia de trabajar minas durante muchos años, pero el trabajo en una fábrica o en otras ocupaciones también puede exponer a la gente a los efectos nocivos del polvo industrial. El término "neumoconiosis" proviene del griego pneumón, *que significa pulmón, y de* kónis, *que significa polvo.*

PALABRAS CLAVE
para búsquedas en Internet y otras fuentes de consulta

Asbestosis

Antracosis/Pneumoconiosis

Silicosis

Sistema respiratorio

¿Cuál es la causa de la neumoconiosis?

Sólo las partículas de polvo de tamaño microscópico, de alrededor de 1/5 000 de pulgada (10 micras) de diámetro o más pequeñas, son capaces de llegar a los sacos de aire más diminutos de los pulmones (los alvéolos). Una vez allí, ya no es posible eliminarlos, y se acumulan hasta causar cicatrices y una condensación de los pulmones llamada fibrosis. Con el tiempo, los pulmones comienzan a perder su capacidad de abastecer al cuerpo de oxígeno.

La enfermedad del pulmón negro o antracosis se produce al respirar polvo de carbón, generalmente en las minas. La silicosis se debe a la inhalación de polvo de sílice procedente de la arena o de las rocas, princi-

La Guerra Contra El Pulmón Negro

La preponderancia de la antracosis no comenzó a disminuir hasta que se vio claramente que su causa eran las cantidades excesivamente altas de polvo de carbón en las minas. Las condiciones de la seguridad en el trabajo mejoraron debido, en gran parte, a los esfuerzos de los sindicatos de mineros del carbón.

En 1969, la Ley de la Seguridad y Salud Minera estableció las normas en los Estados Unidos para las concentraciones máximas de polvo de carbón que se permitirían en las minas. Esa ley estipuló compensaciones para los mineros que contrajeran la antracosis. La mortalidad por causa de las neumoconiosis han disminuido progresivamente desde que la citada ley entró en vigencia.

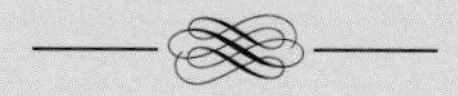

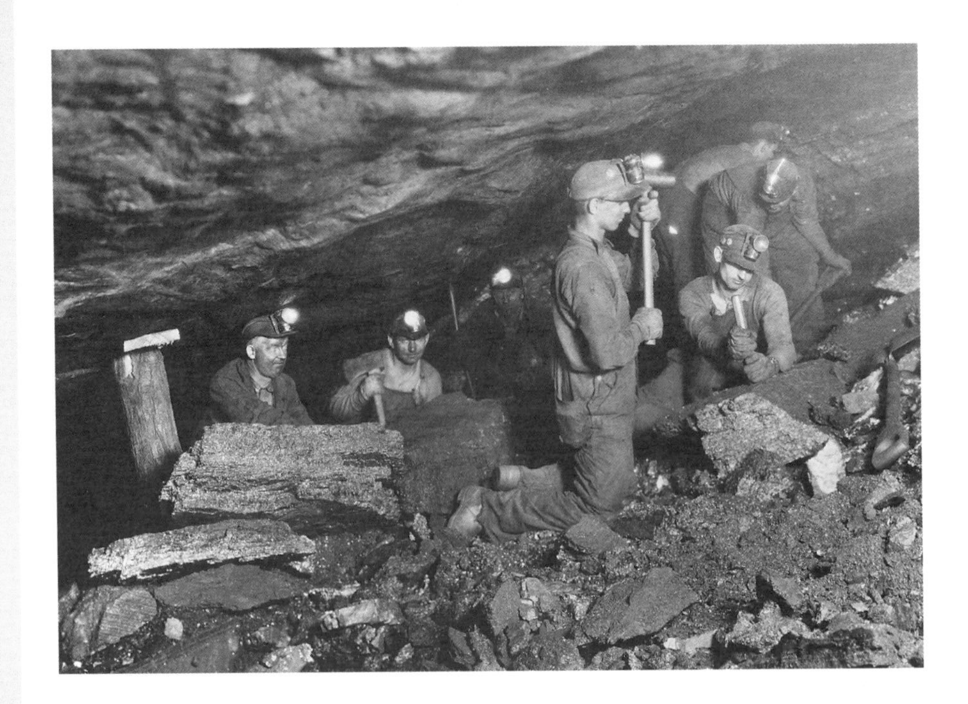

Respirar el polvo del carbón era un riesgo laboral para los mineros del carbón, en particular para aquellos que no usaban máscara protectora. *Corbis-Bettman*

palmente en minas, canteras y en otras ocupaciones como la limpieza de paredes de edificios mediante chorros de arena. La asbestosis se origina al respirar diminutas fibras de asbesto en las minas de amianto, en la construcción de edificios o en otras industrias. Aunque con menor frecuencia, otros tipos de polvo que se inhalan de continuo en otras situaciones relacionadas con el trabajo causan neumoconiosis.

¿Qué ocurre cuando la gente contrae neumoconiosis?

Síntomas Dado que la neumoconiosis tarda normalmente de 20 a 30 años en desarrollarse, los obreros por lo general no se dan cuenta de sus síntomas hasta que ya tienen más de 50 años. Los principales síntomas son tos y dificultad respiratoria, la cual aumenta gradualmente. Las complicaciones incluyen enfisema y aumento del riesgo de tuberculosis. Los pacientes con asbestosis corren un mayor riesgo de cáncer de pulmón, especialmente si fuman. Cuando los pulmones están lesionados, el corazón tiene que trabajar más, y los problemas cardíacos se suman a los casos graves de neumoconiosis.

Diagnóstico El diagnóstico se hace por medio de un examen físico y del historial clínico, que le dicen al médico cuáles son los tipos de polvo que han afectado a los pacientes. El médico también puede tomar radiografías de tórax (de pecho) y llevar a cabo pruebas funcionales de los pulmones.

Tratamiento La neumoconiosis no tiene cura, porque no hay forma de extraer el polvo de los pulmones. Incluso si la hubiera, las lesiones que han sufrido los pulmones durante años a causa de las reacciones inflamatorias al polvo no pueden ser reparadas. Excepto en su forma leve, llamada neumoconiosis simple, la enfermedad es progresivamente debilitante. El único tratamiento es dejar de fumar y evitar exponerse al polvo, así como tratar todas las complicaciones.

Medidas preventivas La neumoconiosis se puede prevenir mediante el control de las concentraciones máximas de polvo que se permiten en las minas y en otros sitios de trabajo, y mediante el uso de máscaras protectoras. Las revisiones médicas periódicas, que incluyan radiografías de tórax para los enfermos en riesgo, permiten detectar la neumoconiosis durante sus fases tempranas, antes de que llegue al punto de incapacitar al enfermo.

Fuente

American Lung Association, 61 Broadway, 6th Fl.,
New York, NY, 10006
Telephone (212)315-8700
Toll-Free (800)LUNGUSA
http://www.lungusa.org

V. tamb.
Cáncer de pulmón
Enfermedades ambientales
Enfisema
Tuberculosis

Neumonía

La neumonía es la inflamación de los pulmones. Es una enfermedad común, producida generalmente por una infección bacteriana, vírica o fúngica (por hongos). Es por lo general leve, especialmente en la gente joven, y con frecuencia responde a un tratamiento o se cura espontáneomente. Pero la neumonía también puede constituir una enfermedad grave, especialmente en personas mayores o que ya tienen problemas de salud, y constituye una de las principales causas de muerte.

PALABRAS CLAVE
para búsquedas en Internet y otras fuentes de consulta

Infección
Inflamación
Sistema respiratorio

¿Qué es la neumonía?

Cada día el ser humano inhala gran cantidad de aire, con frecuencia cargado de gérmenes, polvo y otras partículas. El aire atmosférico llega a las profundidades de los pulmones, que son dos órganos esponjosos situados en el pecho, donde el oxígeno del aire se transfiere a la sangre. A pesar de la probabilidad constante de inhalar gérmenes, los pulmones de una persona sana están básicamente estériles, es decir, sin gérmenes. ¿Cómo es esto posible? Un conjunto de defensas naturales protege a estos importantes órganos contra toda infección. Sus defensas incluyen:

- La capacidad de toser con fuerza. Esto expulsa los gérmenes y evita que la mucosidad que sirve para atraparlos se acumule en los pulmones.

- Las cuerdas vocales y la epiglotis, puerta de tejido que cierra la laringe cuando la persona traga. Éstas, junto con el reflejo de cierre de la glotis, evitan que las personas introduzcan comida, vómito o ácidos del estómago en los pulmones.
- Los cilios, unos pelitos diminutos que recubren el interior de las vías respiratorias y, con movimientos ondulantes, arrastran hacia el exterior las partículas que penetran con el aire y quedan retenidas en la mucosidad antes de que lleguen a los pulmones.
- El sistema inmunitario, complejo conjunto de órganos, sustancias químicas y glóbulos blancos que ataca a los gérmenes que logran entrar en el cuerpo.

Estas defensas por lo general previenen la neumonía, pero en ciertos casos pueden estar debilitadas a causa de la edad, enfermedades u otros factores. Las defensas pueden también ser superadas por una invasión de gérmenes particularmente fuerte o virulenta*.

A veces, los gérmenes o las sustancias químicas que causan la neumonía son aspiradas o inhaladas no del aire atmosférico, sino de la garganta misma de la persona, como cuando se inhala hasta el interior de los pulmones comida invadida por gérmenes o el vómito. Esto produce la llamada neumonía por aspiración. A veces los gérmenes no se inhalan en absoluto, sino que ingresan en los pulmones desde la sangre.

* **virulento** Deriva de la palabra latina para venenoso, y hace referencia a un microbio que está especialmente dotado para atacar al sistema inmunitario.

¿Cómo dificulta la neumonía la respiración?

Cuando los gérmenes o las sustancias químicas irritan el tejido de los pulmones, la irritación causa inflamación, estado patológico que incluye fiebre y una acumulación de glóbulos blancos y de mucosidad en los pulmones. El acto de respirar se vuelve más dificultoso. Los pulmones tienen que trabajar más para intercambiar el oxígeno de la circulación sanguínea por el peligroso residuo corporal denominado dióxido de carbono. A la larga, puede ser que las células del cuerpo no reciban suficiente oxígeno y que el dióxido de carbono se acumule en el cuerpo.

¿Quién corre el riesgo de contraer neumonía?

Cualquier persona puede contraer neumonía, pero ésta suele afectar a las personas que tienen debilitadas sus defensas naturales contra las infecciones. Una cantidad creciente de posibles candidatos entran en esa categoría: ancianos, enfermos de sida (que daña al sistema inmunitario), receptores de trasplantes de órganos (que requieren medicamentos depresivos del sistema inmunológico), y enfermos de cáncer o de otras dolencias graves.

Los pacientes hospitalizados corren mayor riesgo de contraer neumonía, especialmente si tienen dificultad para respirar o toser, lo que podría suceder tras una operación de pecho o de abdomen. Además, en algunas pruebas o tratamientos practicados en el hospital es necesario entubar (introducir un tubo) en la tráquea. Esto puede facilitar la intro-

Neumonía estreptocócica

La bacteria que causa la neumonía estreptocócica, la forma más común de neumonía, anida en la parte superior del sistema repiratorio de mucha gente sana, sin enfermarla. Ahora bien, si otra enfermedad reduce la capacidad del sistema inmunitario para controlar tales bacterias, éstas se pueden reproducir rápidamente hasta alcanzar niveles peligrosos.

A veces la neumonía estreptocócica aparecerá a raíz de un resfrío, porque los líquidos producidos por una nariz resfriada o por una garganta inflamada se convierten en un excelente caldo de cultivo para los estreptococos. La mayoría de las personas se recupera completamente después de un tratamiento con antibióticos y el reposo en cama.

ducción de gérmenes en los pulmones y propiciar la neumonía. Se dice que una infección contraída en el hospital es "nosocomial," adjetivo derivado de la palabra griega para hospital.

Otras personas que corren riesgo especial de contraer neumonía son:

- Quienquiera que deba guardar cama, que esté paralizado o no esté completamente consciente, puesto que puede carecer de la capacidad de toser o tener arcadas.
- Las personas con enfermedades crónicas (de larga duración) tales como diabetes, problemas del corazón o la enfermedad pulmonar obstructiva crónica.
- Las personas que fuman o beben mucho.
- Los niños con fibrosis quística, que causa la acumulación de mucosidad en los pulmones.
- los bebés, porque su sistema inmunitario aún no está completamente formado.

¿Qué microorganismos causan la neumonía?

Más de 75 especies de gérmenes pueden causar neumonía. He aquí algunas de las causas bacterianas más comunes:

- *Streptococcus pneumoniae,* es la causa más común de neumonía en el adulto.
- *Staphylococcus aureus,* causa frecuente de la neumonía en los hospitales. Es la misma bacteria que causa las infecciones estafilocócicas.
- *Micoplasma pneumoniae,* es la causa común de la neumonía atípica "errante," que es una forma leve de neumonía, común entre jóvenes de 5 a 35 años.
- *Chlamydia, Legionella, Klebsiella, Pseudomonas* y muchas otras.

Algunas de las causas víricas que tienden a afectar a los niños y a los ancianos son:

- el virus respiratorio sincitial. Afecta principalmente a los bebés y a los preadolescentes, y normalmente causa una leve enfermedad que desaparece después de una semana;
- los virus de la gripe A y B. Muy pocas personas que se infectan con el virus de la gripe contraen neumonía. Quienes sí lo hacen, no obstante, corren el riesgo de morir, especialmente si son ancianos o enfermos crónicos. A veces, además de contraer la neumonía vírica, también adquieren una "sobreinfección," es decir, una infección bacteriana de los pulmones añadida a la infección vírica;
- los virus que causan sarampión y varicela, así como otras familias comunes de virus;

Neumonía micoplásmica

La neumonía micoplásmica es la forma más común de las neumonías atípicas. Afecta principalmente a las personas jóvenes, de entre 5 y 35 años. Se le ha dado el sobrenombre de "neumonía errante" porque con frecuencia sus síntomas son parecidos a los de una gripe tan leve que las personas afectadas siguen deambulando con ella en vez de descansar en cama.

Una de las razones por las que la neumonía micoplásmica tiende a ser leve reside en la circunstancia de que las bacterias que la causan no invaden los tejidos profundos de los pulmones, sino que crecen en las membranas mucosas que tapizan los pulmones. Esto no produce tanta hinchazón o inflamación como otros tipos de neumonía.

Perspectiva internacional

En el siglo XIX, cuando pocas enfermedades eran tratables, a la neumonía se la llamaba "La amiga de los ancianos." Se ganó este sobrenombre macabro debido a que acababa con rapidez la vida de muchos hombres y mujeres de edad avanzada que ya estaban sufriendo de otras enfermedades incurables. A menudo era la última enfermedad de la persona enferma.

Hoy día, la medicina y la buena atención médica generalmente curan la neumonía, incluso en quienes están enfermos y en las personas de edad avanzada. Aun así, la neumonía ataca a tanta gente que es todavía la sexta causa, por orden de importancia, de mortalidad en los Estados Unidos. Se calcula que cerca de 2 millones de estadounidenses la contraen anualmente, y de ellos mueren entre 40 000 y 70 000.

En muchos países en desarrollo, la neumonía es la primera o segunda causa de muerte junto con la diarrea, causada por enfermedades contagiosas.

- los virus de Epstein-Barr y del herpes simple, que causan graves neumonías, por lo general en las personas con sida u otros problemas inmunitarios.

Otras causas de neumonía son:

- La neumonía fúngica (por hongos), que se presenta mayormente en las personas con sida u otros problemas del sistema inmunitario. La causa más común de neumonía fúngica es el hongo *Pneumocystis carinii,* que fue la principal causa de muerte entre los infectados por el VIH, el virus de inmunodeficiencia humana, causante del sida. Ahora hay medicamentos que pueden prevenir la neumonía fúngica, pero sigue siendo un grave problema.
- Parásitos como el toxoplasma, que también causan neumonía.
- Reacciones a ciertos medicamentos.
- Altas dosis de radiaciones o de sustancias químicas si éstas se inhalan o aspiran.

¿Qué ocurre cuando las personas tienen neumonía?

Síntomas La neumonía estreptocócica, la clase más común, cursa con frecuencia con fiebre de 39 a 40,5 °C (102 a 104 °F) y escalofríos. El enfermo tose y expectora (expulsa del pecho) con frecuencia grandes cantidades de flema espesa y verdosa, a veces mezclada con sangre. Suele respirar más deprisa y tiene estertores, sonidos crujientes que se pueden oír con el estetoscopio. El pecho también le duele; el dolor punzante parece empeorar cuanto más tose. Otros síntomas son dolor de cabeza, falta de apetito, cansancio, náuseas y vómito.

Los individuos de edad avanzada o que tienen problemas con el sistema inmunitario por lo general presentan síntomas leves al principio, incluso cuando su enfermedad es más peligrosa. Pueden tener, por ejemplo, simplemente febrícula, cansancio o confusión y la sensación de estar enfermos.

Las personas con neumonía atípica o micoplásmica suelen manifestar tos seca, dolor de garganta, sarpullidos cutáneos y dolor en los músculos y articulaciones. Puesto que estos no son los síntomas clásicos de la neumonía, los enfermos creen que sencillamente tienen un caso leve de gripe.

Los afectados de neumonía gripal generalmente tienen fiebre, tos seca y fuerte y estertores, acompañados de un gran cansancio.

Diagnóstico Si una persona tiene fiebre persistente y tos, los médicos sospecharán que padece neumonía. A veces pueden diagnosticar la neumonía auscultando con el estetoscopio la respiración de la persona. En cualquier caso, una radiografía por lo general confirma el diagnóstico.

Determinar cuál es el germen causante de la neumonía es con frecuencia mucho más difícil. Las muestras de sangre y la flema expectorada con la tos se pueden analizar en un laboratorio. A veces se hace una biopsia de pulmón. Esto quiere decir que se extrae para su análisis una muestra de tejido pulmonar mediante una intervención quirúrgica o utilizando una aguja. Si la neumonía ha producido un exceso de líquido alrededor del pulmón, también se puede extraer una muestra del líquido con una aguja. Con frecuencia, sin embargo, no es posible identificar al microorganismo, o se le identifica demasiado tarde para condicionar las decisiones del tratamiento.

Tratamiento Si se ha identificado un tipo específico de bacteria como la causante de la neumonía, el médico puede recetar medicamentos antibióticos que la combatan. Si no se identifica el germen particular pero se sospecha que la causa es bacteriana, el médico suele recetar antibióticos activos contra las causas más probables. Si se trata de es un virus o un hongo, los antibióticos no podrán hacer nada. En su lugar hay otros medicamentos antivíricos o antifúngicos, aunque no todos los virus son tratables.

Cuando la neumonía es grave, por lo general se hospitaliza al enfermo. Se le puede dar oxígeno o conectarlo a un respirador mecánico para que le ayude a respirar mientras los medicamentos y el sistema inmunitario combaten la infección.

Medidas preventivas

La vacunación anual contra la gripe previene la neumonía causada por ciertos tipos de virus de la gripe, y una sola dosis de otra vacuna protege a las personas contra la neumonía neumocócica.

Las personas que tienen el virus del sida pueden disminuir el riesgo de contraer la neumonía de tipo *Pneumocystis carinii* tomando medicamentos a diario. El no fumar o el dejar el tabaco, y no beber alcohol en exceso, también reducen la posibilidad de contraer neumonía.

Con el fin de evitar que el enfermo contraiga neumonía en un hospital, se le anima a respirar profundamente, y a veces se le proporciona un espirómetro, de plástico, para determinar su capacidad respiratoria. También se le anima a caminar, si puede, en vez de quedarse en cama. Estas actividades evitan que los pulmones se llenen de flema y de otros líquidos en los cuales las bacterias se multiplican.

¿Cómo cambia la neumonía la vida de la persona?

La mayoría de los que reciben tratamiento por neumonía se recuperan al cabo de unas pocas semanas. Algunos de ellos, en particular los de edad avanzada o que hayan tenido problemas pulmonares con anterioridad, son susceptibles de tener dificultades respiratorias permanentes debido a un proceso de cicatrización de los pulmones. Esto limitaría su capacidad para llevar a cabo las actividades cotidianas.

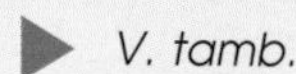

V. tamb.
Gripe
Infecciones bacterianas
Infecciones clamidiales
Infecciones por hongos
Infecciones virales
Legionelosis
Sida y VIH
Tuberculosis

Fuente

American Lung Association, 61 Broadway, 6th Fl., New York, NY, 10006
Telephone (212)315-8700
Toll-Free (800)LUNGUSA
http://www.lungusa.org

Neurofibromatosis

Trastorno de origen genético que provoca la aparición de tumores en los nervios y que se caracteriza también por alteraciones cutáneas y deformaciones óseas.

PALABRAS CLAVE
para búsquedas en Internet y otras fuentes de consulta

Neurología

Trastornos genéticos hereditarios

¿Qué es la neurofibromatosis?

En su forma más común, denominada neurofibromatosis de tipo 1, o NF-1, afecta principalmente a los nervios de la piel, en los que producen nódulos o abultamientos de consistencia blanda. La neurofibromatosis de tipo 2 (NF-2) es una enfermedad de aparición muy excepcional que afecta a los nervios auditivos, responsables de la audición y del equilibrio físico. Ambos tipos de neurofibromatosis se deben a genes* defectuosos.

La neurofibromatosis se conoce también como enfermedad de Von Recklinghausen, nombre del médico alemán Friedrich von Recklinghausen (1833–1910) que la describió en 1882. Los tumores que observó, denominados neurofibromas, surgen de las células que componen la envoltura o cubierta de los nervios (la mielina).

Las neurofibromatosis de tipo 1 y 2 se dan en los dos sexos y en todos los grupos étnicos. En Estados Unidos, la NF de tipo 1 se produce en aproximadamente 1 de cada 4 000 personas. La NF de tipo 2 es 10 veces menos común, ya que ocurre en sólo 1 de cada 40 000 individuos.

* **genes** Sustancias químicas del organismo que determinan los caracteres hereditarios de la persona, como el color de los ojos o el pelo. Se heredan de los padres y forman parte de los cromosomas contenidos en las células del cuerpo.

¿A qué se debe concretamente la neurofibromatosis?

Si bien muchos de los neurofibromatosos heredaron la enfermedad del padre o de la madre, entre el 30 y el 50 por ciento de los casos la enfermedad se desarrolla espontáneamente debido a la mutación (alteración espontánea) de uno o más genes antes de nacer.

La neurofibromatosis es un trastorno hereditario transmitido por un gen autosómico (no ligado al sexo) dominante. Significa esto que todo hijo nacido de padre o madre neurofibromatosos tiene un 50 por ciento

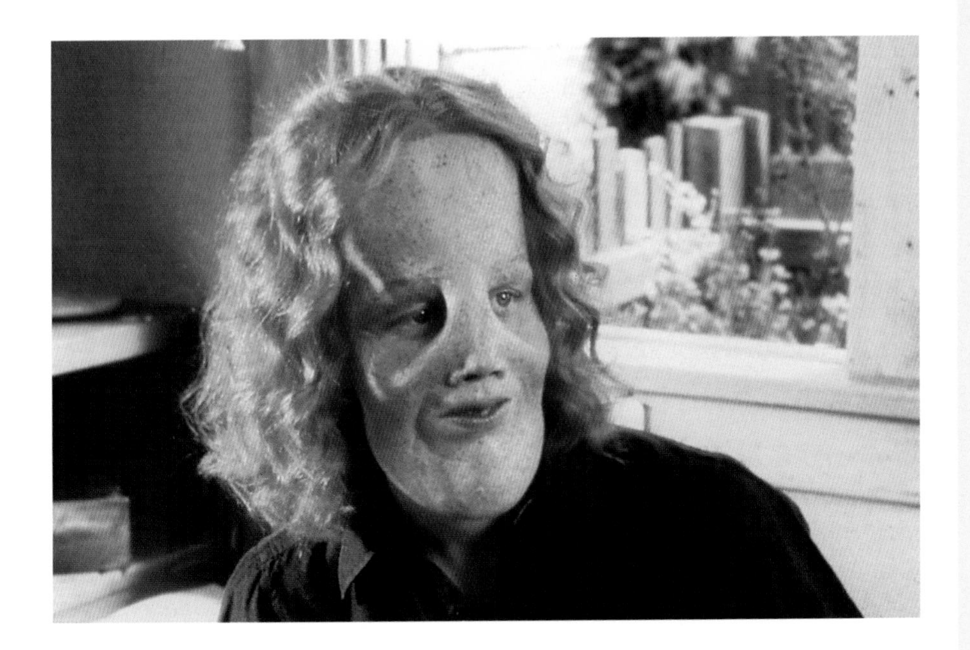

El actor de cine Eric Stolz hace el papel de un estudiante con neurofibromatosis en la película *Mask* (Máscara). © *1994 Universal City, Photofest.*

de probabilidad de haber heredado el gen defectuoso y de contraer la enfermedad.

Los genes producen proteínas que determinan las características físicas y metabólicas del organismo humano, desde el color del cabello hasta la velocidad con que se metabolizan las sustancias grasas. Los investigadores científicos han descubierto que el gen de la neuro fibromatosis, cuando es normal (no defectuoso) elabora proteínas que suprimen los tumores. Esto sugiere que cuando el gen es defectuoso puede no producir suficientes cantidades de proteínas y, por consiguiente, permite el crecimiento de los tumores. Sin embargo, se necesitan nuevas investigaciones para confirmar esta sospecha.

Síntomas

Los signos y síntomas de la neuro fibromatosis varían sensiblemente de una persona a otra, incluso en una misma familia. Muchos no saben que tienen el tipo NF-1 hasta que el médico lo diagnostica durante un examen físico de rutina. La enfermedad suele ser de carácter benigno.

La neurofibromatosis de tipo NF-1 produce numerosos tumores de consistencia blanda, bajo la piel, en forma de bultos. Otro signo común que presenta este trastorno son unas manchas de color café con leche. Si bien estas manchas pueden aparecer en la piel de los que no padecen neurofibromatosis, los que la padecen tienen normalmente seis o más de ellas. Los síntomas pueden incluir también lunares en las axilas o en la entrepierna, tumoraciones en los ojos o en el nervio óptico, deformaciones óseas y escoliosis, que es la curvatura de la columna vertebral en sentido lateral.

Estos signos suelen aparecer en el lactante o en el niño de corta edad y aumentan de número y tamaño con el paso del tiempo. En ocasiones, los tumores se hacen de gran tamaño o, en casos excepcionales, se

El hombre elefante

La neurofibromatosis se ha relacionado desde hace tiempo con "El hombre elefante." Ese era el nombre que se dio al ciudadano inglés Joseph Carey Merrick (1862–1890), que fue exhibido en público como un fenómeno médico por sus deformaciones grotescas. Hasta hace poco se creía que Merrick había sufrido una forma grave de neurofibromatosis, pero la nueva información acumulada sugiere que lo que tenía era una enfermedad mucho más rara, denominada síndrome proteo. De todos modos, la concienciación del público sobre la neurofibromatosis fue considerablemente propiciada por una obra teatral, en 1979, y una película, en 1980, sobre la vida de Merrick.

* **maligno** Se refiere a los tumores cancerosos, que se propagan (metastizan) a otros lugares del cuerpo y provocan un estado que aboca a la muerte.

vuelven cancerosos. Pueden también producirse en el interior del cuerpo y comprimir o bloquear los órganos internos.

Los signos de neurofibromatosis de tipo NF-2 incluyen tumores en el nervio auditivo, que pueden acarrear pérdida de la audición, lesionando también a veces los nervios y estructuras cerebrales circunvecinos. Se dan también casos de "tinnitus" (zumbido de oídos), trastornos del equilibrio y dolores de cabeza. Los que padecen de la enfermedad de tipo 2 a menudo empiezan a observar estos síntomas en la adolescencia o en la edad adulta temprana.

Tratamiento

El diagnóstico de neurofibromatosis se fundamenta principalmente en sus signos externos. A veces se hace necesario recurrir al diagnóstico por imágenes, como las de resonancia magnética. El tratamiento está dirigido a aliviar los síntomas. Para corregir la escoliosis es posible que se necesiten intervenciones quirúrgicas y aparatos ortopédicos.

La cirugía está también indicada para extirpar tumores excepcionalmente grandes y dolorosos, o que comprimen determinados órganos. Pero esos tumores suelen reaparecer.

En los casos poco comunes en que los tumores se vuelven malignos*, se puede recurrir al tratamiento con medicamentos anticancerosos. Recientes progresos de la investigación biomédica sobre las causas de la neurofibromatosis han despertado nuevas esperanzas de que algún día se dispondrá de un tratamiento que permita reducir la velocidad de crecimiento de los tumores de esta enfermedad, o detenerlo totalmente.

La neurofibromatosis es muy debilitante en algunos casos, y sus complicaciones pueden resultar mortales. Sin embargo, en la mayoría de los casos los síntomas son leves y la persona con neurofibromatosis puede llevar una vida normal y productiva.

Las personas con neurofibromatosis tienen a su disposición análisis y asesoramiento genético que les permitirán obtener conocimientos más detallados sobre su enfermedad, y que podrán ayudarles a tomar decisiones respecto a la conveniencia de tener hijos.

▶ *V. tamb.*
Enfermedades genéticas

Fuentes

National Neurofibromatosis Foundation, 95 Pine St., 16th Fl., New York, NY, 10005
Telephone (212)344-6633
Toll-Free (800)323-7938
http://www.nf.org/

Neurosis *Véase* Trastornos mentales

O

Obesidad

Se llama obesidad al exceso de grasa acumulada en el cuerpo.

PALABRAS CLAVE
para búsquedas en Internet y otras fuentes de consulta

Adiposidad

Endocrinología

Medicina bariátrica

El caso de Karen

Karen era una chica que nació corpulenta y se hizo más corpulenta al crecer. Al cumplir los 12 años ya tenía 25 kilos de sobrepeso. Cuando no estaba en la escuela, era adicta a la televisión: se pasaba gran parte del tiempo sentada frente a la pantalla devorando papas fritas y galletas; o bien sentada frente a la computadora chateando con sus amigos. Cuanto más engordaba, más difícil le resultaba hacer ejercicio sin perder el aliento y más le molestaban las burlas que le hacían sus compañeros de la escuela. Por fin, un buen día resolvió que las cosas iban a tomar un nuevo derrotero. Puesto que tanto el padre como la madre eran también obesos, los tres decidieron ir al gimnasio a hacer ejercicio casi a diario. Empezaron asimismo a consumir una dieta alimenticia con menos calorías y más sana. Karen no tardó en ponerse más delgada y esbelta, y a compartir con sus amigos una vida más activa.

¿Qué es exactamente la obesidad?

Es el término médico que se emplea para describir el incremento de peso más allá de lo que el doctor suele recomendar, como resultado de un exceso de sustancias grasas en el cuerpo. Es hasta cierto punto diferente del sobrepeso, que se define como un exceso de peso causado por la masa de los huesos, músculos y otros tejidos y líquidos corporales, aparte de las grasas. Es decir, se puede tener sobrepeso sin ser obeso. Por ejemplo, los fisicoculturistas pesan a menudo más de lo normal porque han ido acumulando una gran masa muscular. Pero, por lo regular, no se les puede llamar obesos, por cuanto la cantidad de grasa corporal que tienen no es más de lo normal.

También es posible ser obeso sin tener sobrepeso. Por ejemplo, una persona muy inactiva y con poca masa muscular puede presentar un peso normal y, sin embargo, tener un exceso de tejido adiposo (graso). Con todo, la mayoría de los obesos suelen tener sobrepeso.

Normalmente, las mujeres tienen más masa adiposa que los varones. Las mujeres con más de un 30 por ciento de grasa corporal y los varones con más de un 25 por ciento suelen clasificarse como obesos. Las normas son menos fijas para los niños, puesto que estos experimentan

La grasa corporal (tejido adiposo) se compone de células adiposas (adipocitos). La obesidad se produce cuando el cuerpo tiene un exceso de adipocitos o cuando los adipocitos tienen exceso de grasa. © *C.P. Hickman/Visuals Unlimited.*

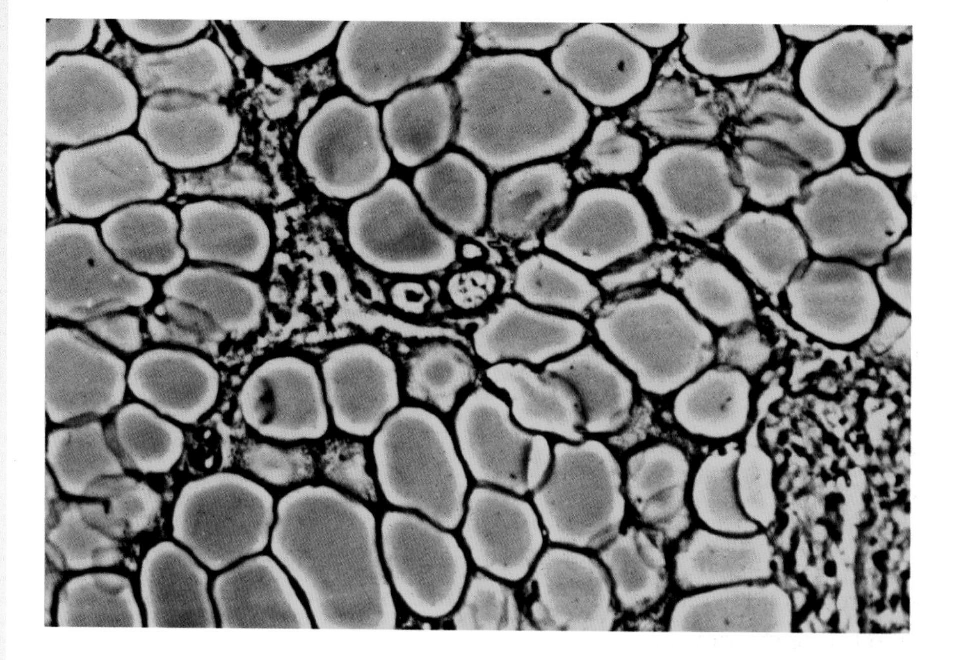

momentos en el crecimiento durante los cuales engordan primero y luego alcanzan la nueva estatura. El médico es la persona más adecuada para juzgar si el niño pesa más de lo que normalmente se recomienda.

¿Cuáles son los riesgos para la salud?

Los niños tienen menos problemas de salud por obesidad que los adultos; pero a veces tienen que soportar cargas emocionales por el hecho de que su aspecto es diferente del de sus amigos. Algunos, sobre todo los que son genéticamente* predispuestos a tales afecciones, presentan también tensión arterial alta (hipertensión) y elevadas concentraciones de colesterol* en la sangre. El riesgo mayor de los niños con sobrepeso radica en que tienen más probabilidad de ser obesos en su edad adulta.

Para el adulto, la obesidad es mucho más que una cuestión de aspecto; es un riesgo grave para la salud. Cuanto más obeso, mayor probabilidad de tener problemas de salud. La persona que, desde hace por lo menos 10 años, viene pesando el 40 por ciento más de lo que recomiendan los médicos, tiene el doble de riesgo de morir prematuramente que la que se mantiene dentro de los límites recomendados por aquéllos. Los adultos obesos afrontan varios riegos para la salud, entre ellos:

* **genéticamente** Significa todo aquello que es hereditario y proviene de los genes. Los genes son las sustancias bioquímicas que determinan los caracteres físicos y mentales, tales como el color del cabello y el de los ojos.

* **colesterol** Una sustancia lipídica (grasa) que circula en la sangre. El exceso de colesterol en el torrente sanguíneo se ha vinculado a las enfermedades del corazón.

Enfermedades del corazón y accidentes cerebrovasculares

Las principales causas de mortalidad e invalidez en Estados Unidos son las cardiopatías y las apoplejías o accidentes cerebrovasculares. Estos últimos sobrevienen cuando se obstruye o revienta un vaso sanguíneo del cerebro. Los obesos corren mayor riesgo de hipertensión, que a su vez aumenta el riesgo de cardiopatía y de accidentes cerebrovasculares. La obesidad se asocia también con niveles elevados de colesterol y otros lípidos de la sangre, que también pueden ocasionar enfermedades del corazón. Además, la obesidad se vincula con la muerte súbita por cardiopatía y apoplejías, así como con la angina de pecho ocasionada por la reducida cantidad de oxígeno que llega al corazón.

Diabetes La diabetes de tipo 2 es la forma más común de esta enfermedad, que reduce la capacidad del cuerpo para regular el azúcar de la sangre. Es una de las causas principales de mortalidad, cardiopatías, enfermedades de los riñones, accidentes cerebrovasculares y ceguera en edad temprana. Los obesos tienen el doble de probabilidades de contraer la diabetes de tipo 2 comparados con otros grupos.

Cáncer Los varones obesos tienen mayor probabilidad que otros de contraer cáncer de colon (la parte principal del intestino grueso), de recto (parte inferior del intestino grueso) y de próstata (glándula masculina situada delante del recto). Las mujeres obesas tienen mayor probabilidad que otras de contraer cáncer de colon, de útero (matriz), de cuello uterino (parte inferior del útero), de ovarios (glándulas femeninas en las que se desarrollan los óvulos), de vesícula biliar (pequeño saco situado debajo del hígado) y de mama (pecho). Para algunas clases de cáncer, como el de colon o de mama, no está muy claro si el riesgo acrecentado se debe al exceso de sustancias grasas corporales o a una dieta de altas sustancias grasas y alto aporte calórico.

Enfermedades de la vesícula biliar Las personas obesas tienen mayor probabilidad que las demás de padecer estas enfermedades y otras como los cálculos biliares (piedras que se forman en la vesícula). Es irónico el hecho de que también la rápida pérdida de peso conduzca a veces a la formación de cálculos biliares. Si la pérdida de peso se reduce a medio kilo por semana, es menos probable que ocasione este problema.

Artrosis La artrosis es una enfermedad muy común que afecta a las articulaciones (o coyunturas de los huesos), especialmente las de las rodillas, caderas y región sacrolumbar (baja espalda). El exceso de peso parece propiciar la artrosis al acrecentar la presión que sobre ellas se ejerce y desgastar los tejidos que sirven de amortiguadores y de protección.

Gota Es una enfermedad que afecta a las articulaciones y que puede tener repercusiones en los riñones (órganos que filtran la sangre y eliminan los productos de desecho y el exceso de agua en forma de orina). La gota es más común en los obesos. Algunas dietas alimenticias pueden provocar ataques de gota en individuos predispuestos, que deben consultar al médico antes de iniciar una determinada dieta.

Apnea del sueño Es un trastorno respiratorio grave, que puede detener totalmente la respiración durante breves lapsos durante el sueño y producir fuertes ronquidos. A veces conduce al letargo diurno y también

Algunos datos

- En los últimos 30 años, el porcentaje de jóvenes estadounidenses con sobrepeso se ha doblado con creces.
- Alrededor de 58 millones de estadounidenses adultos son obesos.
- En todo momento, por lo menos un tercio de las mujeres y una quinta parte de los varones estadounidenses están tratando de perder peso.
- La mala dieta alimenticia y el sedentarismo son las causas de por lo menos 300 000 muertes al año entre los adultos de Estados Unidos.

* **calorías** Unidades de energía que se emplean para medir tanto la cantidad de energía de los alimentos como la que gasta el cuerpo.

* **genes** Sustancias químicas del organismo que determinan los caracteres hereditarios de la persona, como el color de los ojos o el pelo. Se heredan de los padres y forman parte de los cromosomas contenidos en las células del cuerpo.

a la insuficiencia cardiaca. Cuanto más obesa esté la persona, más probabilidad tendrá de sufrir apnea del sueño.

¿A qué se debe la obesidad?

Los obesos a menudo son objeto de bromas crueles. Conviene tener presente que la obesidad es un problema clínico, no un defecto del carácter de la persona. En términos más sencillos, la obesidad ocurre cuando la persona ingiere más calorías* de las que su cuerpo consume. El motivo de este desequilibrio no está del todo claro. No obstante, la investigación científica sugiere la posibilidad de que las causas sean diversas y que incluyan:

Genes Los niños cuyos padres o hermanos son obesos tienen mayor probabilidad de serlo ellos también. La obesidad tiende a ser una característica familiar. Sin embargo, no todos los niños provenientes de familias obesas tienen la enfermedad. Los genes* tal vez tengan algo que ver con los que la sufren. Conductas familiares tales como una alimentación no equilibrada y la falta de ejercicio quizá intervengan en el desarrollo de la obesidad.

Estilo de vida La cantidad de alimentos ingeridos y los niveles de actividad corporal son factores importantes en la determinación del peso. Los estadounidenses suelen comer dietas de alto contenido de grasas y llevan una vida muy sedentaria, lo que reza también en el caso de los jóvenes. Más de cuatro quintas partes de la gente joven come demasiadas grasas, y casi la mitad de los jóvenes entre los 12 y los 21 años no hacen ejercicio vigoroso con regularidad. La televisión, la computadora y los videojuegos son algunas de las razones de la falta de actividad de los jóvenes de hoy. El niño estadounidense promedio pasa muchas horas a la semana mirando la televisión, en vez de dedicarse a mayores actividades físicas.

Psicología Hay muchas personas que comen cada vez que se sienten aburridas, tristes o enfadadas. En general, no obstante, la mayoría de los obesos están tan sanos mentalmente como las demás personas. Con todo, cerca del 30 por ciento de los individuos tratados por obesidad excesiva tienen dificultad para contenerse, lo que significa que comen grandes cantidades de alimentos sin que puedan frenar el apetito. Los que más sufren de este trastorno, denominados comedores compulsivos, tienen mayor dificultad de la normal para adelgazar y mantener un peso adecuado.

Enfermedades En raros casos, la obesidad se debe a algún cuadro clínico, tal como los de carácter hormonal. Las hormonas son sustancias químicas que el cuerpo necesita para funcionar normalmente. Hay medicamentos que también engordan.

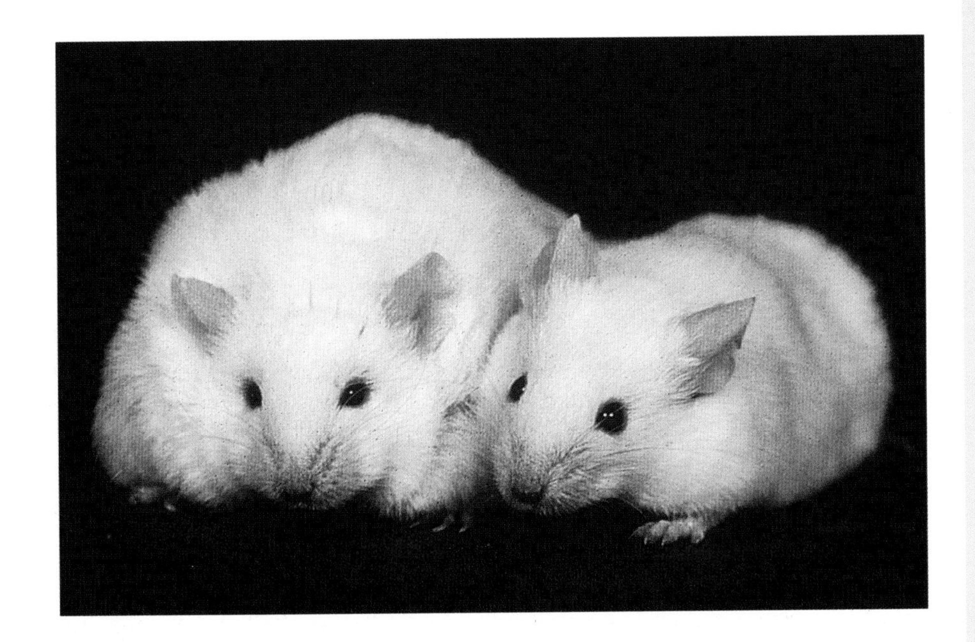

Los científicos utilizan ratones de laboratorio, como el de la izquierda, para estudiar las causas genéticas de la obesidad. © *Jackson/Visuals Unlimited.*

¿Cómo se determina la cantidad de grasa corporal?

No es tan fácil como parece. El método de mayor precisión consiste en pesar a la persona bajo el agua; pero eso sólo se puede hacer en laboratorios que cuentan con equipos especiales. Hay dos maneras sencillas de determinar la grasa corporal, aunque pueden dar resultados falsos si lo hace una persona incompetente o el sujeto de la determinación es una persona muy obesa. El primer método requiere la medición del grosor de los pliegues cutáneos (de la piel) en diversas partes del cuerpo; el segundo, en transmitir una corriente eléctrica inocua a través del cuerpo. Los dos métodos son de uso muy difundido, pero a menudo no son muy exactos. Los médicos se fían más de otros métodos de medición, como se indica seguidamente:

Gráficas de crecimiento En el caso de los niños, el médico puede que se valga de una gráfica que indica si el peso del niño de cierta estatura y edad está dentro de una gama considerada sana. El médico toma en cuenta también la forma en que el niño crece.

Tablas de peso en función de la estatura Para los adultos, el médico tal vez use una tabla que indique una gama de pesos recomendables, teniendo en cuenta la estatura. Algunas de estas tablas tienen también presentes el sexo, la edad y las dimensiones del esqueleto. Ahora bien, tales tablas no son más que orientaciones. No distinguen el tejido adiposo excesivo del muscular. Si se basa uno en los datos de la tabla, podría pensarse que una persona muy musculosa es obesa, cuando en realidad no es así.

Dietas de moda

Son dietas alimenticias cuyo objetivo consiste en permitir a los obesos adelgazar en corto tiempo. Se ponen de moda cuando reciben amplia divulgación en revistas, periódicos, televisión y radio.

Las dietas de moda a menudo giran en torno de un alimento o grupo determinado de alimentos. Entre esas dietas han figurado la de Sopa de Coles, la Dieta de las Toronjas, la de Alto Contenido de Grasas, la de Alto Contenido de Proteínas, la de Bajo Contenido de Hidratos de Carbono y la Dieta de Quemar Grasas.

En términos realistas, se puede esperar una pérdida de peso de aproximadamente 250 gramos de tejido graso a la semana. Todo lo que exceda de eso probablemente será agua.

Las mejores dietas recomiendan ejercicio y el consumo equilibrado de todos los grupos de alimentos. Conviene consultar al médico antes de emprender ninguna dieta.

Los médicos utilizan gráficas que registran la estatura, peso e índice de masa corporal, como guías para determinar si el individuo tiene el peso recomendable o si tiene sobrepeso. ▶

Altura (pulgadas)	Índice de masa corporal = [peso en kilogramos] ÷ [estatura en metros]^2													
	19	20	21	22	23	24	25	26	27	28	29	30	35	40
	Peso (libras)													
58	91	96	100	105	110	115	119	124	129	134	138	143	167	191
59	94	99	104	109	114	119	124	128	133	138	143	148	173	198
60	97	102	107	112	118	123	128	133	138	143	148	153	179	204
61	100	106	111	116	122	127	132	137	143	148	153	158	185	211
62	104	109	115	120	126	131	136	142	147	153	158	164	191	218
63	107	113	118	124	130	135	141	146	152	158	163	169	197	225
64	110	116	122	128	134	140	145	151	157	163	169	174	204	232
65	114	120	126	132	138	144	150	156	162	163	174	180	210	240
66	118	124	130	136	142	148	155	161	167	173	179	186	216	247
67	121	127	134	140	146	153	159	166	172	178	185	191	223	255
68	125	131	138	144	151	158	164	171	177	184	190	197	230	262
69	128	135	142	149	155	162	169	176	182	189	196	203	236	270
70	132	139	146	153	160	167	174	181	188	195	202	207	243	278
71	136	143	150	157	165	172	179	186	193	200	208	215	250	286
72	140	147	154	162	169	177	184	191	199	206	213	221	258	294
73	144	151	159	166	174	182	189	197	204	212	219	227	265	302
74	148	155	163	171	179	186	194	202	210	218	225	233	272	311
75	152	160	168	176	184	192	200	208	216	224	232	240	279	319
76	156	164	172	180	189	197	205	213	221	230	238	246	287	328

Indice de masa corporal (IMC) Otro método utilizado por los médicos es el llamado índice de masa corporal. Se trata de una fórmula matemática que incluye la estatura y el peso de la persona. El IMC equivale al peso en kilogramos del individuo, dividido por la estatura en metros al cuadrado (IMC = kg/m^2). El método del IMC, como el de las tablas de peso en función de la altura, es en realidad un cálculo aproximado que tampoco distingue el tejido adiposo del muscular. No obstante y en términos generales, un IMC de 25 o más puede ser indicio de obesidad en personas de 19 a 34 años. Un IMC de 27 o más puede indicar obesidad en personas de 35 años o mayores, y un IMC de más de 30 puede ser indicio de obesidad moderada o pronunciada. El IMC no debe usarse para los niños, las mujeres embarazadas o que amamantan a un bebé, los físicoculturistas de ambos sexos, los atletas que participan en competiciones y las personas de edad avanzada sedentarias y débiles.

Cociente cintura-cadera A los médicos les interesa saber no sólo la cantidad de tejido adiposo del adulto sino también la localización de ese tejido. Si está principalmente en torno al vientre, más bien que en torno a las caderas, la persona tendrá mayor probabilidad de padecer problemas de salud vinculados con la obesidad. Para determinar quiénes tienen esta configuración corporal, se emplea el cociente cintura-cadera, que equivale a lo que mide la cintura dividido por lo que mide la cadera. Los riesgos para la salud son mayores en las mujeres que presentan cocientes de más de 0,8 y en varones con más de 1,0.

Tratamiento

La investigación ha demostrado que la mejor manera de regular el peso, a todas las edades, es por medio del ejercicio practicado con regularidad y de una dieta alimenticia equilibrada. El adulto puede mejorar su salud con sólo adelgazar de 5 a 10 kilogramos. Para perder peso es necesario ingerir menos calorías de las que se gastan. Esto se puede conseguir de dos maneras: con mayor actividad corporal o con menos comida. Los mejores planes de adelgazamiento combinan estos dos métodos y además enseñan al individuo costumbres sanas que puede seguir el resto de la vida.

Ejercicio Los estudios de investigación ponen de manifiesto que la actividad física practicada con regularidad y la dieta alimenticia equilibrada son la forma más sana y eficaz de regular el peso. El ejercicio consume calorías que de lo contrario se almacenarían en forma de grasas.

Los ejercicios aeróbicos son toda actividad prolongada que obliga al individuo a respirar más profundamente al mismo tiempo que utiliza los músculos grandes a un ritmo regular y parejo. Esta clase de ejercicios consumen más calorías que otras actividades, y fortalecen el corazón y los pulmones. Entre ellos figuran el caminar deprisa, trotar, montar en bicicleta, nadar, bailar y el uso de caminadores eléctricos (tapices rodantes) o bicicletas estáticas. Para lograr el resultado óptimo, el ejercicio aeróbico debe hacerse por espacio de 20 a 30 minutos 3 o más veces a la semana. Las personas que no estén en forma deben empezar a hacer los ejercicios lentamente.

Los ejercicios fortalecedores de músculos, tales como el levantamiento de pesas y el estiramiento muscular, deben también formar parte de un programa equilibrado. Además de consumir calorías, estas actividades fortalecen los músculos y los huesos y sirven para prevenir posibles lesiones. Se necesita hacer estos ejercicios por lo menos 2 veces a la semana.

Dieta Los niños no deben nunca ponerse a dieta, a menos que lo recomiende el médico por razones clínicas. La restricción alimenticia puede interferir con su crecimiento y ser perjudicial para su salud. Convendría más, por lo general, que empiece a comer alimentos de mejor calidad, que en su mayoría provienen de los grupos de cereales, verduras y frutas. Deben incluirse también algunos productos lácteos, carnes y legumbres. Las comidas rápidas, que aportan pocas vitaminas y minerales pero muchas sustancias grasas y azúcar, deben consumirse con moderación o evitarse totalmente. No conviene restringir las sustancias grasas en niños de muy corta edad. Pero para cuando han cumplido los cinco años, no deben ingerir en forma de grasas más del 30 por ciento de sus calorías

Obesos famosos

He aquí unos cuantos nombres de personajes famosos que eran obesos:

- Louis Armstrong (1900–1971) Músico de jazz estadounidense.
- Winston Churchill (1874–1965) Primer ministro británico.
- Benjamin Franklin (1706–1790) Estadista y autor estadounidense.
- Jackie Gleason (1916–1987) Cómico y actor de cine y televisión.
- Alfred Hitchcock (1899–1980) Director de cine estadounidense, nacido en Inglaterra.
- Golda Meir (1898–1978) Primera ministra de Israel.
- Babe Ruth (1895–1948) Beisbolista estadounidense.
- William Howard Taft (1857–1930) Presidente estadounidense.

totales. Una manera sencilla de reducir el consumo de grasas es comer productos lácteos de bajo o mínimo contenido de ellas, carnes magras, y otros productos alimenticios de bajo o nulo contenido graso.

Los adultos deseosos de adelgazar a menudo adoptan dietas hipocalóricas (de pocas calorías). Tales dietas suelen contener de 1 000 a 1 500 calorías por día. La cuantía exacta de calorías que conviene consumir dependerá de la talla y actividad física de la persona. El objetivo es perder no más de medio kilogramo por semana, sin perjuicio de comer una dieta variada que incluya gran cantidad de cereales, verduras, frutas y otros alimentos sanos.

Otros tratamientos Los médicos pueden tratar la obesidad pronunciada de otras maneras:

- Dietas hipocalóricas estrictas. Se trata de preparaciones especiales que contienen no más de 800 calorías por día y que sustituyen a todas las demás comidas. Con tales dietas se puede adelgazar más rápidamente que con las hipocalóricas ordinarias. Pero, como pueden tener efectos secundarios, deben hacerse con el asesoramiento del médico.
- Fármacos. El médico puede recetar medicamentos al obeso que padezca problemas de salud ocasionados por el exceso de peso. La mayor parte de estos medicamentos disminuyen el apetito o aumentan la sensación de saciedad. Ahora bien, no son de eficacia mágica. Generalmente se recetan para uso a corto plazo (unas cuantas semanas o meses), y siempre deben formar parte de un programa global que haga hincapié en cambios a largo plazo en el ejercicio y en la dieta. Estos fármacos son potencialmente tóxicos y crean hábito. Tienen, además, efectos secundarios importantes, como la hipertensión y los trastornos del sueño.
- Intervenciones quirúrgicas. El médico tal vez recomiende una operación quirúrgica al obeso extremo. Existen dos clases de cirugía con el propósito perder peso. Una de ellas limita la cuantía de los alimentos que el estómago puede albergar, cosa que se logra cosiendo o extirpando parte de ese órgano. La otra consiste en practicar un desvío o puente que deje de lado parte del estómago o de los intestinos, con el propósito de obstaculizar la digestión. La mayoría de los operados pierden peso rápidamente, y aunque parte del peso se recupera posteriormente, en muchos casos la pérdida es más o menos permanente. Lamentablemente, la misma intervención quirúrgica puede acompañarse de problemas médicos creados por complicaciones que requieren nuevas operaciones. Por otra parte, estas intervenciones quirúrgicas suelen reducir el contenido orgánico de vitaminas y minerales y originar cálculos biliares.

Consejos importantes

No tiene mucha gracia perder peso en cantidad para después recuperarlo. Para la mayoría de los obesos, el esfuerzo por no recuperarlo constituye la parte más difícil de todo programa destinado a adelgazar. La clave del adelgazamiento permanente o de prevenir la obesidad antes de que empiece es aprender costumbres saludables que duren toda la vida. He aquí algunas sugerencias:

- Muévase. Apague el televisor, la computadora y los videojuegos y búsquese cosas que requieran más movimiento de su parte. Diviértase con sus amigos y familiares compartiendo con ellos actividades que exigen buen ejercicio, tales como caminar, bailar o pedalear en bicicleta. Además, busque otras maneras de estar activo todo el día. Por ejemplo, dése una vuelta alrededor de la escuela a la hora del recreo, y suba las escaleras en vez de subir en ascensor.
- Coma despacio. Esto facilita la percepción de las sensaciones de hambre o de saciedad. Una manera de comer más despacio es hacer las comidas lo más placenteras posible. Si son agitadas, la tentación es terminarlas cuanto antes para levantarse de la mesa.
- Planee sus refrigerios. Comer refrigerios de manera impremeditada contribuye al exceso de alimentación. Los refrigerios previstos a determinadas horas del día pueden ser parte de una dieta equilibrada sin matar el apetito para las comidas normales. También conviene elegir refrigerios saludables, como fruta fresca, verduras crudas y yogur de bajo contenido de grasa.
- Procure no comer frente al televisor o la computadora. Los que están prestando atención a lo que sucede en la pantalla estarán menos dispuestos a fijarse en la sensación de saciedad, por lo que comerán más de lo necesario sin darse cuenta.

Fuentes

Weight-Control Information Network, 1 Win Way,
Bethesda, MD 20892-3665
Telephone (202)828-1025
Toll-free 877-946-4627
Facsimile (202)828-1028
http://www.niddk.nih.gov/health/nutrit/winbro/winbro1.html

American Dietetic Association, 120 S Riverside Plz.,
Chicago, IL, 60606
Telephone (312)899-0040
Toll-Free (800)877-1600
http://www.eatright.org

▶ *V. tamb.*
Apoplejía
Apnea del sueño
Cálculos biliares
Cáncer
Cáncer colorrectal
Cáncer de mama
Cáncer de próstata
Diabetes
Enfermedades del corazón
Gota
Hipertensión
Trastornos alimentarios

Shape Up America!, c/o WebFront Solutions Corp., 15757 Crabbs Branch Way, Rockville, MD 20855
Telephone (301)258-0540
Facsimile (301)258-0541
http://www.shapeup.org/

TOPS Club, International Headquarters, 4575 S 5th St., Milwaukee, WI 53207
Telephone (414)482-4620
http://www.tops.org/

Ojo rosado *Véase* Conjuntivitis

Ojos bizcos Véase. Estrabismo

Osteomielitis

PALABRAS CLAVE
para búsquedas en Internet y otras fuentes de consulta

Infección

Inflamación

Ortopedia

Se trata de una infección de los huesos de origen bacteriano. Puede afectar a cualquier hueso del cuerpo, pero de preferencia se produce en los huesos largos de los brazos y las piernas.

Fin de las vacaciones

Kyle pisó un clavo el primer día de sus vacaciones en el lago. El clavo atravesó la planta del pie y le dolió mucho. La madre le limpió la herida, le puso una pomada antibiótica y lo estuvo vigilando por si había indicios de infección. Al principio sólo cojeaba, pero luego tuvo fiebre y escalofríos, y se quejó de que le dolían los huesos de la pierna. Eso puso fin a las vacaciones. La familia de Kyle hizo las maletas y llevó al muchacho a casa, para que lo viera el médico. Los análisis de sangre y las radiografías pusieron de manifiesto que Kyle tenía una infección ósea, a la que el médico llamó osteomielitis. Le administraron antibióticos y Kyle se recuperó del todo en cosa de un mes.

¿Qué es la osteomielitis?

Es una infección ósea generalmente causada por bacterias tales como el *Staphylococcus aureus* (estafilicoco dorado) o la *Pseumonas aeruginosa.* También puede deberse a infecciones fúngicas (por hongos) y a la tuberculosis, siendo esta última una infección bacteriana que afecta predominantemente a los pulmones. Una herida abierta puede ser la puerta de entrada de las bacterias a la circulación sanguínea. Una forma muy común de osteomielitis es la que experimentó Kyle, al pisar el clavo que atravesó la suela de la bota y la planta del pie. Los gérmenes bacterianos y los hongos causantes de la osteomielitis a menudo anidan en las suelas de los zapatos de gimnasia y pueden infectar al organismo por contacto con las heridas de los pies. Otros focos de infección se propagan a los huesos y los infectan. Por ejemplo, se puede producir osteomielitis cuando una infección localizada, tal como la sinusitis (inflamación de los senos paranasales), se propaga a un hueso vecino.

Los niños padecen osteomielitis con mayor frecuencia que los adultos, posiblemente porque los huesos infantiles están creciendo y requieren mayor aporte de sangre (que puede ser portadora de la infección) que los huesos adultos. Uno de cada 5 000 niños varones, el doble que las niñas, sufre osteomielitis cada año en *EE.UU.*

Síntomas

Los primeros indicios de osteomielitis son: fiebre, escalofríos y malestar general. Casi siempre, el hueso infectado está sensible a la palpación y adolorido. A veces, la zona infectada se llena de pus. También la médula ósea es susceptible de infectarse.

La osteomielitis puede tener carácter agudo (súbito) o crónico (a largo plazo). En la osteomielitis aguda, al infectarse el hueso, la piel que lo recubre se inflama e hincha. El diagnóstico suele basarse en el resultado de un cultivo de sangre, en una biopsia (muestra de tejido pue se examina al microscopio) o en radiografías o tomografías. Si se confirma el diagnóstico de osteomielitis aguda, se inicia de inmediato el tratamiento antibiótico, con excelentes probabilidades de recuperación total.

Si se deja sin tratar o no responde al tratamiento, la osteomielitis puede hacerse crónica o de larga duración. En las recaídas que caracterizan a la forma crónica, la afección llega a ser muy dolorosa y ocasiona sensibles lesiones a los huesos infectados. A veces la osteomielitis crónica se debe a fracturas de hueso compuestas (es decir, cuando el hueso de que se trate sufre más de una fractura a la vez). Se suele emplear terapia de antibióticos, pero en ocasiones es necesario extirpar quirúrgicamente determinadas zonas de infección ósea.

En casos excepcionales, la infección pulmonar de la tuberculosis se propaga a los huesos (sobre todo a la columna vertebral) y produce una forma de osteomielitis. Cuando el paciente es tuberculoso, se suelen emplear medicamentos antituberculosos para combatir las dos enfermedades a la vez.

Las buenas costumbres higiénicas constituyen la manera más eficaz de prevenir la osteomielitis. Una medida preventiva inicial muy importante es el tratamiento de toda cortadura de la piel. En los Estados Unidos y en otros países desarrollados, la osteomielitis es poco común, y cuando se produce, por lo general recibe tratamiento eficaz.

V. tamb.

Huesos rotos y fracturas

Infecciones bacterianas

Infecciones por hongos

Tuberculosi

Osteoporosis

PALABRAS CLAVE
para búsquedas en Internet y otras fuentes de consulta

Envejecimiento

Huesos

Menopausia

Sistema esquelético

Se trata de una afección caracterizada por pérdida de la densidad ósea, lo que aumenta la probabilidad de fracturas de los huesos.

El hueso está formado por dos capas: una externa y compacta, denominada hueso cortical, y otra interna, llamada hueso esponjoso (canceloso). Generalmente, la osteoporosis concentra su efecto debilitante en los huesos que tienen un elevado porcentaje de material interno esponjoso, como las vértebras (huesos de la columna vertebral), las caderas y las muñecas. Estos huesos son más frágiles que otros y tienen especial predisposición a la fractura si están afectados de osteoporosis.

La osteoporosis es una enfermedad de evolución progresiva, aunque la rapidez con que se desarrolla varía con el individuo. Es el resultado de un desequilibrio en el proceso normal en que el tejido óseo reemplaza constantemente sus células óseas viejas por nuevo tejido. En la osteoporosis, la velocidad con que se pierde tejido óseo es superior a la del nuevo tejido que se forma. Este desequilibrio da por resultado una pérdida neta de hueso.

Prevalencia de la osteoporosis

Nadie sabe el total de personas que sufren osteoporosis, por cuanto esta afección es de comienzo lento y gradual y se confunde con el proceso natural del envejecimiento. Sí se sabe que las mujeres son mucho más propensas a experimentarla que los hombres, y que las personas de ascendencia europea lo son también más que las de ascendencia africana.

Es frecuente que una persona sufra osteoporosis sin tener conciencia de ello, hasta que se fractura un hueso. Generalmente, la fractura se debe a una caída que no hubiera tenido el mismo resultado en un joven adulto. Se calcula que en Estados Unidos más de un 1 200 000 fracturas óseas-anuales se deben a la osteoporosis. Las encuestas indican que, entre las mujeres, por lo menos el 10 por ciento de las mayores de 50 años tienen una pérdida neta de tejido óseo lo suficientemente importante como para incrementar su riesgo de fractura de la columna vertebral, de la cadera o de los huesos largos.

Clases y causas de la osteoporosis

Hay dos clases fundamentales: primaria y secundaria, según que exista o no otra enfermedad o anomalía que produzca la pérdida de hueso.

Osteoporosis primaria La osteoporosis primaria es la forma más común de esta afección. Se divide, además, en osteoporosis senil, posmenopáusica y juvenil idiopática La osteoporosis senil se da principalmente en personas de edad avanzada cuyos huesos se han adelgazado sensiblemente. La osteoporosis posmenopáusica se debe a la pérdida acelerada de tejido óseo en mujeres que han alcanzado la menopausia*, en la que sus ovarios han cesado de producir estrógeno, que es la hormona que ayuda a conservar la masa de los huesos.

La menopausia idiopática es sencillamente la de causa desconocida. Se cree que la masa ósea de la persona, de joven adulta y con esqueleto maduro, tiene que ver con la probabilidad de sufrir osteoporosis pasada la edad mediana. Se cree también que la incidencia* generalmente mayor de osteoporosis en las mujeres que en los hombres y en los individuos de ascendencia europea que en los de ascendencia africana, se debe en parte a la menor densidad del esqueleto de los primeros cuando eran jóvenes adultos. Por otra parte, la densidad de los huesos del esqueleto durante la adultez temprana viene determinada en parte por sus genes*. Las personas que presentan esqueleto menos denso y posteriormente sufren osteoporosis en edad más avanzada, tienen mayor probabilidad de contar con parientes que sufren la misma afección. La osteoporosis juvenil es poco común y suele darse en ambos sexos antes de llegar a la adolescencia. A veces dura de 2 a 4 años hasta que se reanuda el crecimiento normal de los huesos. Otra forma poco común es la que afecta ocasionalmente a adultos jóvenes.

Osteoporosis secundaria Se considera "secundaria" toda osteoporosis originada por el mal funcionamiento de otras partes del cuerpo. Las causas pueden ser diversas. La inmovilidad, como ocurre en el paralítico, ocasiona pérdida de tejido óseo, lo que hace a los huesos más quebradizos. Este efecto se ha observado también en los astronautas que han permanecido prolongados periodos en la ingravidez del espacio extraterrestre (es difícil hacer ejercicios adecuados en condiciones donde no hay que vencer el efecto de la gravedad). Otras causas de la osteoporosis secundaria incluyen las enfermedades hormonales, tales como el hipertiroidismo y la pérdida de estrógeno ocasionada por el fallo o la extirpación de los ovarios*. También los trastornos alimentarios, tales como la anorexia nerviosa, pueden producir osteoporosis. Se cree que el tabaquismo y el consumo excesivo de bebidas alcohólicas son factores importantes en algunos casos de osteoporosis.

Signos y síntomas

La osteoporosis no siempre presenta síntomas evidentes. Por eso, las personas mayores no se enteran a veces de que tienen osteoporosis hasta que se rompen un hueso en una caída. La radiografía que le hace el médico pone de manifiesto la densidad disminuida de los huesos. Se calcula que el 70 por ciento de las fracturas en personas de 45 años y mayores son imputables a la osteoporosis, y que un tercio de las mujeres mayores de 65 años presentan fracturas vertebrales. La proporción de mujeres a hombres con fracturas de la columna vertebral es de alrededor de 8 a 1. Para cuando se alcanza una edad muy avanzada, un tercio de las mujeres y una sexta parte de los hombres se habrán fracturado uno de los huesos de la

* **menopausia** Período de la vida de la mujer en que se produce la última menstruación, a partir del cual deja de tener ovulaciones y ya no puede tener más hijos.

* **incidencia** Número de casos registrados de una determinada enfermedad.

* **genes** Sustancias químicas del organismo que determinan los caracteres hereditarios de la persona, como el color de los ojos o el pelo. Se heredan de los padres y forman parte de los cromosomas contenidos en las células del cuerpo.

* **ovarios** Glándulas sexuales femeninas en las que se forman los óvulos y se produce la hormona llamada estrógeno.

cadera. Otra localización frecuente de fracturas es el hueso del antebrazo (el radio), que queda justo encima de la muñeca.

Las vértebras debilitadas de la persona con osteoporosis son susceptibles de colapsarse espontáneamente. Conocidas como fracturas de compresión, estas roturas ocasionan a veces fuertes dolores, generalmente en la espalda media y baja. Si las fracturas son múltiples, los dolores pueden volverse crónicos. La persona pierde gradualmente varios centímetros de estatura, y la parte superior de la espalda se encorva hacia delante. Si la osteeoporosis se deja sin tratar, estos signos y síntomas aparecen generalmente en la mujer durante los 20 años siguientes a la menopausia.

Diagnóstico

El diagnostico suele establecerse por observación del aspecto general de la persona y en particular el de la columna vertebral. Las radiografías permiten determinar si los huesos están menos densos de lo normal. Para diagnosticar la osteoporosis se emplean también técnicas especiales de formación de imágenes, incluida la densitometría fotónica. En algunos casos, se practican un análisis de sangre y una biopsia de hueso (extracción de un pequeño fragmento para su examen al microscopio) a fin de excluir la posibilidad de osteomalacia, enfermedad íntimamente relacionada con la carencia de vitamina D.

Tratamiento

De no tratarse la osteoporosis, continuará la pérdida de densidad ósea. El riesgo de fracturas aumentará a medida que la persona vaya envejeciendo. El tratamiento se dirige principalmente a impedir la pérdida de tejido óseo.

Medicamentos Los complementos de calcio, en forma de comprimidos y a las dosis recomendadas, carecen de efectos secundarios nocivos y son económicos y eficaces. Más eficaz aún es el tratamiento con estrógeno, pero esta hormona tiene a veces efectos secundarios indeseables. El médico puede o no recetar estrógeno, dependiendo más que nada de otras consideraciones relativas al estado de salud del paciente. Hay otros medicamentos, como la calcitonina, que reducen la pérdida de tejido óseo y que pueden recetarse para las personas que no toman estrógeno. Ciertos fármacos utilizados para el tratamiento de otras afecciones pueden tener también el efecto adicional de ocasionar pérdida de tejido óseo. El uso de tales medicamentos tal vez necesite reducirse o ajustarse para los que sufren de osteoporosis. Ejemplos de fármacos susceptibles de producir pérdida de tejido óseo los tenemos en la cortisona, la hormona tiroidea y los diuréticos (empleados para aumentar la excreción urinaria en varias enfermedades). Los varones que sufren osteoporosis no reciben generalmente terapia hormonal, pero toman suplementos de calcio, y además puede suministrárseles algunos de los medicamentos más recientes.

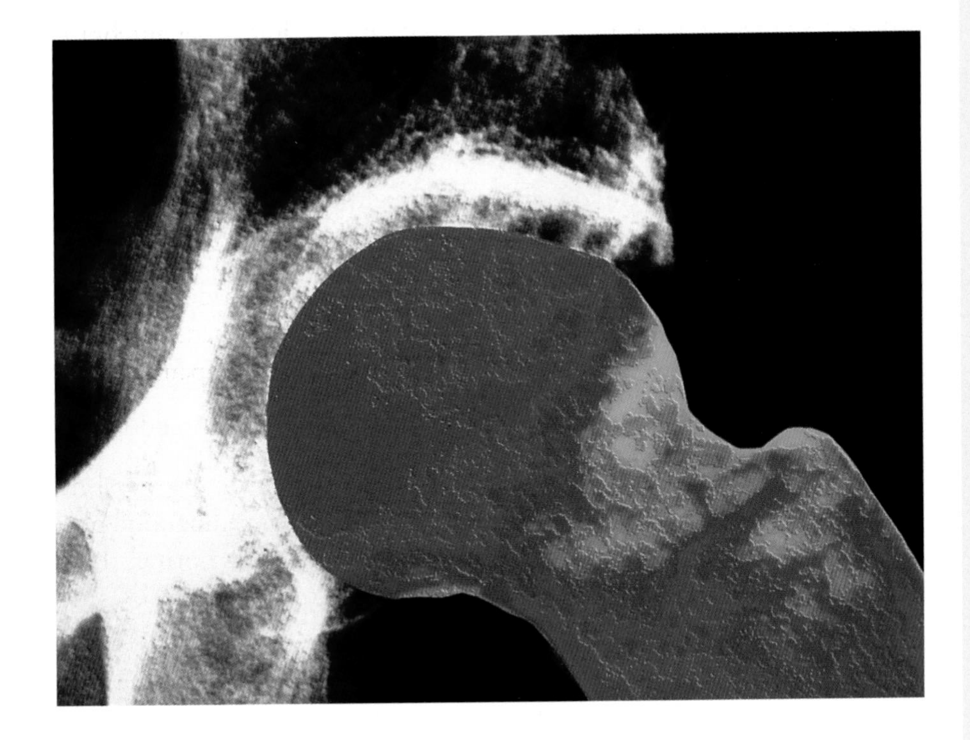

Radiografía coloreada artificial mente que muestra la parte superior del fémur (uno de los huesos de la cadera) con zonas de osteoporosis en rojo-naranja. Las fracturas son más probables con este grado de osteoporosis, que disminuye la densidad del hueso y lo hace más frágil. *Alfred Pasieka/Biblioteca de Fotografía Científica, Photo Researchers, Inc.*

Estilo de vida Entre las medidas de carácter general que pueden tomarse para evitar nuevas pérdidas de tejido óseo se incluyen la participación con regularidad en un programa de ejercicio (incluidos largas caminatas u otra actividad equivalente), el cesar de fumar y sólo consumir bebidas alcohólicas con moderación. Son muy importantes las buenas costumbres en el comer y toda dieta equilibrada debe incluir suficiente cantidad de calcio, vitaminas y otros nutrientes. Las personas de edad procurarán tomar precauciones para evitar las caídas.

Alivio del dolor Para el dolor de espalda se pueden utilizar remedios usuales, como la aspirina y las aplicaciones de calor. El entrenamiento dirigido a mejorar la postura y los ejercicios especiales de los músculos abdominales y de la espalda aportan beneficios a largo plazo en cuanto a reducir el dolor y otras molestias. En ocasiones, será necesario llevar una prótesis o refuerzo ortopédico en la espalda para proporcionar apoyo.

Prevención temprana

La mejor edad para empezar a tomar medidas preventivas contra la osteoporosis es durante la niñez y en la adolescencia. Esto es de especial importancia para las jóvenes de esqueleto ligero y huesos pequeños que tienen familiares afectados por la osteoporosis. Al igual que en la gente mayor, conviene hacer ejercicio con regularidad y también ingerir el calcio dietético necesario. Se calcula que más del 70 por ciento de niños y adolescentes no consumen cantidades adecuadas de calcio en sus dietas. Entre los alimentos ricos en calcio figuran la leche y otros productos lácteos, verduras de hojas verdes, cítricos y pescado como sardinas y caballa, así

Complementos de calcio

El calcio es esencial para el desarrollo de los huesos y los dientes, así como para el debido funcionamiento del corazón, los músculos y el sistema nervioso. El contar con suficiente calcio es especialmente importante en el caso de los niños, las jóvenes adolescentes y las mujeres embarazadas. Las investigaciones han puesto de manifiesto que el debido desarrollo de los huesos en las adolescentes puede disminuir los efectos de la osteoporosis en años posteriores. Si la dieta alimenticia no proporciona suficiente cantidad de calcio (por ejemplo, como cuando uno es alérgico a los productos lácteos), el consumo de complementos puede compensar la falta.

El calcio se encuentra en los alimentos y los complementos dietéticos en forma de sal—es decir, el calcio se combina químicamente con otro elemento o compuesto. Es muy importante leer la etiqueta de todo complemento para comprobar la cantidad de calcio que aporta y en qué forma de sal está preparado. El organismo de ciertos individuos tiene dificultad para absorber determinadas formas de calcio, por lo que deben evitarlas.

como mariscos. El objetivo es alcanzar la madurez con plena y normal densidad ósea.

No menos importantes son las decisiones tomadas sobre el modo de vivir. Deben evitarse las dietas que prometen una rápida pérdida de peso. Aunque el ejercicio, sobre todo el levantamiento de pesas bajo la supervisión de un entrenador competente, es importante para la prevención de la osteoporosis, el exceso de ejercicio por parte de las adolescentes y mujeres jóvenes puede dar el resultado contrario. El ejercicio exagerado (sobre todo cuando se combina con dietas y pérdida de peso) puede producir el cese de la regla y la reducción de las concentraciones de estrógeno. Todo esto último conduce a pérdidas importantes de tejido óseo.

¿Sabía usted que...?

- Se cree que, contando solamente a los Estados Unidos, el debilitamiento de los huesos producido por la osteoporosis es responsable de más de un 1 200 000 fracturas al año.
- Se puede tener osteoporosis sin saberlo.
- El encorvamiento de la columna vertebral en las personas de edad es indicio de osteoporosis.
- Uno puede perder varios centímetros de estatura a consecuencia de la osteoporosis.
- La gran mayoría de personas con osteoporosis son mujeres.
- Las jóvenes adolescentes que tienen huesos pequeños pueden tomar medidas importantes para evitar la osteoporosis en la vejez.

Fuentes

U.S. National Institutes of Health, 9000 Rockville Pike, Bethesda, MD 20892
Telephone (301)496-4000
Telephone (301)592-8573 (Sickle Cell Anemia)
Toll-free (800)838-7715 (Mammography)
Toll-free (800)822-7967 (Vaccine Adverse Event Reporting System)
Toll-free (800)352-9425 (Brain Resources and Information Network)
http://www.nih.gov/

National Osteoporosis Foundation, 1232 22nd St., NW, Washington, DC, 20037-1292
Telephone (202)223-2226
http://www.nof.org

Osteoporosis and Related Bone Disorders—National Resource Center, 1232 22nd St. NW, Washington, DC 20037-1292
Telephone (202)223-0344
Toll-free (800)624-BONE
Facsimile (202)293-2356
http://www.osteo.org/

National Osteoporosis Foundation, 1232 22nd St., NW, Washington, DC, 20037-1292
Telephone (202)223-2226
http://www.nof.org

U.S. Centers for Disease Control and Prevention, 1600 Clifton Rd., Atlanta, GA 30333
Telephone (404)639-3534
Telephone (404)639-3311
Toll-free (800)311-3435
Information Hotline (888)-232-3228
TTY (404)639-3312
http://www.cdc.gov/

V. tamb.

Enfermedades de la glándula tiroides

Huesos rotos y fracturas

Raquitismo

Trastornos alimentarios

Oxiuriasis (Enterobiasis)

La oxiuriasis, o enterobiasis, es una parasitosis intestinal común causada por el gusano Enterobius vermicularis. *La enfermedad cursa con picazón, y con frecuencia se transmite entre los niños de la escuela o entre los familiares.*

PALABRAS CLAVE
para búsquedas en Internet y otras fuentes de consulta

Infestación

Nematodos

Sistema gastrointestinal

El oxiuro, o *Enterobius vermicularis,* es un parásito intestinal común y muy contagioso. Se estima que en todo el mundo hay unos 200 millones de personas infectadas, incluso unos 40 millones en América del Norte. El oxiuro afecta especialmente a los niños, con un promedio general de infección de casi el 20 por ciento. Los oxiuros son gusanos pequeños, generalmente de menos de 1cm de longitud, que se asemejan a trocitos de hilo de color claro.

¿Cuánto dura el ciclo vital del oxiuro?

La gente se contagia sin darse cuenta al tragar los microscópicos huevos del oxiuro. Estos huevos se alojan e incuban en el intestino delgado hasta la fase de larva*. Posteriormente, las larvas pasan del intestino delgado al intestino grueso, donde se adhieren a la pared intestinal. De 2 y 6 semanas después de haber tragado los huevos, las hembras adultas se trasladan del intestino grueso al recto, y salen por el ano para depositar grandes cantidades de huevos en la piel cercana. Finalmente, regresan al intestino grueso, donde normalmente mueren; pero los huevos depositados se vuelven activos en cuestión de unas pocas horas y permanecen activos durante un periodo de hasta 3 semanas.

* **larva** Etapa intermedia en el ciclo vital de los gusanos comprendida entre el huevo y el adulto.

El desove puede causar picazón en la zona anal de la persona infectada, y los huevos se pueden traspasar de los dedos a la ropa, camas,

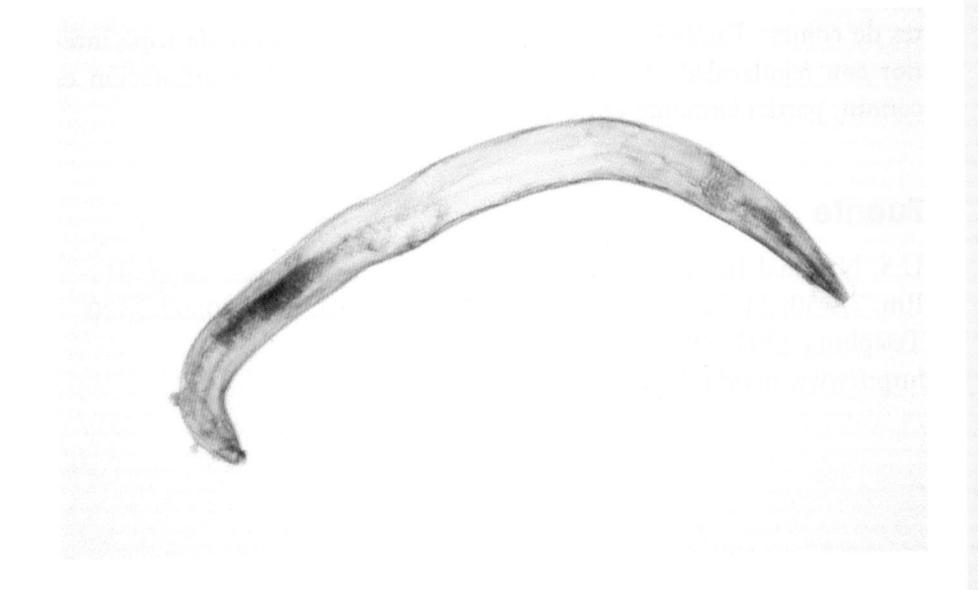

El oxiuro humano, *Enterobius vernicularis,* visto con proximadadamente 35 aumentos. © *R. Calentine, Visuals Unlimited.*

Medicamentos Genéricos Inglés/Español

Inglés	Español
Acamprosate	Acamprosato
Acebutolol	Acebutolol
Aceclofenac	Aceclofenaco
Acemetacin	Acemetacina
Acetaminophen	Acetaminofeno / Paracetamol
Acetazolamide	Acetazolamida
Acetohexamide	Acetohexamida
Acetophenazine	Acetofenazina
Acetylsalicylic Acid (Aspirin)	Ácido acetilsalicílico
Acetylcysteine	Acetilcisteína
Acrivastine	Acrivastina
Acyclovir	Aciclovir
Albuterol	Albuterol
Alfentanil	Alfentanilo
Allopurinol	Alopurinol
Alprazolam	Alprazolam
Alprenolol	Alprenolol
Amantadine	Amantadina
Ambroxol	Ambroxol
Amcinonide	Amcinonida
Amiloride	Amiloride
Aminophylline	Aminofilina
Amiodarone	Amiodarona
Amisulpride	Amisulprida
Amitriptyline	Amitriptilina
Amlodipine	Amlodipina
Amobarbital	Amobarbital
Amoxapine	Amoxapina
Amoxicillin	Amoxicilina
Amoxicilin-Clavunalate	Amoxicilina-Clavulánico
Ampicillin	Ampicilina
Antipyrine	Antipirina
Apomorphine	Apomorfina
Ascorbic acid	Ácido ascórbico
Aspirin *See* Acetylsalicylic Acid	
Astemizole	Astemizol
Atenolol	Atenolol
Atropine	Atropina
Azapropazone	Azapropazona
Azatadine	Azatadina
Azathioprine	Azatioprina
Bacitracin	Bacitracina
Baclofen	Baclofeno
Benorylate	Benorilato
Belladona	Belladona
Benzonatate	Benzonatato
Benzoyl Peroxide	Peróxido de benzoilo
Benztropine Mesylate	Mesilato de benzotropina
Betamethasone	Betametasona
Betaxolol	Betaxolol
Bethanechol Chloride	Betanecol, cloruro de
Biperiden	Biperideno
Bisacodyl	Bisacodilo
Bisoprolol	Bisoprolol
Brimonidine	Brimonidina
Bromazepam	Bromazepam
Bromocriptine	Bromocriptina
Brompheniramine	Bromfeniramina
Bumetadine	Bumetadina
Bupropion	Bupropion
Buspirone	Buspirona
Butalbital	Butalbital
Butobarbital (Butobarbitone)	Butobarbital
Butorphanol	Butorfanol
Cabergoline	Cabergolina
Calcitriol	Calcitriol
Captopril	Captopril/Captoprilo
Carbamazepine	Carbamazepina
Carbidopa	Carbidopa
Carboplatine	Carboplatino
Carisoprodol	Carisoprodol
Carteolol	Carteolol
Carvedilol	Carvedilol
Cefaclor	Cefaclor
Cefadroxil	Cefadroxilo
Cefonicid	Cefonicid
Cefuroxime	Cefuroxima
Celiprolol	Celiprolol
Cephalexin	Cefalexina
Chloral Hydrate	Hidrato de cloral
Chlorazepate	Clorazepato
Chlordiazepoxide	Clorodiazepóxido
Chlorhexidine	Clorhexidina
Chlormethiazole	Clormetiazol
Chloroquine	Cloroquina
Chlorothiazide	Clorotiazida
Chlorpheniramine	Clorfeniramina
Chlorpromazine	Clorpormazina
Chlorpropamide	Clorpropamida
Chlorthalidone	Clortalidona
Chlorzoxazone	Clorzoxazona
Cholestyramine	Colestiramina
Chondroitin Sulfate	Condroitin sulfato
Cimetidine	Cimetidina
Citalopram	Citalopram
Clemastine	Clemastina
Clindamycin	Ckindamicina
Clobazam	Clobazam
Clobetasol	Clobetasol
Clofibrate	Clofibrato
Clomiphene	Clomifeno
Clomipramine	Clomipramina
Clonazepam	Clonazepam
Clonidine	Clonidina
Clorazepate	Clorazepato
Clotiapine	Clotiapina
Clotrimazole	Clotrimazol
Clozapine	Clozapina
Codeine	Codeína
Colchicine	Colchicina
Cyclobenzaprine	Ciclobenzaprina
Cyclopentolate	Ciclopentolato
Cyproheptadine	Ciproheptadina
Dantrolene	Dantroleno
Desipramine	Desipramina
Desmopressin	Dresmopresina
Desonide	Desonida
Desoximetasone	Desoximetasona
Dexamethasone	Dexametazona
Dexchlorpheniramine	Dexclorofeniramina
Dextropropoxyphene	Dextropropoxifeno
Diazepam	Diazepam
Diclofenac	Diclofenaco
Dicloxacillin	Dicloxacilina
Dicyclomine	Diciclomina
Diethylpropion	Dietilpropiona
Diflorasone	Diflorasona
Diflunisal	Diflunisal
Digoxin	Digoxina
Dihydrocodeine	Dihidrocodeína
Dihydroergotamine	Dihidroergotamina
Diltiazem	Diltiazem
Diphenhydramine	Difenhidramina
Diphenoxylate	Difenoxilato
Dipivefrin	Dipivefrina
Dipyridamole	Dipiridamol
Disopyramide	Disopiramida
Doxazosin	Doxazosina
Doxepin	Doxepina
Doxorubicin	Doxorrubicina
Doxycycline	Doxiciclina
Econazole	Econazol
Enalapril	Enalapril
Ergotamine	Ergotamina
Erythromycin	Eritomicina
Estazolam	Estazolam
Estradiol	Estradiol
Estropipate	Estropipato
Ethambutol	Etambutol
Ethosuximide	Etosuximida
Famotidine	Famotidina
Felbamate	Felbamato
Fenbufen	Fenbufen
Fenoprofen	Fenoprofeno
Fentanyl	Fentanilo
Fexofenadine	Fexofenadina
Flecainide	Flecainida
Fludrocortisone	Fludrocortisona
Flumazenil	Flumazenilo
Flunarizine	Flunarizina
Flunisolide	Flunisolida
Flunitrazepam	Flunitrazepam
Fluocinolone	Fluocinolona
Fluocinonide	Fluocinonida
Fluorometholone	Fluorometolona
Fluoxetine	Fluoxetina
Fluphenazine	Flufenazina
Flurazepam	Flurazepam
Flurbiprofen	Flurbiprofeno
Flutamide	Flutamida
Fluvoxamine	Fluvoxamina
Fosphenytoin	Fosfenitoína
Furosemide	Furosemida
Gabapentin	Gabapentina
Galanthamine	Galantamina
Gemfibrozil	Gemfibrozilo
Gentamicin	Gentamicina
Glipizide	Glipizida
Glucosamine	Glucosamina
Glyburide	Gliburida
Glycerin	Glicerina
Guaifenesin	Guaifenesina
Guanfacine	Guanfacina
Halazepam	Halazepam
Haloperidol	Haloperidol
Hydralazine	Hidralazina
Hydrochlorothiazide	Hidroclorotiazida